Kohlhammer

Marianne Leuzinger-Bohleber

Frühe Kindheit als Schicksal?

Trauma, Embodiment, Soziale Desintegration. Psychoanalytische Perspektiven

Mit kinderanalytischen Fallberichten von Angelika Wolff und Rose Ahlheim

Verlag W. Kohlhammer

1. Auflage 2009

Umschlagabbildung: „Herbstspaziergang“, © U. Grabowsky/photothek.net Fotoagentur
Gesamtherstellung:
W. Kohlhammer Druckerei GmbH + Co. KG, Stuttgart
Printed in Germany

ISBN: 978-3-17-020344-0

Für Werner, Laura Maria und Pascal Dominik

Inhalt

Vorwort

Als Angehörige der sog. 68er-Generation hat mich in den letzten vierzig Jahren die Frage ständig begleitet, ob und in welcher Weise psychoanalytische Konzepte einerseits selbst durch gesellschaftliche Aktualitäten geprägt sind und wie sie andererseits fruchtbar in aktuelle gesellschaftliche Diskurse eingebracht werden können. Zu Zeiten von Alexander Mitscherlich, dem Begründer des Sigmund-Freud-Instituts (SFI), dessen hundertsten Geburtstag wir dieses Jahr feiern, schien es unbestritten, dass die psychoanalytische Sozialpsychologie den Auftrag hat, unbewusste Prozesse in aktuellen gesellschaftlichen Realitäten zu erkennen und zu deuten. Viele seiner bekanntesten Bücher waren diesem Anliegen gewidmet: „Die Idee des Friedens und die menschliche Aggressivität“ (1968), „Die Unfähigkeit zu trauern“ (1967), „Auf dem Weg zu einer vaterlosen Gesellschaft “ (1963), die „Unwirtlichkeit der Städte“ (1965), um nur einige zu nennen. Alexander Mitscherlich verstand sich vor allem als politische und öffentliche Persönlichkeit. Auch sein Nachfolger und der direkte Vorgänger des heutigen Direktoriums des SFI, Horst Eberhard Richter, teilte, wenn auch in anderer Form, dieses basale Verständnis eines gesellschaftlich engagierten Psychoanalytikers. Als Mitbegründer der „Ärzte gegen die Atomkraft“ erhielt er 1985 den Friedensnobelpreis, einer der Höhepunkt der Würdigung seines zeitkritischen Engagements.

Es ist nicht einfach, heute in stimmiger Weise diese Tradition aufzunehmen und sie mit neuen Aufgaben eines international anerkannten psychoanalytischen Forschungsinstituts zu verbinden. Anhand der in diesem Band geschilderten Forschungsprojekte mag exemplarisch der Versuch der neuen Leitung des SFI sichtbar werden, uns als psychoanalytische Kliniker, Theoretiker und Forscher in ein interdisziplinäres und internationales Netzwerk von Forschern einzubinden und uns gemeinsam um ein vertieftes Verständnis und einen möglichst differenzierten Umgang mit komplexen, gesellschaftlich drängenden Problemen zu bemühen. Die Frühprävention ist ein solches Forschungs- und Interventionsfeld. Psychoanalytiker, Neurowissenschaftler, Pädagogen und Soziologen sind sich darin einig, dass viele Weichen in der Entwicklung eines Menschen und seiner Persönlichkeit sehr früh gestellt werden. Die Zeichen stehen auf Sturm: die Schere zwischen den Gewinnern und den Verlierern von Globalisierung, Flexibilisierung, Migration und Wettbewerb klafft immer weiter auseinander. Einige Zahlen werden in diesem Band aufgeführt: jedes vierte Kind mit Migrationshintergrund verlässt die deutschen Schulen ohne Abschluss. Die Bereitschaft, Konflikte gewaltsam auszutragen, scheint zuzunehmen und ist vor allem bei immer jüngeren Kinder in allen Schichten der Bevölkerung zu beobachten. Diese Fakten sind alarmierend, besonders wenn wir an die enormen Chancen denken, frühe Entwicklungen zu fördern und nicht optimal verlaufende Startbedingungen in den ersten Lebensjahren zu korrigieren.

Am Sigmund-Freud-Institut haben sich daher in enger Kooperation mit dem Institut für Analytische Kinder- und Jugendpsychotherapie in den letzten Jahren psychoanalytische Studien zur Frühentwicklung und Frühprävention als einer der Forschungsschwerpunkte herausgebildet. Wir hoffen, durch sorgfältige wissenschaftliche und interdisziplinär angelegte Studien nicht nur das Wissen zu frühen Entwicklungsprozessen und Möglichkeiten der Förderung zu erweitern, sondern auch die politische Öffentlichkeit für die Notwendigkeit des Handelns zu sensibilisieren. Seit der Abgabe dieses Buchmanuskriptes wurde im Juni 2008 unser Forschungsantrag im Rahmen der **L**andes-**O**ffensive zur **E**ntwicklung **W**issenschaftlich-ökonomischer **E**xzellenz (LOEWE) bewilligt, uns an einem interdisziplinären Forschungszentrum zur Untersuchung von Risikokindern (Centre für Research on **I**ndividual **D**evelopment and **A**daptive Education of Children at Risk) (IDeA) zu beteiligen. Das Sigmund-Freud-Institut wurde vom Deutschen Institut für Internationale Pädagogische Forschung und der Johann Wolfgang Goethe Universität als Kooperationspartner (Scientific Coordinator: Prof. Dr. Marcus Hasselhorn) angefragt, weil wir in der Frankfurter Präventionsstudie auch empirisch nachweisen konnten, dass sich unser professioneller, hoch spezialisierter Blick auf unbewusste Phantasien und Konflikte von Vorschulkindern lohnt, um ihre aggressiven, ängstlichen und hyperaktiven Symptome langfristig zu lindern und die psychische und psychosoziale Situation vieler dieser Risikokinder nachhaltig zu verbessern. Wir freuen uns sehr, dass wir in diesem Rahmen unsere Studien zur Frühprävention, von denen in diesem Band berichtet wird, intensivieren und fortsetzen können.

Als Psychoanalytikerin und Wissenschaftlerin bedeuten die Studien im Bereich der Frühprävention für mich persönlich zudem eine Chance, meine klinischen Erfahrungen als praktizierende Psychoanalytikerin, meine Auseinandersetzung mit der Theorienvielfalt der heutigen Psychoanalyse und den damit verbundenen interessanten und komplexen wissenschaftstheoretischen und --historischen Fragen sowie mein Engagement in vielen Formen der psychoanalytischen und interdisziplinären Forschung nochmals neu zu überdenken und zu integrieren. In diesem Buch spiegelt sich ein Teil dieses Integrationsversuchs, der oft frühere Arbeiten aufnimmt und weiterführt. Ich hoffe, dass diese Auseinandersetzung mit klinischen, konzeptuellen, empirischen und interdisziplinäre Annäherungen an frühe Entwicklungsprozesse das Interesse sowohl meiner psychoanalytischen Kolleginnen und Kollegen, als auch interdisziplinärer Gesprächspartner und von nichtpsychoanalytischen Fachleuten findet, die sich tagtäglich – professionell oder persönlich – mit kleinen Kindern beschäftigen. Ich denke dabei an neugierige und engagierte Eltern, Erzieher, Lehrer, Sozialpädagogen[1] und andere Berufsgruppen in diesem Feld. Zudem hoffe ich sehr, dass sich die heranwachsende Generation von Fachleuten durch dieses Buch anregen lässt, Studierende, die sich näher mit Psychoanalyse befassen möchten und vielleicht sogar überlegen, sich selbst in diesem Gebiet zu qualifizieren. Wünschen würde ich mir natürlich auch, dass Politiker,

[1] Der besseren Lesbarkeit wegen verwenden wir in diesem Text, sofern wir im Plural von Frauen (z. B. „Lehrerinnen") und Männern (z. B. „Lehrer") sprechen, im Folgenden (in der Regel) nur eine Geschlechterform.

die für den Bereich der frühen Sozialisation und Bildung zuständig sind, Zeit und Interesse finden, das eine oder andere Kapitel dieses Buches zu lesen. Die politische und gesellschaftliche Sensibilität, wie wichtig sich die frühen Entwicklungsprozesse für die individuelle, aber auch die psychosoziale Entfaltung und Integration erweisen, scheint mir erfreulicherweise trotz aller Ohnmachtgefühle und resignativen Einschätzungen politischer Zusammenhänge in den letzten Jahren zuzunehmen.

Noch kurz zur Konzeptualisierung dieses Bandes: Selbstverständlich weiß ich um die Schwierigkeit, sowohl Experten aus der eigenen Disziplin, ausgebildete und erfahrene Psychoanalytiker des Erwachsenen-, Jugend- und Kindesalters, als auch nicht psychoanalytische Fachleute und sogar interessierte Laien unterschiedlichster Altersgruppen ansprechen zu wollen. Ich hoffe nicht, mich dabei zwischen alle Stühle gesetzt zu haben. Ich versuchte in einer klar verständlichen Sprache zu schreiben, ohne auf ein Niveau der fachlichen Differenzierung und der Vermittlung der Komplexität von Phänomenen und deren Konzeptualisierungen zu verzichten. Zudem können alle einzelnen Kapitel des Buches für sich gelesen werden; jedes Kapitel enthält darüber hinaus am Schluss eine Zusammenfassung.

Nach einem einleitenden Kapitel wird in einem ausführlichen Bericht aus einer Psychoanalyse mit einem jungen Mann veranschaulicht, welche Chancen verpasst werden, falls Kindern in seelischer Not nicht rechtzeitig jene Hilfe und Unterstützung erhalten, die sie für ihre psychische Entwicklung benötigen (Kapitel 2). Die Falldarstellung mag illustrieren, dass wir als Psychoanalytiker nicht in Kategorien von „seelisch krank“ und „seelisch gesund“; „normaler“ und „pathologischer“ Entwicklung denken, wenn wir uns mit Fragen der Frühprävention befassen. Wir versuchen, einzelne Kinder oder Kindergruppen möglichst differenziert und in ihrer Einmaligkeit zu verstehen, für uns eine Voraussetzung für therapeutisches und pädagogisches Handeln sowie für kritische Reflexionen von gesellschaftlichen Realitäten. Wie in den Zusammenfassungen verschiedener theoretischer Modelle der heutigen pluralistischen Psychoanalyse zur Frühbeziehung (Kapitel 3) ersichtlich wird, geht es in einer psychoanalytischen Betrachtung immer um das Verständnis individueller Entwicklungsprozesse und ihrer unbewussten, persönlichen Determinanten im Spannungsfeld mit der jeweiligen psychosozialen und gesellschaftlichen Realität, in der sich Entwicklung vollzieht, und nicht um normative oder kategoriale Sichtweisen mit der bekannten Gefahr einer sozialen Stigmatisierung und Ausgrenzung. Auf die zu diesen Fragen stattfindenden grundlagenwissenschaftlichen Diskurse in der Sozialpsychologie oder Sonderpädagogik kann ich in diesem Rahmen nicht eingehen. Ich möchte mich darauf beschränken, einen Einblick in die Vielfalt heutiger psychoanalytischer Konzeptforschung zu frühen Entwicklungsprozessen zu vermitteln. Da ich bei meinen Studierenden immer wieder feststelle, dass sie Autoren der „klassischen“ psychoanalytischen Entwicklungstheorien, wie z. B. Anna Freud, Melanie Klein, René Spitz, Erik Erikson, Margret Mahler u. a. nicht mehr kennen, habe ich mich entschlossen, einige ihrer wichtigsten Beiträge nochmals zusammenzufassen und neueren Entwicklungstheorien kritisch gegenüberzustellen. Um den Erklärungsgehalt dieser Theorien zu illustrieren, wird immer wieder auf das ausführliche Fallbeispiel (Kapitel 2) oder klinische Beobachtungen aus der Frankfurter Präventionsstudie zurückgegriffen. Schließlich wird auf einen der heute meist beachteten Diskurse zur Frühentwicklung kurz eingegangen, den Dialog zwischen der Psychoanalyse und den Neurowissenschaften (3.7).

Diese theoretischen Annäherungen an die Komplexität früher Entwicklungsprozesse bildet der Hintergrund für zwei exemplarische Studien im Bereich der Frühprävention, die in Kapitel 4 des Bandes kurz diskutiert werden und mit einigen Überlegungen zur frühen Integration von Migrationsfamilien verbunden werden, die in einem Workshop im März 2007 von internationalen Experten entwickelt wurden. Anhand von ausführlichen Berichten aus der kinderanalytischen Arbeit mit Kindern wird anschließend nochmals anschaulich gemacht, welches individuelle Leiden und welche Schwierigkeiten im familiären, institutionellen und gesellschaftlichen Bereich entstehen, wenn Kindern in Situationen, in denen ihre Entwicklung wegen für sie unlösbaren Konflikten gefährdet ist, nicht jene therapeutische (oder pädagogischer bzw. soziale) Hilfe zukommt, die sie brauchen (Kapitel 5). Schließlich werden im letzten Kapitel des Buches (Kapitel 6) die verschiedenen Annäherungen an frühe Entwicklungsprozesse zusammenfassend kurz in der Forschungslandschaft der heutigen Psychoanalyse verortet.

Ich danke als erstes meinen beiden kinderanalytischen Kolleginnen, Angelika Wolff und Rose Ahlheim, dass sie ihre eindrücklichen Falldarstellungen in diesem Band nochmals abdrucken.

Tamara Fischmann und Judith Vogel danke ich dafür, dass ich unsere gemeinsame Arbeit, die in der Zeitschrift „Psyche“ im Sommer 2008 erschienen ist[2], in modifizierter Form auch in diesem Band publizieren kann. Schließlich danke ich der großen Gruppe der Mitforscher der Frankfurter Präventionsstudie (FP), die bereit waren, das Experiment dieser umfangreichen und anspruchsvollen „Feldstudie“ mit mir gemeinsam durchzuführen und zu einem guten Abschluss zu bringen. Gerald Hüther und Angelika Wolff haben die Studie mit mir zusammen geleitet. Verantwortlich für die Datenerhebung und das Design waren: Yvonne Brandl, Stephan Hau, und Bernhard Rüger; als psychologische und pädagogische Mitarbeiter beteiligten sich Lars Aulbach, Betty Caruso, Katrin-Marleen Einert, Oliver Glindemann, Gerlinde Göppel, Paula Hermann, Pawel Hesse, Jantje Heumann, Gamze Karaca, Julia König, Jochen Lendle, Alex Schwenk, Adelheid Staufenberg, Sibylle Steuber, Christiane Uhl, Judith Vogel, Christina Waldung, Lisa Wolff. Zudem engagierten sich Kinder- und Jugendlichentherapeuten des Instituts für Analytische Kinder- und Jugendlichenpsychotherapie (IAKJP) als Therapeuten und/oder Supervisoren in der Studie. Ich danke ihnen – und allen beteiligten Erziehern – für ihr Engagement und ihre Mitarbeit. Die Studie wurde in enger Zusammenarbeit mit dem Institut für Analytische Kinder- und Jugendlichenpsychotherapie durchgeführt. Eine besondere Chance

[2] Psyche, Juli 2008

war für uns, dass wir die Untersuchung im direkten Austausch mit den politisch für den Bereich „frühe Bildung" Zuständigen hier in Frankfurt, der jetzigen Bürgermeisterin Jutta Ebeling und den Mitarbeiterinnen der Städtischen Schulamts, Monika Berkenfeld und ihrem Team durchführen konnten. Daher hatten wir die Fragen möglicher politischer Umsetzungen unserer Forschungsergebnisse ständig konkret vor Augen, ohne kaum direkt zu beeinflussende, gesamtgesellschaftliche Realitäten zu verleugnen. Dass die Stadt Frankfurt unsere Studie als Anregung für die Konzeptarbeit im Frühpräventionsbereich aufgenommen und die Mittel, die in diesen Bereich fließen, erhöht hat, ist mehr als wir zu erwarten wagten. Zudem freuen wir uns ganz besonders, dass wir dank der Unterstützung der Zinkann-Stiftung, der Stiftung Polytechnische Gesellschaft, der Crespo Foundation, der Ursula Ströher-Stiftung, der Gemeinnützigen Hertie-Stiftung und der International Psychoanalytical Association eine Langzeitperspektive für die Umsetzung unserer Forschungsergebnisse entwickeln konnten. Für all diese Kooperationen und tatkräftigen Unterstützungen vielen Dank!

Besonders herzlich danken möchte ich Prof. Dr. Bernhard Rüger, der seit den 1990er-Jahren mir seine Kompetenz als Fachmann für Statistik in verschiedenen Studien zur Verfügung stellt und auch das Design der Frankfurter Präventionsstudie entworfen hat. Dr. Tamara Fischmann danke ich für die sorgfältige Auswertung der statistischen Daten. Prof. Dr. Rolf Pfeifer involviert mich seit fast drei Jahrzehnten in einen spannenden und für mich immer wieder neu herausfordernden Dialog mit der Embodied Cognitive Science. Frau Dr. med. Lotte Köhler danke ich sehr, dass sie Frau Prof. Dr. med. Martha Konkkon-Lehmann und mir dank eines Stipendiums der Köhler-Stiftung Darmstadt ermöglichte, den Dialog zwischen Psychoanalyse und Neurowissenschaften zu beginnen, als er noch keineswegs in Mode war. Herr Prof. Henri Parens, einer der erfahrendsten Experten im Bereich der Frühprävention aus Philadelphia, begleitet als Consultant unsere neuen Projekte. Auch dafür bin ich sehr dankbar.

Meinem Mitdirektor am SFI, Prof. Dr. Dr. Rolf Haubl, danke ich für die ganz besondere, kollegiale Zusammenarbeit; Dr. Heinrich Deserno und Dr. Tomas Plänkers für die fruchtbare Kooperation im Direktorium des SFI. Auch ohne die tagtägliche Unterstützung und Hilfsbereitschaft von Renate Stebahne könnte ich alle meine Forschungsprojekte kaum durchführen. Jeannette Kuhlewey half mir in kompetenter Weise, das Manuskript in die entsprechende Form zu bringen. Herbert Bareuther unterstützte mich bei der zeitaufwändigen bibliographischen Arbeit. Ihnen allen gilt mein herzlichster Dank!

Schließlich möchte ich meinen Analysanden danken, die mir durch ihr Vertrauen und ihre Bereitschaft, mich auf ihre Reisen ins Unbewusste mitzunehmen, zu jenen Erkenntnissen verhalfen, die ich in diesem Buch zu beschreiben und mitzuteilen versuche.

Marianne Leuzinger-Bohleber

Frankfurt am Main,
im Dezember 2008

1 Einleitung

„Ich schlug meine Tschechow-Ausgabe auf und mein Blick fiel auf die Zeile: ‚Wir werden Frieden finden. Wir werden den Engeln lauschen und den Himmel funkeln sehen vor Diamanten.‘ Ich klappte das Buch zu und spürte, wie die Worte mir ins Blut schossen gleich einem Martini von Onkel Charlie. Ich hatte Frieden gefunden, ich hatte Engel gehört, und der Himmel war tatsächlich voller Diamanten – es schneite dicke fedrige Flocken, und in dem von Glaswänden umgebenen Laden kam ich mir vor wie in einer Schneekugel. Ich sah zu, wie der Schnee den Campus betupfte, trank einen Schluck Kaffee, hörte Mozart und sagte mir – warnte mich – das muss es sein. Glücklicher konnte ich nicht mehr werden. Ich stand kurz vor meinem Examen, ich bewarb mich an den juristischen Fakultäten, war wieder mit der Liebe meines Lebens zusammen. Und sogar meiner Mutter ging es besser...“ (S. 253), so schreibt J. R. Moehringer in „Tender Bar“, einem autobiographischen Roman eines jungen amerikanischen Schriftstellers, der sofort nach seinem Erscheinen zum Bestseller wurde. Liegt dies nicht nur an den literarischen Qualitäten des Romans, sondern auch an seinem Inhalt – einer schließlich doch noch gelingenden persönlichen Entwicklung eines Jungen, der bald nach seiner Geburt, vom Vater, „einem gewalttätigen Gauner“, ohne einen Pfennig Geld verlassen wird, in Armut und Elend aufwächst, sich für seine überforderte Mutter verantwortlich fühlt und eine ausgeprägte psychische Störung mit Zwangsgedanken und Panik entwickelt? Trotz all dieser katastrophalen psychischen und psychosozialen Bedingungen schafft er es schließlich, dank eines Stipendiums an der Yale University aufgenommen zu werden, seine Alkoholsucht zu überwinden und zu einem Schriftsteller zu werden. Eine neue Version des amerikanischen Mythos, dass in diesem Lande immer noch Tellerwäscher zu Millionären werden?

Nein, der Roman spielt eine andere Melodie: Der kleine Junge ohne richtigen Vornamen hat, wie es die Resilienzforschung inzwischen belegt, trotz aller Armut, Gewalterfahrungen und psychischem und psychosozialem Elend, in entscheidenden Situationen seiner frühen Kindheit bis hin zur Spätadoleszenz das Glück, tragfähige, positive Beziehungen zu erleben, die in seiner Seele das „Prinzip Hoffnung“ (Bloch) implementieren und aufrecht erhalten – trotz aller Verzweiflung, Enttäuschung und Desillusionierung: Seine Mutter liebt ihn und hält zu ihm in allen Lebenslagen – bei aller Rollenumkehr und psychischem Missbrauch. In der „Tender-Dickins-Bar“ findet er Ersatzväter, die ihn trotz Alkoholsucht und bizarren Biographien als „Junior“ adoptieren und seine Beichten zu den Aufs und Abs seines Lebens rau aber authentisch interessiert entgegennehmen – und er trifft in einem Buchlanden in Arizona zwei schrullige Buchhändler, die ihn in die Welt der Literatur einführen und ihn ermuntern, sich in Yale zu bewerben.

1.1 Frühprävention – eine der dringendsten gesellschaftlichen Aufgaben heute[1]

Junior wird nicht Millionär oder einer der Topgewinner einer globalisierten Wirtschaft, aber er findet – als Reporter einer renommierten Zeitung – schließlich seinen Platz in der Gesellschaft, ohne in Kriminalität oder Alkoholismus abzurutschen. In literarisch eindrücklicher Form gestaltet Möhringer unsere klinisch-psychoanalytische Erfahrung, dass es manchmal solche stimmigen Beziehungserfahrungen sind, die gefährdeten Kindern dazu verhelfen, ohne dass sie die familiären oder gesellschaftlichen Realitäten ändern können, einen Rest an Vertrauen in Andere, sich selbst und eine eigene Zukunft seelisch aufrecht zu erhalten. Dank eines rudimentären Verständnisses von Gewalt und Trauma können sie ihre resilienten Fähigkeiten stärken. Solche Erfahrungen legten wir – neben Ergebnissen der Resilienzforschung – als Hoffnung der Frankfurter Präventionsstudie zugrunde, denn ohne ein Stück Hoffnung, vielleicht sogar einen Schuss Omnipotenz und Selbstüberschätzung, hätten wir uns nicht an das Forschungsexperiment gewagt, dessen Ergebnisse in diesem Buch in einen breiteren theoretischen, institutionellen und gesellschaftlichen Kontext gestellt werden. Was soll schon eine wissenschaftliche Studie angesichts von gesellschaftlichen Entwicklungen ausrichten können, die bekanntlich die Schere zwischen Armen und Reichen immer weiter auseinanderdriften lässt, zwischen Kindern, denen alles offen steht und solchen, deren Schicksal schon beim Eintritt in die Schule besiegelt scheint. Gewalt, soziale Desintegration oder aber Depression, Sucht und andere Formen der psychischen Resignation gehören zu ihren Folgen, wie z. B. die Studie von Freyberg und Wolff zu nicht beschulbaren Jugendlichen so eindrücklich belegt hat (v. Freyberg und Wolff, 2004). Die untersuchten Jugendlichen wurden im Alter von 13–15 Jahren „ausgeschult", weil sie wegen ihres gewalttätigen und dissozialen Verhaltens in allen verfügbaren Bildungsinstitutionen „nicht mehr tragbar waren". Für die betroffenen Jugendlichen bedeutete dies eine Katastrophe: Der Weg in die Kriminalität, Drogensucht oder andere schwere psychopathologische oder psychosomatische Entwicklungen schien vorgezeichnet. – Welch' eine Kapitulation unserer Bildungsinstitutionen!

Auch diese Studie warf – wie „Tender Bar" – die Frage auf, ob man solche desolaten Entwicklungen von Kindern hätte verhindern, oder mindestens abmildern können, wenn den Kindern und ihren Familien schon im Kindergartenalter die Hilfe angeboten worden wäre, deren sie so dringend bedurften. Stuart Hauser (2006), ein amerikanischer Forscher und Psychoanalytiker, hat Ergebnisse einer Studie publiziert, in der 150 extrem gewalttätige Kinder, die im Alter von 5–17 Jahren in einer psychiatrischen Institution untergebracht waren, als Spätadoleszente – zwischen 20 und 30 – sorgfältig nachuntersucht worden waren. Seine Ergebnisse entsprechen den Schilderungen im Roman von J.R. Moehringer: Zwar haben die meisten

[1] In der Einleitung beziehe ich mich u. a. auf einen modifizierten Vortrag, der demnächst erscheinen wird (Leuzinger-Bohleber, Fischmann, Vogel, im Druck)

der behandelten Kinder problematische Karrieren genommen: sie wurden kriminell, drogensüchtig oder in anderer Weise schwer psychisch krank. Doch – entgegen der Erwartung von Fachleuten – haben sich immerhin 9 der 16 genauer untersuchten, ehemals schwer gewalttätigen Kinder erstaunlich gut entwickelt. Detaillierte Analysen ihrer Lebensgeschichten zeigten, dass diese Kinder (wie Junior) – im Gegensatz zu den Biographien der anderen – mindestens eine verlässliche, gute Beziehungserfahrung (zu einer Oma, einer Nachbarin, einer befreundeten Familie) machen konnten. Diese positiven Beziehungserfahrungen schienen für diese Kinder eine Quelle der Hoffnung und ein Schutz gegen Aufgeben und Resignation geworden zu sein, ein Gegengewicht zu den vorherrschenden Erfahrungen von Gewalt und schweren Traumatisierungen, denen sie jahrelang ausgeliefert gewesen waren.

Als wir die Frankfurter Präventionsstudie planten, von der in Kapitel 4 dieses Bandes berichtet wird, pflegten wir die Hoffnung, dass es uns im Rahmen dieser auch noch so beschränkten Studie gelingen könnte, für einige Kindern ein helles Fenster in ihrem düsteren kindlichen Alltag zu öffnen, vor allem durch die Unterstützung der Erzieherinnen und Eltern, aber auch durch unsere Mitarbeiterinnen oder – in Einzelfällen – durch analytische Kinder- und Jugendlichentherapeutinnen.

Allerdings war uns als Psychoanalytiker gleichzeitig immer bewusst, dass wir Kindern bestenfalls helfen könnten, den Mut nicht zu verlieren, sich der Welt der Erwachsenen zuzuwenden und für sich selbst eine lebenswerte Zukunft zu erhoffen. Das Leiden an ihren fehlenden Kindheiten und den teilweise unerträglichen Realitäten ihres Lebensalltags sollte dadurch nicht verleugnet oder bagatellisiert werden. Dies ist in der Tat eine gewisse Gefahr beim Gebrauch des Begriffs „Resilienz“, wie in Kapitel 2 diskutiert werden wird. So zeigten z. B. Henry Massie und Nathan Szajnberg (2006) in ihrer eindrücklichen Studie auf, dass sich Spuren von psychischem und physischem Missbrauch und Gewalterfahrungen auch bei jenen Erwachsenen finden ließen, die sich – nach den Kriterien der Resilienzforschung – erstaunlich positiv entwickelt hatten. Die beiden Autoren führten nach 30 Jahren eine Nachuntersuchung jener ehemaligen Säuglinge durch, die Sylvia Brody und Sidney Axelrad in den 1960er-Jahren untersucht hatten. Sie schreiben zusammenfassend: „Resilienz könnte dafür ein vordergründiges Konzept sein. In dieser Fallreihe, scheinbar angemessener Bewältigungsstrategien, vormals misshandelter Kinder, war der Preis immer eine besonders emotionale Verletzlichkeit und ein beeinträchtigtes Potenzial...“ (S. 471)

Ein weiteres Ziel der Frankfurter Präventionsstudie war es wissenschaftlich nachzuweisen, dass sich Prävention lohnt, auch wenn oft viele der pathogenen Faktoren in Familie, Institution und Gesellschaft nicht verändert werden können. Selbstverständlich möchten wir dadurch nicht von der Notwendigkeit politischen Handelns ablenken – im Gegenteil: Wir hoffen, durch die konkreten Beobachtungen und Ergebnisse der Studie auf die akut drohende Desintegration und Gewaltentwicklung hinzuweisen und auch einige der politischen Verantwortlichen etwa durch Schilderungen konkreter

Fallbeispiele zu erreichen und sie in der Einsicht zu bestärken, wie wichtig Frühprävention ist und wie sehr sich Anstrengungen zur Verbesserung von Bildungsinstitutionen lohnen.

Als Beispiel der eben erwähnten krasser werdenden Unterschiede zwischen heutigen Kindheiten kurz eine Illustration von zwei (deutschen) Kindern aus unserer Studie:

Marion ist die fünfjährige Tochter eines Lehrerehepaars, die beide ihren Beruf ausüben. Die Großeltern mütterlicherseits leben in der Nähe und übernahmen vormittags die Kinderbetreuung bis zum Eintritt in die Kindertagesstätte, als die Mutter nach dem Jahr Mutterschutz ihre Tätigkeit als Grundschullehrerin wieder aufnahm. Marion hat einen um zwei Jahre älteren Bruder. Sie wirkt auf die Erzieherinnen und die Projektmitarbeiterin wie ein Kind, das „auf der Sonnenseite dieser Welt geboren wurde", voll von Lebensfreude, Zuversicht, Phantasie, Kreativität und Neugier. Sie hat viele Freundinnen und Freunde, mit denen sie ihre Zeit in der Kita teilt: Sie ist eine begabte Zeichnerin, erzählt gerne Geschichten und Witze, und turnt gerne. Den Erzieherinnen fällt sie durch die ihre Heiterkeit, ihre große Einfühlung und ihre sozialen Fähigkeiten auf. In Konflikten kann sie sich gut durchsetzen und ihre Gefühle, auch Ärger und Enttäuschung, direkt ausdrücken. Marion hat, aus psychoanalytischer Sicht, aufgrund tragfähiger, einfühlsamer früher Objektbeziehungen eine sichere Bindung entwickeln können, wie wir aus vielen Studien wissen, ein zentraler protektiver Faktor für die weitere Entwicklung. Marion gehört zu den Kindern, die es wahrscheinlich – historisch gesehen gerade in einem Land wie Deutschland – so gut haben wie kaum Kinder je zuvor. Sie wachsen mit Eltern auf, die sich – dank ihrer Persönlichkeit und aufgrund ihrer Bildung – sowohl durch Einfühlung in kindliche Bedürfnisse, durch Wissen um Merkmale und Charakteristika der frühkindlichen Entwicklung und ihrer Manifestationen sowie - dank ihrer eigenen inneren und äußeren Situation – durch die Fähigkeit zur „reifen Elternschaft" ausweisen.

Lisa (4,5 Jahre) lebt in der gleichen Stadt, doch ihre Kindheit sieht ganz anders aus. Sie hat eine ältere und eine jüngere Schwester. Alle Kinder haben unterschiedliche Väter. Derzeit lebt ein neuer Freund der Mutter in der Familie. Zum leiblichen Vater besteht wenig Kontakt, obwohl das Kind ihn häufig erwähnt und ihn in der Phantasie idealisiert. Die Mutter ist Sozialhilfeempfängerin und hat immer wieder verschiedene Jobs. Die Herkunftsfamilie der Mutter ist ebenfalls lange beim Jugendamt bekannt. Es gab in der Vergangenheit schon die Drohung des Kindesentzuges (für den Bruder der Mutter) aufgrund eines Verdachts auf sexuellem Missbrauch. Die Mutter äußert daher, sie habe schlechte Erfahrungen mit Ämtern. Lisa fällt durch große Distanzlosigkeit auf. Sie nimmt sofort körperlichen Kontakt auf, umarmt und herzt Erwachsene. Nach Aussagen der Mutter verhält sie sich außerhalb der Kita genau gegenteilig. Sie hat große Ängste, schon bei kleineren Ereignissen, z. B. im Einkaufszentrum, bei weniger

Metern Entfernung von der Mutter beginnt sie zu weinen und völlig hilflos zu wirken. In der Kita fällt auf, dass sie inzwischen keine Freundinnen mehr hat. Sie stört meist andere Kinder beim Spiel und versucht nur mit den Erwachsenen zu spielen. Sie ist dabei schnell frustriert und reagiert aggressiv, vor allem Schwächeren gegenüber. Beim Spiel selbst fällt es ihr schwer, sich länger auf etwas zu konzentrieren, sie ist auch motorisch sehr unruhig und wird von den Erzieherinnen als „hyperaktiv" bezeichnet. Am meisten erschreckt die Erzieherinnen, dass sie entdeckt haben, dass sich Lisa zuweilen mit einem Messer in den Arm schneidet, das Blut aufleckt und äußert, es schmecke ihr gut...

Lisa ist eines der Kinder unserer Studie, das dringend sozialpädagogische und psychotherapeutische Hilfe brauchte. Wie viele Studien zu geschlechtsspezifischen, psychopathologischen Entwicklungen zeigen, scheint es nicht zufällig, dass sie – ein Mädchen – schon im frühen Alter den Weg in psychische und psychosomatische Symptome wählt, während Jungs häufiger aggressiv und sozial destruktiv werden.

Vor der seelischen und psychosozialen Situation von Kindern wie Lisa die Augen nicht zu verschließen, ist – dies sei wenigstens kurz angemerkt – nicht nur für Lisa und ihre Familie selbst entscheidend. Bekommt sie die Hilfe, die sie benötigt, hat dies auch eine Auswirkung auf die gesamte Atmosphäre in der Kita. Kinder, Erzieherinnen und Eltern werden konkret erfahren, dass jemand Hilfe bekommt, der sie braucht – exemplarisch eine Erfahrung von Humanität und Einfühlung, statt Gleichgültigkeit, Resignation und individuellem und kollektivem Wegschauen! Gerade die Betroffenen selbst scheinen sehr präzise wahrzunehmen, welche Kurz- und Langzeitfolgen das Wegschauen und Verleugnen von Problemen hat. Auch wissenschaftliche Untersuchungen von so genannten „high-risk-families" belegen, dass chronische Erfahrungen von Gewalt und Verwahrlosung (z. B. gewalttätige Väter, Missbrauchserfahrungen, Zeugenschaft häuslicher Gewaltszenen etc.) zu einer asozialen Entwicklung bei den Heranwachsenden führen. Diese Phänomene treten gehäuft bei jenen Familien auf, die sich – etwa bedingt durch Langzeitarbeitslosigkeit – am Rande der Gesellschaft befinden und sich oft mit ihrem Schicksal abgefunden zu haben scheinen. Sie haben resigniert und vermitteln ihren Kindern, dass sie auch für sie kaum mit einer besseren Zukunft rechnen. Allerdings verdient gleichzeitig die beunruhigende Beobachtung von Lehrern und Erziehern unsere Aufmerksamkeit, dass die Entwicklung von Gewaltbereitschaft und -handlungen nicht mehr auf Kinder aus diesen „high-risk-Milieus" beschränkt werden kann, sondern in beunruhigender Weise auch bei Kindern aus sog. „normalen Verhältnissen" bzw. bei anderen „Risikogruppen" (z. B. bei Scheidungskindern, Kindern aus multikulturellen Familien etc.) zu beobachten ist. Eine weitere irritierende Beobachtung von Praktikern ist, dass immer jüngere Kinder bereit scheinen, ihre Konflikte gewaltsam auszutragen und sich dabei gegenseitig ernsthaft zu verletzen. Dies ist auch deshalb alarmierend, weil verschiedene Studien, vor allem aus dem Bereich der empirischen Bindungsforschung, darauf hingewiesen haben, dass die

Wahrscheinlichkeit, antisoziales Verhalten beizubehalten, um so größer ist, je jünger die Kinder sind, bei denen Verhaltensauffälligkeiten auftreten. Zeigen sich schon bei Dreijährigen massiv aggressiv-destruktive Verhaltensweisen, ist die Wahrscheinlichkeit groß, dass sie später zu jenen 3 % der Jugendlichen gehören werden, die das gefährliche Gewaltpotential in unserer Gesellschaft ausmachen werden (vgl. Fonagy, 2007). Fonagy spricht von einem „violent attachment pattern", das diese Kinder in Identifikation mit ihrem gewalttätigen Aggressor entwickelt haben und was sie – in grausamen Wiederholungszwang – oft dazu bringt, als Adoleszente oder Erwachsene selbst gewalttätig oder gar zu Mördern zu werden.

Als Psychoanalytikerin denke ich bei solchen Phänomenen vor allem an die betroffenen Kinder und ihre Zukunft. Doch handelt es sich nicht nur um ein individuelles, sondern gleichzeitig um ein institutionelles und gesellschaftliches Problem höchster Priorität.

Karl Lauterbach (2007) schreibt in seinem vor kurzem erschienenen Buch „Der Zweiklassen Staat. Wie die Privilegierten Deutschland ruinieren": „In keinem Land in ganz Europa hängen die Bildungsergebnisse... so sehr vom Einkommen der Eltern ab wie in Deutschland ... Der Hauptunterschied zu den Vereinigten Staaten besteht darin, dass wir dies bestreiten, weil wir es eigentlich falsch finden, während die Amerikaner solche Unterschiede in großen Teilen für richtig halten. Wir wähnen uns in einer Gesellschaft, die die Ideale der Chancengleichheit und der sozialen Gerechtigkeit verwirklicht hat, und der Staat hilft, diese Fiktion zu erhalten.

Es ist eine Schande: Statt für einen gerechten Ausgleich zu sorgen, vergrößert der deutsche Staat die Kluft zwischen Arm und Reich. Intelligente Kinder aus armen und bildungsfernen Familien haben – bei gleicher Leistung – eine vielfach geringere Chance, aufs Gymnasium zu kommen und zu studieren. Deutschland ist nicht nur ungerechter, als wir wahrhaben wollen, sondern auch schutzlos den Herausforderungen des demographischen Wandels und der Globalisierung ausgesetzt. Es ist ein kinderarmes Land, das bei der Integration versagt, seine Talente zum großen Teil verschwendet und seine Sozialsysteme bald nicht mehr bezahlen kann..." (S. 5). Auch vor diesem Hintergrund werden der Umgang mit Zuwanderern, mit Migranten und ihre Integration in unsere Gemeinschaft wesentlich über unsere Zukunft entscheiden.

1.2 Migrantenschicksale – immer noch ein dunkler Fleck in unserer Wahrnehmung

Im Gegensatz zu vielen anderen europäischen Ländern und den USA scheinen viele Menschen in Deutschland nach wie vor zu verleugnen, dass Deutschland schon lange ein Einwanderungsland ist und die Integration der ausländischen Kinder zu einer der vordringlichsten gesellschaftlichen Aufgaben geworden ist.

Es ist bekannt, dass Migrantenkinder in unseren Bildungsinstitutionen besonders benachteiligt sind. Mittlerweile erhält nur noch jeder Vierte von ihnen einen Ausbildungsplatz – mit sinkender Tendenz.

Die im Dezember 2007 veröffentlichten Ergebnisse der neuen PISA-Studie (Programme for International Assessment) des Jahres 2006 haben gezeigt, dass Deutschland im Vergleich mit den ersten beiden PISA-Studien (2000 und 2003) vor allem bezüglich der Schulleistungen in den naturwissenschaftlichen Fächern deutlich aufholen konnte; es belegt nun Rang 8 unter den 30 OECD-Ländern und Rang 13 unter allen 57 teilnehmenden Ländern. Bezüglich der Lesekompetenz und auch im Fach Mathematik befindet sich Deutschland allerdings weiterhin im Mittelfeld (Rang 18 bzw. 20). Allerdings bleibt weiterhin alarmierend, dass bezüglich ihrer Lesekompetenz Kinder aus Migrantenfamilien in Deutschland dramatisch schlechter abschneiden: Kinder, deren beide Eltern im Ausland geboren sind, erzielen 93 Punkte weniger in den Testergebnissen als Kinder deutscher Eltern (bei einem Mittelwert von 495 Punkten unter allen Kindern). Dieser Abstand entspricht ungefähr einem Schulwissen von 2,5 Jahren. Wie in kaum einem anderen Land Europas scheint in Deutschland die Integration von Einwanderungsfamilien zu scheitern. Eine wesentliche Ursache dafür ist (wie auch die PISA-Studien bestätigt) mangelnde Sprachkenntnisse und hier vor allem der Faktor, ob und wie stark Deutsch als innerfamiliäre Sprache bereits im Vorschulalter der Kinder ausgeübt wird. Wie in diesem Band diskutiert werden soll, ist eine über diesen Sprachfaktor hinausgehende Ursache für eine fehlende oder mangelhafte Frühintegration dieser Kinder der Bindungsfaktor zwischen Mutter und Kleinkind und die spezifische, durch Migration hervorgerufene Störung dieser „natürlichen" Bindung mit ihren Folgen für die Entwicklung des Kindes.

Migration wird in verschiedenen psychoanalytischen Arbeiten als ein schockartiger Verlust von kulturellen Sinnsystemen und des eigenen Halts in der Ursprungskultur beschrieben. Es gibt unterschiedlich kreative Umgangsweisen damit, z. B. das Ausbilden einer bi-kulturellen Identität oder einer multiplen, hybriden oder gemischten Identität. „Ein Schlüsselmoment tritt im Familienkreis mit der Geburt einer neuen Generation ein, wenn selbst die kreative Balance zwischen Fortsetzung und Unterbrechung der kulturellen Identität in Frage gestellt wird. Eltern z. B. stellt sich die Frage, wie sie ihren Kindern ihre Kulturen näher bringen oder kurz gesagt, wie mit der Veränderung oder dem bevorstehenden neuen Leben einer „bi-kulturellen Identität" anhaftende Stärken und Schwächen plötzlich konfliktträchtiger werden. Wir betrachten dies als einen Aspekt, der im Zusammenhang allgemeiner Immigrationsprozesse steht". (Meurs, 2006, S. 269).

Daher scheint es kein Zufall, dass sich viele Konflikte von Migrantenfamilien gerade im Bildungsbereich manifestieren und sich zu einem immer ernster werdenden gesellschaftlichen Problem entwickeln, denn sie betreffen einen zunehmend großen Teil der Bevölkerung in westlichen Ländern wie Deutschland. Zudem ist eine nicht gelingende Integration eine Hauptursache nicht nur für das Scheitern von Bildungswegen, sondern auch für Jugendarbeitslosigkeit, Dissozialität und Kriminalität.

Was verstehen wir unter „Migrationsfamilien"?
Unter dem Begriff „Bevölkerung mit Migrationshintergrund" werden alle Personen erfasst, die entweder seit 1950 auf das heutige Gebiet der BRD selbst zugewandert sind (Personen mit eigener Migrationserfahrung), alle in Deutschland geborenen Ausländer und alle in Deutschland als Deutsche Geborenen mit mindestens einem zugewanderten oder als Ausländer in Deutschland geborenen Elternteil. Dazu einige aktuelle Zahlen (aus „Migration und Bevölkerung", beruhend auf Daten des Statistischen Bundesamtes Wiesbaden, zusammengestellt von Prof. Dr. B. Rüger, 2008[2]):

In Deutschland leben 15,3 Millionen Menschen mit Migrationshintergrund (18,6 % der Bevölkerung), darunter 7,3 Millionen Ausländer und 8,0 Millionen Deutsche. Unter den 15,3 Millionen gibt es 10,4 Millionen Personen mit eigener Migrationserfahrung (5,6 Mio. Ausländer und 4,8 Mio. Deutsche). In vielen Großstädten liegt der Anteil der Bevölkerung mit Migrationshintergrund bei 30–40 %. Darüber hinaus ist die Bevölkerung mit Migrationshintergrund deutlich jünger als die Gesamtbevölkerung. In der für uns besonders wichtigen Altersgruppe der unter 5-Jährigen gehört ein Anteil von 33 % zu Kindern mit Migrationshintergrund, in vielen Großstädten liegt dieser Anteil sogar deutlich über 50 %, in sechs Großstädten sogar über 60 % (z. B. in Nürnberg: 67 %, Frankfurt/Main: 65 %, Düsseldorf: 64 %). Eine wichtige Ursache dafür ist (neben dem Ehegatten- und Familiennachzug) die in den letzten Jahrzehnten anhaltend deutlich niedrigere Geburtenrate der Deutschen ohne Migrationshintergrund im Vergleich zur Population mit Migrationshintergrund.

Bei Kindern aus Migrantenfamilien bündeln sich oft die Nachteile: Die Eltern scheinen wenig Interesse an Bildung überhaupt, sowie an der Bildung ihrer eigenen Kinder zu haben. Oft gehören sie zu der sozialen Unterschicht, sind arm, leiden an vielfältigen sozialen Problemen und verfügen nur über rudimentäre Sprachkenntnisse. Übereinstimmend stellen daher Experten fest, dass korrigierende, supportive Maßnahmen Migrantenkinder so früh wie möglich erreichen sollten, denn die meisten zeigen schon bei Schuleintritt kaum mehr auszugleichende Defizite (z. B. bezüglich des Spracherwerbes, aber auch der sozialen Kompetenzen). Vorgeschlagen werden verpflichtende Sprachkurse für Eltern, Krippenbetreuung, verbindlicher Kindergartenbesuch (mit besser ausgebildeten Erzieherinnen) sowie die Einführung einer ganztägigen Pflichtvorschule.

Daher richten sich Integrationsmaßnahmen, wie wir sie in der FP versuchten, oder wie sie im FIRST STEP-Programm aus Belgien praktiziert werden (vgl. Kapitel 4) auch auf Migrantenfamilien, denn sie stellen keine „Minderheit" mehr dar, sondern einen in eine Mehrheit hineinwachsenden Anteil unserer Bevölkerung.

So war eines der Ziele FP, Kinder aus Migranten- und anderen sozial benachteiligten Familien in der ersten Bildungsinstitution zu erreichen,

2 Ich danke Prof. Rüger, Angelika Wolff, Claudia Burkhardt-Mussmann und in anderer Weise Heike Schmoll für die gemeinsame Arbeit an einem Forschungsantrag an die Hertie-Stiftung, aus dem einige der folgenden Überlegungen stammen.

die von den meisten hier in Deutschland in Anspruch genommen wird: die Kindertagesstätten. Wir wussten zwar schon vor Beginn der Studie, dass wir in einer multikulturellen Stadt leben. Als wir jedoch die konkrete Integrationsaufgabe, die diese Einrichtungen tagtäglich leisten, wirklich zu Gesicht bekamen, bekam dieses Wissen eine andere Gegenwärtigkeit und Realität. So waren in einer Einrichtung mit 108 Kindern Kinder aus 24 Nationen vertreten – nur vier waren Deutsche und hier aufgewachsen. – Wir brauchten drei arabische Dolmetscherinnen, als wir unsere Studie am Elternabend vorstellten. In einer anderen Einrichtung stammen 80 % der Kinder aus muslimischen Familien. Erstaunlich viele ihrer Mütter sind zum Islam übergetreten und verfolgen die Regeln dieser ihnen ursprünglich fremden Religion, so die Kitaleiterin, oft rigider als die Frauen, die in einer muslimischen Kultur aufgewachsen sind. Sie besuchen die Moscheen – werden aber oft dort als Fremde wahrgenommen. Aus einer psychoanalytischen Perspektive kann nur vermutet werden, in welch große Identitätskonflikte diese Frauen geraten: Sie gehören weder der einen noch der anderen Kultur wirklich an!

Die psychische und psychosoziale Situation der Mütter und Väter entscheidet weitgehend über die Startchancen ihrer Kinder – in der eigenen oder einer fremden Kultur. Alle verschiedenen psychoanalytischen Schulen stimmen darin überein, dass der menschliche Säugling als „psychophysiologische Frühgeburt" zur Welt kommt und daher existenziell davon abhängt, wie er von seinen primären Beziehungspersonen in Empfang genommen wird. Biologisch angelegt, öffnet sich kurz nach der Geburt bei der Mutter (aufgrund der hormonellen und psychosozialen Krise) ein Zeitfenster für ein großes Bedürfnis nach Unterstützung und Anlehnung, nach Austausch über die tausend kleinen Alltagsprobleme mit einem Neugeborenen und nach Beratung, um der lebenswichtigen Funktion, die sie für ihren Säugling zu übernehmen hat, adäquat entsprechen zu können. Sie ahnt, dass in diesen ersten Tagen und Wochen, die Weichen sowohl für die Anbahnung der frühen Mutter-Kind-Beziehung als auch für wesentliche Richtungen der psychischen und psychosozialen Entwicklung ihres Babys gestellt werden.

Diese psychobiologische Situation kann nun unserer Meinung nach für eine früheste Prävention genutzt werden. So bietet sich z. B. bezogen auf die eben erwähnte Gruppe von Migrantinnen, daher in der Zeit kurz nach der Geburt eine einzigartige Chance, sie mit Angeboten zu erreichen, die ihre Wünsche nach „belonging-to", nach Aufgenommensein und Zugehörigkeit aufnehmen, dabei die besonderen Probleme des Isoliertseins in einem fremden Gastland ernst nehmen und Hilfe anbieten, dass das Neugeborene gut gedeihen kann. Der Wunsch und das Interesse an einer möglichst guten Entwicklung des Kindes können bei einem solchen Angebot als erste und bedeutsame Gemeinsamkeit von Migranteneltern und der Gesellschaft des Gastlandes fungieren und sinnvoll für eine frühe Integration genutzt werden. Gerade Mütter, die aus unterschiedlichsten Gründen ihre Heimat (und meist auch ihre Familie) verlassen haben, fühlen sich in dieser Zeit einsam, ziehen sich besonders leicht depressiv zurück oder klammern sich an ihr Baby und fühlen sich doch selber schutzbedürftig. Gleichzeitig sind die meisten Mütter (Eltern) nach der Geburt ihres Kindes von dem Wunsch getragen, die bestmöglichen (sozialen) Bedingungen für ihren Säugling zu schaffen. Oft nehmen daher sogar Mütter und Väter aus den so genannten „Hoch-Risiko-Familien" in dieser Zeit Hilfsangebote an, die sie sonst vermeiden würden, eine Chance, die wir in einem Anschlussprojekt der FP zu nutzen versuchen (wie übrigens auch das Projekt von Cierpka und seinen Mitarbeitern, das eben in Offenbach begonnen hat).

Wie viele Studien aus dem Bereich der empirischen Säuglingsforschung, der Bindungsforschung und der Psychoanalyse belegen, sind tragende emotionale Beziehungserfahrungen im ersten Lebensjahr die beste Voraussetzung für eine gelingende psychische, kognitive und psychosoziale Entwicklung einschließlich des Spracherwerbs. So entwickelt sich z. B. die Art des empirisch messbaren „Bindungstyps" auf der Basis der kontinuierlichen, wichtigsten Beziehungserfahrungen mit den Primärobjekten im Laufe des ersten Lebensjahres. Sicher gebundene Kinder zeigen – verglichen mit den unsicher gebundenen Kindern – schon im Kindergarten ein kreativeres Problemlösungsverhalten, sind weniger häufig in aggressiv-destruktive Konflikte verwickelt und haben mehr Freunde. Es ist davon auszugehen, dass sich sicher gebundene Migrantenkinder auch besser in die fremde Kultur integrieren, neugieriger sein können und daher ein ausgeprägteres Explorationsverhalten zeigen – auch gegenüber der Andersartigkeit und der Sprache des Gastlandes – als unsicher gebundene Kinder. Urvertrauen begründet am Ende des 1. Lebensjahres beobachtbar ein „Liebesverhältnis mit der Welt". Bindungsforscher beschreiben einen zentralen Antagonismus zwischen Bindungs- und Explorationsverhalten. Erlebt ein Kind in einer Gefahrensituation Angst, aktiviert es sein Bindungssystem und sucht Schutz und Nähe bei seiner Bindungsperson. Es stellt sofort sein Explorationsverhalten ein. Erst wenn es sich wieder sicher fühlt, kann es sein Lern- und Explorationsverhalten wieder aufnehmen. Wie psychoanalytische Erfahrungen und Konzepte schon seit langem zeigen: Erfolgreiches Lernen kann nur aufgrund einer basalen äußeren und inneren Sicherheit (aufgrund tragender, sicherheitsspendender Beziehungen) erfolgen.

Dabei hat sich gezeigt, dass die Empathie der Mütter (bzw. der wichtigsten Bezugsperson des Säuglings) die wichtigste Variable ist, die Mütter von Kindern mit einem sicheren Bindungstyp von jenen mit unsicher gebundenen Kindern unterscheidet. Empathie ist eine menschliche Fähigkeit, über die die allermeisten Menschen – auch Neugeborenen gegenüber – verfügen. Allerdings ist diese Fähigkeit ausgesprochen störungsanfällig: Stress, Krankheit, Überforderung – oder auch ein Gefühl des Alleingelassenseins und der Isolation – beeinträchtigten als erstes die einfühlenden Fähigkeiten. Daher setzen verschiedene Frühpräventionsprojekte an dieser Stelle an und versuchen, die Bedingungen zu optimieren, die es jungen Migrantenfamilien, besonders den Müttern, erleichtern, eine „genügend gute", empathische Beziehung zu ihrem Säugling zu entwickeln, um dadurch die Wahrscheinlichkeit zu erhöhen, dass sich eine tragende emotional-kognitive

Basis in der Seele des Kindes entwickelt (vgl. Kapitel 4: Zwei exemplarische Frühpräventionsprogramme).

So wichtig die früheste Mutter-Kind-Bindung ist: Gerade für Migranteneltern ist es nach aller Erfahrung schwer und mit starken inneren und äußeren Konflikten verbunden, wenn im zweiten Lebensjahr die wachsenden Explorationsimpulse Separation signalisieren. Trennung ist besonders für Migranten der ersten Generation und für Flüchtlinge ein hochempfindsames, Konflikt beladenes Thema. Separation und Individuation sind zugleich psychische Entwicklungsprozesse, die wesentlich kulturell geprägt sind und stark differieren können. Diese zu begleiten, die unausweichlich aufkommenden Konflikte sorgfältig zu beobachten, und unter Einbeziehung der unterschiedlichen Kulturen zwischen Mutter-Kind-Konflikten (im Dienste der Entwicklung des Kindes) einerseits und interkulturellen oder Migrationskonflikten der Eltern andererseits unterscheiden zu lernen, und bis zum Alter von drei Jahren und dem Eintritt der Kinder in den Kindergarten – auf dem Weg zu einem guten Selbstgefühl, zur Anerkennung von Fremdheit, zu angemessenem Umgang mit Aggression und zur Integration – zu begleiten, gehört ebenfalls zu den Aufgaben früh ansetzender Präventionsangebote.

So wichtig und notwendig solche frühesten Angebote sind, so selten erreichen sie bis heute jene Familien, die sie am dringendsten benötigen. Oft sind die Kindertagesstätten die ersten Bildungsinstitutionen in Frankfurt, die Kontakt zu einem Großteil aller Eltern ermöglichen. Daher konzentrierte sich die FP auf ein Präventionsangebot in diesen Einrichtungen, wohl wissend, dass wir auch schon bei Dreijährigen kein Tabula rasa bezüglich ihrer seelischen und psychosozialen Situation vorfinden werden, sondern sich die frühen Beziehungserfahrungen schon in charakteristischer Weise niedergeschlagen haben. Allerdings zeigen sowohl zahlreiche Erfahrungen aus psychoanalytischen Kindertherapien als auch aus empirischen Studien, dass in diesem frühen Lebensalter mit einer – verglichen mit Therapien von Erwachsenen – geringen Aufwand, noch sehr viel zu erreichen ist. Sowohl die kindliche Seele als auch das kindliche Gehirn verfügen, wie wir heute wissen, über erstaunliche Entwicklungsfähigkeiten und die tröstlich anmutende Potenzialität, schlechte Beziehungserfahrungen durch bessere zwar nicht zu vergessen, aber doch weitgehend zu kompensieren. Dazu kommt, dass das Zeitfenster für solche produktiven Entwicklungen möglichst optimal genutzt werden sollte, wie sich in der schlichten Volksweisheit schon Jahrhunderte lang ausdrückt: „Was Hänschen nicht lernt, lernt Hans nimmer mehr..." (vgl. dazu auch 1.4).

1.3 Zur Psychoanalyse der Frühbeziehung

Daher befasst sich das erste Unterkapitel des Theorieteils III dieses Buches mit den frühen Objektbeziehungserfahrungen. Die Psychoanalyse befindet sich heute bekanntlich in einem Stadium des Pluralismus von Theorien und Behandlungstechniken, was einerseits ein großer Reichtum bedeutet, komplexe Phänomene wie die emotionale, kognitive und soziale Frühentwicklung von verschiedenen konzeptuellen Perspektiven zu beleuchten. Gleichzeitig ist diese Theorienvielfalt – besonders für Nichtpsychoanalytiker – verwirrend und kann den Eindruck eines eklektischen Durcheinanders vermitteln, in dem man oft vor lauter Bäumen den Wald nicht mehr zu sehen bekommt. So hoffe ich, dass durch die knappe Zusammenfassung einiger der relevantesten Theorieentwicklungen der heutigen Psychoanalyse ein erhellender Einblick in aktuelle Annäherungen an die Frühentwicklung gegeben werden kann und die darin enthaltenen Konvergenzen und Divergenzen für den Leser erkennbar werden. Um die Lektüre interessanter zu machen, werden die verschiedenen Theorien der Frühentwicklung immer wieder auf ein ausführliches Fallbeispiel bezogen, auf die Zusammenfassung einer Psychoanalyse mit einem jungen Erwachsenen, dessen offene Gewalt als Jugendlicher u. a. in Zusammenhang mit seinen traumatischen Erfahrungen in seinen ersten Lebensjahren stand (Kapitel 2).

Trotz aller Theorienvielfalt stimmen alle psychoanalytischen Autoren in einem Punkt überein: die ersten Beziehungserfahrungen legen das Fundament einer kreativen oder aber auch einer pathologischen Persönlichkeitsentwicklung. Zu analogen Einschätzungen gelangt nun auch die moderne Hirnforschung, eine weiterere Informationsquelle bei der Reflexion von Frühpräventionen in diesem Buch.

1.4 Embodiment und Neuroplastizität

So berücksichtigten wir bei der Konzeptualisierung der FP interdisziplinäre Überlegungen aus dem aktuellen Dialog zwischen der Psychoanalyse und den Neurowissenschaften, einem Dialog, der im Freud-Jahr auf großes Interesse gestoßen ist. Für die Planung der FP war entscheidend, dass neuere Studien aus dem Bereich der Hirnforschung und der Neurobiologie die psychoanalytische Auffassung in neuer Form bestätigen, wie entscheidend die ersten Beziehungserfahrungen für den menschlichen Säugling sind und in vielerlei Hinsicht die Weichen stellen. Dies ist sowohl eine gute als auch eine schlechte Nachricht. Einerseits sind diese frühen Erfahrungen, wie schon die beiden o.e. kurzen Fallbeispiele illustrieren, prägend und legen das psychische, kognitiv-affektive und psychosoziale Fundament: Kinder mit unsicheren Bindungsmustern haben es sowohl bezüglich ihrer intellektuellen, affektiven und sozialen Entwicklung weit schwerer als Kinder, die das Privileg hatten, aufgrund „genügend guter Beziehungserfahrungen“ eine sichere Bindung zu entwickeln. Allerdings – und dies ist die gute Nachricht – sind gerade in den ersten Lebensjahren dank der enormen Neuroplastizität des Gehirns und der Empfänglichkeit der kindlichen Seele für korrigierende emotionale Erfahrungen die Chancen gut, Fehlentwicklungen noch korrigieren zu können, und zwar je früher, desto besser!

Dazu sollen in diesem Buch einige Überlegungen angestellt werden, die allerdings in diesem Rahmen fragmentarisch ausfallen müssen.

Ich selbst kenne den Austausch mit Neurowissenschaftlern aus meinem jahrzehntelangen Dialog mit Forschern der sog. „Embodied Cognitive Science", die in faszinierender Weise die Thesen des Psychoanalytikers Alfred Lorenzer bestätigen, der bereits in den 1980er-Jahren postulierte, dass soziale Erfahrungen schon während der Schwangerschaft und in den ersten Wochen danach „verleiblichen", d. h. sich im neuronalen Netzwerk, dem primären und sekundären Repertoir, wie Gerald Edelman dies nennt, niederschlagen (vgl. dazu Kapitel 7.2.3).

Zu analogen Erkenntnissen kommen Studien zur Neuroplastizität des Gehirns. Um nur einleitend ein Beispiel herauszugreifen: In manchen Gebieten, z. B. bezogen auf die Entwicklung des Sehens, existieren sogar sog. „kritische Perioden". Werden Babys zwischen der 3. und 8. Lebenswoche visuell nicht stimuliert, entwickeln sie keine normale Sehfähigkeit (vgl. Huble und Wiesel, nach Doidge, 2007, S. 51). Dies ist die eine Botschaft, die im Hinblick auf Frühprävention sehr ernst genommen werden sollte. Die zweite Botschaft ist neu und aufregend. Seit etwa 20 Jahren entdecken die Hirnforscher vermehrt die enorme Neuroplastizität des Gehirns: In anderen Worten können problematische, einschränkende Sozialisationserfahrungen bzw. deren Niederschlag im Gehirn durch entsprechend intensive Alternativerfahrungen korrigiert werden. Dies gelingt umso besser, je jünger das Gehirn ist. Ein entscheidendes Experiment, das die Neuroplastizität des Gehirns „bewies", stammte von dem Forschungsteam Merzenich, Paul und Goodman (1972). Merzenich schnitt die medianen Nervenfasern der Mittelhand eines Affen durch[3]. Nach zwei Monaten entdeckte er, wie erwartet, dass die Hirnregion, die Signale der medialen Nervenfasern verarbeiten sollte, nicht auf Stimuli der Mittelhand reagierte. Doch machte er eine erstaunliche Entdeckung: „Als er über die Außenseite der Hand des Affen strich – die Region, die ihre Signale durch die Nerven der Speiche und der Elle weitergeleitet werden – da reagierten die medianen Nerven. Die Karten im Gehirn, die für die Nervenleitung der Speiche und Elle zuständig waren, hatten ihre Größe fast verdoppelt und sich auf die mediane Karte des Gehirns ausgedehnt. Zudem waren diese Karten topographisch. Zu jener Zeit nannten Mezernich und Kass diese Veränderungen ‚spektakulär' und verwandten das Wort ‚Plastizität', um die Veränderungen zu beschreiben. Allerdings setzten sie den Ausdruck in Anführungszeichen.

Das Experiment demonstrierte, dass, falls der mediane Nerv unterbrochen wurde, andere Nerven, die den elektrischen Reiz immer noch erhielten, den

[3] Ich kann in diesem Rahmen nicht auf die komplexen ethischen Fragen von Tierversuchen (speziell mit Primaten) eingehen, vgl. dazu u. a. Doidge, 2007.

'unbenutzen Platz' in der Karte des Gehirns übernahmen und dort ihren Input verarbeiteten. In Konkurrenz um die Verarbeitungskapazität des Gehirns, schienen die Karten im Gehirn in einer Art Wettbewerb zu stehen und dem Prinzip zu folgen: 'Benutze es oder verliere es' ('use it or lose it').

Die kompensatorische Natur der Plastizität geht uns alle etwas an. Es scheint ein endloser Krieg zwischen den Nerven in unserem Gehirn stattzufinden. Falls wir aufhören, mentale Fähigkeiten zu trainieren, vergessen wir sie nicht einfach: der Platz, der dafür in den entsprechenden Karten zur Verfügung steht, wird von anderen Fähigkeiten in Anspruch genommen, die aktiv sind.

Diese kompetitiven Prozesse erklären auch, warum es so schwierig ist, schlechte Gewohnheiten aufzugeben bzw. 'umzulernen'. Viele von uns denken immer noch, das Gehirn sei eine Art Behälter, in dem Gelerntes aufbewahrt wird. Wenn wir versuchen, eine schlechte Gewohnheit aufzugeben, denken wir, die Lösung sei, etwas anderes über diese gespeicherte Fähigkeit (in der entsprechenden Karte im Gehirn) zu legen. Aber jedes Mal, wenn wir diese Gewohnheit wiederholen (um sie durch eine bessere zu ersetzen), beansprucht sie erneut die Kontrolle über die entsprechende Karte im Gehirn und verhindert dadurch, dass der Platz, der für Neues zur Verfügung stehen könnte, produktiv – im Sinne einer Veränderung des Verhaltens – genutzt werden kann. Dies ist ein Grund, warum Umlernen oft sehr viel schwieriger ist als das Lernen und auch, warum die frühe Kindheit so entscheidend ist. Es ist das Beste, das Richtige gleich zu lernen und damit zu verhindern, dass es in Konkurrenz mit 'schlechten Gewohnheiten' gelangt, die, wie eben skizziert, einen bestimmten Vorteil aufweisen." (S. 59/60, Übersetzung Leuzinger-Bohleber).

Das nächste Experiment machte Mezernich berühmt. Er amputierte den Mittelfinger eines Affen: „Nach einigen Monaten untersuchte er den Affen erneut und stellte fest, dass jene Karte im Gehirn, die für den amputierten Fingen zuständig war, inzwischen verschwunden war. Die Karten der angrenzenden Finger waren in jene Gehirnregion, die ursprünglich für den Mittelfinger verantwortlich war, hineingewachsen. Dies demonstrierte sehr präzise, dass Gehirnkarten dynamisch sind und es einen Wettbewerb um reale Gehirnregionen gibt, sowie dass die Ressourcen im Gehirn nach dem Prinzip 'Nutze es oder verliere es' ('use it or lose it') vergeben werden". (S. 60, Übersetzung M. L.-B.)

Daher legen sowohl das Konzept des Embodiments als auch die eben erwähnten Studien zur Neuroplastizität des Gehirns nahe, dass frühe Präventionen, besonders falls sie mit intensiven Beziehungserfahrungen verbunden sind, negative, ja vermutlich sogar traumatische Erfahrungen mit den ersten Bezugspersonen zwar nicht löschen, aber doch weitgehend durch neue, bessere Erfahrungen in ihrem negativen Einfluss auf aktuelles Denken, Fühlen und Handeln unterbrechen bzw. abmildern oder im besten Falle sogar kompensatorisch ausgleichen können. Daher bietet Frühprävention – nach Auffassung von Forschern sowohl aus dem Gebiet der Embodied Cognitive Science, der neurobiologisch orientierten Hirnforschung, als auch aus der Psychoanalyse und der empirischen Säuglings- und Bindungsforschung – enorme Chancen, die sowohl individuell als auch institutionell und gesellschaftlich genutzt werden sollten.

Solche Überlegungen führten uns übrigens, wie wir dies in anderen Zusammenfassungen der FP bereits ausführlich diskutiert haben (vgl. Leuzinger-Bohleber, Fischmann und Staufenberg, 2006), zu einer skeptischen Einstellung sowohl gegen modische Einheitsdiagnosen wie AD/HS als auch gegen dessen medikamentöse Behandlung durch Ritalin und andere Amphetamine. Zwar kann eine medikamentöse Behandlung nach sorgfältiger fachärztlicher Abklärung in Einzelfällen durchaus indiziert sein, vor allem um eine eskalierende psychosoziale Situation zu unterbrechen. Doch ist als Nachteil zu bedenken, dass das hochwirksame Medikament die individuellen psychosozialen Ursachen der aktuellen Anpassungsstörung des Kindes verdunkelt und dem verstehenden Zugang verschließt. So wird kaum mehr festzustellen sein, ob ein bestimmtes Kind mit seinem unaufmerksamen, hyperaktiven Verhalten auf eine akute oder erlittene Traumatisierung reagiert, manisch einen Verlust einer wichtigen Bezugsperson abwehrt, das Aufwachsen mit einer depressiven Mutter zu bewältigen versucht, als Hochbegabtes Langeweile überspielt, gegen eine ihm fremde Pädagogik protestiert oder wirklich ein hirnorganisches Problem zum Ausdruck bringt. Ritalin hat bei all diesen verschiedenen Kindern den erwünschten Effekt: es wird sozial nicht mehr auffallen, es gliedert sich „störungsfrei" ein.

Zudem scheint uns eine langfristige Medikamentenvergabe sowohl psychisch als auch hirnphysiologisch eine der wichtigsten Entwicklungschancen zu vergeben, nämlich die Erfahrung, dass ein Kind – aus eigener Kraft bzw. mit Unterstützung ihm zugewandter Bezugspersonen – lernt, mit seinen vorhandenen (psychischen und hirnphysiologischen) Problemen kompensatorisch umzugehen. Dadurch wird weder die (seelische) Resilienz noch die Neoplastizität des Gehirns für eine kompensatorische, produktive Entwicklung des Kindes genutzt. Stattdessen wird es in sein Selbstbild einbauen, dass es für sich und seine Umwelt nur erträglich ist, „wenn es das Medikament geschluckt hat". Sobald die Wirkung des Medikaments nachlässt, kommt die eigene Unfähigkeit, Affekte, Sinneseindrücke und Phantasien produktiv zu steuern und zu kontrollieren, wieder zum Vorschein. Zugespitzt formuliert nehmen wir dadurch dem Aufwachsenden die Möglichkeit, sukzessiv zum Herrn oder zur Frau seines eigenen Hauses zu werden.

Solche kompensatorischen seelischen und hirnphysiologischen Veränderungen können, so der bisherige Stand des Wissens, allerdings nur durch intensive, emotionale Erfahrungen, z. B. im Rahmen einer (therapeutischen) Einzelbetreuung oder eines intensiven Trainings erreicht werden (vgl. dazu u. a. Doidge, 2007). Doch haben wir versucht zu diskutieren, dass auch die weniger intensiven „Bausteine" unseres Präventionsprogramms sinnvolle Angebote darstellen. Einmal erreichten sie die Gesamtheit aller Kinder und nicht nur die eben erwähnten, ca. 3 % extrem gefährdeter Kinder mit einem „violent attachment pattern" (Fonagy, 2007). Alle Kinder, aus verschiedenen familiären und kulturellen Milieus, brauchen empathische Zuwendung, Verständnis, Förderung ihrer individuellen Begabung und psychosoziales

Lernen. Die Supervisionen, die wöchentliche Arbeit der Psychologinnen und Pädagoginnen in den Kindertagesstätten, die Elternarbeit sowie das Gewaltpräventionsprogramm FAUST-LOS sowie die Einzeltherapien bei den besonders bedürftigen Kindern führten zu statistisch signifikanten Veränderungen bei der Interventions- verglichen mit der Kontrollgruppe, wie wir unter 4.1 näher ausführen werden.

1.5 Übersicht über das Buch

Oft ist es die intensive klinische Erfahrung mit einzelnen Analysanden, die Psychoanalytiker dazu bringt, sich die Frage zu stellen, ob – beim frühen Erkennen von Fehlentwicklungen in den ersten Lebensjahren – die Weichen hin zu jahrelangem Leiden und hin zu schweren psychopathologischen Störungsbildern hätte verhindert werden können. Wissenschaftlich ist diese Frage bekanntlich nicht zu beantworten. Dennoch sind die klinischen Beobachtungen oft so überzeugend, dass sich mindestens eine „Sicherheit" einstellt: Frühprävention lohnt sich!

Diese These möchte ich einleitend mit einer Zusammenfassung einer Psychoanalyse mit einem jungen Erwachsenen illustrieren, der zu jenen Adoleszenten gehörte, die sich einer gewalttätigen, rechtsradikalen Gruppe anschließen, Gruppen, die zu Recht Angst und Besorgnis bei uns auslösen und die Eisbergspitze von psychosozialer Desintegration darstellen (Kapitel 2). Die Psychoanalyse erhellte die komplexen Faktoren in der Frühsozialisation von Herrn A., die möglicherweise sowohl seine adoleszente Gewaltbereitschaft als auch seine Fähigkeit, die Chance zu nutzen, sich aus der gewalttätigen Gruppe zu lösen, mitdeterminierten. So dient uns dieses exemplarische Fallbeispiel im folgenden Theorieteil III immer wieder als Illustration des Erklärungsgehalts verschiedener psychoanalytischer Theorien zur Entwicklung in den ersten Lebensjahren.

In Kapitel 4 werden anschließend zwei evaluierte Projekte der Frühprävention vorgestellt und in Kapitel 5 mit ausführlichen Fallbeispielen illustriert. In Kapitel 6 werden abschließend die verschiedenen Zugangsweisen zur Frühprävention in der heutigen Forschungslandschaft der Psychoanalyse verortet und kurz mit einigen wissenschaftstheoretischen und methodischen Anmerkungen verbunden.

2 Klinischer Einstieg – Verpasste Chancen von Frühprävention aus der Sicht einer exemplarischen Psychoanalyse mit einem jungen Erwachsenen

Es ist selten, dass gewalttätige Jugendliche eine psychoanalytische Behandlung aufsuchen. Auch Herr A. hatte selbst aus dem rechtsradikalen, fremdenfeindlichen und offen gewalttätigen „Clan" herausgefunden, aber für seinen Kampf gegen offene Gewalt nach außen einen großen persönlichen Preis gezahlt, nämlich den Verlust eines tragenden Identitätsgefühls sowie des Zugangs zu seiner eigenen Emotionalität, der Welt seiner Sehnsüchte und Wünsche und – damit verbunden – den Verlust der Erfahrung von Nähe und Verbundenheit mit anderen Menschen. Dies war der Grund, warum er sich als junger Erwachsener schließlich für eine Psychoanalyse entschloss. Doch warfen die Einsichten in die Lebensgeschichte dieses 28-jährigen Spätadoleszenten viele Fragen auf, die in diesem Buch diskutiert werden sollen: Hätte die kriminelle Entwicklung der Brüder von Herrn A. durch geeignete Frühpräventionen verhindert werden können und wie? Warum konnte sich Herr A. aus eigener Kraft aus der gewalttätigen, rechtsradikalen Gruppe herauslösen und seine Brüder nicht? Welchen Einfluss spielte das Migrantenschicksal des Vaters bei der Entwicklung der Söhne? Etc.

Die folgende, fragmentarische Zusammenfassung des vier Jahre dauernden psychoanalytischen Prozesses mag, so hoffe ich, einen Eindruck davon vermitteln, welch großen therapeutischen Aufwand es im Erwachsenenalter bedarf, um Einsichten in Traumatisierungen und dadurch bedingte Fehlentwicklungen in den ersten Lebensjahren zu gewinnen und – im besten Falle – ansatzweise zu korrigieren. Mit diesem klinischen Einstieg wird auf die individuellen und gesellschaftlichen Chancen von Frühpräventionen verwiesen.

2.1 Eine ungewöhnliche Abklärung und eine Reise um den Globus[1]

„Ein palästinensischer Selbstmordattentäter..." – dieser erste Einfall, den Herr A. bei mir auslöst, als ich ihn an der Türe zum Erstgespräch abhole, erschreckt mich sowohl inhaltlich als auch durch die ungewöhnliche Intensität. Rationalisierend versuche ich diese Assoziation wegzuschieben: Der 28-jährige, breitschultrige, kräftig gebaute junge Mann stammt offensichtlich aus dem arabischen Kulturraum und scheint mich misstrauisch, finstern zu mustern. Als großen Gegensatz zu diesen irritierenden Phantasien empfinde ich anschließend die einnehmende, leise Stimme und das perfekte Hochdeutsch, mit dem er das Gespräch eröffnet. Eine jüngere Kollegin habe ihn nach vier Abklärungsgesprächen zu mir geschickt, weil sie den Eindruck hatte, ich könnte gut mit ihm therapeutisch arbeiten. Er selbst sei aber noch nicht ganz entschieden, eine Therapie zu beginnen: Einerseits spüre er, dass er ohne therapeutische Hilfe nicht weiterkomme, andererseits habe er Mühe, sich jahrelang festzulegen. Er reise gern und oft. Vielleicht würden sich seine Probleme auch dadurch lösen, dass er nach Australien auswandere. Ich bin beeindruckt, wie rasch es Herrn A. gelingt, Sympathie bei mir zu wecken, sowie ein Staunen über seine bedächtige, differenzierte Introspektion. Er schildert eindrücklich, dass ihm die Nähe zu anderen Menschen Probleme bereitet. „Immer wenn mir jemand nahe kommt, z. B. beim Arbeiten oder eine Frau, löst dies Panik in mir aus – ich gerate dann wie in einen inneren Zwang zum nächsten Flughafen zu gehen, irgendeinen ‚last-minute-flight' zu buchen und möglichst in einen anderen Kontinenten zu fliegen. ... als Weltvagabund fühle ich mich sicher ...". Später im Gespräch vergleicht er sich mit dem Computermenschen Data aus der Fernsehserie „Raumschiff Enterprise", der zwar fasziniert von menschlichen Emotionen ist, aber selbst keine empfinden kann. Obschon Herr A. mit seinen Ausführungen und Bildern sehr spärlich ist und leise, mit großen Pausen, spricht, kann ich ihm innerlich gut folgen. Es entsteht eine rasche Verständigung, dass es in der Therapie darum ginge zu verstehen, warum ihn emotionale Nähe zu einem Menschen derart ängstigt. „Ich glaube, ich verstehe einen Aspekt Ihres Konfliktes: Einerseits vermitteln Sie mir, dass Sie eine intensive Therapie suchen, um die Hintergründe dieser Probleme mit zwischenmenschlicher Nähe herauszufinden, andererseits bedeutet dies gleichzeitig gerade eine Nähe zu einem Menschen, zu mir als Ihrer eventuellen Therapeutin, und damit eine Gefahr, die auch bezogen auf die Therapie Angst und vielleicht sogar Panik auslöst. Und ja, ich kann natürlich vieles versuchen, um diese Ängste zu mildern, aber ich kann nicht meine Couch nehmen und Ihnen damit ins nächste Flugzeug folgen ..." Wir

[1] Die Daten des Fallbeispiels sind aus Diskretionsgründen aktiv verschlüsselt. Ich versuche einige Fragmente des psychoanalytischen Prozesses deskriptiv, noch wenig durch theoretische Reflexionen determiniert, in der Hoffnung wiederzugeben, dadurch zur Diskussion anzuregen. Andere (deutsche und englische)Versionen dieser Falldarstellung wurden (2000a, b) publiziert.

können beide über diese Phantasie schmunzeln, ohne dass sie verletzend zu wirken oder eine Distanz zwischen uns zu schaffen scheint, für mich ein Indikator, dass sich zwischen uns eine Form der unbewussten Kommunikation entwickeln könnte. Außerdem scheint mir die Indikation zur Psychoanalyse relativ eindeutig, da mir Herr A. sehr gefährdet (Suizid- und Drogengefahr, schwere psychosomatische Magenbeschwerden), und seine psychische Entwicklung zum Stillstand gekommen scheint, und er dank seiner hohen Motivation und Introspektionsfähigkeit wahrscheinlich in der Lage wäre, von einer Psychoanalyse zu profitieren. Sein sozialer und affektiver Rückzug erinnert mich an den Beginn einer Entwicklung hin zu einer schweren narzisstischen Persönlichkeitsstörung.

Lebensgeschichtlich erfahre ich in den beiden Abklärungsgesprächen fast nichts, außer dass er aus einer interkulturellen Ehe eines iranischen Flüchtlings, eines Ingenieurs, und einer deutschen Sekretärin stammt, eine Beziehung, die er als chronisch unglücklich schildert. Beide hätten ein Alkoholproblem. Der Vater sei nun schwer organisch krank und arbeite noch ab und zu in einer Imbissbude. Die Mutter führe ein Teppichreinigungsgeschäft, das aber vom Konkurs bedroht sei. Er hat noch drei Geschwister, zwei ältere Brüder und eine jüngere Schwester. Beide Brüder hätten Drogenprobleme, seien immer wieder in Gewalttaten verwickelt und seit Jahren arbeitslos. Die Schwester gehe noch zur Schule und sei adipös. Auch er leide unter gelegentlichen „Fressanfällen“, gefolgt von schweren Magenkoliken und Schlaflosigkeit.

Herr A. holte nach einer Ausbildung als Automechaniker das Abitur auf dem 2. Bildungsweg nach und studierte zwei Jahre in den USA ein seltenes Fachgebiet der Wirtschaftswissenschaften, das ihn zwar interessierte, ihm aber kaum berufliche Möglichkeiten eröffnete. Er kehrte nach Deutschland zurück, um das Geschäft seiner Mutter zu retten, jedoch ohne Erfolg. „Nun bin ich selbst seit einem guten Jahr arbeitslos und verdiene nur ab und zu etwas Geld als Reiseleiter …“

Nachträglich gesehen erstaunt mich die für mich unkonventionelle Art der Indikationsgespräche. Ich stelle Herrn A. in offener und kollegialer Weise alle Informationen zu Verfügung, die ich zur Indikationsstellung habe, z. B. Überlegungen zur differentiellen Indikation zwischen verhaltenstherapeutischen und psychoanalytischen Verfahren (vgl. dazu u. a. Leuzinger-Bohleber, 1980, 1984). Ich gebe ihm sogar einige Fachbücher zur Lektüre mit, damit er sich selbst informieren kann. Noch nie bin ich bisher während einer Indikationsstellung auf diese Weise vorgegangen. Dennoch habe ich zuerst das sichere Gefühl, dass es bei diesem noch spätadoleszent wirkenden Patienten besonders wichtig ist, ihn als gleichwertigen Partner bei der Indikationsstellung ernst zu nehmen und ihm die Informationsbasis für eine möglichst autonome Entscheidung zu vermitteln. Wir verabreden, dass er sich wieder meldet, wenn er eine Entscheidung getroffen oder noch offene Fragen hat. Mein sicheres inneres Gefühl bricht allerdings sukzessiv zusammen, je länger ich nichts von Herrn A. höre. Ich hege Zweifel an meinem unkonventionellen Vorgehen. Oft belasten mich diffuse Schuldgefühle, da ich befürchte, Herrn A. überfordert zu haben. Während der kommenden Monate muss ich oft an Herrn A. denken und bin in großer Sorge, er könnte sich suizidiert haben.

Nach fast einem Jahr ruft Herr A. an, bittet um ein baldiges Gespräch. Er bringt mir meine Bücher wieder mit und beginnt das Interview: „Ich habe mich entschlossen, bei Ihnen eine Psychoanalyse zu beginnen. Ich bin in diesem Jahr um den ganzen Globus gereist und musste einsehen, dass ich mich und meine Probleme überall hin mitnehme. …ich komme nicht um eine Psychoanalyse herum, wenn ich weiterkommen möchte …" Er erzählt im Laufe des Gesprächs von drei Suizidversuchen – einmal stand er schon auf einer hohen Brücke und wollte sich runterstürzen, da sei ich ihm eingefallen und er hätte gedacht, sich umbringen könne er ja immer noch …

Wir vereinbaren eine vierstündige Psychoanalyse. Wegen der Affinität zu Drogen bin ich relativ strikt mit den Settingvorschriften, erkläre ihm aber wiederum en detail meine Überlegungen dazu.

2.2 Fragmente eines psychoanalytischen Prozesses und das Neuschreiben der eigenen Geschichte

Data – der perfekt funktionierende, „sympathische" Computermensch auf der Suche nach Gefühlen – das Anbahnen des psychoanalytischen Prozesses

Wieder überrascht mich Herr A. durch die Art und Weise, wie er sich auf der Couch verhält. Wie kaum ein anderer meiner Analysanden verfügt er schon in den ersten Sitzungen über eine erstaunlich differenzierte und präzise Selbstbeobachtung von Assoziationen, Körperempfindungen und Phantasien, allerdings in einer auffallenden „analysierend-technischen" Distanz. Ebenfalls in Staunen versetzt mich die (intellektuelle) Nähe, die sich dadurch rasch, ja fast überfallsartig, zwischen uns einzustellen scheint. Ich frage mich, ob Herr A. über zu wenig sichere Türen verfügt, um die Distanz zu mir zu regulieren und mich so quasi als analysierende Beobachterin ohne viel Vorwarnung mitten in sein inneres Schlafzimmer führt. Daher bin ich sehr vorsichtig mit meinen Kommentaren, Verbalisierungen und Deutungen und gebe mich meist nur seinem Assoziationsfluss relativ passiv hin. Auffälligerweise bin ich körperlich sehr entspannt dabei – ich kann Herrn A. mühelos in seinen Phantasien begleiten, er scheint mich mit auf seine Beobachtungsreise zu nehmen.

Ebenfalls sehr auffällig ist für mich, wie gut ich längere Redepausen ertrage – es scheint irgendwie selbstverständlich, dass ich ihn in diesen Sequenzen in seiner Welt verweilen lasse ohne mich nicht aktiv oder sogar krampfhaft zu bemühen herauszufinden, wo er sich gerade befindet. Stattdessen wende ich mich meinen eigenen Phantasien zu. So gibt es Sitzungen, in denen er über die Hälfte der Zeit schweigt, aber dann an die Assoziationen anknüpft, die er vor der Pause äußerte und mir meist in schlichten Worten knapp mitteilt, wohin ihn seine Phantasien in der Zwischenzeit geführt haben. In mir entsteht in solchen Stunden oft das Bild, dass wir uns beide wie zwei Fabelwesen in zwei Luftblasen dahin tragen lassen, durch einen schillernden Kosmos, ohne eigene Probleme oder störende Emotionen. Zuweilen kreuzen sich unsere Bahnen – dann tauschen wir kurz unsere Beobachtungen aus, nehmen sie gegenseitig wohlwollend zur Kenntnis, ohne uns aber wirklich zu berühren. Es ist ein lustvoller Zustand des Getrenntseins, in dem jeder den anderen zwar wahrnimmt aber nicht wirklich berührt, tagträumend, jeder in seiner Welt wohl versorgt und geschützt.

Erst durch eine Supervision[2] wird mir der Gegensatz zwischen diesem für mich manifest lustvollen Traumzustand und den Inhalten der Erzählungen (und vor allem der Trauminhalte) von Herrn A. in dieser Zeit voll bewusst. Er erwähnt oft schreckliche, sich wiederholende Albträume, in denen er z. B. in U-Bahnschächten verfolgt wird von dunklen Männern, die ihn offensichtlich töten wollen, und dies auch beinahe erreichen. Dann wacht er auf, „weil ich mir befehlen kann, den Traum zu beenden". Besonders beängstigend sind Träume, in denen er sich selbst „verdoppelt" – z. B. er ist Opfer und Täter, Verfolger und Verfolgter zugleich. Einmal dreht er sich um im Traum und schaut seinem Verfolger ins Gesicht: Dies ist er selbst – eine grässliche Fratze seines eigenen Gesichts starrt ihn an und möchte ihn vernichten.

Aufgewacht aus meinen fast autistisch anmutenden Träumereien bin ich nun extrem beunruhigt durch diese Trauminhalte und befürchte sogar, dass Herr A. von inneren Spaltungsprozessen bedroht ist, die ihn an den Rand der Psychose führen könnten. Erst jetzt erzählt mir Herr A., dass er sich in den letzten Wochen praktisch vollständig aus der realen Welt zurückgezogen hat, seine Tage allein zuhause, oft stundenlang im Bett liegend, zubringt, häufig zwanghaft onaniert oder sich „gierig voll stopft", um innere Leeregefühle wenigstens ein bisschen zu lindern und sich oft nur mit äußerster Anstrengung in die Analysenstunden schleppt. Er scheint in dieser Zeit extrem suizidgefährdet, schildert z. B. dass er kaum an Hochhäusern vorbeifahren kann, ohne einem Zwang anheimzufallen, in das oberste Stockwerk hinaufzugehen und sich herunter zu stürzen. Ich erinnere Herrn A. an unsere Abmachung, dass er mich anrufen soll, wenn er den Eindruck hat, solche Impulse nicht mehr unter Kontrolle haben zu können. Er ruft nie an. Jedoch scheinen meine massiven inneren Sorgen um ihn eine wichtige Funktion für ihn zu haben.

Ein Schlüsselerlebnis aus dieser Zeit führt uns einen Schritt weiter: An einem sehr heißen Sommertag wird es mir plötzlich während einer längeren Gesprächspause einer Analysenstunde übel – Schwindel stellt sich ein, ich muss wenige Minuten ohne Besinnung gewesen sein. Herr A. nimmt dies sofort wahr und reagiert mit panischer Angst. Er dreht sich auf der Couch um und fragt, was mit mir los sei. Er hat meinen inneren Zustand sehr präzise wahrgenommen. Anhand dieser kurzen Episode können wir

[2] Ich danke Herrn Dr. Yecheziel Cohen aus Jerusalem für die hilfreichen Supervisionen dieser Psychoanalyse.

erkennen, wie gut seine inneren Antennen ausgebildet sind, und dass er mit Panik auf bedrohliche Wahrnehmungen reagiert. Es fällt uns auch auf, wie sehr er sich für den Zustand seines Gegenübers verantwortlich fühlt. „Wenn Sie so präzise wahrnehmen, wie es Ihrem Gegenüber geht, ist es vielleicht ein sehr funktionaler Schutz, eine Mauer zwischen Ihnen und potenziell nahen Personen zu errichten – sonst verlieren Sie möglicherweise die Grenzen zwischen sich und dem anderen oder werden durch die Verantwortung für diesen fast erdrückt". In der nächsten Sitzung berichtet Herr A. folgenden Traum:

„Es hat wieder damit angefangen, dass ich wusste, dass ich träume. Ich hab' gedacht, dann versuche ich gleich mal zu fliegen. Doch dies klappte – wie meistens – nur einen kurzen Moment. Dann bin ich irgendwo mit einer andern Person oder wieder einem anderen Teil von mir selbst und denke: ‚Dies ist die Zeit für eine Aussöhnung'. Ich versuche diese Person zu umarmen, zweimal, aber es passiert nichts, und es entsteht ein großer Widerwillen in mir. Ich versuche aus dem Traum herauszukommen, will aufschreien – ein extrem langer Kampf um aufzuwachen – es gelingt nicht. Es entsteht ein schlimmer Kampf mit der anderen Person. Ich drohe ihr mit der Analyse und bin versucht den Kampf aufzugeben, will unbedingt raus aus dem Traum, ohne Erfolg. Zum Schluss liege ich mit ihm im Bett. Er quetscht mich ein und hält mich im Würgegriff, Polizeigriff, ich springe dann aus dem Bett, da ist wieder diese Person da, ich gehe auf sie zu und versuche sie zu schlagen, komme mir extrem lächerlich dabei vor, habe extreme Angst und Panik – ich sehe dann seinen Gesichtsausdruck, er schaut aus wie ein orientalischer Händler …"

Zu diesem „orientalischen Händler" fällt ihm sein Vater ein, dem es gesundheitlich sehr schlecht gehe. Er wünsche sich manchmal, er könnte sterben – aber er habe keine Gefühle dabei, dies erschrecke ihn eigentlich. Nun fällt ihm ein zweiter Traum aus der gleichen Nacht ein:

„Es war wie ein Kinofilm, ein Horrorfilm … von Außerirdischen, die aber ein menschliches Gehirn hatten und menschliches Erbmaterial brauchten. Ein Mädchen hat sich in ein Monster verwandelt – es war mir eine extreme Last mit diesem Mädchen zusammen zu sein, dann verschwindet diese Person, ist in einem Tümpel eingetaucht, ich habe dies als Beobachter gesehen, sie stürzte kopfüber ins Gewässer – dann kam da eine Analytikerin mit zwei Gesichtern und suchte einen Teil über, einen unter dem Wasser. Sie hat dann das Wasser abgelassen in so ein ‚Mutterloch' tief unten – voll Angst hat man nach der Figur gesucht …"

Die Assoziationen führen einerseits zum „Doppelgängermotiv", der Vermischung von Selbst- und Vaterrepräsentanz und seinem Gefühl, innere Kräfte von ihm werden ständig von ihm abgesogen „durchs Mutterloch"? Darauf fällt ihm ein Wiederholungstraum aus der Kindheit ein: Er war mit Mutter und den Geschwistern auf der Flucht, der Vater war nicht dabei, etwas Schlimmes passierte, er wachte mit Panik auf. – „In diesen Träumen fehlte der Vater, und Sie waren schutzlos auf der Flucht, vielleicht haben Sie oft auch phantasiert, Sie könnten Mutter und Geschwister schützen ‚wie ein Vater' oder ein ‚orientalischer Händler', der, wie Sie einmal erzählten, im

Besitz vieler Frauen und Kinder ist und für sie sorgt". – Zum Motiv, dass „etwas ins Wasser fällt" und mit fremder Hilfe wieder gefunden werden muss, fällt ihm die goldene Kugel aus dem „Froschkönig" ein. Die doppelgesichtige Analytikerin sei gleichzeitig unheimlich, ekelhaft aber auch rettend, hilfreich, wie der Frosch in diesem Märchen, vor dem sich die Prinzessin ekelt. „Auf Befehl des Königs muss sie diesen ekelhaften Frosch mit sich ins Bett nehmen. Doch erst als sie ihn an die Wand schmeißt, verwandelt er sich in den Prinzen und ist erlöst". – Wir vermuten, dass es auch bei ihm innerlich z. Zt. um einen (adoleszenten) Selbstfindungsprozess gehen könnte, einem in Besitznehmen der eigenen Sexualität, aber auch der eigenen Aggressivität und damit verbunden: des Selbst. Weitere Traumsymbole (die z. B. auf unbewusste Geburtsphantasien verweisen) oder die offensichtliche Vermischung von Liebe und Hass im latenten Traum (vgl. dazu u. McDougall, 1995/1997, S. 197) lassen wir zu diesem Zeitpunkt unberücksichtigt.

Nach dieser Stunde träumt er, dass er gelähmt ist und nur noch die Augen bewegen kann. Seine Assoziationen führen zu seinen häufigen aktuellen (depressiven) Zuständen, in denen er sich stundenlang in sein Bett zurückzieht und dort regungslos, wie gelähmt, liegt. Schließlich fällt ihm ein, dass seine Mutter oft im Bett lag, wenn er aus der Schule kam – sie war unfähig, ein warmes Essen für die Kinder zu kochen. In diesem Zusammenhang entsteht für uns erstmals die Vermutung, dass die Mutter während dieser Jahre unter schweren Depressionen litt, eine Vermutung, die sich durch auftauchende Erinnerungen immer mehr erhärtet. „Und Ihre Depressionen saugen auch alles Leben in Ihnen auf, wie das ‚Mutterloch' im Traum ... Sie können dann auch nur noch wie gelähmt im Bett liegen und haben den Zugang zu Ihren Gefühlen verloren, sowie zu Ihren Impulsen, ‚sich vom Ekligen, Klebrigen' durch einen aggressiven Kraftakt zu befreien ..."

„Ich wollte ihr keine Belastung sein" – Identifikationen mit dem depressiven Primärobjekt

Einige Sitzungen später erinnert sich Herr A. plötzlich, als kleiner Junge in einer fremden Umgebung zu sein und von der Mutter und den Geschwistern besucht zu werden. Er möchte gerne mit ihnen nach Hause gehen, getraut sich aber nicht, der Mutter dies zu sagen. – Ein anschließendes Gespräch mit seiner Mutter ergibt, dass er wirklich zwei längere Trennungen in den ersten Lebensjahren erlebt hat: Einen zehnwöchigen Krankenhausaufenthalt ohne Besuche im 2. Lebensjahr und einen 6-monatigen Aufenthalt in einem Kinderheim im 4. Lebensjahr, angeblich um die Mutter dadurch zu entlasten. Die Mutter schildert, dass sie ihn nach vier Monaten dort besucht habe – er habe aber einen so „guten, lieben Eindruck" auf sie gemacht, dass sie ihn nochmals zwei Monate dort gelassen habe. – Anhand vieler Beobachtungen aus der analytischen Situation (vgl. Reaktion auf meine Übelkeit) vermuten wir, dass er schon damals versuchte, „ein kleiner Held zu sein" und sein Heimweh und Verlassenheitsgefühle zu unterdrücken, um die (depressive) Mutter nicht zu belasten. In dieser Episode wird auch die Einfühlungsstörung der Mutter deutlich, wie auch in anderen, nun erinnerten Szenen. So erzählte z. B. die Mutter oft belustigend, wie Herr A. als kleiner Junge „die Hosen runter ließ und sich nackt vor mich hinstellte", wenn er sich nicht mehr zu helfen wusste, z. B. wenn er vor Wut oder Verzweiflung heulte.

Ein halbes Jahr später kommt Herr A. nochmals auf den oben erwähnten „Teich-Traum" zurück. Er assoziiert zu dem Mädchen, das sich in ein Monster verwandelt und im „Teich verloren geht", seine Schwester. Eine Reihe Erinnerungen tauchen auf. Während seiner Grundschulzeit war die Mutter oft nicht verfügbar. Er musste auf seine acht Jahre jüngere Schwester aufpassen, einerseits wahrscheinlich oft eine massive Überforderung für den Neunjährigen, andererseits wird deutlich, wie sehr er dieses kleine Mädchen mit den blonden Locken liebte. Wir vermuten, dass er durch den Körperkontakt zu ihr versuchte, seine abgrundtiefe Einsamkeit zu lindern. Eine zentrale Bedeutung für unser Verstehen ist die folgende, unerwartete Erinnerung: etwa in seinem 11. Lebensjahr (in der Präadoleszenz nach Blos, 1979) sitzt die Zweijährige bei ihm auf dem Schoß und kuschelt sich an ihn. Er merkt plötzlich, dass er eine Erektion bekommt, stößt die Schwester von seinen Knien runter und ist zutiefst erschreckt und irritiert. Er weigert sich fortan, auf seine Schwester aufzupassen und sucht vermehrt Anschluss an eine halb kriminelle Jungengruppe seines Quartiers. „In dieser Szene hat sich – für Sie damals völlig unverständlicherweise – Ihre kleine Schwester ‚in ein Monster verwandelt', das eine Gefahr für Sie darstellte. Wahrscheinlich hatten Sie Angst, Sie könnten Ihre Kontrolle über Ihre Erregung und Impulse verlieren und die Schwester eventuell sexuell missbrauchen … da half Ihnen nur noch die Flucht in die Jungenwelt.". – Anhand dieser Erinnerung können wir eine weitere Funktion seines „Gelähmtseins" erkennen: Es ist auch ein Schutz gegen die Gefahr, die Kontrolle über sexuelle Wünsche und Impulse zu verlieren.

In der Übertragung dominiert in diesen Wochen immer noch meine massive Sorge um Herrn A., der weiterhin sehr depressiv und suizidal ist, arbeitslos und sozial völlig isoliert. Zuweilen quälen mich Ängste, es könnte „eine Katastrophe eingetreten sein", wenn Herr A. über eine halbe Stunde zu spät zu den Sitzungen erscheint. Es stellt sich schließlich heraus, dass Herr A. meine Sorge um ihn präzise wahrnimmt und sehr ambivalent darauf reagiert. Einerseits scheint es für ihn existenziell wichtig, dass er bei mir Zuwendung und Besorgnis mobilisieren kann. Er fühlt sich wahrgenommen und gehalten. Andererseits befürchtet er, mir zur Last zu fallen und will mich unbewusst – durch das zu spät kommen – „schonen". Interessanterweise ist es aber die Konfrontation mit dem in diesem Verhalten sich manifestierenden aggressiven Anteil, der bewirkt, dass er wieder pünktlich zu den Sitzungen erscheinen kann. „Sie missachten dadurch nicht nur Ihre, sondern auch meine Zeit und gehen selbstverständlich davon aus, dass es mir gleichgültig ist, wie Sie mit unseren Sitzungen umgehen. Dies scheint mir auch etwas Aggressives zu enthalten". Nachträglich gesehen scheint mir wahrscheinlich, dass Herr A. durch sein Agieren u. a. unbewusst versuchte, mich traumatische Erfahrungen von Ohnmacht und hilflosem Befürchten „einer Katastrophe" erleben zu lassen, denen er sich selbst als Kleinkind ausgesetzt sah.

Der Kampf um Nähe in einer konstanten Liebesbeziehung
Ein weiteres Thema in diesem zweiten Jahr der Analyse ist seine Beziehung zu Frauen. Herr A. erzählt, dass er sich bisher nur auf kurze sexuelle Beziehungen zu Frauen einlassen konnte, wenn er als Reiseleiter in einer fremden Stadt jemanden kennenlernte und sicher war, dass er am nächsten Tag wieder abreisen konnte. Er vertraut mir an, dass er unter häufiger Impotenz und einer ejacula präcox leidet, auch bei Prostituierten, aber dennoch z. Zt. zwanghaft häufig das Rotlichtviertel aufsuchen muss. Beiläufig stellt sich heraus, dass er dort ungeschützten Geschlechtsverkehr sucht – in den damaligen Zeiten der starken HIV-Verbreitung eine indirekte suizidale Handlung, wie sich herausstellt. Wiederum ängstigt, besorgt und „quält“ er mich durch solches Agieren seiner selbstdestruktiven Tendenzen innerlich sehr, doch kann ich ihm dies, nach entsprechender selbstanalytischer Arbeit, oft in einer Weise mitteilen, die bei ihm keine Schuldgefühle auslöst oder Ängste evoziert, er könne mich wirklich schädigen, sondern ihm zu erklären versucht, was er in mir bewirkt. Wir suchen gemeinsam immer wieder nach den unbewussten Bedeutungen seines Agierens.

Anzeichen einer progressiven Entwicklung scheinen uns in diesen Wochen, dass er vermehrt den Kontakt zur Außenwelt wieder aufnimmt, jobbt und zuweilen mit Freunden aus seiner Schulzeit ausgeht. Schließlich erzählt er mir, dass er eine junge Frau kennengelernt hat, die sich in ihn verliebt. Zu meinem Erstaunen entwickelt sich eine vorsichtige, aber über Wochen andauernde Beziehung zu ihr. Nachdem es ihm erstmals gelingt, in einer bestimmten Stellung seine Impotenz zu überwinden und er, einen Moment lang, sehr glücklich darüber ist, überfällt ihn ein tranceähnlicher Zustand. Er verlässt nachts seine Freundin, sucht besonders gefährdete Bezirke des Rotlichtviertels auf und schläft ungeschützt mit einer Prostituierten. – Wir sind beide bedrückt und erschüttert von der Wucht der Selbstdestruktion, die sich hier einmal mehr Bahn geschaffen hat. Um die Freundin vor einer eventuellen AIDs-Ansteckung zu schützen, erzählt er ihr, er habe mit einer anderen Frau geschlafen und möchte die Beziehung abbrechen. Die Freundin bricht in Tränen aus, hält aber trotz aller Verzweiflung an der Beziehung fest. Diese Erfahrung ist für unsere weitere analytische Arbeit ein Schlüsselerlebnis: Wir haben den Eindruck, dass er in der eben geschilderten Episode eine seiner frühen Traumatisierungen wiederholte und das passiv Erlittene in aktives Handeln umdrehte: Statt vom Liebesobjekt zurückgewiesen und verlassen zu werden, führt er nun selbst die Trennung herbei und genießt unbewusst das Leiden seiner Freundin, die sich aber trotz allem Schmerz ihre Beziehung zu Herrn A. nicht zerstören lässt. Sukzessiv kann er diese unbewussten Bedeutungen in der gemeinsamen Arbeit verstehen, u. a. indem wir Parallelen zu analogen Impulsen in der Übertragung zu mir ziehen. Irgendwie kann er seine Erkenntnisse seiner Freundin vermitteln, sodass sich die Beziehung zu ihr weiter vertieft. Er kommt dadurch sukzessiv – in guten Augenblicken – aus seiner tiefen Einsamkeit und sozialen Isolation heraus und gesteht sich nun ein, dass es wichtig für ihn ist, einer regelmäßigen Beschäftigung nachzugehen. Er sucht beim Arbeitsamt eine Beratung und entschließt sich für eine Umschulung zum Computerfachmann. – Es ist beeindruckend für mich, welchen Einfluss die Strukturierung des Alltags auf seine psychische und psychosoziale Situation ausübt. Sie scheint mir auch eine Voraussetzung, damit wir uns der archaischen Aggressionsproblematik in der analytischen Beziehung anzunähern wagen.

„... die Flucht aus den Beziehungen und die Goldgräberphantasie...“
Mit vielen Auf und Abs und einem täglichen Kampf ums Aufstehen gewinnt er mehr und mehr Selbstvertrauen in seine intellektuellen Fähigkeiten und Interesse an dem Umschulungskurs. Er besteht die ersten Zwischenprüfungen mit Erfolg. Doch kurz vor der entscheidenden Halbjahresprüfung ruft ihm die Mutter an und bittet ihn dringend um Hilfe. Dem Geschäft droht nun definitiv der Konkurs: Der Vater ist wegen erneuter Erkrankung unfähig, mit dem Rechtsanwalt zu verhandeln, der eine Bruder massiv in die Heroinsucht abgeglitten, der zweite sitzt z. Zt. im Gefängnis. Obschon wir in den analytischen Sitzungen glasklar sehen, dass die durch diesen Anruf bei ihm mobilisierten Rettungsphantasien eine akute Gefahr für seine psychische Situation darstellen, kann er sich dem Sog „zurück zur Familie“ nicht entziehen. Obschon er real den Konkurs nicht verhindern kann, lässt er sich, wie er es später ausdrückt, „wieder an die familiäre Nabelschnur hängen“. Zusammen mit seiner Mutter schmiedet er omnipotente „Goldgräberphantasien“, wie wir sie schließlich nennen. Statt weiter am Umschulungskurs teilzunehmen, verbringt Herr A. wieder Tage zuhause und studiert die Aktienkurse an der Börse, um mit einem „Traumgewinn“ das mütterliche Geschäft zu retten. – In den analytischen Sitzungen werden die massiven Schuldgefühle deutlich, die er selbst mit einer Ablösung von den familiären Bezugspersonen und einem eigenen Individuationsprozess verbindet. „Mir scheint, dass für Sie unbewusst eine Formel zu existieren scheint: wenn ich mich ablöse und ein eigenes Leben lebe, bringe ich meine Eltern oder Geschwister um“. Diese Deutung löst eine Reihe neuer Erinnerungen vor allem zur Adoleszenz aus. In seinem 12. Lebensjahr entdeckte er eines Tages, als er mit den erwähnten Jungen vom Fußballspielen heimkehrte, seinen Vater bei einem Suizidversuch. Er holte die Ambulanz und rettete dadurch dem Vater das Leben. Er erinnert sich, dass er sich vor seinen Freunden furchtbar schämte, weil er nicht weinen konnte, obschon er es versuchte. Er befürchtete, von ihnen als gefühllos angesehen zu werden. Nach diesem Ereignis zieht er sich von der Jungengruppe zurück und versucht, offenbar in einem intensiven, inneren Kraftakt, ein guter Schüler zu sein. Er verehrt einen Deutschlehrer und hofft, von ihm Anerkennung und Zuwendung zu finden. Als dieser Lehrer ihn eines Tages vor der ganzen Klasse bloß stellt, indem er seinen Aufsatz vorliest und sich darüber lustig macht, ist dies eine Katastrophe für Herrn A. Er verliert das Interesse an der Schule, schwänzt häufig den Unterricht und schließt sich einer gewalttätigen, rechtsradikalen Gruppe Jugendlicher an, „die regelrechte Kriege gegen andere Stadtteilbanden führte und oft auszog um Türken zu klatschen“. Einmal wird er bei einer Schlägerei schwer verletzt. Seine Eltern reagieren verständnislos und rigide strafend. Als er einige Wochen später wegen seines aggressiven Verhaltens von der Schule

ausgeschlossen wird, schlägt ihn sein Vater in einer Kneipe vor den Augen seiner Kumpels zusammen – für ihn eine demütigende und beschämende Erfahrung. Wie sich in den analytischen Sitzungen schließlich herausstellt, kämpfte er auch in dieser Szene innerlich nur noch darum, die Kontrolle zu bewahren und den Vater nicht in einem aggressiven Triebdurchbruch zu gefährden, denn er realisierte damals sehr genau, dass er eigentlich dem Vater körperlich an Kräften überlegen war. Er erinnert sich schließlich, dass kurze Zeit vorher ein Mitglied seiner Bande seinen Vater tödlich verletzt hatte, als dieser alkoholisiert seine Mutter und seine kleineren Geschwister angreifen wollte. Der Jugendliche warf sich dazwischen und schleuderte den Vater derart unglücklich gegen einen scharfen Gegenstand, dass der Vater dieses Jugendlichen durch eine Kopfwunde tödlich verletzt wurde.– Auch in diesem Kontext begegnen wir der Flucht in einen „gelähmten, inneren Zustand" als Schutz vor einer tödlichen Gefahr des Triebdurchbruchs.

Nach dieser Szene bricht der Kontakt zu den Eltern endgültig ab. Die Eltern weigern sich, Herrn A. noch zu Hause aufzunehmen. Er lebt als Fünfzehnjähriger fast ein Jahr auf der Straße oder bei dubiosen Freunden, konsumiert Drogen und ist enorm gefährdet. Er hält sich mit kleinen Diebstählen über Wasser und verhindert, dank seiner Intelligenz, größere Schwierigkeiten mit der Polizei. Fast als Wunder bezeichnet er es, dass er eines Tages zufällig dem einzigen Freund seiner Grundschulzeit, einem Nachbarjungen, der in der vierten Klasse wegzog, wieder begegnet. Dieser nimmt ihn mit zu sich nach Hause. Er verliebt sich in seine Schwester und wird von den Eltern liebevoll aufgenommen. Durch ihre Unterstützung und Fürsprache kann er den Hauptschulabschluss nachholen und eine Lehre beginnen.

Vor dem Hintergrund dieser allmählichen Rekonstruktion des adoleszenten Entwicklungsprozesses und der damit evozierten analogen frühinfantilen Konflikten verstehen wir den massiven Hass von Herrn A. auf seinen Vater besser, der ihn unbewusst so sehr an ihn bindet. Die pathologischen Identifikationen mit dessen Scheitern bestimmten unbewusst vieles in seinem bisherigen Leben. Wir erkennen diese Zusammenhänge vor allem in der akuten Gefahr dieser Wochen, dass Herr A. sowohl die Beziehung zur Freundin als auch die Psychoanalyse abbrechen will.

Das sukzessive Verstehen u. a. damit verbundener archaischer Schuldgefühle, ermöglicht Herrn A. schließlich, die Analyse und die Beziehung zu seiner Freundin fortzusetzen und den Kurs weiter zu besuchen. Allerdings ist die Freude daran verschwunden – es geht nur noch um den Kampf, die Umschulung zu Ende zu führen.

Dabei ist entscheidend, dass wir auf seine Übertragungsphantasie stoßen, er müsste meinetwegen diesen Kurs zu Ende führen, d. h. „erfolgreich" sein, um „mich damit innerlich zu füllen" und zu befriedigen. Wir begegnen in diesem Zusammenhang nochmals seiner tiefen unbewussten Überzeugung, von seinen nahen Objekten narzisstisch funktionalisiert und missbraucht zu werden.

Zudem werden aggressive Impulse wiederum deutlich in der Übertragung beobachtbar. So verschweigt er mir u. a. seine Geschäfte an der Börse, sowie überhaupt seine finanzielle Situation, die dank einiger Immobilien, die die Familie besitzt, trotz des Konkurses des mütterlichen Geschäftes nicht so schlecht ist, wie ich angenommen habe. Er möchte mir dies nicht verraten, weil die Kassenfinanzierung der Therapie bald zu Ende geht und er sich an unsere Abmachung erinnert, dass ich den Stundentarif während der Phase der Eigenfinanzierung seinen finanziellen Möglichkeiten anpassen werde. Auf diese Weise wird er mir gegenüber zum ausnützenden, funktionalisierenden und betrügenden Objekt. Die sukzessive Integration dieser „Täteridentifikationen" sowie seiner aggressiven Impulse in sein Selbstbild verändert in eindrücklicher Weise sein Auftreten auch mir gegenüber. Seine Stimme wird lauter, bestimmter – seine Kleidung stark wechselnd, zwischen verwahrlost, schmuddelig und gepflegt, attraktiv. Ich muss in dieser Zeit oft an meine Anfangsassoziation denken – er hat nun zuweilen durchaus eine manifeste Ausstrahlung eines potentiellen Terroristen, der sich für das ihm zugestoßene Unrecht zur Wehr setzen will und kann, auch wenn er daran selbst zugrunde gehen sollte.

In den folgenden Wochen ist er sehr mit seinem Selbstbild, aber auch mit seinem Äußeren beschäftigt, ausgelöst durch eine Reihe von Vorstellungsgesprächen nach Abschluss seiner Umschulung. Er entscheidet sich zu meinem Erstaunen nicht für einen der gut bezahlten Berufe im Sektor der Computerbranche, sondern für eine Tätigkeit, in der er Kommunikationstrainings an Firmen verkauft, wie er dies nennt, für ihn eine besondere Herausforderung, da sie viel Aktivität und selbstbewusstes Auftreten von ihm erfordert. „Ich will mich in dieser Realität behaupten können, dies will ich mir beweisen – erst dann überlege ich mir, ob ich in diesem Berufsfeld weiter bleiben möchte".

„Der sterbende Elefant" und „die Geschichte meines Vaters ist nicht meine Geschichte"

Beeindruckend ist für mich, wie sich parallel zu der oben erwähnten analytischen Bearbeitung der schweren Aggressionsproblematik von Herrn A. die Trauminhalte veränderten. Die Verfolgungsträume sind ganz verschwunden – mehr Personen, auch Frauen, tauchen in den Traumhandlungen auf, die Albträume werden seltener. Zudem wirken die Träume nicht mehr so konkretistisch, wie zu Beginn der Psychoanalyse, sondern stärker symbolisiert. Dazu nur ein exemplarisches Beispiel:

„Ich war mit jemandem unterwegs, wahrscheinlich mit D. (seiner Freundin). Wir waren im Urlaub. Plötzlich tauchten riesige Tiere auf, Dinosaurier oder so was ähnliches. Wir sollten unauffällig weitergehen, damit uns die Tiere nicht bemerken. Eines der Tiere wurde aber dennoch auf mich aufmerksam. Es versuchte mit mir zu spielen, packte mich so am Arm, und wirbelte mich in der Luft herum. Ich war erschrocken über seine Kräfte und versuchte mich zu verstecken – die Vegetation erinnert mich irgendwie an Thailand. Im nächsten Teil des Traums kamen die Tiere wieder: Eines, es sah aus wie ein riesiges Baby-Nilpferd, hat mich offensichtlich gesucht und mich am Geruch gefunden. Es waren auch andere Menschen da, aber es interessierte sich nur für mich. Es war ganz liebevoll zu mir, kein Angriff ..."

Die erste Assoziation führt zu einer Bekannten seiner Freundin, die während der Schwangerschaft liegen muss. Der Muttermund musste zugenäht werden, damit sie das Kind nicht verliert: „...das ‚Mutterloch' ist hier zwar immer noch gefährlich wie damals im Teichtraum, aber das Kind kann geschützt werden ..." – Erstmals kann thematisiert werden, dass sich Herr A. Kinder wünscht und sich nach Zärtlichkeit „durch Babys" sehnt, gerne mit eigenen Kindern spielen möchte und vor allem auch die reale Erfahrung sucht, dass er für sie als „genügend guter Vater" sorgen kann. Wir verstehen den Traum u. a. auch als Hinweis, dass er sich mit seiner Triebhaftigkeit auseinandersetzt, u. a. mit der Frage, ob diese immer noch „zu gewalttätig, zu groß und zu erdrückend" ist, oder spielerisch bewältigt werden kann. Er erzählt, dass er z. Zt. die Sexualität mit seiner Freundin sehr genießt, „weil sie spielerischer geworden und nicht mehr so tierisch ernst für mich ist".

In den nächsten Wochen taucht der Vater vermehrt in den Assoziationen auf. Herr A. vermutet, aufgrund von Beobachtungen, wie der Vater heute zuweilen, wenn er mal nüchtern ist, mit kleinen Kindern umgeht, dass er für ihn als Kleinkind vielleicht manchmal auch ein zärtlicher Vater war. Er beschäftigt sich mit der tragischen Lebensgeschichte seines Vaters: Er, der als junger Mann ein bekannter, mutiger Führer einer oppositionellen Gruppe im Iran war, dem es gelang, durch eine abenteuerliche Flucht sein Leben zu retten, ist nun ein kranker, schwacher Mann, der sich von seiner Frau abhängig und gedemütigt fühlt. Z. B. hat er, durch seine Intelligenz, auf kluge Weise Immobilien gekauft, die heute noch, nach dem Konkurs des Geschäftes, die finanzielle Basis der ganzen Familie darstellen. Obwohl er auch das Geschäft ursprünglich konzipierte, erlaubte die Großmutter nicht, dass er Teilhaber davon war, sondern pflegte der Mutter zu sagen, dass deren Mann ohnehin irgendeinmal „mit dem ganzen Geld abhaue – zurück in den Iran". Herr A. kann nun emotional nachempfinden, welche Kränkung dies für seinen Vater auch aufgrund seiner kulturellen Herkunft war. Für Herrn A. ist erschütternd, wie abhängig sich sein Vater bis heute von seiner Frau fühlt. „Er hatte nicht den Mut, aus der unglücklichen Ehe auszubrechen". Anhand der partiellen Rekonstruktion der elterlichen Ehe werden viele unbewusste Phantasien von Herrn A. zum elterlichen Paar erkennbar: Das tragische Scheitern der elterlichen Liebesbeziehung war für ihn unbewusst ein „Beweis" von destruktiven und bizarren Urszenenphantasien – eine weitere unbewusste Quelle für seine jahrelange Unfähigkeit, sich in eine nahe und intime Beziehung zu einer Frau einzulassen.

Für mich ist wiederum eindrücklich, dass nun, da Herr A. innerlich damit befasst ist, sich tiefer in die Beziehung zu seiner Freundin einzulassen und eine Familie zu gründen, wieder eine massive „reale Familienkrise" inszeniert wird. Seine Mutter verlässt in einer Nacht- und Nebelaktion ihren todkranken Mann und will die Scheidung einreichen. Der Vater, psychisch und physisch am Ende, plant eine Reise in den Iran. „Wie ein alter Elefant, der sich von der Herde löst und zu einer altbekannten Stelle im Urwald wandert um dort allein zu sterben" – Eine Flut von Tränen bricht sich nach diesen Worten bei Herrn A. die Bahn – heftig und befreiend.

Dies ist ein weiteres Schlüsselerlebnis dieser Psychoanalyse. In den nächsten Wochen kann Herr A. in neuer Weise trauern und damit eine innere Trennwand zwischen dem tragischen Leben seines Vaters und seinem eigenen aufrichten. Er berichtet in dieser Zeit immer wieder von dem Film „Good Will Hunting“ mit Robbin Williams, der einzige Film, den er sich viermal angeschaut hat. Einmal hat ihn die Szene tief berührt, in der es dem Therapeuten gelingt, den schwer traumatisierten, gewalttätigen Jugendlichen Will endlich zum Weinen zu bringen, indem er ihn als nicht schuldig dafür erklärt, dass er als kleiner Junge furchtbar körperlich misshandelt worden war. „Auch bei ihm wirkten die Tränen befreiend“. Eine zweite Szene beschäftigt uns immer wieder: Es ist ein Gespräch zwischen Will und seinem besten Freund, der ihm sagt, er werde wütend sein, wenn Will nicht den Mut habe, seine eigenen Begabungen zur Entfaltung zu bringen, sondern bei ihm und seiner Clique bleibe und deren „mittelmäßiges, eingeschränktes Dasein teile“. Wir können daran nochmals über den Neid, aber auch die Bewunderung seiner Geschwister ihm gegenüber – als familiärem Hoffnungsträger – sprechen und seine extremen Schuldgefühle bearbeiten, die ihm eigene Erfolge bereiten angesichts des Elends und des Scheiterns all seiner Geschwister.

Nachträglich gesehen scheint es Herrn A. in diesen Monaten vermehrt gelungen zu sein, die phantasierte familiäre Nabelschnur zu durchtrennen.

„Der Fremde in mir“– ein spätdoleszenter Integrationsversuch

Die analytische Beleuchtung der eben erwähnten Erfahrungen leitet die Endphase der Psychoanalyse ein, auf die ich in diesem Rahmen nicht weiter eingehen kann. Ich möchte nur zusammenfassend festhalten, dass Herr A. in einer dieser Sitzungen erleichtert feststellt, dass seine furchtbaren Albträume verschwunden sind, worin er einen Hinweis sieht, dass sich die Angst vor seinen unbewussten „mörderischen“ Impulsen gemildert hat, und er sich als fähiger erlebt, „zu lieben und geliebt zu werden“. Nachträglich gesehen sei dies wohl einer der wesentlichen Gründe, warum die Nähe zu anderen Menschen vor Beginn der Analyse so bedrohlich für ihn war. „Ich denke, ich musste mich und den andern vor der Gefahr schützen, die Kontrolle über meine mörderischen Impulse zu verlieren und mich oder ihn umzubringen“. In diesem Zusammenhang sprechen wir nochmals von der oben erwähnten Szene meiner Übelkeit in der analytischen Sitzung. Es scheint uns nun wahrscheinlich, dass Herr A. damals unbewusst befürchtete, er hätte meinen Zustand verursacht. Wir besprechen daran nochmals unsere Vermutung, dass die Pathologie der Eltern (Depressionen, Alkoholismus, Scheitern der Ehe etc.) die Entwicklung eines stabilen Selbst erschwerte, auch weil bei ihm die magische Befürchtung geschürt wurde, er und seine frühinfantilen Triebwünsche seien am Elend der Eltern schuld, eine Befürchtung, die sich wahrscheinlich im Unbewussten erhalten hatte. In diesem Zusammenhang erinnert er sich an jahrelange Schuldgefühle wegen seinen Äußerungen in der folgenden Szene: Als ca. Fünfjähriger (also in der ödipalen Phase) fragte ihn seine Mutter, depressiv im Bett liegend, wen er mehr liebe, den Vater oder sie. „Ich sagte: ‚Meinen Vater‘ und wusste, dass ich ihr damit weh tue. Dies verfolgte mich jahrelang“.

Ebenfalls beeindruckend für mich ist die Trauerarbeit, die Herr A. bezogen auf das tragische Schicksal seiner Eltern und Geschwister leistet. Er muss sich nochmals verabschieden von Retterphantasien und sagt: „Es wird wohl immer wieder viel innere Anstrengung für mich bedeuten, mich nicht in den familiären Elendsstrudel reinziehen zu lassen und auszuhalten, dass ich für meine Familie nur sehr wenig tun kann". Er ist froh, dass es ihm wenigsten gelungen ist, seine Schwester davon zu überzeugen, dass auch sie eine Therapie braucht. Zudem war für ihn wichtig, sich gegen die häufigen Verführungen seiner Mutter abzugrenzen, die ihm immer wieder heimlich Geld zuschob. Er kann diesen „realen" Verführungen erst widerstehen, als er seinen eigenen unbewussten Anteil insofern erkennt, als er spürt, welche infantile Befriedigung er aus dem Gefühl des „bevorzugten (ödipalen) Siegers" zieht. Übrigens sorgte er nun zudem für eine klare Regelung der Erbgeschäfte, auch für seine beiden drogenkranken Brüder, die dazu nicht in der Lage waren.

Als eines der zentralsten Ergebnisse der Analyse scheint mir persönlich, dass Herr A. zu einem stabileren Selbst- und Identitätsgefühl finden konnte. Damit verbunden entwickelte er die Fähigkeit, mit seinen unbewussten Wünschen und Ängsten in Dialog zu treten – u. a. durch die Selbstanalyse von Assoziationen, Fehlhandlungen oder Träumen. Er neigt immer noch zu depressiven Rückzügen vor allem bei aggressiven Auseinandersetzungen und Konflikten, hat aber eine für mich erstaunliche Fähigkeit erworben, dies rechtzeitig wahrzunehmen, die Auslöser detailliert zu erkennen und daraufhin in einen kritischen selbstreflexiven Prozess zu treten. Gefühle, auch unangenehme, werden nun wahrgenommen und als wichtige Indikatoren für aktuelle Phantasien und Konflikte im Unbewussten wertgeschätzt. Mir scheint Herr A. nun irgendwie in der Lage, sein Leben aktiv in die Hand zu nehmen und sich schwierigen Situationen, die ihn an seine erlittenen Traumatisierungen erinnern, nicht mehr passiv ausgeliefert zu fühlen. Er kann nun versuchen, ihnen aktiv zu begegnen.[3]

[3] Ich kann in diesem Rahmen nicht auf differenzierte psychoanalytische Erklärungen solcher Veränderungen eingehen, vor allem nicht, weil wir dabei nicht den einleitend erwähnten Theorienpluralismus der heutigen Psychoanalyse unbeachtet lassen könnten und daher relativ viel Raum dafür in Anspruch nehmen müssten (vgl. dazu u. a. Leuzinger-Bohleber, 1998). Ich möchte hier nur exemplarisch eine Sichtweise herausgreifen, die mir die oben beschriebenen Veränderungen anhand der Metaphern und Begriffe der Britischen Objektbeziehungstheorie eindrücklich charakterisiert: „This capacity for ambivalence allows the individual to experience itself as a subject that creates its own thoughts and feelings, to develop a sense of responsibility for its actions, to engage with others as subjects, and to properly own loving and hating feeling states in interpersonal relations. In short, this is the Kleinian notion of the depressive position, now modified by Bion to underscore the point that the capacity for thinking is essential to this development of reflective subjectivity. In this psychological state, in which the pain of loss ad guilt is made bearable through mourning, it is the capacity for thinking which permits the desiring subject to mediate a space between symbol and symbolized. This type of symbol formation

2.3 Einige zusammenfassende Überlegungen zum Versuch einer Reintegration frühinfantiler Traumatisierungen im psychoanalytischen Prozess und zur spätadoleszenten Psychodynamik

Das Neuschreiben der eigenen Geschichte und der Dialog mit den Spuren unbewusster Traumata

Nur sehr fragmentarisch konnte ich einen Eindruck vermitteln, dass und wie im psychoanalytischen Prozess Erinnerungen an traumatische Erfahrungen ins Bewusstsein gehoben werden konnten (Ohnmachtserfahrungen und „Katastrophenerwartungen" im Zusammenhang mit den depressiven Eltern, frühe Trennungstraumatas, ödipale Konflikte und frühe Beschämungssituationen, „Erektionsszene" mit der kleinen Schwester, sexuelle Übergriffe durch die Mutter, Suizidversuch des Vaters, Gewaltszenen in der Adoleszenz etc.). Nachträglich gesehen nahm dieser Prozess schon in der ungewöhnlichen Abklärung seinen Anfang: In meiner bewussten Einschätzung, es sei für Herrn A. sehr wichtig, ohne „intropressive" Beeinflussung von mir zu einer Entscheidung für eine Psychoanalyse zu finden, reagierte ich wahrscheinlich intuitiv auf die fast autistische Abwehr von Herrn A, indem ich ihm in einer auffallend passiven Weise anbot, „er könne sich wieder melden, wenn er – allein, ohne mich – eine Entscheidung getroffen habe…" In meinen quälenden Phantasien der nächsten Monate, es könnte durch mein Verschulden zu einer Katastrophe gekommen sein, sehe ich nun Hinweise auf damals unerkannte, frühe Übertragungsmanifestationen, die sich später während der Behandlung in intensiver Form wiederholten: Herr A. vermittelte mir wahrscheinlich unbewusst schon damals einen Eindruck von seinen traumatischen Erfahrungen mit seinen depressiven Eltern: Jahrelang muss er als Kleinkind unter ohnmächtigen und hilflosen Gefühlen gelitten haben, „Katastrophen" würden sich anbahnen: Die depressiven Rückzüge und die Zunahme der Alkoholsucht seiner Mutter und der Suizidversuch seines Vaters bestätigten vermutlich solche Befürchtungen. Wie erwähnt waren die u. a. dadurch übermäßig stimulierten aggressiven Impulse ein Grund für seine massiven Schuldgefühle und seine unbewussten präödipalen und ödipalen Phantasien, er selbst sei schuld am Elend seiner Eltern – ein potentieller Mörder, der nur durch extreme innere Kontrolle seiner inneren Impulse oder durch reale Flucht das Selbst und das Objekt schützen könne. Daher löste Nähe zu einem Menschen panische Angst vor Kontrollverlust aus.

Ich konnte in diesem Rahmen nicht detailliert ausführen, dass die Entwicklung der Übertragung die unabdingbare Voraussetzung war, dass sukzessiv

in the depressive mode is what Hanna Segal (1957) calls ‚symbol formation proper', a formation in which the symbol, a creation of the ego, represents the object – a recognition, or thinking through, of the independent existence of the object". (Elliott, 1995, S. 339)

Erinnerungen an die bisher unbewussten Traumatisierungen auftauchen konnten. Wir haben an anderer Stelle ausführlich diskutiert, dass aufgrund der biologischen Gedächtnisforschung in neuer Weise verständlich wird, dass Erinnerungen nicht durch einen unbewussten kognitiven Vergleich von aktuellen und früheren Informationsstrukturen (d. h. durch einen Prozess des „pattern-matchings“ zwischen aktuellen Konfliktsituationen und früheren, traumatischen Erfahrungen) evoziert werden, sondern durch analoge sensomotorisch-affektive Wahrnehmungen des gesamten Körpers in der Interaktion mit einem „Bedeutsamen Anderen“ (Leuzinger-Bohleber und Pfeifer, 2002, 2007, vgl. auch 3.7).

Erinnerungen basieren auf neuen, kreativen Konstruktionsprozessen, basierend auf Wahrnehmungen des gesamten Organismus, in einer komplexen Interaktionssituation. Meines Erachtens nach bestätigen diese Konzeptualisierungen die psychoanalytischen Erfahrungen der letzten Jahrzehnte, dass es nicht genügt, analog zu der Archäologiemetapher, frühinfantile Erfahrungen „kognitiv“ ins Bewusstsein zu heben, sondern dass in der aktuellen Übertragungssituation solche traumatischen Erfahrungen affektiv und körperlich wieder belebt und dadurch im Hier und Jetzt der aktuellen therapeutischen Beziehung emotional erfahren, „rekonstruiert“ und schließlich verstanden werden müssen. Herr A. konnte sich – allein auf seiner Reise um den Globus – nicht an seine traumatischen Erfahrungen erinnern, obschon er spürte, wie sehr sein Denken, Fühlen und Handeln unbewusst durch sie gesteuert wurden. Es war notwendig, den Strahlungsherd dieser unbewussten Traumatisierungen in der Übertragung zu beobachten, z. B. in seinen systematisch verzerrten Wahrnehmungen von mir als seinem analytischen Objekt, um ihn schließlich in seinen vielen Facetten ansatzweise zu erkennen, eine Voraussetzung, um sich anschließend sukzessiv vermehrt von dessen Auswirkungen auf die psychische Befindlichkeit zu schützen.

Wie die neuere Traumaforschung beschreibt, waren die traumatischen Erfahrungen von Herrn A. in seinem Körper, im unbewussten sensomotorisch-affektiven Körpererleben, enthalten, z. B. in seinen Panikattacken, die Nähe zu einer Person bei ihm auslösten (vgl. dazu 3.7). Diese traumatischen Erfahrungen waren bisher von der symbolischen Weiterverarbeitung ausgeschlossen gewesen und konnten daher nicht differenziert und psychisch integriert werden. In der Übertragungsbeziehung lebten diese Traumatisierungen wieder auf und bestimmten auch hier unbewusst das interaktive Geschehen (vgl. z. B. Panikreaktion ausgelöst durch meine Übelkeit in der analytischen Sitzung oder Durchbruch seiner depressiven Rückzüge und seiner akuten Suizidphantasien durch die zunehmende Nähe zu mir gegen Ende des ersten Behandlungsjahres nach dem Zusammenbruch der autistisch anmutenden Abwehr). Sukzessiv konnten wir gemeinsam diese Traumatisierungen verstehen, indem wir die Beobachtungen in der Übertragung mit Erinnerungsspuren und Hypothesen verknüpften, d. h. sie mit Visualisierungen und Verbalisierungen verbanden. Dadurch wurden sie mindestens in Ansätzen ins Bewusstsein gehoben, d. h. das Trauma wurde sprach- und denkfähig.

Damit verbundene Erkenntnisse ermöglichten Herrn A. ein Aneignen und Neuschreiben der eigenen Geschichte bzw. einen Dialog mit dem Schattenreich seines Unbewussten und den Quellen seiner Sehnsüchte und Ängste, sodass er ihnen nun seine seelische Aufmerksamkeit zuwenden konnte, statt sie durch rigide Kontrolle zum Schweigen zu verurteilen und zu negieren. Dadurch gewann er – trotz aller schmerzlichen Einsichten, die für ihn damit verbunden waren – wieder einen Zugang zu seiner eigenen Welt der Emotionen. Er verlor damit auch in Ansätzen die Angst vor Impulsen und Regungen, die Andere in ihm auslösen und konnte die Nähe zum Gegenüber wieder suchen und aushalten.

Dieses Aneignen der eigenen Geschichte war Voraussetzung, dass er nun die spätadoleszente Entwicklungsaufgabe, die Stabilisierung der Selbst- und Identitätsfindung, doch noch progressiv bewältigen konnte. „Das Selbst ist eine Geschichte, die wir uns immer wieder erzählen – Die Geschichte ist falsch. Jemand zu sein, bedeutet, sich eine Geschichte zu erzählen und sich selbst mit der Hauptfigur in der Geschichte zu verwechseln", schreibt provokativ die britische Psychologin Susan Blackmore (zitiert nach Schnabel und Sentker, 1998, S. 289). Ich hoffe mit der fragmentarischen Fallgeschichte illustriert zu haben, dass wir ihr einerseits zustimmen, dass das Selbst durch Erzählen von Geschichten mitkonstituiert wird, ihr aber gleichzeitig vehement widersprechen, dass diese Geschichten nicht „falsch" sein können, sondern der schwierige Versuch einer Annäherung an die „historische Wahrheit" real erlittener Traumatisierungen und dadurch stimulierter frühinfantiler und adoleszenter, unbewusster Phantasien darstellen (vgl. dazu auch Leuzinger-Bohleber, Roth und Buchheim, 2008).

Die träumenden Wesen im All

Kurz erwähnen möchte ich noch, dass mir im Nachhinein die anfänglichen Gegenübertragungsphantasien ansatzweise besser verständlich scheinen. Dank der fast autistischen Abwehr, konnte mich Herr A. als Beobachterin „direkt in sein Schlafzimmer" führen: Er schien sicher, dass ich – identifiziert mit seinem technisch analysierenden Blick – auch dort keine Spuren für seine Emotionen oder Triebimpulse entdecken werde. Diese Abwehr versuchte ich mit der Metapher der „träumenden Wesen im All" zu beschreiben. Analog zu zwei Fabelwesen schienen wir in einer Art autistischen Hülle zu existieren, in die wir uns selbstgenügsam zurückgezogen hatten – in der Illusion, dadurch voll versorgt und geschützt zu sein –, unabhängig von der Berührung und dem Kontakt mit dem Anderen. Allerdings ist mir bis heute schwer erklärbar, warum innerhalb dieser Hülle für mich ein relativ angenehmer, reicher Zustand des Träumens möglich war, statt der Erfahrung der depressiven Leere und Einsamkeit. Erst die Supervision, der Dialog mit dem Dritten, ermöglichte mir die Einsicht in den Abwehrcharakter dieser Träumereien: Sie dienten der Abwehr extremer Angst vor Zerstörung und Vernichtung des Selbst und des Anderen (vgl. Verfolgungs- und Verdoppelungsträume als Indikatoren für Fragmentierungsprozesse, sowie suizidale und extrem depressive Zustände des Patienten gegen Ende des ersten Analysejahres). Das Zusammenbrechen der autistisch anmutenden Abwehr hatte offensichtlich bedrohliche Folgen für das Selbst. In den folgenden Monaten konnte Herr A. seine Depressionen und Suizidimpulse nur schwer aushalten, bzw. kontrollieren.

Dass es uns gemeinsam gelungen ist, psychodynamische Ursachen dieser Zustände zu erkennen und sukzessiv in der Übertragung zu bearbeiten, scheint mir nach wie vor wie ein Glücksfall. Nachträglich und exemplarisch betrachtet mag vielleicht z. B. meine Deutung des aggressiven Anteils am „Schonverhalten" von Herrn A. mir gegenüber (Zuspätkommen) ihm unbewusst u. a. signalisiert haben, dass ich seine Befürchtung, er könnte mich und die analytische Beziehung zerstören, nicht teilte, sondern mich analytisch zu Verfügung stellen wollte, um ihm zu ermöglichen, seine traumatischen Erfahrungen in der Übertragung zu wiederholen. Ich vermittelte ihm wohl in solchen Interaktionssequenzen die Vermutung, dass ich mich (vielleicht im Gegensatz zu seinen depressiven Primärobjekten) diesen Erfahrungen gewachsen fühle, oder in analytischen Termini, dass ich mich als haltendes Objekt nicht zerstören lassen und mich ihm mit meinen „Haltefunktionen" zur Verfügung stellen wollte.

Und nochmals: Die adoleszente Gewalt

Daher scheint es mir nun nicht zufällig, dass in den folgenden Monaten die schweren Aggressionskonflikte vermehrt in der Übertragung direkt beobachtbar wurden, was die sukzessive Rekonstruktion der adoleszenten Erfahrungen von Herrn A., deren frühinfantiler Vorläufer und damit verbundener erneuter Traumatisierungen ermöglichte. Ich möchte in diesem Rahmen nur zusammenfassend festhalten, dass meines Erachtens nach diese Rekonstruktionen in eindrücklicher Weise belegen, dass Herr A. zwar versuchte, die Adoleszenz als „zweite Chance" zu nutzen (vgl. Versuch der kompensatorischen „Heilung" seines Einsamkeitsproblems durch die zärtliche Beziehung zu seiner Schwester in der Präadoleszenz, die idealisierende Zuwendung zum Deutschlehrer als Vaterfigur, der Versuch der Eingliederung in die peer-group etc.), aber erneute, schwere Traumatisierungen erlebte (Erschrecken über seine Erektion, Übergriffe der Mutter, Suizidversuch des Vaters, Beschämung durch den Lehrer, Prügelszene mit dem Vater etc.). Ich habe an anderer Stelle die sukzessiven Desintegrationsprozesse bei Herrn A. beschrieben und daran paradigmatisch das Abgleiten in adoleszente Gewalt und Selbstdestruktion von Herrn A. nachzuzeichnen versucht (vgl. Leuzinger-Bohleber, 1998). Eher mit Staunen als mit einem wirklichen theoretischen Verstehen denke ich weiter darüber nach, warum es Herrn A. – im Gegensatz zu seinen Brüdern – gelungen ist, aufgrund der positiven Beziehungserfahrungen mit seinem Schulfreund und seiner Familie, die Gewalt- und Drogenszene zu verlassen und zu einer, verglichen mit seinen Geschwistern, besseren Adaptation an die äußere Realität zurückzufinden.

Das Geheimnis innerseelischer Ressourcen – ein Geschenk für den psychoanalytischen Prozess

Es bleibt für mich eines der geheimnisvollen Rätsel der eben skizzierten Psychoanalyse, aus welcher innerseelischen Quelle die für mich immer wieder erstaunlichen und unerwarteten kreativen Fähigkeiten von Herrn A. stammten, sich – etwa im Gegensatz zu seinen Geschwistern – aus extrem bedrohlichen Situationen zu befreien. Verfügte er, vielleicht im Gegensatz zu ihnen, doch vermehrt über gute frühe Objektbeziehungserfahrungen? War seine Mutter in den ersten Lebenswochen und -monaten noch weniger depressiv? Stand sein Vater damals für ihn mindestens ansatzweise als gutes Objekt zu Verfügung? Leider fehlen zu dieser frühesten Zeit zuverlässige Informationen. Vielleicht war die Großmutter mütterlicherseits als „korrigierende, emotionales Objekt" immer wieder für ihn verfügbar. Herr A. erzählte mehrmals, dass er der Lieblingsenkel dieser Frau war. Da sie in der Nähe wohnte, verbrachte Herr A. relativ viel Zeit bei ihr.

So bleibt für mich weitgehend ungeklärt, warum Herr A. – wiederum im Vergleich zu seinen Geschwistern – die innere Fähigkeit entwickeln konnte, sich äußere Objekte für innerseelische Bedürfnisse und Entwicklungen nutzbar zu machen. Spielten hier vielleicht doch auch angeborene Fähigkeiten eine Rolle, wie es manche Autoren der Resilienzforschung heute nahe legen? Wie Eltern und Lehrer ihm schon früh bestätigten, war er das Begabteste der vier Kinder. Aber auch hier gilt wohl: Wo ist das Huhn und wo das Ei? (vgl. dazu 3.7.1.3).

3 Zur Psychoanalyse der Frühbeziehung – Frühe Objektbeziehungen, Affektregulation, Trauma

Bekanntlich befindet sich die Psychoanalyse, wissenschaftshistorisch betrachtet, in einem Zustand der Pluralität von Konzepten, Modellen und Theorien (vgl. u. a. Bürgin, 2005; Leuzinger-Bohleber, Dreher und Canestri, 2003). Diese Pluralität bietet eine Chance, komplexe Phänomene wie frühe Objektbeziehungen und deren mögliche Auswirkungen auf Formen psychosozialer Desintegration, Gewalt oder aber auch ADHS aus verschiedenen theoretischen Perspektiven zu betrachten und die dabei gewonnenen Erkenntnisse anschließend einander kritisch gegenüberzustellen. Klinisch bietet die Vielfalt differenzierter psychoanalytischer Konzepte und Theorien eine neue Möglichkeit, die Manifestationen unbewusster Phantasien und Konflikte von Analysandinnen und Analysanden – mit ihnen zusammen – im psychoanalytischen Prozess aus verschiedenen theoretischen Gesichtswinkeln tentativ und immer wieder auf neue Weise zu verstehen (vgl. dazu u. a. Leuzinger-Bohleber, 1998c; 2007a). Wie beim Blick durch ein Kaleidoskop lassen sich unterschiedliche Muster und Strukturen erkennen, je nachdem unter welcher theoretischen Einstellung das klinische Material gemeinsam betrachtet und reflektiert wird. Einen solchen Blick durch das Kaleidoskop verschiedener psychoanalytischer Theorie auf unser Thema zu werfen, soll im folgenden Kapitel versucht werden. Dabei sollen sowohl Divergenzen als auch Konvergenzen in den verschiedenen Betrachtungsweisen sichtbar werden, ein Schritt in dem Bemühen, den aktuellen psychoanalytischen Wissensstand zur Frühprävention zu erfassen (vgl. dazu Kapitel 6).

Wissenschaftstheoretisch sei angemerkt, dass nicht alle Autoren der eben formulierten These zustimmen, die Pluralität der heutigen Psychoanalyse stelle eine Chance für eine multiperspektivische Betrachtung komplexer Phänomene dar. Einige erwarten von der empirischen Forschung, dass sie eindeutige Belege liefere, um zwischen konkurrierenden psychoanalytischen Theorien zu entscheiden und einige als „objektiv falsch" zu erkennen. Wie ich in anderen Arbeiten diskutiert habe, erscheint mir dies einerseits berechtigt, da sich psychoanalytische Konzepte als external kohärent (C. Strenger) mit dem Wissensstand anderer Disziplinen erweisen müssen (vgl. dazu u. a. Leuzinger-Bohleber, 1995). Anderseits kann dies auch mit einer naiven Erwartung an die empirische Forschung verbunden sein. Ohne Zweifel erweist sich empirische extra-klinische Forschung auch für die Psychoanalyse als interessant und bereichernd, doch müssen ihre Ergebnisse immer mit den aus der klinischen Psychoanalyse hervorgegangenen Konzepten in Verbindung gebracht werden. Sie können nicht direkt zur Erklärung klinischer Phänomene herbeigezogen werden, da sie in einem völlig anderen Kontext gewonnen wurden und andere Beobachtungsfelder betreffen (vgl.

folgende Abbildung und Leuzinger-Bohleber, 2007; Leuzinger-Bohleber und Fischmann, 2006).

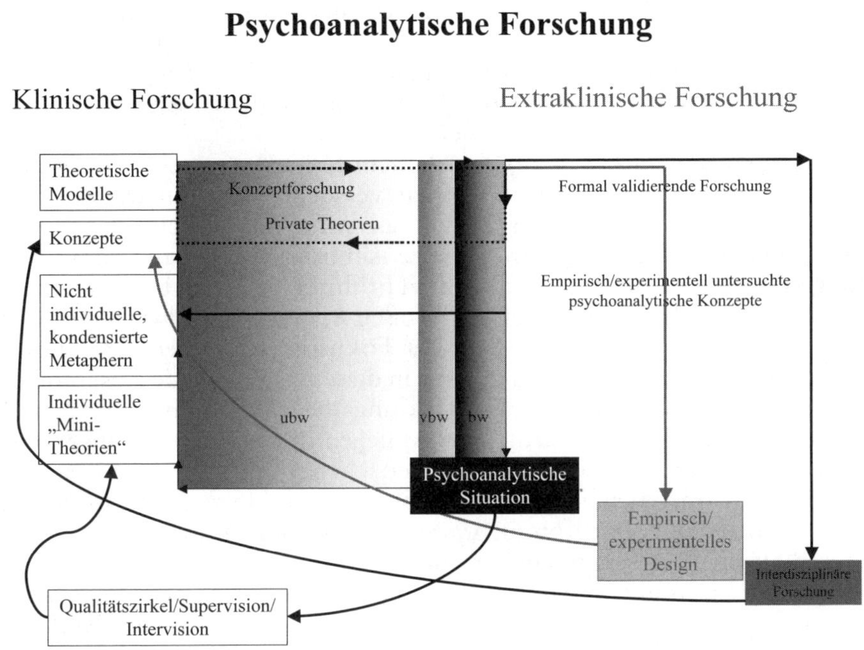

Abb. 3.1: Verschiedene Formen der psychoanalytischen Forschung

Wie wir in Kapitel 6 dieses Bandes eingehender diskutieren werden, können psychoanalytische Forschungs- und Erkenntnisprozesse meines Erachtens nach am ehesten als zirkuläre Prozesse verstanden werden. Die theoretischen Konzepte im Hinterkopf des Analytikers prägen immer, bewusst und unbewusst, seine Wahrnehmung in der klinischen Situation. Das kritische Reflektieren seiner theoretischen Orientierung sowie anderer Einflüsse auf sein klinisches Handeln gehört zur Professionalität des Psychoanalytikers. Dies zeigen u. a. auch die aktuellen Diskussionen um den Einfluss der „privaten Theorien“ des Analytikers auf sein klinisches Handeln (vgl. dazu Bohleber, 2007b; Canestri, 2006; Canestri u. a. 2006)

Der folgende Versuch, einzelne psychoanalytische Theorien auf komplexe Phänomene wie Fragen der Frühprävention und -intervention anzuwenden, illustriert dieses auch für die psychoanalytische Praxis zentrale Problem: Je nachdem, welches Konzept zur Erklärung bestimmter komplexer klinischer Phänomene herbeigezogen wird, werden andere Informationsstrukturen beleuchtet und verstehbar. So kann auch ein empirisch wenig abzustützendes Modell, wie das hoch abstrakte Freud'sche Strukturmodell, sich insofern als hilfreich und fruchtbar erweisen, als es – durch eine bestimmte Einstellung des Kaleidoskops – bestimmte Informationsgestalten sichtbar macht, die kein anderes theoretisches Modell zum Vorschein bringt. Daher haben wir kürzlich diskutiert, dass bei der Bewertung der Qualität psychoanalytischer Konzeptforschung nicht nur die empirische Abstützung der Konzepte, wie von vielen Autoren der anglosächsischen Tradition der Psychoanalyse postuliert wird, entscheidend sind, sondern Kriterien wie Originalität und Innovation, integrativer Erklärungsgehalt, Fähigkeit, geschlossene theoretische Systeme aufzubrechen, Präzision und Schärfe der Logik der Argumentation und der verwandten Begriffe etc. (siehe Kapitel 4).

Ohne im Folgenden jeweils auf diese Gütekriterien der einzelnen Konzepte der Frühentwicklung eingehen zu können, versuche ich zu illustrieren, dass die Theorienvielfalt der heutigen Psychoanalyse für viele Aspekte der frühen Entwicklung auf unterschiedlich Weise sensibilisieren kann und damit Anregungen für Überlegungen zu adäquaten Frühpräventionen bietet. Meiner Einschätzung nach ist dies einer der großen Vorteile des Pluralismus der heutigen Psychoanalyse. Daher liegt der Fokus im folgenden Kapitel auf diesen Überlegungen. Allerdings müssen in diesem Rahmen die Zusammenfassungen der unterschiedlichen Entwicklungstheorien fragmentarisch und selektiv bleiben.[1] Um den Bezug zum Anliegen dieses Buches transparent zu halten, werden die jeweiligen theoretischen Überlegungen meist mit klinischen Illustrationen aus der Psychoanalyse mit Herrn A. illustriert (in kursiver Schrift) oder mit Kommentaren zur Frühprävention (bzw. einigen weiteren Studien) versehen (eng gedruckter Text).

In meiner Zusammenfassung dieses Kapitels werde ich allerdings auch auf eine Schattenseite des Theorienpluralismus in der heutigen Psychoanalyse eingehen. Ich beziehe mich dabei u. a. auf eine neuere Arbeit von Hanly (2008), in der er ausführt, dass verschiedene Überlegungen trotz aller eben beschriebenen Vorteile einer pluralistischen Annäherung an komplexe klinische Phänomene ein gemeinsames Bestreben, den Wissensbestand der Psychoanalyse zu „unifizieren", notwendig machen. Schon mal kurz zusammengefasst: Falls nicht reflektiert wird, welchen spezifischen Erklärungsgehalt eine bestimmte psychoanalytische Theorie im Vergleich zu einer anderen bietet, wie ich dies in diesem Band versuche, besteht die Gefahr einer theoretischen Beliebigkeit, einer „splendid isolation", und einer Fragmentierung der Wissensbasis in der heutigen Psychoanalyse. Daher werde ich in den folgenden Darstellungen der unterschiedlichen Entwicklungstheorien immer einerseits versuchen, den spezifischen Erklärungsgehalt eines bestimmten Ansatzes herauszuarbeiten, aber andererseits diskutieren, worin mir die Konvergenzen in den verschiedenen Konzeptualisierungen zu bestehen scheinen. Soweit es in diesem Rahmen möglich ist, werden auch Ergebnisse empirischer und interdisziplinärer Studien berücksichtigt (vgl. z. B. in Kapitel 3.4 und 3.7 sowie Kapitel 6).

---

[1] Für eine umfassende Darstellung der frühen Entwicklungsprozesse verweisen wir auf die entsprechenden Monographien (z. B. von Mertens, Fonagy und Target, 2006).

3.1 Strukturelle Ansätze („Klassische Ich-Psychologie" bzw. „Triebtheorie")

3.1.1 Das Strukturmodell von Sigmund Freud

Das sog. „Strukturmodell" der Psychoanalyse findet auch heute noch breite Anerkennung, da es sich – so die Meinung vieler Kollegen – immer noch ausgezeichnet dazu eignet, innerpsychische und psychosoziale Konflikte zu beleuchten und zu „erklären". So betont z. B. Hartkamp (2001) in seinem Handbuchartikel, dass heute mit dem Begriff der „Ich-Psychologie" psychoanalytische Auffassungen charakterisiert werden, die sich um eine Integration psychoanalytischer Konzepte in eine „Allgemeine Psychologie" bemühen. Sie fokussieren insbesondere Entwicklungs- und Anpassungsprozesse, sowie psychische Regulationsmechanismen, Wahrnehmung, Motivation und strukturelle Defekte der Persönlichkeit.

Freud (1923) beschrieb in seiner Arbeit „Hemmung, Symptom und Angst" drei psychische Strukturen, d. h. überdauernde psychische Organisationen, die aber dennoch bis zu einem gewissen Grade veränderungsfähig sind. Die erste Struktur, das Es, ist vollständig unbewusst und enthält – analog dem System Unbewusst im vorangegangenen, topischen Modell – das Reservoir der sexuellen und aggressiven Triebe. Die zweite Struktur, das Über-Ich, basiert auf Internalisierungen der elterlichen Wertvorstellungen, Normen und enthält deren organisierte psychische Repräsentanz. Allerdings ist zu betonen, dass diese Internalisierungen nicht in einem „Ein-zu Eins-Sinne" den „realen" Eltern entsprechen, sondern der Wahrnehmung seiner Eltern, deren Normen, Regeln und Ideale durch das Kind. Diese Wahrnehmung ist durch die altersspezifischen Phantasien geprägt, die sich mit den äußeren Realitäten vermischen. Schon Freud vermutete, dass die internalisierten Autoritätsfiguren weit strenger und rigider seien als die realen Eltern, eine Beobachtung, die sich z. B. im Zusammenhang mit der so genannten antiautoritären Erziehung bewahrheitete (vgl. dazu u. a. Lowenfeld, 1970).

Einige Kinder dieser „antiautoritären Eltern" fielen später durch ausgesprochen rigide und strenge Über-Ich- und Ich-Idealstrukturen auf. Weil ihnen die Eltern, entsprechend ihrer Auffassung ihrer antiautoritären Erziehung, im Alltag kaum milde Grenzen setzten und diese in empathischer Weise dem Kind verständlich machten, vermittelten sie den Kindern nur in ungenügender Weise die Möglichkeit, zwischen solchen „Regeln und Gesetzen" in der Außenwelt und den kindlichen Phantasien unterscheiden zu lernen. Dies führte dazu, dass die kindlich magischen Phantasien (etwa archaische Vergeltungs- und Rachephantasien, wie sie in den Märchen so eindrücklich dargestellt sind) auf Regeln, Forderungen etc. der Außenwelt projiziert und diese anschließend dementsprechend als „archaisch absolutistisch" erlebt wurden. Anschließend identifizierte sich das Kind mit diesen als „archaisch-absolutistisch" empfundenen Gebote und Verbote in der Außenwelt, was die Entwicklung einer ebenso archaisch-rigiden Über-Ich- und Ich-Idealstruktur begünstigte.

Bei einigen Kindern in der Frankfurter Präventionsstudie (FP) beobachteten wir eine analoge Problematik. Für viele heutige Eltern scheint das „Grenzen setzen“ zu einem schwierigen Erziehungsproblem geworden (vgl. unten). Paradoxerweise führt aus der Sicht des Strukturmodells sowohl das Fehlen bzw. das unzuverlässige Vermitteln von Grenzen, Regeln und Normen als auch die Erfahrung rigider, autoritär kommunizierter Gebote zu einer ähnlichen Störung der Entwicklung des Über-Ichs. Das Kind leidet zuweilen sein Leben lang an einer übermäßig rigiden, strafenden und verurteilenden inneren Instanz und verfügt nicht über eine liebevoll gewährende und anerkennende innere Orientierung.

Das Über-Ich wird zum Träger der Gesetze und Ideale der Kultur, die dem Kind durch die Eltern vermittelt werden. Wir unterscheiden zwischen zwei Subinstanzen, dem Über-Ich im engen Sinne, das Regeln und Gesetze enthält und dem Ich-Ideal, das aus dem Selbst- und Fremd-Ideal besteht (vgl. Sandler, 1964). Verstößt das Kind gegen das Über-Ich i. e. S. reagiert es mit Schuldgefühlen. Entspricht es nicht seinem Ich-Ideal, werden Schamgefühle aktiviert (vgl. u. a. Wurmser, 1990). Beide Reaktionsformen sind für seelische Gesundheit oder Krankheit entscheidend, wobei festzuhalten ist, dass sowohl das Über-Ich als auch das Ich-Ideal zum großen Teil unbewusst sind.

Die dritte Struktur ist das Ich, das jenen Teil der Persönlichkeit bezeichnet, die eine Person als sein Selbst betrachtet, weil sie ihre bewusste Selbstreflexionen einschließt. Dennoch ist auch das Ich zum großen Teil unbewusst. Seine wichtigste Funktion ist, nach Freud, zwischen den beiden Instanzen Es und Über-Ich, sowie der Außenrealität zu vermitteln. Die Ansprüche und Normen der Außenwelt werden mit jenen der psychischen Realität in Verbindung gebracht. Um diesen Aufgaben entsprechen zu können, verfügt das Ich über die Fähigkeit der (bewussten) Wahrnehmung, des Denkens und der Problemlösung, sowie über eine Reihe von Abwehrmechanismen zur Regulation innerer Konflikte und Spannungen. Das gesunde Ich zeichnet sich durch eine kohärente Struktur, Flexibilität und Entwicklungsfähigkeit aus.

Für unsere Fragestellung ist entscheidend, wie Freud und spätere Vertreter der Ich-Psychologie die frühe Entwicklung dieser drei Instanzen konzeptualisierten. Freud postulierte, dass das Ich aus der Frustration von Triebwünschen hervorgeht: Triebwünsche richten sich immer auf ein Objekt. Falls das Kind dieses Objekt als Ziel seiner Triebwünsche aufgibt, etwa die Mutter als teilweise unabhängig von ihrer Befriedigung oraler Triebwünsche anerkennt, identifiziert es sich mit der Mutter. Diese Identifizierungen bilden die Grundlage eines sich ausbildenden Ichs. Der Verzicht auf die Triebbefriedigung ist nach Freud nur möglich, weil die an die Mutter gebundene Energie auf ein inneres Bild von ihr übertragen wird, eine Repräsentanz, mit der sich das Kind anschließend identifiziert. Der Aufbau dieser Repräsentanzen wird daher gleichgesetzt mit der Entwicklung des Ichs. Das Ich geht folglich aus den Frustrationen seiner Triebwünsche hervor und erhält, durch die Identifizierungen mit dem entsagenden Objekt, Züge dieser ursprünglich begehrten Person.

Zentral für Freud war bekanntlich der ödipale Konflikt, der in der heutigen Psychoanalyse im Zusammenhang mit einer ubiquitären Entwicklungsphase gesehen wird, in der sich das Kind mit einer Dreieckssituation beschäftigt (vgl. dazu u. a. Malinowski, 1929; Parin, Morgenthaler und Parin-Matthéy, 1963; Parsons, 1964; Britton, Feldman und Steiner, 1997; Rupprecht-Schampera, 1996).[2] Im „klassisch" ödipalen Konflikt richtet das Kind seine intensiven libidinösen Wünsche auf den gegengeschlechtlichen Elternteil und möchte den gleichgeschlechtlichen aus der Dyade ausschließen. Dem magisch-kindlichen Denken dieser Entwicklungsphase entsprechend werden diese Wünsche als mörderisch erlebt, eine Quelle der enormen Schuldgefühle und Strafängste, da das Kind gleichzeitig beide Eltern liebt (und braucht). Nur durch die „genügend gute", korrigierende Erfahrung in den realen Beziehungen zu beiden Eltern, ist das Kind psychisch in der Lage, die archaische Qualität der ödipalen Triebwünsche psychisch zu integrieren bzw. in den weiteren Entwicklungsprozess einzuschließen, und später in adäquater Weise mit Dreieckskonstellationen, Rivalitäten und Eifersuchtsgefühlen umzugehen.

Nach Freud verzichtet das Kind sukzessiv auf seine sexuellen Wünsche nach dem gegengeschlechtlichen Elternteil, indem es sich mit dem gleichgeschlechtlichen identifiziert. Aus diesen ödipalen Identifizierungen geht das Über-Ich hervor. Analog zu den Identifizierungen im Ich trägt auch das Über-Ich die Spuren der aufgegebenen Objektbesetzung. So betont u. a. Sandler (1964) die identitätserhaltende Funktion des Über-Ichs, da es – an Stelle der ursprünglichen Liebesobjekte – nicht nur strafende und beurteilende Funktionen übernimmt, sondern auch zu einer Quelle der (Selbst)-Liebe und des Wohlbefindens wird.

Ein Beispiel aus der Psychoanalyse mit Herrn A. mag diese Prozesse kurz illustrieren: Herr A. kämpfte jahrelang gegen, wie er sie nannte, „Fressanfälle", vor allem wenn er sich depressiv fühlte, was – durch Selbstvorwürfe – daraufhin seine Depression verstärkte. Wir vermuteten, dass sich in diesen Situationen innere Konflikte manifestierten, die die Identifizierung mit der depressiven, adipösen Mutter im Ich einerseits und die Verachtung für sie

[2] In ihren ethnopsychoanalytischen Studien bei den Dogons und Agnis in Afrika untersuchten Parin, Morgenthaler und Parin-Mattéy (1963) u. a. die Frage, ob der Ödipuskomplex das Produkt der Freud'schen Beobachtungen in den kleinbürgerlichen Familien in Wien war oder einen ubiquitären Charakter hat. Sie stellten z. B. bei den Dogons fest, dass Kinder, die zwischen dem dritten und fünften Lebensjahr vorwiegend in relativ großen Gruppen von Frauen leben, zwei Lieblingspersonen aussuchen. In der so entstehenden Dreieckskonstellation spielen sie die ödipalen Konflikte (des Ausgeschlossenseins aus einer Dyade, von Triumph und Eifersucht etc.) durch. Die Autoren definieren den ödipalen Konflikt daher als eine entwicklungsspezifische (vermutlich auch durch die kognitive Entwicklung mitbedingte) Auseinandersetzung mit einer triadischen Beziehungskonstellation (vgl. dazu auch Reichmayr, 1995).

(Identifizierungen mit einer verbietenden Instanz im Über-Ich) spiegelten. Die auffallende Rigidität seines Über-Ichs mag u. a. damit in Zusammenhang stehen, dass er den ödipalen Rivalen als schwach erlebte und daher über zu wenig „milde" väterliche Identifizierungen im Über-Ich verfügte. Stattdessen wurden diese Identifizierungen stark durch eigene anal-sadistische Phantasien (über den real schwachen Vater und seine alltägliche Entwertungen durch seine Mutter) projektiv aufgeladen.

So eignet sich dieses „alte" Freud'sche Modell immer noch, eine Facette der hier diskutierten Problematik zu diskutieren: aus psychoanalytischer Sicht beruht ADHS oft auf einer frühen Regulationsstörung. In anderen Worten scheinen diese Kinder über zu wenig stabile Identifizierungen in ihrem Ich und Über-Ich zu verfügen, die ihnen einen produktiven Umgang mit Frustrationen ihrer aktuellen Triebwünschen erlaubt. Die auffallende Häufung depressiver Mütter und die psychisch und real fehlenden Väter mögen die Entwicklung stabiler Ich- und Über-Ich-Strukturen erschweren, wie wir später noch diskutieren werden.

So betonen ich-psychologische Autoren, dass das Primärobjekt in einer charakteristischen „ADHS-Familie" dem Kind kaum ermöglicht hat, genügend gute, stabile Ich-Funktionen zu entwickeln. Das Kind ist auf eine verlässliche und kontinuierliche Unterstützung der Primärobjekte existentiell angewiesen, um sein Verhalten, d. h. seine physiologischen, sensorischen, motorischen und affektiven Prozesse zu regulieren. Falls die Eltern nicht dazu in der Lage sind, dem Kind diese Unterstützung anzubieten, kann dieses sich nicht mit den elterlichen regulierenden Funktionen identifizieren und daher auch kaum eine adäquate primäre Regulierung seiner eigenen Triebimpulse und Affekte entwickeln: Hyperaktivität ist eine mögliche Folge! Zudem werden psychisch zu wenig integrierte Triebimpulse das Ich überfluten, besonders in Situationen, die sich dazu eignen und das sekundärprozesshafte Denken, d. h. die Fokussierung der Aufmerksamkeit auf eine bestimmte Situation sowie die Konzentrationsfähigkeit erschweren oder gänzlich verhindern.

Bekanntlich sind nach ich-psychologischer Auffassung Aufmerksamkeit und Konzentrationsfähigkeiten Ich-Funktionen, die nach einer Möglichkeit suchen, Triebimpulse in der Außenwelt zu befriedigen. Neurophysiologisch sind sie Ausdruck des Suchsystems (vgl. u. a. Panksepp, 2001). Die meisten psychoanalytischen Autoren sehen in einer basalen Schwäche der inneren Regulationen von Triebimpulsen, Wünschen und Affekten eine der möglichen Ursachen für die Entwicklung einer ADHS-Symptomatik sowie von Störungen im Bereich der Fein- und Grobmotorik. Dies mag auch einer der Gründe dafür sein, warum ADHS 4- bis 10-mal häufiger bei Jungs vorkommt als bei Mädchen, denn eine geschlechtsspezifische, genetische Ursache für eine „dimorphism in muscular activity" scheint, wie verschiedene Studien zeigen, wahrscheinlich (vgl. dazu vor allem Panksepp, 1998).

Analoge Defizite im Ich und Über-Ich finden wir bei Kindern mit einer emotionalen Frühverwahrlosung, bekanntlich ein zunehmendes Problem in unseren westlichen Gesellschaften (vgl. Leuzinger-Bohleber, Haubl und Brumlik, 2006). Auch sie haben, aus der Sicht des Strukturmodells, zu wenig stabile und tragende Identifikationen mit ihren Eltern im Ich und Über-Ich aufbauen können und verfügen daher über zu wenig autonome Selbststeuerungsmöglichkeiten. In der

FP waren Kinder mit emotionalen Frühverwahrlosungen die größte Gruppe der Kinder mit psychosozialen Integrationsstörungen, d. h. auffallend aggressiv-gewalttätigem Verhalten oder Vorformen von ADHS.

Doch zurück zu Freud und der Weiterentwicklung des Strukturmodells: Freud führte zwar die Entwicklung des psychischen Apparates in all seinen Modellen auf einen biologischen Ursprung zurück, doch räumte er in seinen späteren Ansätzen äußeren Ereignissen einen größeren Stellenwert ein. Sein Fokus lag auf der Kompromissbildung des Ichs zwischen Es, Über-Ich und Außenwelt: Schuldgefühle, Angst und Verlustschmerz waren Indikatoren für psychopathologische Entwicklungen. So wurde z. B. Angst nicht mehr, wie im topischen Modell, als aufgestaute sexuelle Energie verstanden, sondern als Signal für eine äußere oder innere Gefahr, wie z. B. die Gefahr einer Verurteilung durch das Über-Ich, der Überflutung durch Schamgefühle aufgrund eines drohenden Verstoßes gegen das Ich-Ideal etc.

Eng mit der Entwicklung des Strukturmodells verbunden war die Beschreibung von Abwehrmechanismen, d. h. unbewussten Strategien zum Schutz des Individuums vor schmerzhaften Affekten wie Schuld- und Schamgefühlen oder Angst. Solche Affekte entstehen durch innere Konflikte zwischen Es versus Über-Ich (z. B. Verbot direkter aggressiver Triebbefriedigungen), Ich versus Über-Ich (z. B. Übervorteilen des Partners bei der Heirat) oder durch Ich versus Realität (z. B. Wunsch nach Ferien trotz Termindruck an der Arbeitsstelle). Freud beschrieb verschiedene Abwehrmechanismen wie Projektion, Verleugnung, Verkehrung ins Gegenteil, Verschiebung, Isolierung, Reaktionsbildung, Verdrängung, Rationalisierung, Intellektualisierung und Sublimierung. Anna Freud (1939) und später die Forschergruppe um Moser und von Zeppelin (1969) entwickelten die psychoanalytische Abwehrlehre weiter und zeigten, dass sinnvollerweise zwischen „reifen" und „primitiven" Abwehrmechanismen zu unterscheiden ist. So gehören z. B. Intellektualisierung und Sublimierung zu den reifsten und adäquatesten Abwehrmechanismen, die sich dank der Entwicklung der kognitiven Fähigkeiten (wie des logischen, abstrakten Denkens) erstmals in der Adoleszenz ausbilden und eine wichtige psychische Funktion einnehmen. Dagegen sind Projektion und Verleugnung relativ primitive seelische Vorgänge, die bei Phänomenen wie dem Fremdenhass und Antisemitismus das psychische Geschehen dominieren und oft mit Gewalt gekoppelt sind (vgl. dazu auch Moser, im Druck).

Nach dem Suizidversuch seines Vaters flüchtete der adoleszente Herr A. in einen progressiven Versuch der Intellektualisierung: Er arbeitete viel für die Schule, besonders im Fach Deutsch, und idealisierte seinen Deutschlehrer, der unbewusst eine adäquatere Vaterfigur für ihn darstellte als sein psychisch kranker, realer Vater. Als dieser Lehrer ihn unempathisch vor der ganzen Klasse beschämte, brach dieser Bewältigungsversuch der traumatischen Erfahrungen mit seinem Vater in sich zusammen – und damit der Abwehmechanismus der Intellektualisierung. Es kam zu einer Regression auf primitivere Formen der Abwehr. Herr A. schloss sich einer „Gang" an, auf deren „Führer“ er nun seine Wünsche und seine „Ideale“ projizierte, aus psychoanalytischer Sicht Ausdruck einer primitiven inneren Welt, in der Spaltungen zwischen „gut“ und „böse“, „richtig“ und „falsch“ vorherrschen.

Die rechtsradikalen Ideologien machen sich diese inneren Spaltungsprozesse und andere primitive Abwehrmechanismen der Jugendlichen zunutze, ein Grund, für die kollektive Enttabuisierung von Gewalt (Bohleber, 1992, 1996). Durch die Projektionen eigener Triebbedürfnisse einerseits und des eigenen Über-Ichs und Ich-Ideals auf den Führer der Gruppe oder die Gruppe als Ganzes erledigt sich der ich-schwache Jugendliche seiner inneren Konflikte: Er muss seine innere Spannung nicht mehr als Individuum aushalten, sondern erhält als Teil der Gruppe „Handlungsanweisungen“ und nur zu oft die erlaubte aggressive Triebbefriedigung in kollektiven Gewalthandlungen.

Daher bietet das Strukturmodell bezogen auf die hier fokussierten psychosozialen Desintegrationsphänomene nach wie einen differenzierten Erklärungsgehalt, besonders auch zum vertieften Verstehen der unbewussten und bewussten Determinanten adoleszenter Gewalt.[3] Wie erwähnt werden die meisten öffentlichen Gewalttaten gegen Fremde, Ausländer, jüdische Mitbürger und Angehörige anderer „Randgruppen“ von Adoleszenten in Gruppen – oft unter Alkohol stehend in Freizeitsituationen, und meist ungeplant – ausgeführt.

Metaphorisch ausgedrückt gerät das jugendliche Ich durch den adoleszenten Entwicklungsschub in eine seelische Situation, in der es gleichzeitig von zwei Seiten unter Druck gesetzt wird: Einmal verstärken sich durch den Wachstumsschub die körperlichen und sexuellen Spannungen, Impulse und Sehnsüchte („Es“), gleichzeitig werden die Werte und Ideale im Über-Ich und Ich-Ideal einer Revision unterzogen und erfahren eine qualitative und quantitative Veränderung. Sie können daher dem Ich nicht mehr – wie während der Latenz – eine zuverlässige und kontinuierliche innere und äußere Orientierung bieten und konfrontieren daher den Adoleszenten mit einem Wertevakuum und einer Phase der „Bewertungsschwäche“ eigenen und fremden Handelns. Dieser „Zweifronten-Krieg“, den das adoleszente Ich zu führen hat, ist aus psychoanalytischer Sicht einer der Gründe, warum Gewalt gegen sich selbst oder Andere in der Adoleszenz so verbreitet ist. Das adoleszente Ich befindet sich in einem Zustand des Übergangs und der Schwäche und ist daher sowohl anfällig für die Verführung durch Ideologien eines „Führers“ oder einer Peergroup (Identifizierung mit einer

---

[3] Es übersteigt diesen Rahmen, auf die Weiterentwicklungen der psychoanalytischen Adoleszenztheorien hier weiter einzugehen (vgl. dazu Blos, 1979; Laufer, 1976; Bohleber, 1992, 1996; Leuzinger-Bohleber u. Mahler, 1993; Garlichs u. Leuzinger-Bohleber, 1997, 1998, 1999). An diesen Stellen dienen sie lediglich zur Illustration des Erklärungsgehalts des Strukturmodells beim Verstehen adoleszenter Gewaltphänomene.

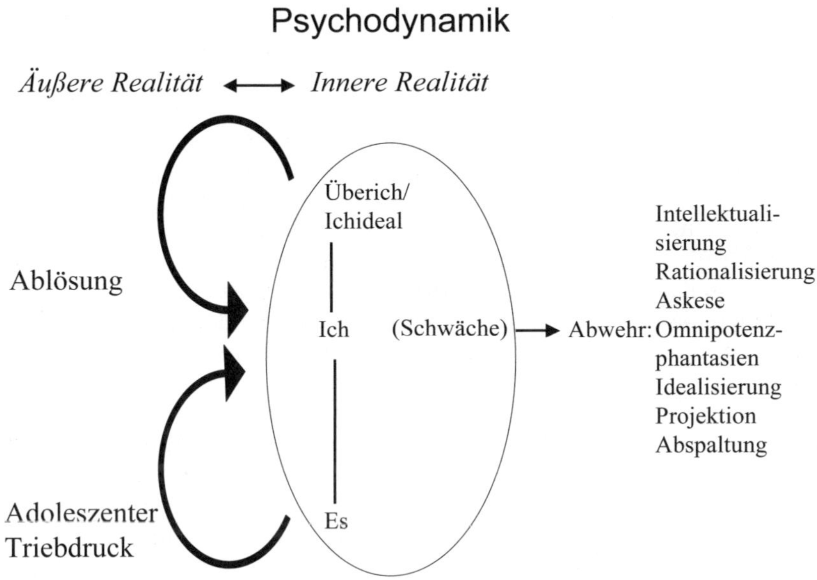

Abb. 3.2: Strukturmodell der Psychoanalyse

fremden Über-Ich- oder Ich-Idealinstanz) oder einer „erlaubten", kollektiven Befriedigung aggressiver Triebimpulse als Produkt einer Über-Ich-Regression in der Gruppe (vgl. dazu Bohleber, 1992; Leuzinger-Bohleber und Mahler, 1993).

3.1.2 Weiterentwicklungen des Strukturmodells in ich-psychologischen Ansätzen

Die von Freud postulierten Phasen der infantilen Sexualitätsentwicklung (orale, anale, phallisch-genitale, ödipale Phase gefolgt von der Latenz und der Adoleszenz) und der darauf aufbauenden Entwicklung von Ich und Über-Ich bildeten Jahrzehntelang das Kernstück der Psychoanalyse. In den 1950er-Jahren waren es vor allem die Forschergruppen um Heinz Hartmann (1950) und David Rappaport (1951, 1958), die das Strukturmodell weiter ausbauten und die sog. psychoanalytische Ich-Psychologie begründeten. Für unser Thema hier ist erwähnenswert, dass Hartmann durch sein Konzept der „durchschnittlich erwartbaren Umwelt" dafür sensibilisierte, wie wichtig – außer den (inneren und altersspezifischen) Triebwünschen – die realen Eltern für die Entwicklung ihrer Kinder sind. Er definierte autonome, konfliktfreie Ich-Funktionen, und stellte damit die Freud'sche These in Frage, dass das Ich ausschließlich Produkt der Frustrationserfahrungen sei. Ich-Funktionen wie Wahrnehmung, Erinnerung und Motilität sind nach Hartmann unabhängig von Es-Strebungen. Sie werden als „Apparate der primären Ich-Autonomie" bezeichnet. Dies bedeutet allerdings nicht, wie dies von Kritikern eingewandt wurde, dass Hartmann den prägenden Einfluss von Triebwünschen auf die Entwicklung des Ichs bestritten hat. Er postulierte, dass die Frustrationen der Triebwünsche zur Organisation des Ichs beitragen und eine „sekundäre Autonomie" des Ichs entstehen lassen (Hartmann, 1950). Diese sekundäre Autonomie sei – im Gegensatz zu der primären, angeborenen – grundsätzlich relativ und bleibe immer vom Es abhängig. Daher sei z. B. die erfolgreiche Neutralisierung aggressiver Impulse bzw. eine Sublimierung der Aggression für eine tragende Ich-Struktur entscheidend. Gelinge dieser Prozess nicht (wie in dem eben erwähnten Beispiel von Kindern mit einer emotionalen Frühverwahrlosung), komme es zur offenen Gewalt gegen außen oder zur Wendung der aggressiven Impulse gegen den eigenen Körper und damit zum Ausbilden psychosomatischer Symptome.

Mit dieser Sichtweise beschrieb Hartmann eine Persönlichkeitsentwicklung, die gleichzeitig das Produkt der Umwelt (vgl. Einfluss der realen Eltern) als auch der genetisch-biologischen Reifung ist. So differenziert sich in der ersten Hälfte des ersten Lebensjahres sukzessiv das Selbst von seiner Umwelt. Vom 6.–12. Lebensmonat wird das Kind zunehmend der äußeren Realität bewusst und entwickelt eine Beziehung zu seinem Körper und seinen nahen Bezugspersonen. Nach Hartmann folgt im 2. Lebensjahr eine weitere Differenzierung zwischen Ich und Es gefolgt von der ödipalen Phase im 3./4. Lebensjahr, in der sich dank der Identifizierungen mit den Werten der Eltern das Über-Ich herausbildet.

Dagegen bezeichnete Rappaport, der Ich-Psychologe mit der ausgefeiltesten Systematik, das Es als eine konstitutionelle Gegebenheit, während das Ich eine „erschaffene Persönlichkeit" sei. Für eine gesunde Entwicklung sei vor allem die Unabhängigkeit des Ichs vom Es zentral. Etwas Ähnliches hatte Freud mit seiner berühmten Metapher des Reiters auf dem Pferd im Auge. Doch ist bei seiner Sicht entscheidend, dass das reitende Ich nur im Einklang mit dem kraftvollen und körperlich überlegenen Pferd (Es) seine Ziele ansteuern kann: im Ernstfall wird es den Kampf mit seinen Trieben immer verlieren. Hartmann dagegen legte seinen Schwerpunkt auf die Beschreibung autonomer, unabhängiger Ich-Funktionen, die dem Ich ermöglichen, umso besser mit Konflikten umgehen können, je besser sie entwickelt sind. Für viele Psychoanalytiker wirkte diese Konzeptualisierung zu optimistisch: Der kulturpessimistische Blick Freuds auf die Verleugnung der menschlichen Aggressivität und des Todes drohte aus dem Blickfeld zu geraten. Auch bei einer optimalen Entwicklung von Ich- und Über-Ich warnt Freud davor, die Macht der Triebe, besonders des Todestriebes, zu unterschätzen. So konfrontiere uns z. B. der Krieg mit den archaischen Abgründen der menschlichen Seele. In seiner berühmten Arbeit „Zeitgemäßes über Krieg und Tod", schreibt er zu den destruktiven Möglichkeiten des Menschen, in auch heute noch hellsichtiger Weise:

„Resümieren wir nun: Unser Unbewusstes ist gegen die Vorstellung des eigenen Todes ebenso unzugänglich, gegen den Fremden ebenso mordlustig, gegen die geliebte Person ebenso zwiespältig (ambivalent) wie der Mensch der Urzeit. Wie weit haben wir uns aber in der konventionell-kulturellen Einstellung gegen den Tod von diesem Urzustand entfernt!

Es ist leicht zu sagen, wie der Krieg in diese Entzweiung eingreift. Er streift uns die späteren Kulturauflagerungen ab und lässt den Urmenschen in uns wieder zum Vorschein kommen. Er zwingt uns wieder, Helden zu sein, die an den eigenen Tod nicht glauben können; er bezeichnet uns die Fremden als Feinde, deren Tod man herbeiführen oder herbeiwünschen soll; er rät uns, uns über den Tod geliebter Personen hinwegzusetzen. Der Krieg ist aber nicht abzuschaffen; solange die Existenzbedingungen der Völker so verschieden sind, wird es Krieg geben müssen. Da erhebt sich denn die Frage: Sollen wir nicht diejenigen sein, die nachgeben und sich ihm anpassen? Sollen wir nicht zugestehen, dass wir mit unserer kulturellen Einstellung zum Tode psychologisch wieder einmal über unseren Stand gelebt haben, und vielmehr umkehren und die Wahrheit fatieren. Wäre es nicht besser, dem Tode den Platz in der Wirklichkeit einzuräumen, der ihm gebührt, und unsere unbewusste Einstellung zum Tode, die wir bisher so sorgfältig unterdrückt haben, ein wenig mehr hervorzukehren? Es scheint das keine Höherleistung zu sein, eher ein Rückschritt in manchen Stücken, eine Regression, aber es hat den Vorteil, der Wahrhaftigkeit mehr Rechnung zu tragen und uns das Leben wieder erträglicher zu machen. Das Leben zu ertragen, bleibt ja doch die erste Pflicht aller Lebenden. Die Illusion wird wertlos, wenn sie uns darin stört.

Wir erinnern uns des alten Spruchs: Si vis pacem, para bellum. Wenn du den Frieden erhalten willst, so rüste zum Kriege.

Es wäre zeitgemäß, ihn abzuändern: Si vis vitam, para mortem. Wenn du das Leben aushalten willst, richte dich auf den Tod ein.“ (Freud, GW, X. S. 354/55)

So hält z. B. Charles Brenner, ein anderer führender Ich-Psychologe, Rappaport entgegen, Ich und Es seien nie so klar voneinander getrennt, wie Rappaport dies postulierte. Psychische Phänomene seien meistens Produkte komplexer psychischer Kompromissbildungen, die jederzeit gefährdet seien. Die Fähigkeit, immer wieder tragfähige psychische Kompromisse zu bilden und die archaische Dimension des menschlichen Triebwesens nicht zu verleugnen, kennzeichne geradezu die psychische Gesundheit (vgl. dazu auch Arlow und Brenner, 1964). Nur in extremen Konfliktsituationen werden die drei psychischen Instanzen als sich bekämpfende mentale Kräfte sichtbar.

Ein eindrückliches Beispiel extremer psychischer Kompromissbildung finden wir in der adoleszenten Entwicklung von Herrn A. Nach der Phase offener Gewalt in der rechtsradikalen Gruppe, in der er sich selbst und Andere mit seinen unsublimierten bzw. nicht neutralisierten aggressiven Impulsen extrem gefährdete, gelang es ihm dank der Unterstützung der Familie seines Grundschulfreundes, sich aus der Peergroup herauszulösen. Er verliebte sich in die Schwester seines Freundes, bekanntlich oft ein Ereignis, das männlichen Jugendlichen zum Absprung aus gewalttätigen (latent oder zuweilen sogar offenen homoerotischen) Gruppen verhilft. Mithilfe des Strukturmodells kann plausibel erklärt werden, warum ihm im Folgenden ein Entwicklungsschritt gelang, der sowohl sein Ich stärkte (er holte seinen Schulabschluss nach), seine Über-Ich-Inhalte veränderte (u. a. durch Identifikationen mit den Werten seiner Gastfamilie und seiner Verehrten sowie vor allem durch das Gegengewicht libidinös-verbindenden Triebwünsche zu den aggressiv-destruktiven). Da Herr A. vermutlich aber nicht in genügender Weise auf tragende frühere psychische Strukturen im Ich und Über-Ich zurückgreifen konnte, erforderte dieser Entwicklungsschritt eine enorme psychische Anstrengung und konnte nur dank relativ rigider Abwehrmechanismen gelingen. So musste er vermutlich seine aggressiven Triebimpulse derart massiv abspalten, dass er den psychischen Zugang zu ihnen fast gänzlich verlor. Als Produkt dieser Kompromissbildungen wirkte er im Erstinterview auf mich wie ein sanfter, aggressionsgehemmter, aber auch depressiv-suizidaler Spätadoleszenter. Sein Symptom, dass er Nähe zu einer Geliebten, wie auch überhaupt zu einer wichtigen Person, nicht ertragen konnte, weist auf die fragile Kompromissbildung und die abgewehrten aggressiven Impulse hin (vgl. auch sein destruktives Agieren nach der befriedigenden sexuellen Erfahrung mit seiner Freundin) (ausführlichere Darstellung der adoleszenten Entwicklungsprozesse von Herrn A. in Leuzinger-Bohleber, 1998a).

Aus der eben skizzierten theoretischen Sicht ergibt sich als wichtiger Versuch vieler Frühpräventionsprogramme, stabile Identifizierungen im Ich und Über-Ich zu stärken bzw. im Falle emotionaler Verwahrlosung, kompensatorisch aufzubauen. So kann z. B. das FAUST-LOS Gewaltpräventionsprogramm auf diesem Hintergrund als ein Beitrag zur Entwicklung differenzierter Ich-Funktionen (Wahrnehmung von Emotionen, Konflikten etc.) und sozialer Kompetenzen im Umgang mit Konflikten (gepaart mit Über-Ich-Identifikationen und Fähigkeiten psychischer und psychosozialer Kompromissbildungen) verstanden werden.

Weitere wichtige Beiträge zur Weiterentwicklung der Ich-Psychologie legten Erik Erikson, René Spitz, Edith Jacobson, Hans Loewald und schließlich Anna Freud, Margret Mahler, Gertrud und R. Blanck und Annemarie und Joseph Sandler vor. Für die hier diskutierte Thematik werden einige relevant erscheinende Ansätze ausgewählt.

3.1.3 Frühe emotionale Verwahrlosung, Trennung und Hospitalisation

Im Zusammenhang mit den einleitend erwähnten demographischen Prognosen und dem dramatischen Rückgang der Geburten in Deutschland ist das Thema „Fremdbetreuung" ins Zentrum der öffentlichen und politischen Aufmerksamkeit gerückt (vgl. dazu u. a. das Memorandum der Deutschen Psychoanalytischen Vereinigung zum Thema Fremdbetreuung, das heftige Kontroversen ausgelöst hat. Siehe www.dpv.psa.de). Ich kann in diesem Rahmen nicht auf die komplexen und wichtigen Überlegungen eingehen, wie die Bedürfnisse des menschlichen Säuglings als psychophysiologische Frühgeburt am adäquatesten mit jenen seiner Eltern nach individueller (auch beruflichen) Selbstentfaltung in Zeiten der zusammengebrochenen Großfamilienstrukturen zu verbinden sind. Ich möchte im Zusammenhang mit unserer Thematik aber an Studien zum Einfluss früher Trennungen u. a. von René Spitz erinnern, die, wie ich aus Gesprächen mit unseren Studierenden weiß, kaum noch bekannt sind.

Spitz zählt zu den ich-psychologischen Autoren und kann als einer der Pioniere der empirischen Säuglingsbeobachtung gelten. Er vertrat ein strukturtheoretisch orientiertes Verständnis der menschlichen Entwicklung und bezog sich dabei u. a. auf die Feldtheorie von Kurt Lewin (1952) und embryologische Forschungen. So stützte er sich bei seiner Konzeptualisierung „psychischer Organisatoren“ auf Befunde der Embryologie, die zeigten, dass sich embryonale Zellen, die in einen neuen Körperteil verpflanzt werden, bis zu einem bestimmten Zeitpunkt die Fähigkeit haben, sich zu Gewebe zu entwickeln, das diesem neuen Körperteil entspricht. Nach einem bestimmten Zeitpunkt hingegen, verlieren die Zellen diese Fähigkeit: wenn dann z. B. Augenzellen an den Rücken verpflanzt werden, wächst dort nun ein Auge heran. In andern Worten: die Zellen haben nun einen „inneren Organisator“, der die weitere Entwicklung spezifisch steuert.

Analog dazu sah Spitz die Entwicklung des menschlichen Säuglings im Zusammenhang mit solchen „psychischen Organisatoren“, deren Manifestationen bestimmte Stufen der Entwicklung anzeigen. Meist sind es Affektäußerungen, die charakteristische Veränderungen der psychischen Organisation indizieren. So sah er z. B. das spezifische Lächeln im 2./3. Monat als Hinweis

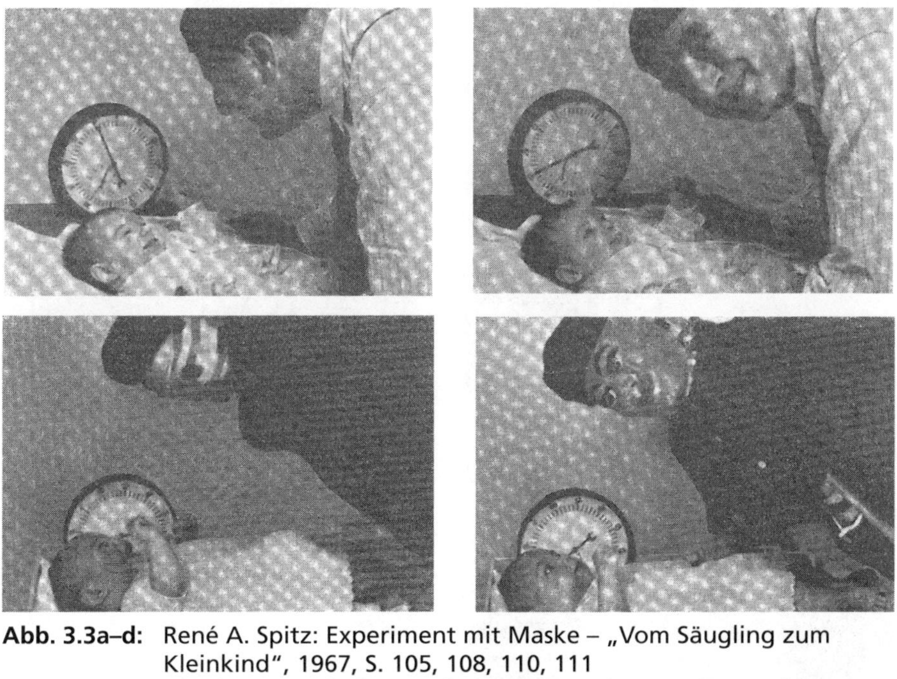

Abb. 3.3a–d: René A. Spitz: Experiment mit Maske – „Vom Säugling zum Kleinkind", 1967, S. 105, 108, 110, 111
Vor dem spezifischen Lächeln reagiert der Säugling auf das Schema direkt ihm zugewandter Augen, sowohl bei einer Person, als auch bei einer Maske.

auf die Selbst-Objektdifferenzierung (1. Organisator), die Achtmonatsangst (das sog. „Fremdeln"), als Hinweis, dass das Kind das Gesicht der Mutter von jenem einer fremden Person unterscheidet (2. Organisator), sowie das verneinende Kopfschütteln zwischen dem 10. und dem 18. Monat als Indiz für die Entwicklung des „eigenen Willens" (3. Organisator).

Bis heute relevant sind seine sog. „Hospitalismusstudien". Spitz (1946) untersuchte die Auswirkungen früher Trennungen auf die Entwicklung von Säuglingen in zwei Institutionen, einem Frauengefängnis und einem Findelhaus. Er beschrieb folgende Störungsbilder:

Anaklitische Depression (partieller affektiver Mangel). Falls die Säuglinge im Alter zwischen dem 6. und 8. Monat von der versorgenden Mutter getrennt werden, sind folgende Reaktionen zu beobachten: Zuerst reagieren die Säuglinge mit stundenlangem Weinen, das schließlich in heftiges Schreien übergeht. Sie verlieren an Gewicht. Die erreichte Entwicklung stagniert. Dauert die Trennung an, verweigern die Babys nun den Kontakt zu einer Ersatzperson, bekommen gravierende Schlafstörungen und verlieren weiter an Gewicht. Sie zeigen eine erhöhte Infektionsauffälligkeit, motorische Verlangsamung und einen charakteristisch starren Gesichtsausdruck, der in dem folgenden Bild b eingefangen wurde. Diese Bilder gingen buchstäblich um die Welt.

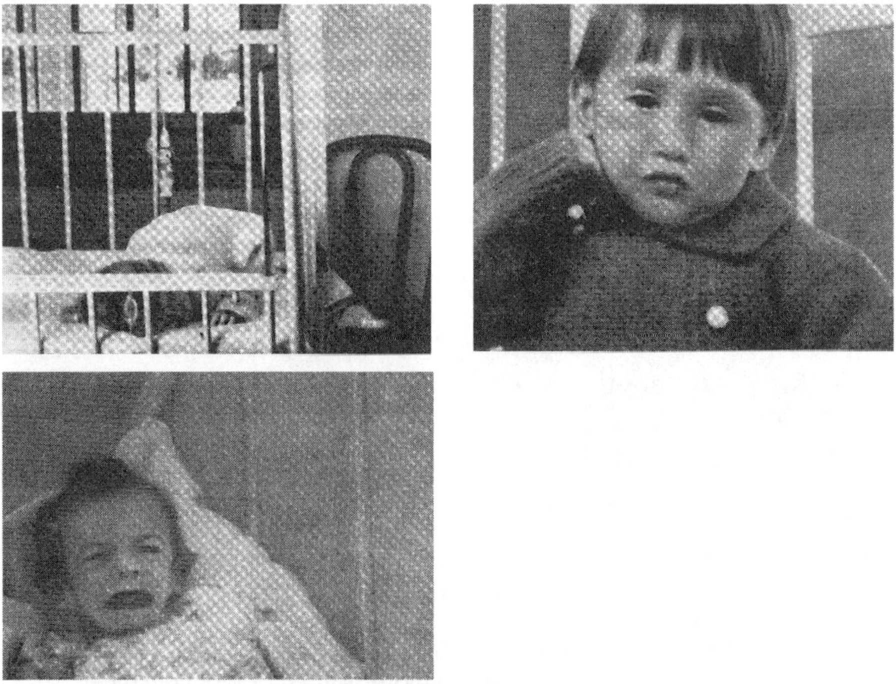

Abb. 3.4a–c: René Spitz: Hospitalismus, 1967, S. 283, 292

Falls die Säuglinge innerhalb von drei bis fünf Monaten mit der Mutter wieder vereinigt werden, erholen sie sich langsam und können wieder zum normalen Entwicklungsstand zurückkehren (Spitz, 1974, S. 289 ff.).

Dauert die Trennung allerdings mehr als fünf Monate, sind die psychischen und somatischen Schäden irreparabel. Spitz charakterisiert diesen Zustand als Hospitalismus (vollständiger affektiver Mangel). Die Rückstände in der körperlichen und seelischen Entwicklung sind nicht mehr zu korrigieren. Die Beherrschung der Motorik und der Sprache geht verloren. Alle Kinder zeigen eine hohe Infektanfälligkeit. Sie sind völlig passiv und nehmen keinen Blickkontakt auf. Der Blick wirkt leer. In den schwersten Fällen erinnert der Gesichtsausdruck fast an Schwachsinn.

Dauert die Trennung über sechs Monate an, kommt es zur dritten Stufe, dem *Marasmus, der mit einem starken körperlichen Verfall einhergeht.* Ein Drittel der von Spitz beobachten Kinder starben infolge des „totalen Entzugs affektiver Zufuhr“ trotz bester hygienischer und körperlicher Versorgung.

Spitz machte mit diesen Untersuchungen auf ein historisches Phänomen aufmerksam, dass damals, Mitte des 20. Jahrhunderts, mehr oder weniger kollektiv in Vergessenheit geraten war. Bis zu 98 % der Säuglinge in den Findelhäusern des 19. Jahrhunderts waren wegen der fehlenden emotionalen Betreuung gestorben. Auch das erschütternde Experiment des Stauferkönigs Friedrich II., war kaum noch präsent:

Der Chronist Salimbene von Parma berichtet am Ende der Biographie des Stauferkönigs Friedrich II. von verschiedenen, in seinen Augen sehr merkwürdigen Ideen und Taten dieses Herrschers:

„Seine zweite Wahnidee war, dass er ein Experiment machen wollte, welche Art Sprache und Sprechweise Knaben nach ihrem Heranwachsen hätten, wenn sie vorher mit niemandem sprächen. Und deshalb befahl er den Ammen und Pflegerinnen, sie sollten den Kindern Milch geben, dass sie an den Brüsten saugen möchten, sie baden und waschen, aber in keiner Weise mit ihnen schön tun und zu ihnen sprechen. Er wollte nämlich erforschen, ob sie die hebräische Sprache sprächen, als die älteste, oder Griechisch oder Latein oder Arabisch, oder aber die Sprache ihrer Eltern, die sie geboren hatten. Aber er mühte sich vergebens, weil die Knaben und (anderen) Kinder alle starben. Denn sie vermochten nicht zu leben ohne das Händepatschen und das fröhliche Gesichterschneiden und die Koseworte ihrer Ammen und Näherinnen.“ (Doren, 1914, zitiert nach Weike, 2007)

Die Studien von René Spitz hatten einen großen Einfluss für den Umgang mit Trennungen im Säuglingsalter und bei Kleinkindern in den westlichen Gesellschaften. Oft ist kaum noch bekannt, dass das Rooming-In, die Möglichkeit, dass mindestens eine Bezugsperson zusammen mit einem kranken Kleinkind ins Krankenhaus aufgenommen werden kann, auf die Untersuchungen von Spitz zurückgeht.

In analoge Richtung wirkten die Dokumentarfilme von James Robertson. Unterstützt von John Bowlby hatte er vier Jahre lang die Reaktionen von 18–48 Monate alten Kindern auf Krankenhausaufenthalte oder Heimeinweisungen gefilmt. So zeigen z. B. die täglichen Aufnahmen von John in eindrücklichster Weise, wie dieser gesunde, sicher gebundene zweijährige Junge im Laufe der zehntägigen Trennung von seinen Eltern in eine schwere Depression versinkt. Er war wegen der Geburt eines Geschwisters, wie in den 1970er-Jahren in den USA durchaus üblich, in ein Kinderheim eingewiesen worden. Die ständig wechselnden Bezugspersonen konnten ihm keine stabile Ersatzbeziehung anbieten. So entwickelte er im Laufe der Zeit schwere Ess- und Schlafstörungen und verweigerte seinen Eltern schließlich den Kontakt, als sie ihn nach 10 Tagen wieder abholen wollten. Das Beispiel zeigt, wie auch ein Kind mit besten psychischen Voraussetzungen mit nachhaltigem Verlust seines Urvertrauens bzw. dem Verlust seines sicheren Bindungsverhaltens (vgl. u. a. Parens, 1994; Strauß, Buchheim und Kächele, 2002) reagiert, falls es in einer Trennungssituation keine verlässliche und empathische Ersatzbezugsperson an die Seite gestellt bekommt.

In der Studie von Heinickes und Westheimers (1966) zu Trennungen mit einer Dauer von 2 bis 21 Wochen schienen zwei Kinder ihre Mütter nach der Trennung gar nicht wiederzuerkennen; acht Kinder wandten sich bei ihrem Anblick ab und gingen weg. Sie zeigten ein langes andauerndes Verhalten, in dem sie zwischen Weinen und scheinbarer Ausdruckslosigkeit schwankten. Die innere Distanzierung bestand weiter, oft gepaart mit starker Anklammerung, offensichtlich aus Angst, wieder verlassen zu werden.

Ebenfalls berühmt geworden sind die Studien von Anna Freud und Dorothee Burlingham (1949), die sie während des Zweiten Weltkriegs durchführten. Eines der wichtigsten Ergebnisse war, dass die Säuglinge, die die Bombenangriffe mit ihren Müttern erlebt hatten, weniger Angst und andere Symptome entwickelten (falls ihre Mütter einigermaßen adäquat mit der Situation umgehen konnten) als die Säuglinge, die getrennt von ihren Müttern in ruhigen, ländlichen Gebieten die Kriegsmonate verbrachten. Auch diese Studie verwies auf die pathogene Wirkung früher Trennungen von den Primärobjekten, falls keine „genügend guten“ Ersatzpersonen zu Verfügung standen.

Der Umgang mit solchen kindlichen Vulnerabilitäten ist stark kulturabhängig. Dies zeigte uns z. B. unsere vergleichende Studie, die wir während der deutsch-deutschen Vereinigung in Jena und Kassel durchgeführt hatten (Leuzinger-Bohleber und Garlichs, 1993, S. 211 ff.). Kurz vor der und während der deutsch-deutschen Vereinigung hatten wir in Jena und Kassel 180 Schüler der 2., 4. und 8. Schuljahre untersucht. Wir wollten erfahren, wie sich die turbulenten gesellschaftlichen Umwälzungsprozesse auf die momentane psychische und psychosoziale Befindlichkeit von Kindern und Jugendlichen auswirken und welchen Einfluss diese momentanen Empfindungen und Wahrnehmungen auf ihre Zukunftshoffnungen und Zukunftsängste haben.

Dem Charakter unserer Pilotstudie entsprechend wählten wir ein mehrgleisiges methodisches Vorgehen: eine Zeichenaktion („mediative Reise in die Zukunft“) mit anschließenden Tiefeninterviews, einen projektiven Test (Schwarzfuß-Test,

SFT), einen freien Aufsatz, einen Fragebogen zur Erfassung psychosomatischer Symptome (Gießener Beschwerdefragebogen) sowie intensive Lehrergespräche zur schulischen, familiären und sozialen Situation der Kinder und Jugendlichen.

Ein für uns völlig unerwarteter Befund war, dass wir deutliche Unterschiede in der psychosomatischen Befindlichkeit der Kinder der 4. Klassen und der Jugendlichen in Ost und West feststellten. 46,6 % der Jenenser im Gegensatz zu 25 % der Kasseler Schüler drückten aus, dass sie unter „häufigen Beschwerden" leiden. Auch die Anzahl der Leitbeschwerden lag in Jena höher als in Kassel. Eine weitere unerwartete Beobachtung war, dass – im Gegensatz zu den Kasseler Adoleszenten – fast alle Jugendliche in Jena ihre Zeichnungen selbstentwertend kommentierten. Auch die Auswertungen der anderen erhobenen Daten zeigte, dass sie – wiederum verglichen mit den Gleichaltrigen in Kassel – über wenig Selbstvertrauen verfügten und eine Schwäche in der Individuations- und Autonomieentwicklung aufwiesen. Im Gegensatz dazu fanden wir bei den Kindern und Jugendlichen in Kassel keine solche systematisch zu beobachtende Problematik: die individuellen Schwierigkeiten schienen eine größere Streuung aufzuweisen.

Durch eine der Detailanalyse der Daten versuchten wir diese Beobachtungen weiter zu überprüfen und stießen dabei u. a. auf die extrem unterschiedlichen Frühsozialisationssysteme der ehemaligen DDR, verglichen mit der ehemaligen BRD. So besuchten 1988 in der DDR 80 % der 1- bis 3-Jährigen eine Krippe, in der BRD nur 1 %. Ebenfalls 80 % der 7–10-Jährigen in der DDR waren im Schulhort untergebracht, in der BRD nur 4 %. Wir fragten uns, ob die Politiker in der DDR mehr oder weniger bewusst versucht hatten, intensive Bindungen an die familiären Bezugspersonen zugunsten einer frühen Identifikation mit Gruppen und Institutionen zu unterbinden. Vermutlich verfolgten sie dabei (wiederum vielleicht eher mit einer unbewussten als einer bewussten Strategie) ein sozialistisch geprägtes Ideal eines Individuums, das sich früh und gut in Gruppen integrieren kann und wenig „egoistisch-individuelle" Zielsetzungen verfolgt. Zudem schien – verglichen mit der ehemaligen BRD – kaum ein öffentliches Bewusstsein über die oben erwähnten Folgen früher abrupter Trennungen existiert zu haben. Vor 1974 war es die Regel, dass die Frauen nach einer sehr kurzen Zeit (meist 6 Wochen) wieder ganztags arbeiten gingen und ihre Kinder den ganzen Tag in Kinderkrippen abgaben. Erst die auffallend hohe Morbiditätsrate bei Säuglingen (in Krippen) bewog den Staat 1974, das Babyjahr einzuführen. Allerdings schien auch weiterhin wenig Wissen und Sensibilität für die Auswirkungen abrupter Trennungen vom Primärobjekt zu bestehen: Die meisten Mütter arbeiteten nach sechs Monaten oder spätestens nach einem Jahr wieder 8 ¾ Stunden und überließen ihr Baby, von einem Tag auf den anderen, in dieser Zeit der Krippe (mit einer Erzieherin auf mehr als zehn Säuglinge). Auch für andere Facetten der frühkindlichen Erziehung, z. B. für die Auswirkungen einer rigiden Sauberkeitserziehung (die Kinder sollten in den Krippen bereits mit einem Jahr sauber sein) war wenig Problembewusstsein vorhanden. Dagegen wurde großes Gewicht auf die Entwicklung einer frühen funktionalen Selbständigkeit gelegt, d. h. auf der Fähigkeit des Kindes, ohne Hilfe eines Erwachsenen gewisse Alltagsaufgaben (wie z. B. Schuhe binden, anziehen, allein zum Kindergarten gehen etc.) bewältigen zu können. Eine funktionale Selbständigkeit war wegen der Unterbringung in einer Krippe unverzichtbar, mag aber auch dadurch begünstigt worden sein, dass Eltern in der DDR i. d. R. viel jünger waren, als in der BRD und wohl auch zuhause den Kindern eine frühe funktionale Selbständigkeit abforderte. Zudem war die

Zahl der Alleinerziehenden in der DDR, bedingt durch die hohe Scheidungsrate, noch höher als in der BRD – was von den Kindern ebenfalls oft die Entwicklung einer frühen funktionalen Selbständigkeit abverlangte.

Selbstverständlich entsprach diese institutionelle Früherziehung nicht nur ideologischen Wertsetzungen im Sozialismus, sondern auch ökonomischen Interessen. Die Wirtschaft in der DDR war auf die Frauenarbeit angewiesen und stellte daher entsprechende Bildungsinstitutionen für die Kinder zur Verfügung.

Im Vergleich dazu hatten die Kasseler Kinder und ihre Familien oft zu wenig öffentliche und institutionelle Unterstützung erhalten, insbesondere in den Fällen, in denen sie während der ersten Lebensjahre ihrer Kinder in ökonomische oder psychosoziale Krisen geraten waren. In einigen Fällen war es daher zu Frühverwahrlosungen oder einer Parentifizierung gekommen (so pflegte ein 8-jähriger Junge schon seit Jahren seine alkoholkranke Mutter. Der Vater hatte die Familie kurz nach der Geburt des Sohnes verlassen).

Ich kann in diesem Rahmen nicht weiter auf die Ergebnisse der o. g. Studie eingehen – möchte für den Kontext dieser Publikation jedoch eine unserer Schlussfolgerungen kurz zitieren:

„Überspitzt ausgedrückt sahen wir bei den Kasseler Kindern eher die Auswirkungen eines übertriebenen Individualismus, bei dem die Gefahr besteht, dass zugunsten einer egoistisch verstandenen Individualität tiefe Objektbeziehungen und solidarisches Sozialverhalten zu kurz kommen. Dagegen schien von den Jenenser Kindern eine zu frühe Unterordnung individueller Wünsche und Interessen unter kollektive Vorstellungen verlangt worden zu sein, die eine Schwäche im Selbst- und Autonomiebereich begünstigte und daher – aus anderen Gründen – eine Interdependenz zwischen Individuation und Sozialverhalten erschwerte.“ (Leuzinger-Bohleber und Garlichs, 1993, S. 220)

Inzwischen sind verschiedene Studien mit einer ähnlichen Fragestellung durchgeführt worden. Ihre Ergebnisse wurden i. d. R. in der Öffentlichkeit heftig und kontrovers diskutiert. Um nur ein Beispiel zu erwähnen, Christian Pfeiffer, Professor für Kriminologie, Jugendstrafrecht und Strafvollzug an der Universität Hannover und Direktor des Kriminologischen Forschungsinstituts, geriet 1999 ins Zentrum einer erbitterten Debatte, nachdem die Magdeburger Volksstimme ein Interview mit ihm veröffentlicht hatte, in dem er einen Zusammenhang zwischen der nach seiner Auffassung autoritären Erziehung in den Kindergärten der DDR und den in Ostdeutschland angeblich um ein Vielfaches häufigeren ausländerfeindlichen Gewalttaten herstellte (vgl. dazu u. a. Pfeiffer, 1999)

Diese Kontroversen weisen, gerade weil sie mit einer derartigen emotionalen Intensität geführt werden, darauf hin, dass die Fragen eines qualitativ hoch stehenden und nicht nur quantitativ flächendeckenden Angebots für Fremdbetreuung zentrale Dimensionen des Aufwachsens in unserer Gesellschaft berühren. Es ist daher zu wünschen, dass die oben erwähnten psychoanalytischen und nichtpsychoanalytischen Studien sowie die vielfältige klinische Erfahrung von Therapeuten zu den Auswirkungen früher Trennungen in diesem Diskurs zur Kenntnis genommen und sorgfältig diskutiert werden.

Auch für die Entwicklung aller Formen von Frühpräventionsprogrammen ist das Wissen zur Bedeutung von Trennungen in den ersten Lebensjahren entscheidend. Zahlreiche Studien haben inzwischen belegt, dass vor allem die Qualität der Ersatzpersonen (vor allem ihre empathischen Fähigkeiten, sich in die kindlichen Bedürfnisse einzufühlen) darüber entscheiden, welche Kurz- und Langzeitwirkungen Trennungen auf die psychische, kognitive und psychosoziale Entwicklung der Kinder haben.

In der psychoanalytischen Praxis begegnen wir nicht selten den versteckten, doch oft dramatischen Langzeitfolgen traumatischer Trennungserfahrungen. Für Herrn A. hatte sein Aufenthalt in dem „Erholungsheim" mit drei Jahren eine durchaus traumatische Qualität. Erinnerungen an ein abgrundtiefes Gefühl der Einsamkeit und Verlorenheit, aber auch des Abgeschobenseins, das er – bedingt durch sein kindlich-magisches Denken – als Strafe für seine altersgemäßen ödipalen Wünsche sowie seine Geschwisterrivalitäten erlebte, hatte seine dauerhaften Spuren hinterlassen. Es stellte sich heraus, dass sein enormer unbewusster Hass auf seine Mutter u. a. dadurch ausgelöst wurde, dass sie derart unempathisch auf ihn reagiert hatte und in seinem kindlichen Versuch, den „kleinen Helden zu spielen" nicht die Verzweiflung und Not ihres Sohnes erkannte und ihn mit sich nach Hause nahm, sondern ihn nochmals für einige Wochen im Heim ließ. Vermutlich war die Trennung auch deswegen so traumatisch, weil sie die frühere längere Trennung im 2. Lebensjahr reaktivierte, an die er keine bewussten Erinnerungen hatte. Allerdings vermuteten wir aufgrund der auffallend heftigen Reaktionen auf Trennungen während der Psychoanalyse (z. B. meine Ferien), dass die erlittenen Traumatisierungen wesentlich zu seiner Kernsymptomatik beigetragen hatten, sich „nie mehr von einem Menschen abhängig zu machen und lieber allein und einsam durchs Leben zu gehen, als durch die Nähe zu einem Menschen erneut verletzbar zu werden." So hatte er den bekannten Mechanismus traumatisierter Personen ausgebildet: Das passiv Erlittene ins Aktive umzudrehen (vgl. Szene mit seiner Freundin: „Ich tue Dir nicht den Gefallen, dass ich Dich wegschicke...").

3.1.4 Trieb und Kultur: Das epigenetische Entwicklungsmodell von Erik Erikson (1957)

Ebenfalls kaum noch bekannt bei meinen Studierenden ist das epigenetische Entwicklungsmodell von Erik Erikson, das aber bis heute eine erhellende Perspektive auf die kindliche Frühentwicklung werfen kann. Erikson war einer der ersten Psychoanalytiker, der mit großer Stringenz den Einfluss der Kultur auf die menschliche Entwicklung betont hat. Mit seinen vergleichenden Studien zu amerikanischen Indianerstämmen (Erikson, 1971) kann er daher zu Recht als einer der Pioniere der Ethnopsychoanalyse gelten (vgl. Parin u. a., 1963, 1971; Erdheim und Nadig, 1991; Reichmayr, 1995)

Ausgehend von der psychoanalytischen Triebtheorie und dem Strukturmodell postulierte Erikson, dass sich die menschliche Entwicklung im

Spannungsfeld zwischen biologisch angelegten Vorgängen einerseits und kulturellen Anforderungen andererseits entfaltet. Jeder Stufe der Entwicklung – vom Säuglingsalter bis ins hohe Alter – entsprechen charakteristische Entwicklungsaufgaben, die durch den Erwerb neuer Kompetenzen gemeistert werden können. Er charakterisierte diese Entwicklungsaufgaben mit dem folgenden Schema:

VII Reife								Ich-Integrität gegen Zweifel
VII Erwachsenen-Alter							Zeugende Fähigkeit gegen Stagnation	
VI Frühes Erwachsenen-Alter						Intimität gegen Isolierung		
V Pubertät und Adoleszenz					Identität gegen Rollenkonfusion			
IV Latenz				Leistung gegen Minderwertigkeitsgefühl				
II Lokomotorisch-genital			Initiative gegen Schuldgefühl					
II Muskulär-anal		Autonomie gegen Scham und Zweifel						
I Oral-sensorisch	Urvertrauen gegen Misstrauen							
	1	2	3	4	5	6	7	8

Abb. 3.5: Psychogenetisches Entwicklungsmodell von Erikson (1971, S. 268)

Erikson wurde oft vereinfacht und missverstanden. Er ging nie von einer statischen Abfolge bestimmter Entwicklungsstufen aus, sondern definierte charakteristische „Hauptaufgaben", die – bedingt durch biologische Reifungsprozesse – optimal in einem bestimmten Alter bewältigt werden sollten (z. B. der Erwerb der Kontrolle des analen Schließmuskels im zweiten Lebensjahr, da in diesem Alter die biologischen Voraussetzungen dafür bestehen. Wird der Zeitpunkt verpasst, dem Kind bei dieser Kontrolle seiner Ausscheidungsfunktionen zu helfen, wird es bekanntlich später sehr viel schwieriger, diese noch zu erreichen, vgl. primäre Enkopresis und Enuresis). Allerdings bleiben die psychischen Modalitäten ein Leben lang latent erhalten: wie oben erwähnt führte die traumatische Trennungserfahrung bei John zu einem Verlust des Urvertrauens, das er im ersten Lebensjahr erworben hatte. – So erläutert Erikson seine Ideen wie folgt:

„Ein epigenetisches Diagramm führt also ein System von Phasen auf, die voneinander abhängen. Während individuelle Phasen schon mehr oder weniger erforscht oder mehr oder weniger passend benannt sein dürften, weist uns das Diagramm darauf hin, dass ihre Untersuchung immer mit dem Gedanken an den Gesamtaufbau weiter verfolgt werden sollte. Unser Diagramm fordert also dazu auf, alle seine leeren Kästchen zu durchdenken: Sind wir in I 1 in das ‚Urvertrauen' und in VIII 8 in die ‚Integrität' eingetreten, so haben wir die Frage offen gelassen, was aus dem Vertrauen in einer Phase geworden sein könnte, die von dem Bedürfnis nach Integrität beherrscht wird, wie wir auch die Frage offen ließen, wie es in der Phase aussähe, die vom Autonomiestreben gelenkt wird und welchen Namen es dann trüge (II 1). Wir wollen damit nur betonen, dass das Vertrauen sich erst seinem eigenen Wesen nach entwickeln muss, ehe es in dem kritischen Zusammenstoß, in dem die Autonomie sich entwickelt, zu etwas anderem wird – und so fort, die Vertika aufwärts. Wenn wir erwarten, dass sich in der letzten Phase (VIII 1) das Vertrauen zum reifsten Glauben entwickelt hat, dessen ein alternder Mensch in seiner kulturellen Umgebung und in seiner geschichtlichen Periode fähig ist, dann erlaubt die Tafel nicht nur die Überlegung, was hohes Alter darstellen kann, sondern auch, wie die vorbereitenden Stadien ausgesehen haben. Alles das sollte deutlich machen, dass eine Tabelle der Epigenese eine globale Form des Denkens und Überdenkens nahe legt, die Einzelheiten der Methodologie und Terminologie späteren Untersuchungen überlässt". (Erikson, 1957/1971, S. 268, 269)

Eine beunruhigende Beobachtung in der Frankfurter Präventionsstudie war, dass die Erzieherinnen berichteten, dass sie vermehrt Drei- bis Vierjährige in ihren Einrichtungen haben, die noch Windeln tragen. Oft scheinen die Eltern kaum ein Bewusstsein für das eben erwähnte Zeitfenster bezüglich der Entwicklung der analen Körperkontrolle zu haben. Zuweilen scheint eine Verwechslung zwischen einem autoritären Aufzwingen der Reinlichkeitserziehung des Kindes und einem Verweigern einer empathischen Unterstützung des Kindes bei diesem Entwicklungsschritt vorzuliegen.

Analoges gilt z. T. für das Essverhalten. In einer Einrichtung wurde von mehreren Kindern berichtet, die als Dreijährige noch keine feste Nahrung zu sich nehmen, sondern immer noch mit der Flasche gefüttert werden. Auch bei diesen Kindern wurde ein biologisches Zeitfenster verpasst, nämlich der Übergang von flüssiger zu fester Nahrung mit weitreichenden körperlichen (vgl. z. B. Entwicklung der Zähne) und seelischen Folgen. So entstand oft die Vermutung, dass manche heutigen Eltern große Schwierigkeiten haben, die Kraft und Fähigkeit aufzubringen, mit ihren Kindern entwicklungsfördernde Konflikte auszutragen.

Ebenfalls als wichtige Pionierleistung von Erikson sind seine Konzepte zur Identitätsbildung zu verstehen, ein Thema, das zuvor in der psychoanalytischen Literatur stark vernachlässigt wurde. Er „verankerte das Gefühl einer persönlichen Identität in zwei gleichzeitig ablaufenden Wahrnehmungen: in der unmittelbaren Wahrnehmung der eigenen Gleichheit und Kontinuität in der Zeit sowie in der simultanen Wahrnehmung, dass auch andere diese Gleichheit und Kontinuität erkennen. Die Identität wird in der Adoleszenz phasenspezifisch. Sie stellt einen inneren Integrationsprozess dar und bedarf der synthetischen Funktionen des Ichs. Die Identitätsbildung unterzieht alle früheren Identifizierungen einer Umwandlung, „um aus ihnen ein einigermaßen zusammenhängendes Ganzes zu machen." (1959, S. 139) In einer gelungenen Identitätsbildung ist diese Integration „ein relativ konfliktfreier Kompromiss" (1959, S. 149). Die Brüche der Identitätsbildung, die in diesen Formulierungen angedeutet sind und die aus dem konflikthaften Zu- und Gegeneinander von Natur und Kultur, von Individuum und Gesellschaft herstammen, werden bei Eriksons Ansatz eher unterbewertet (vgl. dazu auch Bohleber, 1996; siehe dazu auch das Fallbeispiel zur adoleszenten Entwicklung von Herrn A., Kapitel 2).

3.1.5 Entwicklungslinien von Anna Freud: Das Hampstead Profile

Eine andere Systematik der kindlichen Entwicklung legte Anna Freud vor. Wie Erikson und die meisten psychoanalytischen Entwicklungstheoretiker postulierte auch sie, dass Entwicklung sowohl kumulativ als auch epigenetisch sei, d. h. dass jede Entwicklungsphase auf der vorangegangenen aufbaut. Sie sah in dem genauen Studium der Entwicklungslinien des Kindes die beste Möglichkeit, um die Chancen und die drohenden pathologischen Entgleisungen abschätzen zu können. Sie folgte dem Konfliktmodell ihres Vaters: Konflikte sind unumgänglich und fördern die Entwicklung, sofern sie einigermaßen altersadäquat bewältigt werden können. Das Kind steht immer in einem Spannungsfeld zwischen seinen Triebwünschen, die nach Erfüllung drängen, und den Anforderungen der Umwelt, die von ihm eine Anpassungs- und Sozialisationsleistung verlangen. Das Kind muss sich immer in der spezifischen Realität zurechtfinden, in die es gestellt ist, und Kompromisse finden zwischen eigenen (evtl. in sich schon widerstreitenden) Wahrnehmungen, Bedürfnissen und Wünschen und jenen seiner aktuellen Bezugspersonen.

Anna Freuds Auffassung der Konflikttheorie der Psychoanalyse mag nochmals illustrieren, dass dieses Verständnis psychischer Entwicklung auch heute noch, oder vielleicht gerade heute wieder, eine hohe Aktualität hat. Wie eben erwähnt, scheint es für viele heutige Eltern – aus verschiedensten Gründen – schwierig geworden zu sein, sich in einem guten, entwicklungsfördernden

Sinne für Konflikte mit ihren Kindern zur Verfügung zu stellen. Konflikte aushalten und gestalten heißt selbstverständlich nicht das Kind – im Sinne einer schwarzen Pädagogik – autoritär zu unterdrücken, sondern sich ihm emotional und einfühlsam zur Verfügung zu stellen und bereit zu sein, ihm bei der Suche nach Konfliktlösungen und Kompromissbildungen zu helfen.

Herr A. wuchs in einem Elternhaus auf, wo die Fähigkeit und Bereitschaft der Eltern, mit ihnen Konflikte „entwicklungsfördernd" auszutragen, aufgrund ihrer psychischen Einschränkungen bzw. Erkrankungen vermutlich sehr beschränkt waren. Beide Eltern litten unter chronischen Depressionen und einer Reihe von psychosomatischen Störungen. Zudem hatten beide ein Alkoholproblem. Damit verbundene Defizite beim Ausfüllen ihrer elterlichen Funktionen zeigte sich besonders deutlich in den adoleszenten Konflikten: Der Vater demütigte seinen Sohn, indem er ihn vor den Augen seiner Peergroup körperlich züchtigte und schließlich des Hauses verwies.

Ein anderes exemplarisches Beispiel: Die Mutter beschämte ihren kleinen Sohn, wenn er ärgerlich auf einen Konflikt aufmerksam machen wollte (vgl. Szene, in der er sich – zur Belustigung der gesamten Familie – nackt vor sie hinstellte).

Anna Freud erarbeitete eine umfassende Entwicklungstheorie, die sie u. a. mit den folgenden Entwicklungslinien charakterisierte und die dem bekannten diagnostischen Instrument der Hampstead Clinic, dem Hampstead Profile, zugrunde gelegt wurde. Die Entwicklungslinien erlaubten ihr detailliert zu beschreiben, wie das psychische Funktionieren des Kindes – im Spannungsfeld zwischen Triebwünschen, Ich und Über-Ich – durch die Interaktionen mit seinen realen Bezugspersonen geprägt und beeinflusst wird. Sie schreibt dazu: „In der analytischen Arbeit zerlegen wir die psychische Persönlichkeit in ihre Bestandteile und verfolgen gesondert das Schicksal der einzelnen Teilstücke. Die Entwicklungsreihen, die sich dabei ergeben, beziehen sich einerseits auf die Triebanteile, andererseits auf die Ich- und Über-Ich-Instanzen des seelischen Apparats. Wir kennzeichnen die Entwicklung des Sexualtriebs durch die Aufeinanderfolge der libidinösen Phasen (oral, anal-sadistisch, phallisch, Latenz, Vorpubertät, Pubertät, Genitalität). Wir nehmen für den Aggressionstrieb an, dass bestimmte seiner Äußerungsformen stufenweise der Libidoentwicklung zugeordnet sind (Beißen, Spucken, Einverleibungswünsche als orale Aggression; Quälen, Zerstören, Grausamkeit als Äußerung des analen Sadismus; Herrschsucht, Prahlerei, Überheblichkeit auf der phallischen Stufe; dissoziale Ausbrüche in Vorpubertät und Pubertät etc.). Für das Ich gibt es „Entwicklungsstufen des Wirklichkeitssinnes" (Ferenczi, 1913) und eine annähernde Chronologie der Abwehrmechanismen (A. Freud, 1936): Für das Über-Ich die Aufeinanderfolge von Identifizierung mit den Elternobjekten und die fortschreitenden Internalisierungen der elterlichen Autorität. Für die Bewertung der intellektuellen Entwicklung verwendet auch der Analytiker die Intelligenzprüfung der akademischen Psychologie." (S. 66). Als exemplarische Beispiele führt sie folgende Entwicklungslinien an (S. 71 ff.):

Entwicklungslinien zur körperlichen Selbständigkeit:

- vom Säuglingsstadium zum rationellen Essen
- von der Reinlichkeitserziehung zur Reinlichkeit
- von der Unverantwortlichkeit zur Verantwortlichkeit für den eigenen Körper

Weitere Beispiele von Entwicklungslinien:

- Der Weg vom Egoismus zur Freundschaft und Teilnahme an einer menschlichen Gemeinschaft
- Der Weg von der Autoerotik zum Spielzeug und vom Spiel zur Arbeit

Die Entwicklungslinien bieten Therapeuten, Kinderärzten oder anderen professionellen Berufsgruppen ein diagnostisches Raster an, mit dessen Hilfe die Kongruenzen bzw. Divergenzen in der Entwicklung des Kindes schärfer ins Auge zu fassen. „Individuelle Kinder können in manchen Beziehungen fortgeschrittene Positionen erreichen (wie z. B. in ihren Objektbeziehungen und ihrer körperlichen Selbständigkeit), aber in anderer Weise auf niedrigen Stufen zurückbleiben (z. B. in Bezug auf den lang ausgedehnten Gebrauch von Übergangsobjekten als Spielzeug oder im Verhältnis zu den Altersgenossen, die für sie nur Dinge sind). Manche Kinder sind hoch entwickelt, soweit sekundärer Denkvorgang, Sprache, Spiel, Arbeitsfähigkeit und Gemeinschaftsleben in Betracht kommen, benehmen sich aber gleichzeitig körperlich unselbständig nach Art von Kleinkindern etc." (S. 86)

Im sog. „Hampstead Index" sind die diagnostischen Kategorien, u. a. bezugnehmend auf die Entwicklungslinien, detailliert beschrieben. Der Hampstead Index wurde jahrzehntelang von verschiedenen psychoanalytischen Forschergruppen angewandt. Darauf basierende Beobachtungen und Ergebnisse systematischer Studien bildeten u. a. die Basis für zentrale konzeptuelle Arbeiten zur psychischen Entwicklung z. B. von Joseph und Annemarie Sandler, Hansi Kennedy, Viviane Green und vielen anderen.

3.1.6 Symbiose und Individuation: Ein Entwurf früher Entwicklungsaufgaben von Margret Mahler

Eine weitere ich-psychologische Entwicklungstheorie wurde von Margret Mahler und ihren Mitarbeitern vorgelegt. Auch für sie sind die Triebschicksale das Primäre, Objektbeziehungen und das Selbst deren Produkte. Sie konzentrierte sich vor allem auf die Untersuchung der Entwicklung in den ersten drei Lebensjahren, von der Ungetrenntheit des Säuglings von seiner Mutter bis hin zu seiner ersten Individuation, in anderen Worten seiner psychischen Geburt. Ihr wohl am meisten zitierter Satz ist daher: „Die biologische und die psychische Geburt des Menschenkindes fallen zeitlich nicht zusammen" (Mahler u. a., 1978, S. 13).

Sie geht davon aus, dass das Kind zunächst eine „normale autistische Phase" durchläuft, d. h. mit einem angeborenen Reizschutz, einer „autistischen Schale" geboren wird, die ihn vor dem Eindringen und Überflutetwerden von äußeren Reizen schützt. Im zweiten Lebensmonat entwickelt sich die „symbiotische Phase“, in der die Grenzen zwischen dem Selbst und dem Objekt verschwinden. Das Kind erlebt sich in einer „halluzinatorisch-illusorischen, somatopsychischen, omnipotenten Fusion“ mit der Mutter. Sie benutze die Bezeichnung „Symbiose“, „um einen intrapsychischen und nicht so sehr einen Verhaltenszustand zu beschreiben – es handelt sich also um einen Zustand, der auf einer Schlussfolgerung beruht. Wir sprechen nicht etwa von anklammerndem Verhalten, sondern vielmehr von einem Merkmal primitiven, kognitiv-affektiven Daseins, in dem es keine Unterscheidung zwischen dem Selbst und der Mutter gibt oder eine Regression zu jenem nicht zwischen Selbst und Anderem differenzierendem Zustand stattgefunden hat (der die symbiotische Phase kennzeichnete). In der Tat bedarf dieser nicht unbedingt der körperlichen Anwesenheit der Mutter, er kann vielmehr auf primitiven Imagines des Einsseins und/oder der Skotomisierung oder Verleugnung entgegengesetzter Wahrnehmungen beruhen ...“ (Mahler, Pine und Berman, 1975, S. 19).

Der Prozess der Separation-Individuation beginnt mit ca. vier bis fünf Monaten. Mahler charakterisiert verschiedene Subphasen dieses Prozesses. Die erste Subphase der Differenzierung vergleicht sie mit der an die Biologie angelehnten Metapher des „Ausschlüpfens“. Das Kind entdeckt seine Getrenntheit von der Mutter und beginnt sich von ihr zu unterscheiden. Damit verbunden ist auch die Fremdenangst etwa im 8. Lebensmonat, nach Mahler eine Angst, die Mutter zu verlieren. Die zweite Subphase, zwischen dem 9. und 15./18. Lebensmonat, bezeichnet Mahler als Übungsphase. Die neu erworbenen motorischen Fähigkeiten werden erprobt. Vor allem die Fortbewegung vermittelt dem Kind ein Gefühl der Omnipotenz. Mahler spricht von der „Liebesaffäre mit der Welt“, die das Kind in seiner Entdeckung seiner Umwelt erlebt. Wichtig dabei ist das „Checking-back“ – das ständige Sich-vergewissern, dass die Mutter als Heimatbasis jederzeit für das Auftanken und die Sicherheit des Kindes zur Verfügung steht. Parens (1979) beschrieb die Rolle der Aggression, die diesen ersten Loslösungs- und Individuationsprozess begleitet und viel Einfühlung in die Vulnerabilität des Kleinkindes erfordert. So bricht das narzisstische Omnipotenzgefühl bei jeder Konfrontation mit der Realität (z. B. beim Hinfallen) zusammen. Das Kind kann sein Selbstwertgefühl noch nicht selbständig restituieren, sondern ist dabei auf die tröstende Begleitung durch ein empathisches Objekt angewiesen. Die dritte Subphase der Wiederannäherung (Rapprochement) beginnt ca. mit dem 15. bis 18. Lebensmonat und dauert bis etwa Ende des zweiten Lebensjahres. Das Kind ist sich seiner Getrenntheit von der Mutter bewusster und empfindet vermehrt Trennungsangst und das Bedürfnis, mit der Mutter wieder vereint zu sein. Mahler beschreibt eindrücklich, wie das Kind einerseits von der Mutter wegläuft, aber sich auch immer wieder an sie klammert und sie zu kontrollieren versucht. Sie bezeichnet dieses Verhalten als „Ambitendenz“. Das Kind schwankt zwischen dem Wunsch nach Wiedervereinigung und der Angst, von der Mutter verschlungen zu werden und die eben erworbene Autonomie zu verlieren, hin und her.

Während die neue Säuglingsforschung vor allem die Existenz einer „primär autistischen Phase“ (vgl. unten) inzwischen in Frage gestellt hat, bietet die detaillierte Beschreibung der Separation- Individuationsprozesse auch heute noch plausible Erklärungen für diese frühen Entwicklungsprozesse. Vor allem die Phase der Wiederannäherung wird von vielen heutigen Entwicklungspsychologen und Psychoanalytikern als „kritische Phase“ der Charakterbildung erkannt. Schwere Störungen in der Autonomie- und Selbstentwicklung, wie etwa bei Borderline-Störungen, stehen oft mit Traumatisierungen während dieser Entwicklungsphase im Zusammenhang. So postuliert z. B. Masterson (1973), dass Borderline-Patienten unlösbare Konflikte zwischen dem Wunsch nach Autonomie und der Angst vor Liebesverlust in sich tragen. Sie schwanken hin und her zwischen dem Bedürfnis, sich anzuklammern und der Angst, durch Nähe ihr fragiles Selbstgefühl zu verlieren.

Obschon ich Herrn A. nicht als Borderline-Patienten diagnostiziert habe, lässt sich einer seiner Hauptkonflikte durch die eben skizzierte Konzeptualisierung gut beschreiben: Unbewusst sehnte er sich nach der Verschmelzung mit dem Liebesobjekt sowie nach Schutz und Geborgenheit. Gleichzeitig litt er unter panischer Angst, seine Autonomie und sein Selbst durch die Nähe zum Liebesobjekt zu verlieren. In der Psychoanalyse wurde deutlich, dass er – zum einen bedingt durch die frühe traumatische Trennung (Krankenhausaufenthalt), zum anderen durch die depressive Erkrankung seiner Mutter – wohl kaum „genügend gute“ Bedingungen in seiner äußeren Realität vorgefunden hat, um den ersten Separations- und Individuationsprozess einigermaßen erfolgreich zu durchlaufen. Zwar gelang es ihm, weitgehend ohne psychosomatische Symptome die Vorschulzeit zu verbringen und in den ersten Grundschuljahren soweit normale Leistungen zu vollbringen, doch wurde in der Psychoanalyse deutlich, wie einsam er schon in diesen ersten Lebensjahren war und kaum emotionalen Kontakt zu seinen Familienmitgliedern oder Schulfreunden aufnehmen konnte. Erstaunlich sind aber seine resilienten Fähigkeiten (vgl. Kapitel 4): Er schien so etwas wie ein „falsches Selbst“ aufzubauen, entwickelte sich zum „kleinen Helden“ und holte sich in der Beziehung zu seiner kleinen, geliebten Schwester ein Stück Nähe und Wärme. Auch dass er fähig war, wenigstens einen einzigen Schulfreund zu finden, ist ein progressives Zeichen.

Die Mahler'schen Konzepte können auch heute noch dafür sensibilisieren, wie wichtig, aber auch wie störungsanfällig die frühen Individuations- und Separationsprozesse sind. Sie erfordern, metaphorisch ausgedrückt, eine „sichere Heimatbasis“, von der aus das Kind seine Welt erkunden kann. Der „Glanz im Auge der Mutter“, die das Kind bei seinen ersten Schritten, seiner Eroberung der Welt, bewundernd und empathisch begleitet, ist schwer durch andere Bezugspersonen zu ersetzen. Dies spricht für die Vorteile des langen Elternurlaubs, der z. B. für Mutter und/oder Vater in Norwegen und Schweden möglich ist (in Norwegen bis zum 3. Lebensjahr des Kindes). Werden andere Fremdbetreuungen angeboten, ist im Sinne der

Frühprävention darauf zu achten, dass den sensiblen Entwicklungsprozessen in diesem vulnerablen Lebensalter möglichst adäquat entsprochen werden kann. Es übersteigt den Rahmen hier, konkrete Vorschläge zu diskutieren. Doch legen die Mahler'schen Studien und viele andere nahe, dass das Kind bis zum 3. Lebensjahr auf wenige konstante, verlässliche und empathische Beziehungen angewiesen ist.

3.1.7 Zusammenfassung

Das Freud'sche Strukturmodell und die darauf basierenden trieb- und ich-psychologischen Ansätze sind in den letzten Jahren außer Mode gekommen, ja zuweilen sogar in Verruf geraten – sie seien veraltet, so wird behauptet, und basierten auf empirisch unhaltbaren Annahmen. Besonders die Triebtheorie galt in den 1990er-Jahren als weitgehend überholt. Es ist interessant, dass es vor allem neurobiologische Arbeiten sind, wie etwa die Studien von Jaak Panksepp zum Seeking System (1998, 1999) oder Ergebnisse zum Traum, die Karen Kaplan-Solms und Mark Solms (2000) mit Hilfe ihrer neuroanatomischen Methode gewonnen haben, die zurzeit zu einem Überdenken dieser kritischen Position gegenüber der Freud'schen Triebtheorie führen (vgl. dazu auch Shevrin, 1997).

Doch abgesehen von dieser Kontroverse versuchte ich aufzuzeigen, dass das Strukturmodell und die skizzierten ich-psychologischen Entwicklungstheorien auch heute noch einen gewissen Erklärungsgehalt anbieten, vor allem weil sie sich dazu eignen, innerpsychische Konflikte sowie Konflikte zwischen Innen und Außen scharf in den Blick zu nehmen. Gerade für die hier fokussierten Fragen der Frühprävention hat die Freud'sche Konflikttheorie meiner Einschätzung nach immer noch die Fähigkeit, auf ungewohnte, radikale Weise auf die Unvereinbarkeit zwischen biologisch aufbrechenden Triebbedürfnissen (etwa in der Pubertät) und kulturellen Anforderungen (Gestalten stabiler Liebesbeziehungen meist erst nach dem Abschluss einer Ausbildung, in unseren westlichen Gesellschaften oft 10–20 Jahre nach Eintreten der Pubertät) hinzuweisen. So können sie ein Licht auf tief irritierende Gewalttaten in der Adoleszenz werfen, wie etwa den kürzlichen brutalen Mord an einem behinderten Mädchen durch vier alkoholisierte Jugendliche. Die sadistische Tötung des hilflosen Mädchens kann am ehesten als spontaner Triebdurchbruch „erklärt" werden (vgl. dazu Medienberichte, Oktober 2007). Auch bei Herrn A. kam es in der Adoleszenz zu solchen Triebdurchbrüchen in der rechtsradikalen Peergroup, eine erschreckende Erfahrung für ihn, der er anschließend mit extremer psychischer Kontrolle zu begegnen versuchte.

3.2 Objektbeziehungstheorien

Wie Fonagy und Target (2003/2006) treffend feststellen, ist es alles andere als einfach, die heute in der Psychoanalyse vorherrschenden, aber vielfältigen Objektbeziehungstheorien zu definieren. Diese Autoren beziehen sich auf eine Definition von Greenberg und Mitchell (1983), die mit „Objektbeziehungstheorien" sämtliche Theorien bezeichnen, die „die Beziehung zwischen realen, äußeren Personen und den inneren Imagines und Residuen der Beziehungen zu ihnen sowie die Signifikanz dieser Beziehungsniederschläge für das psychische Funktionieren erforschen." (S. 12, zitiert nach Fonagy und Target, 2003/2006, S. 153) Dennoch bleibt eine scharfe Abgrenzung zu den eben skizzierten strukturtheoretischen Ansätzen schwierig. So sind in den Entwicklungstheorien von Edith Jacobson, Margret Mahler und Annemarie und Jospeh Sandler durchaus auch objektbeziehungstheoretische Gesichtspunkte enthalten.

Für unseren Kontext hier können wir uns der gebräuchlichen Unterscheidung zwischen der Objektbeziehungstheorie in der Kleinianischen Psychoanalyse, der sog. „Independent School" der Britischen Psychoanalyse und der amerikanischen Objektbeziehungstheorie anschließen. Nach Fonagy und Target (2003/2006) teilen alle Objektbeziehungstheorien die folgenden Grundannahmen:

(1) Schwere Pathologien entstehen prä-ödipal (in den ersten drei Lebensjahren);
(2) die Muster der Objektbeziehungen werden im Laufe der Entwicklung immer komplexer;
(3) die Stufen dieser Entwicklung repräsentieren eine Reifungssequenz, die kulturübergreifend ist, aber durch pathologische individuelle Erfahrungen beeinträchtigt werden kann;
(4) die Muster früher Objektbeziehungen wiederholen sich und werden in gewisser Weise im Laufe des Lebens fixiert;
(5) Störungen dieser Beziehungen lassen im Laufe der Entwicklung charakteristische Pathologien entstehen (siehe Westen, 1989);
(6) die Reaktionen des Patienten auf den Therapeuten geben Gelegenheit, gesunde wie auch pathologische Aspekte früher Beziehungsmuster zu untersuchen. (S. 155)

Der wesentlichste Unterschied zu den strukturtheoretischen Ansätzen scheint mir darin zu liegen, dass Objektbeziehungstheoretiker vor allem den Einfluss früher Bezugspersonen auf die Entwicklung des Kindes untersuchen und nicht, wie bei Freuds ursprünglicher Konzeptualisierung, vor allem die Frustrationen, die vom Objekt dem Triebwunsch des Kindes entgegengebracht werden, strukturbildend sind.

3.2.1 Die Kleinianische Objektbeziehungstheorie

Bekanntlich geht das Kleinianische Modell von zwei Grundpositionen des menschlichen Seelenlebens aus: der paranoid-schizoiden und der depressiven Position. In der paranoid-schizoiden Position herrschen sog. Partialobjekte vor, d. h. die Beziehung zu der einen Person „Mutter“ wird in zwei Partialobjekte gespalten, einen verfolgenden und einen idealisierenden. Analog dazu besteht auch das Selbst aus einem verfolgenden und idealisierenden Teil. In der depressiven Position wird anerkannt, dass das Objekt sowohl über „gute“ als auch „böse“ Anteile verfügt. Das Ich ist nun besser integriert. Bezogen auf das Über-Ich wird in der paranoid-schizoiden Position ein idealisiertes Ich-Ideal, das narzisstisch omnipotent erlebt wird, von einem verfolgenden Über-Ich abgespalten, das für paranoide Zustände verantwortlich ist. In der depressiven Position wird das Über-Ich analog zu einem verletzten, beschädigten Liebesobjekt erlebt, das menschliche Züge trägt (siehe u. a. Klein, 1975; Grosskurth, 1993).

Wichtig ist, dass zwar in der Entwicklung die paranoid-schizoide Position der depressiven vorangeht, aber beide Positionen bleiben ein Leben lang als zwei Grundmodalitäten des psychischen Erlebens erhalten, die – je nach seelischem Zustand – die aktuellen Wahrnehmungen und Empfindungen bestimmen. Melanie Klein hatte bei der Konzeptualisierung dieser beiden Grundpositionen den Säugling vor Augen, der alles Gute, Reine, Befriedigende einem Idealobjekt, alles Böse, Schmerzliche und Unlustvolle einem bösen Objekt zuschreibt. Seine eigenen negativen Affekte, wie Wut, Hass und Ekel werden auf das böse Objekt projiziert. Auf diese Weise kann er sich von diesen für ihn noch unerträglichen Gefühlen entledigen. Umgekehrt richtet er alle guten Gefühle, Liebe, Zuneigung und Wünsche, auf ein idealisiertes gutes Objekt, das der Säugling besitzen und in sich aufnehmen (Introjektion) oder mit dem er sich eins fühlen möchte (Identifizierung). Dieser frühe, archaische seelische Zustand ist äußerst labil: Die paradiesische Erfahrung des reinen Glücks kann blitzschnell in höllische Verzweiflung umschlagen. Die Verfolgungsangst ist charakteristisch für die paranoid-schizoide Position.

Das Erreichen der depressiven Position ist für Melanie Klein ein wichtiger Entwicklungsschritt, da er sowohl das Objekt als auch das Selbst mit seinen „guten“ und „bösen“ Seiten wahrnimmt und akzeptiert. Die Erfahrung ambivalenter Gefühle lösen Angst und Schuldgefühle aus, die Angst, mit eigenen aggressiven Impulsen das Objekt zu schädigen und deswegen von ihm verlassen zu werden (depressive Angst). Verschiedene Kleinianische Autoren (Rosenfeld, 1964; Hinshelwood, 1991, 1997; Quinodoz, 1991; Steiner, 1993) betonen, dass das Kind in der depressiven Position die Eigenständigkeit des Objekts und seine Getrenntheit von ihm wahrnimmt und daher auch empfänglich für die Erfahrung mit dem Dritten, dem Vater, macht. Melanie Klein postulierte bekanntlich, dass ödipale Phantasien schon sehr viel früher zu beobachten sind, als Freud dies annahm.

Zentral für da Kleinianische Denken ist der Mechanismus der projektiven Identifizierung. Das Ich externalisiert eigene unerträgliche Teile auf das Objekt, um sie daraufhin durch oft außergewöhnlich manipulatives Verhalten beim Objekt zu kontrollieren – und sich damit wieder zu identifizieren. Dadurch entstehen sehr intensive, „verstrickte" Objektbeziehungen. Der Mechanismus der projektiven Identifizierung hat daher eine stark interpersonale Bedeutung.

Bion (1963) betrachtete diesen Mechanismus als Überlebensstrategie des Säuglings, der noch nicht in der Lage ist, seine intensiven Erfahrungen zu ertragen. Er projiziert sie daher auf sein Primärobjekt, das ihm als „Container" für diese unerträglichen Gefühle (und Gedanken) dient. Zur mütterlichen Funktion gehört folglich, solche heftigen Affekte und Gefühle des Säuglings in sich aufzunehmen, sie zu halten und zu „containen" und sie in einer „seelisch verdauten", reiferen Form dem Säugling zurückzuspiegeln. In Bion's Terminologie: Die Mutter ist fähig, sog. Beta-Elemente in sich aufzunehmen und sie in Alpha-Elemente zu verwandeln und dem Kind zur Verfügung zu stellen. Damit konzeptualisiert Bion eine psychoanalytische Denktheorie. Der Prozess des Lernens setzt ein containendes Objekt voraus. Hanna Segal (1975) beschrieb diese Prozesse wie folgt:

„Am besten kann ich dies mit einem Modell erklären, das auf Melanie Kleins Konzept der paranoid-schizoiden Position und Bions Vorstellung der mütterlichen Fähigkeit, projektive Identifikationen aufzunehmen, beruht. In diesem Modell kann die Beziehung des Babys zu seinem ersten Objekt wie folgt beschrieben werden: Wenn das Baby unerträgliche Angst empfindet, versucht es mit dieser Situation umzugehen, indem es die Angst auf die Mutter projiziert. Die Antwort der Mutter sollte sein, dass sie diese Angst wahrnimmt und irgendetwas unternimmt, was wichtig ist, um das Baby vom Stress zu befreien. Die Wahrnehmung und Erfahrung des Babys ist sodann, dass es etwas Intolerables auf sein Objekt projiziert hat, das Objekt aber in der Lage ist, dies zu "containen" (aufzunehmen und auszuhalten) und damit produktiv umzugehen. Es kann daraufhin die ursprüngliche Angst nicht nur re-introjizieren, sondern auch erleben, dass diese Angst durch das Containment der Mutter modifiziert (und gemildert) wurde. Das Baby introjiziert auch das Objekt, das fähig ist, die Angst zu containen und mit ihr umzugehen. Das Containment der Angst durch ein äußeres Objekt, das fähig ist zu verstehen, stellt den Beginn der mentalen Stabilität dar. Diese mentale Stabilität kann durch zwei Quellen bedroht werden. Einmal mag die Mutter unfähig sein, die projizierte Angst des Kindes auszuhalten. In diesem Falle introjiziert das Kind einen Affekt, der sogar erschreckender ist als die Angst, die es ursprünglich projiziert hat. Als zweites mag kann dieser Prozess durch exzessive destruktive kindliche Omnipotenzfantasien bedroht werden. – Folgen wir diesen Modellvorstellungen, können wir postulieren, dass die analytische Situation eine ‚Containing-Funktion' übernehmen muss." (Segal, 1975, S. 134–135, zitiert in Hinshelwood, 1991, S. 248, Übersetzung M. L.-B.)

Mit dieser Konzeptualisierung erfassen Kleinianische Autoren in einer eindrucksvollen Weise den Zusammenhang zwischen frühen Objektbeziehungen und der Entwicklung des Denkens. Bezogen auf Frühpräventionen leitet sich daraus ein Plädoyer ab, wie wichtig die frühe containende Funktion der Primärobjekte sowohl für die affektive als auch die kognitive

Entwicklung des Babys ist. Die viel diskutierte Zunahme der Depressionen in unseren westlichen Gesellschaften, auch schwerer Postpartumdepressionen, ist auf diesem Hintergrund beunruhigend, denn eine depressive Mutter wird kaum ein Container für die heftigen, negativen Affekte ihres Säuglings darstellen können.

Den Eltern kommt in der Kleinianischen Objektbeziehungstheorie daher die wichtige Funktion zu, einen mildernden Einfluss auf die archaische Phantasiewelt des Kindes auszuüben.

In der Psychoanalyse mit Herrn A. schienen uns die Langzeitfolgen eines mangelnden Containments durch die depressive Mutter deutlich zu werden (vgl. die archaische Aggressionsproblematik von Herrn A., Verfolgungsträume, Doppelgängermotive etc.). Aus objektbeziehungstheoretischer Sicht sind diese Schwächen in seiner Frühsozialisation mit hoher Wahrscheinlichkeit einer der Gründe für die Attraktion der fremdenfeindlichen, rechten Ideologien während seiner Adoleszenz. Solche Ideologien mobilisieren archaische unbewusste Phantasien der Homogenität, der Reinheit und der Geschwisterrivalität, wie dies u. a. Bohleber (1992, 1996b) ausführte.

Ein weiteres Verdienst der Kleinianischen Objektbeziehungstheorie ist die Untersuchung des frühen, primitiven Neids, den Melanie Klein als eine besonders destruktive Form der angeborenen Aggression betrachtete, da er sich gegen das gute Objekt richtet und es in der Phantasie zerstört, was u. a. zu einer verfrühten Aktivierung der depressiven Verlustangst führt.

Wie in der Fallzusammenfassung kurz skizziert, war eine der größten Krisen in der Behandlung von Herrn A. die Reaktivierung des archaischen Neids in der Übertragung. Nun bestand die Gefahr, dass Herr A. die Behandlung abbrechen würde, u. a. weil er mir als seiner Analytikerin unbewusst nicht gönnen mag, dass ich ihm helfen kann. Diese Gefahr wird u. a. von Rosenfeld (1975) als negativ therapeutische Reaktion beschrieben. Die pathologischen Abhängigkeitsgefühle vom Objekt reaktivieren den primitiven Neid auf das Primärobjekt, das man lieber zerstören will als ihm den vermeintlichen Triumpf zu gönnen, dass es dem Selbst helfen kann. John Steiner (1993) illustrierte diese destruktive seelische Reaktion mit der folgenden Geschichte: Ein Skorpion wird von einem Frosch durch einen Fluss zum anderen Ufer getragen. Er widersteht der Versuchung nicht, den Frosch mit seinem giftigen Stachel zu töten, obschon er dabei selbst untergeht und umkommt.

3.2.2 Unabhängige britische Schule (Independent British School)

Die Bezeichnung dieser dritten Gruppe innerhalb der British Society of Psychoanalysis weist darauf hin, dass sich diese Analytiker – im Gegensatz zu anderen psychoanalytischen Schulen – um keine einzelne führende Theoretikerpersönlichkeit (wie etwa die Kleinianer um Melanie Klein oder die

Freudianische Gruppe um Anna Freud) gruppiert haben. Zu dieser Gruppe zählten Analytiker wie Fairbairn (1952), Guntrip (1961), Balint (1968), Winnicott (1958), Khan (1963), Klauber (1966) oder in neuerer Zeit Bollas (1989) und Tuckett (1993).

Wie etwa Rayner (1991) in seiner ausgezeichneten Zusammenfassung der Geschichte der „Unabhängigen Gruppe" schreibt, verband alle diese Autoren das Interesse an der Frühentwicklung des Säuglings, wobei besonders der Einfluss einer fördernden bzw. beeinträchtigenden Umwelt auf die Entwicklung des Kindes untersucht wurde. Daher erweisen sich einige ihrer klassischen Arbeiten für unser Thema der Frühprävention als interessant und aufschlussreich.

Viele dieser Autoren legten ihren Schwerpunkt auf die Entwicklung des Selbst. Sie beschreiben dynamische Interaktionen zwischen unterschiedlichen Aspekten des Ichs oder Teilen des Selbst mit komplementären inneren und äußeren Objekten. Besonders fruchtbar für unseren Kontext ist die Entwicklung eines „wahren" verglichen mit einem „falschen Selbst" von Winnicott, sowie seine Konzepte des intermediären Bereichs und der antisozialen Tendenz.

Winnicott arbeitete, zuerst als Kinderarzt, dann als Psychoanalytiker, viele Jahre an der Kinderklinik von Paddington Green. Während des Zweiten Weltkriegs wurde er zum beratenden Psychiater des Oxfordshire-Heimes für evakuierte Kinder. Diese Tätigkeit förderte sein Verständnis für das Verhalten dissozialer Kinder. Später arbeitete er in verschiedenen Institutionen und in seiner Privatpraxis mit schwer gestörten Kindern sowie asozialen und gewalttätigen Jugendlichen. Er postulierte, dass gewalttätiges Handeln sowohl bezogen auf das Selbstaspekt als auch auf seine Mitteilung an die „soziale Umwelt" des Jugendlichen verstanden werden muss. Der „entgleiste Dialog" (R. Spitz) spiele in der Genese der Gewalt meist eine wichtige Rolle. Daher schließt er, dass eine Bearbeitung, eine Veränderung, vielleicht gar eine „Bewältigung" von Gewaltphänomenen nur auf sozialem Weg möglich sei. Winnicott plädierte immer für eine klare Eingrenzung der Gewalt, ohne aber dabei den Jugendlichen sozial auszugrenzen. So bezeichnete er die Aggressionen von Jugendlichen als Ausdruck der „anti-sozialen" Tendenz und verstand sie als unbewussten Hilfeschrei an die soziale Umgebung, mit dem Jugendlichen in Dialog zu treten. Depressive Jugendliche haben den Zugang zu dieser vitalen Kraft verloren: sie resignieren und ziehen sich in sich selbst zurück, nach Winnicott eine noch gravierendere Störung als offene Gewaltäußerungen, in denen der Jugendliche unbewusst immerhin an einer Kommunikation mit seiner Umwelt festhält und nicht völlig aufgibt.

Nach Winnicott ist Aggression ein angeborener „Lebenstrieb" und damit ein „Beweis für das Leben". Aggression ist ursprünglich Bewegung (Motilität) und Aktivität. Eine ähnliche Auffassung vertrat z. B. Mitscherlich (1968) in seiner Arbeit „Die Idee des Friedens und die menschliche Aggressivität". Er leitet Aggression vom griechischen Ausdruck ad-gredi, auf jemanden/auf etwas zugehen, ab. So sieht Winnicott als primäre Funktion von Aggression, dass sie der Unterscheidung Selbst und Nichtselbst dient. Schon der Fötus macht dank seiner Motilität die Erfahrung einer ersten

Grenze: Er stößt gegen die Bauchdecke der Mutter – eine körperliche Vorerfahrung der Unterscheidung von Selbst und Nichtselbst. Schlägt ein Kind mit seiner Faust gegen die Wand, wird es als erstes die Grenze zwischen seinem schmerzenden Körper und der Umwelt wahrnehmen.

Eine zweite Grundproblematik des Menschen war für Winnicott zentral: die totale Abhängigkeit des menschlichen Säuglings von seinen Primärobjekten. Es beschäftigte ihn die Frage: „Wie kann aus einem absolut abhängigen und der äußeren Realität völlig ausgelieferten Säugling nach und nach ein erwachsener Mensch werden, der die Realität nicht nur oder nicht überwiegend als eine Beleidigung und Bedrohung für sein Lebensgefühl empfinden muss." (Winnicott, 1970) Für die Bewältigung dieser basalen Erfahrung von Abhängigkeit, Hilflosigkeit und Ohnmacht ist entscheidend, ob die Mutter dank ihrer „primären Mütterlichkeit" dem Säugling „die Illusion" zu vermitteln vermag, er sei es, der die Aktivitäten der Mutter bestimmen könne. Um ihm für eine solche Illusion zur Verfügung zu stehen, muss es der Mutter gelingen, sich auf die Versorgung des Säuglings zu konzentrieren und andere, eigene Aktivitäten zurückzustellen, beides gepaart mit einer erhöhten Sensibilität für ihren eigenen Körper und ihr Baby. Die omnipotente Illusion des Säuglings, er sei die Quelle der mütterlichen Aktivitäten, ist, nach Winnicott, eine wichtige Voraussetzung für einen progressiven Umgang mit der eigenen Abhängigkeit und realen Ohnmacht. Ebenfalls zentral für den Umgang mit Abhängigkeit, Unvermögen und Verzweiflung sowie für die Entwicklung des eigenen Selbst sind für Winnicott (1958) Übergangsphänomene bzw. Übergangsobjekte. Ein Kuscheltuch hilft dem Säugling sich selbst zu beruhigen, weil das Kind dabei phantasiert, es werde gestillt oder gefüttert. Das Kuscheltuch dient hier der Aktivierung des inneren, befriedigenden, aber nun real abwesenden Objekts, der Mutter. Entscheidend dabei ist, dass das Kuscheltuch (oder der Teddybär) sowohl der Säugling (das Selbst) als auch die Mutter (das Nicht-Selbst) repräsentiert: Winnicott sprach von „Übergangsobjekten", weil sie entwicklungspsychologisch einen psychischen Übergang von einer subjektiven Erfahrung des „Nicht-Getrenntseins" von der Mutter hin zu der omnipotenten, illusionären Erschaffung des inneren Objekts darstellen und schließlich helfen zu akzeptieren, dass die reale Mutter der Außenwelt angehört und nicht immer vom Selbst kontrolliert werden kann. Da das Übergangsobjekt, z. B. der Teddy, die Kluft zwischen Selbst und Nichtselbst, Ich und Nicht-Ich zu überbrücken hilft, wenn der Säugling Trennungen ausgesetzt ist, sind Teddy und Kind häufig unzertrennlich. Entscheidend ist, dass das Objekt der omnipotenten Kontrolle des Kindes unterliegt – der Teddy muss bekanntlich alles mit sich machen lassen: er wird geschlagen, geküsst, weggeworfen und wieder zu sich gezogen, verletzt und „geheilt" usw. Bei all diesen Aktivitäten geht es um die Entwicklung stabiler Grenzen zwischen innen und außen, Selbst und Objekt, aber auch zwischen belebten und unbelebten Objekten (auf die sich z. B. eigene aggressive Impulse wie das Beißen mit den ersten Zähnen eher ausprobieren lässt als mit der Brust der Mutter). Übergangsobjekte sind, nach Winnicott, in einem Zwischenraum zwischen dem Selbst und dem Objekt angesiedelt. Er spricht daher vom „intermediären Raum", der sowohl für die Trennung vom Objekt, die Selbstentwicklung als auch für Kreativität und Phantasieentwicklung entscheidend ist.

„Der intermediäre Bereich ist jener Bereich, der dem Kind zwischen primärer Kreativität und auf Realitätsprüfung beruhender, objektiver Wahrnehmung zugestanden wird. Die Übergangsphänomene repräsentieren die frühen Stadien des Gebrauchs der Illusion, ohne den ein menschliches Wesen keinen Sinn in der Beziehung zu einem Objekt finden kann, das von anderen als Objekt wahrgenommen wird, das außerhalb des Kindes steht. In der frühen Kindheit ist dieser intermediäre Bereich für den Beginn einer Beziehung zwischen Kind und Welt erforderlich, möglich wird er durch eine hinlänglich gute mütterliche Betreuung in der frühen kritischen Phase." (Winnicott, 1971, S. 21–24)

Übergangsobjekte sind daher eine zentrale Hilfe, um dem Kind die Erfahrung zu vermitteln, dass es zwar abhängig vom Gegenüber (Objekt) und der äußeren Realität ist, aber dennoch (in der Phantasie und der Realität) ein aktives Selbst ist, das diese Realität mitgestalten kann. Zudem ermöglicht es ihm den Umgang mit nicht integrierbaren, grenzenlosen, archaischen Vernichtungsphantasien. Sie richten sich, wie erwähnt, z. B. auf den Teddy, der bekanntlich oft malträtiert und dabei sogar verstümmelt wird. Winnicott beschrieb eindrücklich, wie wichtig es für das Kind ist, dass ihm seine Eltern helfen, das beschädigte Objekt (den Teddy) wieder instand zu stellen (etwa das abgerissene Ohr wieder anzunähen). Die Möglichkeit zur Wiedergutmachung dient u. a. der Entwicklung der Fähigkeit zu Erbarmen, d. h. sich in das Objekt eigener aggressiven Impulse einzufühlen, eine Fähigkeit, die sich nach Winnicott erst Ende des zweiten Lebensjahres entwickelt und für die soziale Entwicklung des Kindes höchst relevant ist. So berichtet Winnicott selbst eine seiner ersten Erinnerungen. Er hatte einer kostbaren Porzellanpuppe die Nase abgeschlagen. Sein Vater schimpfte zwar mit ihm, holte aber anschließend einen speziellen Klebstoff und klebte die Nase wieder an. Nach Winnicott sind solche Gesten der Wiedergutmachung für das Kind entscheidend, da sie ihm ermöglichen, sowohl seine aggressiv-destruktiven Impulse kennen und in ihrer Wirkung einschätzen zu lernen, sie aber nicht aus dem Bewusstsein zu verbannen, sondern sie psychisch zu integrieren.

Kerstin Weike (2004, S. 120) stellte das Konzept des intermediären Bereichs bzw. die damit verknüpfte sukzessive Differenzierung zwischen dem Selbst und dem Objekt sowie deren Bedeutungen für die psychische Entwicklung mit den folgenden Graphiken dar:

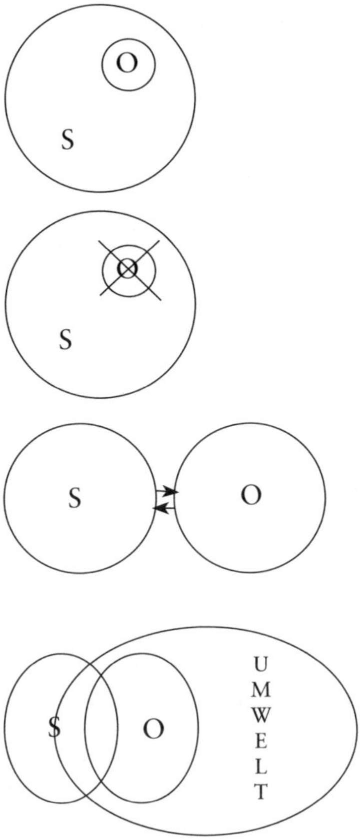

- Das Objekt existiert zunächst nur als Wahrnehmung des Subjekts.
- Das Subjekt zerstört das Objekt in seiner Fantasie.
- Das Objekt „überlebt“ in der Realität. Das Subjekt kann erkennen und anerkennen, dass das Objekt seiner psychischen Kontrolle nicht unterworfen ist.
- Die Trennung in der Fantasie wird nie ganz und gar vollzogen, kann aber durch Empathie immer wieder durchbrochen werden, sodass es zu kreativen Überschneidungen von Erfahrungsräumen kommt. Die innere Realität wird mit der aüßeren in Beziehung gesetzt.

Abb. 3.6: Winnicott: Intermediärer Raum
Weike (2004, S. 120)

Aus diesen Konzepten leitet Winnicott sowohl pädagogische als auch therapeutische Grundhaltungen ab, die er als „holding, handling and object presenting“ charakterisiert.

Die Konzepte von Winnicott haben eine breite Resonanz gefunden. Von vielen Autoren wurde darauf hingewiesen, wie entscheidend der intermediäre Raum etwa in der Adoleszenz wird. Auch in dieser Entwicklungsphase dient er als Voraussetzung für die eigene Identitätsfindung, aber auch um sicher zwischen Realität und Phantasie zu unterscheiden, aggressive Impulse in der Phantasie durchzuspielen, statt sie in Gewalthandlungen umzusetzen etc. (vgl. Symbolisierung, Kultivierung von Aggression; dazu u. a. Auchter, 1994; Bohleber, 1992, 1996a, b; Leuzinger-Bohleber, 1996; Fonagy, 2007). Auchter (1994) sprach von „Gewalt als Zeichen der Hoffnung“ im oben erwähnten Sinne und betonte das Soziale in der Antisozialen Tendenz gewalttätiger Jugendlicher. Nur durch eine aktive, auf Einfühlung beruhende Auseinandersetzung mit „Bedeutungsvollen Anderen“, aber auch mit Institutionen und gesellschaftlichen Strukturen, kann der Jugendliche schließlich seine aggressiven Impulse in seine Gesamtpersönlichkeit integrieren.

Ein weiterer, zentraler Beitrag von Winnicott betrifft die Unterscheidung zwischen der Entwicklung eines „wahren" verglichen mit einem „falschen Selbst". Ihm zufolge basiert das wahre Selbst in der körperlichen Erfahrung, der sensomotorischen Lebendigkeit des Neugeborenen (Winnicott, 1960). In dieser Zeit existiert noch kein Selbst. Doch ist schon früh, vermutlich sogar angeboren, eine Wahrnehmung der eigenen (körperlichen) Kontinuität ausgebildet. Doch braucht es die Empathie der Mutter, dem Kind seine körperliche Kontinuitätserfahrung seines „Seins" zu ermöglichen. Beebe (2006) hat in eindrucksvollen Videoaufzeichnungen von frühen Interaktionen zwischen Mutter und Kind gezeigt, wie verheerend es sich für die frühen authentischen Körpererfahrungen auswirkt, wenn (depressive) Mütter ihrem Kind zu wenig Spielraum ermöglichen können, seine eigenen Aktivitäten zu entfalten, eigene Rhythmen der Distanzregulierung, z. B. via Blickkontakt, auszudrücken etc. Dadurch wird die Wahrnehmung eines kontinuierlichen Seins beeinträchtigt und das Fundament einer Entwicklung eines „wahren Selbst" beschädigt (vgl. dazu auch Stufen der Selbstentwicklung bei Daniel Stern, 1985). Aus diesem Grunde kommt einer „hinreichend guten Mütterlichkeit" ein zentraler Stellenwert zu. Sie stellt sicher, dass das Ich des Säuglings seine Eigenständigkeit, seine Kreativität erfahren kann, um autonom zu werden und später auf die Unterstützung der Mutter verzichten zu können, denn mit der Bildung eines getrennten, persönlichen Selbst ist unweigerlich die Loslösung von der Mutter verbunden.

In diesem Sinne sprach Winnicott von einer „haltenden Umwelt", die den Rahmen bilden muss, innerhalb dessen sich die Integration von Aggression und Liebe vollzieht. Sie schützt ihn während des vulnerablen Übergangs von einem unintegrierten zu einem integrierten psychischen Zustand vor Überflutungen durch Angst, Panik und Schmerz. Nur in einer solchen „haltenden Umwelt" mit empathischen Bezugspersonen kann sich ein stabiles Kernselbstgefühl herausbilden. Winnicott spricht sogar von einer „Umwelt-Mutter" in diesem Zusammenhang. Das „wahre Selbst" kann sich nur in Gegenwart eines unaufdringlichen Anderen entwickeln, der die Kontinuität des Selbsterlebens nicht unterbricht.

Erlebt nun aber ein Säugling durch schwere Störungen der Empathie seines Primärobjekts oder andere Traumatisierungen ein Zusammenbrechen dieser „haltenden Umgebung", kann er, so Winnicott, eine Abwehrform entwickeln, die als „Versorger-Selbst" (caretaker self) bezeichnet werden kann. Der Säugling wird gezwungen, sich mit dem unempathischen bzw. versagenden Primärobjekt zu identifizieren und ein „falsches", anstelle eines „wahren" Selbst zu entwickeln. Der Säugling, der anhaltende Übergriffe von Seiten seiner Umwelt erfährt, erlebt einen Zustand des Selbst, das überwältigt wird. Das Selbst beginnt ängstlich weitere Übergriffe zu antizipieren und fühlt sich nur dann real, wenn es seinen Widerstand gegen die Übergriffe mobilisiert oder aber kapituliert und seine eigenen Äußerungen und Gesten verbirgt. Nun wird das Selbst seine versagende Umwelt imitieren, sich mit dem Mangel abfinden und seine kreativen Äußerungen unterdrücken. Im

Extremfall wird es sogar vergessen, dass seine eigenen Gesten und Äußerungen je existiert haben. Das Kind wird gehorsam und unterwürfig auf die Gesten und Äußerungen seiner Bezugspersonen eingehen und sie wie seine eigenen erleben. Dies ist die Grundlage einer Struktur eines falschen Selbst, das durch fehlende Spontaneität und Originalität gekennzeichnet ist.

Winnicott schildert eindrücklich, dass sich das falsche Selbst oft als das reale ausgibt und auf andere Menschen auch als real wahrgenommen wird. Doch genauere Beobachtungen zeigen, wie leer die Innenwelt dieser Kinder ist. Es fehlt ihnen an eigener Phantasie und Kreativität. Sie fühlen sich nur durch eine Verschmelzung mit einem Anderen oder fremden Idealen als eine „eigene Person".

Wie schon erwähnt, haben diese Konzepte eine große Relevanz sowohl für die Therapie als auch für den pädagogischen Umgang mit Kindern mit schweren Persönlichkeitsstörungen und besonders mit Adoleszenten in ihrem altersgemäßen Identitätsfindungsprozess. So ist es zwar äußerst schwierig, eine authentische Beziehung gerade mit gewalttätigen Jugendlichen aufzunehmen, doch erweist sie sich als absolut unverzichtbar. So muss z. B. die Konfrontation mit der Realität und ihren Regeln und Gesetzen in einer haltenden Beziehung stattfinden. Professionelle Personen müssen – ohne Vergeltungsanspruch oder Rachsucht wegen der gewalttätigen Aktionen – im Bewusstsein der eigenen Stärke als Erwachsene klare Grenzen setzen und Konflikte mit dem Jugendlichen austragen. Diese Haltung ist die Voraussetzung, dass der Jugendliche einen stabilen äußeren Raum mit zuverlässigen, mit ihm möglichst ausgehandelten Grenzen erlebt – und damit sukzessiv auch einen eigenen intermediären Raum ausbilden kann. Diese „dialogische Konfliktpädagogik", die den Jugendlichen emotional in eine Beziehung einbindet und ihn als „gleichwertigen Konfliktpartner" akzeptiert, vermeidet sowohl die Gefahren einer zu permissiven, „verwahrlosenden" Haltung als auch einer autoritären Unterwerfung unter einen Aggressor. Paradoxerweise haben beide extrem unterschiedlichen pädagogischen (Fehl)haltungen analoge Auswirkungen auf den Jugendlichen: Im ersten Fall entwickelt er kaum eine adäquate innere Regulationsmöglichkeit im intermediären Raum, weil er seinen sadistischen Triebimpulsen und archaisch destruktiven Phantasien ausgesetzt ist. Er erlebt keine Konflikte mit seinen Bezugspersonen, die im oben erwähnten Sinne die existenzielle Erfahrung vermitteln, dass das Objekt die (phantasierten oder realen) Attacken durch das Subjekt überlebt. Dadurch werden die archaischen Phantasien nicht an der Realität abgearbeitet: sie bleiben unverändert im Unbewussten erhalten. Die gegenteilige pädagogische Haltung der autoritären Unterwerfung verhindert ebenfalls die Entwicklung einer Selbststeuerung: Die Unterwerfung unter dem Aggressor fördert, wie oben skizziert, die Entwicklung eines falschen Selbst. Weike (2004, S. 123) veranschaulicht diese Problematik, bezugnehmend auf Benjamin (1988), mit der folgenden Graphik:

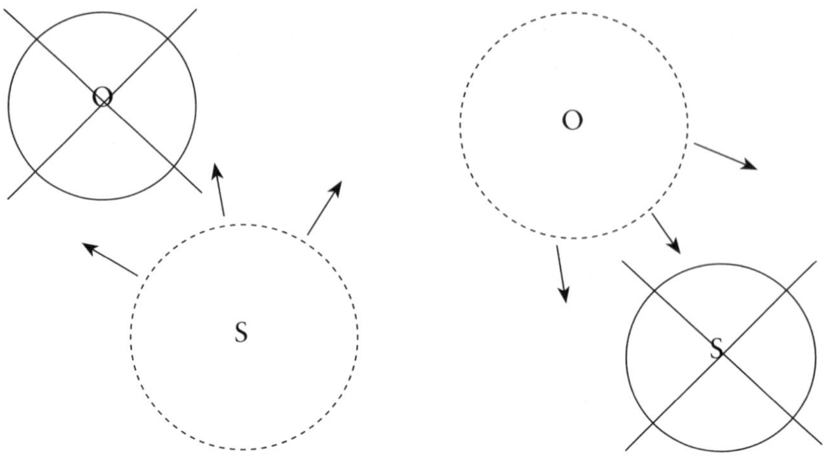

Herrschaft
Permissive Erziehung,
Verwahrlosung nährt sadist.
Allmachtsgefühle des Kindes

Unterwerfung
abwehrende, strafende
Erziehung fördert falsche
Selbstentwicklung

Abb. 3.7: Auswirkungen von permissiver und strafender Erziehung nach Winnicott (nach Weike, 2004, S. 123)

In der Psychoanalyse mit Herrn A. wurde deutlich, dass dieser in seiner Frühsozialisation beide eben erwähnten Erfahrungen erlitten hatte: Wir haben die emotionale Frühverwahrlosung, u. a. bedingt durch die psychische Erkrankung beider Eltern schon erwähnt. Dass dadurch vor allem archaisch destruktive und sadistische Phantasien stimuliert bzw. nicht in Konflikten mit den Eltern „abgeschliffen" werden konnten, zeigten die eindrücklichen Verfolgungsträume. Sie verschwanden praktisch ganz, nachdem es im analytischen Prozess möglich geworden war, die Aggressions- und Identitätsproblematik von Herrn A. durchzuarbeiten.

Doch kam es während der ganzen Kindheit – und in der Adoleszenz – immer wieder zu massiven körperlichen Strafen (vgl. z. B. die Situation, in der ihn sein Vater vor den Augen seiner Peergroup zusammenschlug). Die Entwicklung eines „falschen Selbst" schien uns relativ eindeutig: Schon als Vierjähriger musste Herr A. in der Heimszene „den kleinen Helden" mimen. In der Spätadoleszenz entwickelte er sich zu einem überangepassten, sanften und aggressionsgehemmten jungen Mann, der weder in der Sexualität noch im beruflichen Bereich in adäquater Weise über seine vitalen, aggressiven Impulse verfügen konnte.

Bezogen auf die Frühprävention bieten die Winnicott'schen Konzepte nach wie vor viele Anregungen. So kann z. B. mit Hilfe seiner Ausführungen zum „intermediären Bereich" die in der Einleitung erwähnte „Durchorganisation des kindlichen Alltags" durch leistungsbetonte Frühförderungsprogramme (Englisch, Frühmathematik etc.) kritisch in Frage gestellt werden. Verschwinden die realen und inneren Spielräume eines Kindes, ist seine kreative emotionale und kognitive Entwicklung gefährdet. Zudem besteht die Gefahr einer Entwicklung eines „falschen Selbst“: Das Kind muss sich mit den ehrgeizigen Wünschen und Phantasien seiner Eltern identifizieren und kann kaum seine eigenen entdecken und entwickeln.

3.2.3 Nordamerikanische Objektbeziehungstheorie

Der bekannteste Autor der sog. nordamerikanischen Objektbeziehungstheorie ist Otto Kernberg. Er legte eine bemerkenswerte Integration der Kleinianischen Objektbeziehungstheorie, der Freud'schen Triebtheorie und modernen ich-psychologischen Ansätzen vor. Er arbeitete vor allem mit Patienten mit schweren Persönlichkeitsstörungen, etwa narzisstischen Persönlichkeitsstörungen und Borderline-Persönlichkeitsstörungen und führte, zusammen mit John Clarkin und seiner Forschergruppe, jahrelange empirische Studien etwa zur Behandlung von Borderline-Störungen durch. Daher sind viele von Kernbergs Theorien gut empirisch abgestützt, beeindrucken aber gleichzeitig durch kühne, anregende theoretische Spekulationen und einer konsistenten gedanklichen Systematik.

Wie Kleinianische Autoren betonte er die archaische Wucht von Aggression, Neid, Spaltung und projektiver Identifizierung, die durch frühe Objektbeziehungen abgemildert oder aber traumatisch verstärkt werden können und auch die frühen Vorläufer des Ich und Über-Ich prägen. Für Kernberg bilden die Affekte die primären Motivationssysteme. Er versteht Triebe als hypothetische Konstrukte, die sich in mentalen Repräsentationen und Affekten manifestieren. Der aktuelle Affektzustand, der das psychische Erleben dominiert, schafft die Verbindung zwischen dem Selbst und dem Objekt. So hat in seiner Theorie das Objekt nicht nur die Funktion der Triebbefriedigung: Die frühen Erfahrungen mit den Objekten werden internalisiert und bestimmen die wichtigen psychischen Strukturen (Es, Ich und Über-Ich). Die internalisierten Beziehungen zwischen den Selbst- und Objektrepräsentanzen werden in bestimmten affektiven Zuständen wieder aktiviert und bestimmten das seelische Erleben.

Kernberg postuliert folgende Charakteristika der frühen psychischen Entwicklung (vgl. dazu auch Fonagy und Target, 2003/2006, S. 254 ff):

(1) Der Säugling verfügt über zwei genetisch angelegte Affektdispositionen, die sich – wie schon Freud postulierte – zwei Polen zuordnen lassen, dem Lust- und dem Unlustprinzip. Die kognitive Entwicklung ermöglicht eine zunehmende Differenzierung dieser beiden primitiven, polaren Affektzustände.

(2) Affekte sind grundsätzlich in eine Beziehung zwischen Selbst- und Objektimagines eingebettet. Dies bedeutet, dass Affekte durch aktuelle Interaktionen mit der Umwelt ausgelöst und daher immer in Beziehung zu der Wahrnehmung des äußeren Objektes und dem aktuellen

Selbsterleben gesetzt werden. Die gesamte Erfahrung schlägt sich in Vorformen von Repräsentanzen nieder und bildet sog. Objektbeziehungseinheiten.

(3) Diese Objektbeziehungseinheiten bestehen immer aus einer Selbst-Objekt-Affekt-Triade und werden im affektiven Gedächtnis gespeichert. Sie entwickeln sich, so Kernberg, schließlich zu „Trieben". Mit dieser Konzeptualisierung nimmt Kernberg die originellen Arbeiten von Hans Loewald auf, der schon in den 1970er-Jahren eine neue, beziehungstheoretische Definition von „Trieben" vorgelegt hat: „Einer Formulierung Freuds folgend – an der er selbst und andere psychoanalytische Theoretiker nicht konsequent festgehalten haben –, definiere ich Trieb hier als psychische Repräsentanten biologischer Reize oder Prozesse und nicht als diese biologischen Reize selbst. Als psychische Phänomene oder Repräsentanten verstanden, entstehen Triebe in den frühen organisierenden Interaktionen von Mutter und Kind. Sie stellen die primitivste Stufe menschlicher Geistestätigkeit und Motivation dar …" (Loewald, 1980, S. 194). Lustvolle Affekte werden in die Trieborganisation „Libido" integriert, unlustvolle in die der „Aggression" (bzw. „Destrudo"). Den Affekten kommt zunehmend eine Signalfunktion für diese Trieborganisation zu.

(4) Im Gegensatz etwa zu Fairbairn sind nach Kernberg Triebe nicht primär objektsuchend, denn sie können sich auf verschiedene Objekte richten. Daher bewahren „Triebe" in diesem Modell ihren Status als primäre Motivationsquellen des Verhaltens und werden nicht durch Objektbeziehungsstrukturen ersetzt.

(5) Entwicklung geschieht durch die Internalisierung von Objektbeziehungseinheiten sowie das Ausbilden von Abwehrmechanismen, die sich gegen diese Internalisierungen richten. Daher determinieren die Objektbeziehungseinheiten die Ich-Struktur. Diese bestimmt weitgehend die Trieborganisation.

(6) Im Unbewussten werden, nach Kernberg, vor allem frühe Objektbeziehungseinheiten gespeichert, vor deren archaischer Qualität sich das Kind mit mehr oder weniger reifen Abwehrmechanismen zu schützen versucht.

Für das Verständnis dieser Entwicklungsprozesse ist die Differenzierung zwischen drei Internalisierungsprozessen wichtig, die Kernberg (1976, 2001) beschreibt: die Introjektion, die Identifizierung und die Ich-Identität.

Die Introjektion ist der primitivste, früheste Mechanismus der Internalisierung. Vollständige Interaktionen mit der Umwelt werden in die Psyche aufgenommen (nach der klassisch triebtheoretischen Sicht, einem oralen Modus folgend). Erinnerungsspuren werden an die sich ausbildenden Selbst- und Objektrepräsentationen angelagert und mit dem betreffenden Affekt verbunden. Kernberg bezieht sich bei diesem Verständnis auf die oben erwähnten Arbeiten von René Spitz und Edith Jacobson, die davon ausgehen, dass in diesem frühen Entwicklungsstadium Selbst- und Objektrepräsentanzen noch nicht vollständig getrennt sind, eine Auffassung, die aufgrund der Ergebnisse der empirischen Säuglingsforschung kaum mehr zu halten ist (vgl. 3.4.1).

Eine bestimmte Entwicklung der kognitiven Fähigkeiten setzt der zweite Internalisierungsmechanismus voraus, die Identifizierung. Das Kind erkennt nun bestimmte Rollen im Verhalten seiner Bezugspersonen, eine Voraussetzung, damit sich das Kind – z. B. in Imitation mit dem mütterlichen Verhalten – sich mit diesem identifizieren kann. Die Identifizierungen sind nach Kernberg stark von den affektiven Zuständen abhängig, in denen sie stattfinden. Sie entscheiden über die Flexibilität, die Wahrhaftigkeit und die Komplexität der Selbstrepräsentation (vgl. die Entwicklung des „wahren" bzw. „falschen" Selbst nach Winnicott in diesem Zusammenhang).

Schließlich nimmt Kernberg den Begriff der Ich-Identität von Erik Erikson auf, um die umfassende Strukturierung von Identifizierungen und Introjektionen unter dem steuernden Prinzip der synthetischen Funktionen des Ichs zu beschreiben.

Diese Mechanismen charakterisieren u. a. die fünf Entwicklungsschritte, die Kernberg vor allem basierend auf seiner breiten Erfahrung mit frühgestörten Patienten beschreibt.

In den ersten Lebenswochen kann der Säugling, so Kernberg, noch nicht zwischen den Selbst- und Objektrepräsentationen unterscheiden. Erst in der zweiten Entwicklungsphase (ca. 6.–8. Lebensmonat) werden die lustvollen von den unlustvollen Erfahrungen systematisch getrennt und zu einer „guten" bzw. „bösen" Selbst- bzw. Objektrepräsentanz zusammengefügt. In der dritten Entwicklungsphase (6. Monat bis ca. 18./36. Monat) lernt das Kind immer sicherer zwischen dem Selbst und dem Objekt, zwischen innen und außen zu unterschieden, obschon die Selbst- und Objektrepräsentanzen in extrem stressvollen Erfahrungen immer noch miteinander verschmelzen können. Doch erst im dritten Lebensjahr kann das Kind den entscheidenden Schritt vollziehen, dass es die polarisierten guten und bösen Repräsentanzen zu Repräsentanzen „ganzer Objekte" (und nicht mehr von Partialobjekten) integriert. Hier besteht ein Zusammenhang zwischen der oben skizzierten Kleinanischen Auffassung der depressiven verglichen mit der paranoid-schizoiden Position. Kernberg betont, dass nun der Abwehrmechanismus der Verdrängung an Stelle des primitiven Vorgangs der Spaltung gesetzt werden kann. Dies schützt das Individuum vor schweren Charakterpathologien, in deren seelischer Wirklichkeit primitive Spaltungsprozesse, Projektionen und projektive Identifizierungen vorherrschen.

Die vierte Entwicklungsphase betrifft nach Kernberg die ödipale Phase, in der libidinös und aggressiv besetzte Selbstrepräsentanzen in ein kohärentes Selbstsystem integriert werden. Hier bezieht sich Kernberg offensichtlich auf das Strukturmodell. In der ödipalen Phase konsolidiert sich die Ich-Identität. Die Selbst- und Objektimagines werden zum Selbst-Ideal und Objekt-Ideal, d. h. zu einer kohärenten Ich-Idealstruktur als Teilstruktur des Über-Ichs, integriert. Die Integration der Erfahrungen mit „idealen" Selbstzuständen und „idealen" Erfahrungen mit den Objekten sowie der Vorläufer des Über-Ichs, meist verfolgende und grausame Repräsentanzen, zu einem kohärenten Über-Ich, ist bekanntlich eine der Hauptaufgaben der ödipalen Phase. Für die psychische Gesundheit ist entscheidend, ob die präödipalen (archaischen) Über-Ich-Strukturen und -inhalte durch die realen Gebote und Verbote der ödipalen Bezugspersonen gemildert werden können und zu einer autonomen inneren Regulationsinstanz des Kindes werden können. Allerdings wird oft dabei nicht in Rechnung gestellt, dass die Inhalte der Ideal- und Regelinstanz des Über-Ichs noch fast ausschließlich mit jenen der Eltern identisch sind und erst in der Adoleszenz einer autonomen, idiosynkratischen Bewertung unterzogen werden.

Für unseren Kontext möchte ich lediglich festhalten, dass Autoren, die Kernbergs Konzepten nahe stehen, Internalisierungen wichtiger Beziehungen in der frühesten Kindheit fokussieren, wenn sie nach plausiblen Erklärungen für die Entstehung von psychosozialen Integrationsstörungen oder konkret von ADHS-Symptomen suchen. Internalisierungsprozesse betrachten sie als zentral für das Ausbilden psychischer Strukturen, aber auch von Triebbedürfnissen und Persönlichkeitsmerkmalen. Neuere klinische und empirische Studien haben Kernbergs Thesen untermauert, dass es wichtig ist, zwischen zwei Affektzuständen des Säuglings zu unterscheiden: Zustände mit relativ niedriger Affektaktivierung und Zustände mit heftigen, intensiven affektiven Zuständen, sog. „Spitzenaffekten". Im ersten „milden" affektiven Zustand können „normale" Internalisierungen unserer Erfahrungen im Kontakt mit anderen Personen stattfinden, die zur Entwicklung normaler Ich-Funktionen führen. Die Erfahrungen sind mit angenehmen, realitätsadäquaten Körperempfindungen verbunden, die als sensomotorisch-affektive Koordinationen ihren Niederschlag im Gedächtnis finden (vgl. dazu u.a Leuzinger-Bohleber und Pfeifer, 2002, Abschnitt zu Embodiment). Diese sensomotorisch-affektiven Koordinationen dienen in späteren Situationen, mit analogen Informationen, die wir durch die verschiedenen Sinneskanäle (auditiv, visuell, haptisch etc.) aufnehmen, dazu, dass wir „Gedächtnis" produzieren, d. h. uns aufgrund früherer Erfahrungen in der Realität orientieren, Erwartungen an „normales" Verhalten unserer Interaktionspartner entwickeln und diese „adäquat" interpretieren können. Sie werden im Laufe der Entwicklung mit Bildern und Sprache verbunden. – Anders ist es mit der Erfahrung von sog. „Spitzenaffekten", d. h. intensiven positiven und negativen Affekten, die die Reizverarbeitungskapazität des Säuglings überfordern. In solchen extremen affektiven Zuständen – einerseits der Freude, der Euphorie, des Glücks im Zusammensein mit einem Anderen oder aber andererseits von Angst, Schrecken, Wut oder Schmerz – entstehen psychisch problematische, jedoch äußerst wirksame "embodied" Erinnerungen: Bilder von idealisierten Beziehungen (Partialobjekten nach Kernberg), die sich nach den glücklichen Momenten des Kindes an der Brust ausrichten und sich als Wünsche nach Verschmelzung mit dem Liebesobjekt, des Einsseins und der absoluten Zugehörigkeit psychisch niederschlagen. Die extrem negativen Affekte bewirken – in analoger Weise – extreme Selbstbilder eines hassenden, intensiven Aggressionen ausgesetzten Wesens, das Angriffen von außen hilflos ausgesetzt ist. Je intensiver die Frustrationen und die Schmerzerfahrungen sind, etwa in traumatischen Erfahrungen, desto intensiver sind auch die ausgelösten aggressiven Impulse, die das kindliche Ich psychisch nicht ertragen oder dem eigenen Selbst zuschreiben kann: Daher projiziert es diese aggressiven Impulse sogleich auf den Anderen und erlebt sich daher zusätzlich als von außen bedroht und verfolgt. Das Resultat ist, dass sich eine Erinnerung an negative und – für das Selbst und das Objekt – gefährliche Beziehungserfahrungen als „psychische Wahrheiten" niederschlagen. In Momenten der Spitzenaffektentladung, oder traumatischen Situationen, entsteht daher eine psychische Tendenz, Erlebnisse in absolut gute oder absolut schlechte zu kategorisieren: Beziehungen werden in einen idealisierten und in einen verfolgenden Teil aufgespalten. Bei traumatischen Erfahrungen kommt dazu, dass die extremen körperlichen Erfahrungen nicht mit Visualisierungen oder Sprache verbunden werden können (vgl. unten und u. a. Fischer und Riedesser, 1999).

Unter normalen, nicht traumatischen, oder wie Winnicott sie nennt, „genügend guten" Bedingungen entwickelt sich eine zunehmende Toleranz gegenüber solchen extremen Situationen, so dass die archaisch-primitive Erfahrung eine Spaltung zwischen „gut" und „böse" schließlich psychisch integriert werden kann. Melanie Klein charakterisierte, wie erwähnt, den frühen psychischen Zustand einer Spaltung, die nur dank projektiven Mechanismen zu bewältigen ist (vgl. oben: Charakterisierung der „paranoid-schizoiden" mit der „depressiven Position"). Die psychoanalytische Objektbeziehungstheorie hat in besonders eindringlicher Form betont, dass das äußere Objekt – durch Empathie in den Zustand des hilflosen Säuglings – dazu beitragen muss, dass die Spitzenaffekte immer wieder, „zuverlässig" und voraussehbar gelindert werden können und daher ein Urvertrauen in ein gutes Objekt vermittelt. Parallel dazu erlebt sich das „auftauchende Selbst" als psychisch in der Lage, zu einem solchen Verschwinden von extremen Frustrationen, von Wut und Hass, selbst beizutragen. Es definiert sich daher als ein basal aktives, potentes und nicht nur als ein passiv ausgeliefertes.

Bei Kindern mit psychosozialen Integrationsstörungen (oder auch mit ADHS) versagten die primären Objekte im Halten und Containen dieser Spitzenaffekte und konnten daher dem Kind nur in ungenügender Weise zur Entwicklung eines kohärenten Selbst mit der Fähigkeit zur eigenen Regulation von Affekten, Trieben und Phantasien verhelfen. Das Kind hat sich mit dem in diesem Sinne ungenügenden Objekt identifiziert: Es kann für sich selbst – in Identifikation mit diesen Objekten – nur in ungenügender Weise eine Halte- und Containmentfunktion übernehmen.

Dies war in eindrucksvoller Weise in der Frühentwicklung von Herrn A. der Fall: Wie exemplarisch sein Verfolgungstraum mit der Maske (Doppelgängermotiv) illustrierte, hatte er die primitiven archaischen Verfolgungsängste psychisch kaum integrieren können: Sie schienen, psychisch mangelhaft getrennt, sowohl Teil seiner Objekt- als auch Selbstrepräsentanz zu sein. Diagnostisch ist interessant, dass Spaltungsprozesse oft im psychischen Erleben von Herrn A. vorherrschten: Dennoch erfüllte er, wie schon erwähnt, meiner Wahrnehmung nach nicht die Kriterien einer Borderline-Störung, vor allem weil er trotz der ausgeprägten Ich-Schwäche im Laufe der Adoleszenz eine gewisse Sublimierungsfähigkeit ausgebildet hatte, und es ihm dadurch gelang, seine Affekte und Triebimpulse rigide zu kontrollieren. Er schien zwar über pathologische internalisierte Objektbeziehungen zu verfügen, doch beschäftigte mich, wie in der Falldarstellung erwähnt, dass er wohl auch über einige „genügend gute" Objektbeziehungserfahrungen verfügte, an die er in der Liebesbeziehung zu seiner Freundin und in der analytischen Beziehung zu mir anknüpfen konnte. Daher schätzte ich seine Situation eher als schwere spätadoleszente Identitätskrise mit einer ausgeprägten depressiven Problematik ein.

3.2.4 Zusammenfassung

Welchen spezifischen Erkenntnisgewinn haben uns psychoanalytische Objektbeziehungen im Hinblick auf die frühe Entwicklung und ihrer Störungen sowie vor allem hinsichtlich möglicher Frühpräventionen zu bieten?

Der Blick durch das Kleinianisch eingestellte Kaleidoskop schärft vor allem die Wahrnehmung der archaischen Phantasiewelt des kleinen Kindes. Wie kaum eine andere psychoanalytische Perspektive sensibilisiert er für die grenzenlose Destruktivität von Hass und Neid, falls frühe Arten des seelischen Funktionierens, in der die paranoid-schizoiden Positionen vorherrschen, in aktuellen Situationen zum Tragen kommen. Dies ist bei Phänomenen wie dem religiösen Fundamentalismus, aber auch bei Fremdenhass, Rechtsradikalismus und Antisemitismus der Fall – Phänomene, für die, wie oben schon skizziert, Jugendliche in Gruppen besonders anfällig sind. Daher kann die Auseinandersetzung mit heutigen Kleinianischen Theorien besonders eindringlich für Frühpräventionen motivieren. Werden die archaisch destruktiven Phantasien und Impulse nicht durch empathische, zuverlässige – und nicht zerstörbare – Objekte gemildert und kultiviert, bleiben sie im Unbewussten erhalten und stellen eine sowohl für das Individuum als auch für die Gesellschaft kaum zu überschätzende destruktive Gefahr dar.

Die Konzepte der „unabhängigen, Britischen Schule" haben viele originelle Arbeiten zur Frühentwicklung des Kindes hervorgebracht. So sind die Überlegungen von Winnicott zur Entwicklung des „wahren" bzw. des „falschen Selbst", von Selbst und Identität, sowie die Bedeutung des intermediären Raums für die Entwicklung von emotionaler und kognitiver Kreativität, von Beziehungsfähigkeit und psychosozialer Konfliktlösung auch heute noch aufschlussreich und produktiv für die Umsetzung in Therapie und pädagogischer Praxis. Vor allem der Umgang mit Gewalt und Aggression bei Jugendlichen lässt sich aus dieser theoretischen Perspektive fruchtbar diskutieren.

Schließlich sensibilisiert die systematische und originelle Integration von Kleinianischen, trieb- und ich-psychologischen sowie von empirischen Arbeiten durch Otto Kernberg für die untrennbare Einheit von Affekt-, Selbst- und Objektentwicklung. Die Introjektion guter, haltender und containender früher Objekte sind für eine sukzessive Integration der Spitzenaffekte sowie ein sukzessives Überwinden psychischer Spaltungsprozesse unverzichtbar. Für die Frühprävention ist schließlich die Erfahrung mit frühen, außerfamiliären Objekten entscheidend, die zwar familiäre Defizite in den frühen Objektbeziehungen nicht löschen, zum Verschwinden bringen können, aber doch – dank der enormen Plastizität der kindlichen Seele – wesentlich mildern oder sogar korrigieren können (vgl. 3.7).

3.3 Psychoanalytische Selbstpsychologie

Heinz Kohut legte in den späten 1960er- und frühen 1970er-Jahren wichtige Arbeiten zur Entwicklung des Selbst vor (Kohut, 1971, 1977). Er befasste sich vor allem mit den sog. narzisstischen Persönlichkeitsstörungen, die er diagnostisch zwischen den neurotischen und den psychotischen Erkrankungen einordnete. Aus seinen Arbeiten ging die sog. Selbstpsychologie hervor, die allerdings kein einheitliches Theoriegebäude darstellt, aber die Entwicklung des Selbst und seiner Störungen ins Zentrum ihrer klinischen Forschungen stellt. Es ist umstritten, ob die Selbstpsychologie als eine Form der Objektbeziehungstheorie (vgl. dazu u. a. Bacal und Newman, 1990) oder als eigene Ein-Person-Psychologie zu betrachten ist, die sich mit intrapsychischen Prozessen befasst und einen von der Objektbeziehungstheorie sich unterscheidenden Fokus untersucht (vgl. dazu u. a. Goldberg, 1978; Wolf, 1988; Mollon, 2001).

Im Gegensatz etwa zu Otto Kernberg postulierte Kohut eine eigene, von der Triebentwicklung weitgehend unabhängige Entwicklungslinie des Narzissmus.

Entwicklung und Regression im Bereich des Größen-Selbst	*Entwicklung und Regression im Bereich des allmächtigen Objekts*	
1. reife Form positiver Selbstachtung; Selbstvertrauen	1. reife Form der Bewunderung anderer; Fähigkeit zur Begeisterung	psychische Gesundheit
2. selbstbezogenes Verlangen nach Zuwendung; Stufe des Größen-Selbst 3. Kerne (Fragmente) des Größen-Selbst: Hypochondrie	2. unabweisbares Bedürfnis nach Verschmelzung mit mächtigem Objekt: Stufe der idealisierten Elternimago. 3. Kerne (Fragmente) des idealisierten allmächtigen Objektes: unklare mystische, religiöse Erlebnisse; unbestimmte Angst und Ehrfurcht (awe).	narzisstische Persönlichkeitsstörungen
4. wahnhafte Wiederherstellung des Größenselbst: kontaktloser paranoider Größenwahn	4. wahnhafte Wiederherstellung des allmächtigen Objektes; der mächtige Verfolger; der Beinflussungsapparat	Psychose

Abb. 3.8: Narzissmus-Model nach Kohut (1973, S. 26)

Interessant bezüglich unseres Themas ist u. a. die Kohut'sche Auffassung der Selbstobjekte. Ein Selbstobjekt erfüllt für das Selbst eine bestimmte Funktion und ermöglicht dadurch die subjektive Erfahrung der Einheit mit dem Objekt. In den ersten Lebensmonaten kommt der Mutter die wichtige Funktion zu, sich dank ihrer empathischen Einfühlung in das Kind und adäquater Spiegelungsprozesse der kindlichen Bedürfnisse als Selbstobjekt zur Verfügung zu stellen, damit sich der Exhibitionismus und die Grandiosität des Kindes entfalten können. Diese Verschmelzungserfahrung, in der die Grenzen zwischen Selbst und Objekt verschwimmen, ist Voraussetzung für die Idealisierung der Mutter und das Ausbilden der idealisierten Elternimago. Gut dosierte Frustrationen erlauben dem Kind sukzessiv den Verzicht auf diese omnipotenten Phantasien und eine Verinnerlichung der Spiegelerfahrungen und des Selbstobjekts als Ganzes. Dies führt einerseits zur Entstehung eines Kernselbst. Andererseits wird das Selbstobjekt idealisiert und anschließend internalisiert, nach Kohut die Voraussetzung für die Entwicklung von Idealen. So bilden die Phantasien eines Größenselbst und einer idealisierten Mutterimago normale und notwendige Entwicklungsstadien, die sich nur dank einer genügend guten Erfahrung eines spiegelnden Selbstobjektes einerseits und der Bereitschaft der Mutter, sich idealisieren zu lassen, andererseits entfalten können.

Gut dosierte Frustrationen führen zu seelischen Transformationsprozessen. So wandelt sich zwischen dem zweiten und vierten Lebensjahr die eigene Grandiosität in einen gesunden Ehrgeiz und schließlich in eine gute narzisstische Besetzung des Selbst, nach Kohut eine wichtige Voraussetzung für seelische Gesundheit. Analoge Umwandlungen führen zwischen dem vierten und sechsten Lebensjahr von der grandiosen Elternimago zu stabilen Ich-Ideal-Strukturen. In anderen Worten: In einer adäquaten Entwicklung verwandeln sich das infantile Größenselbst und die idealisierte Elternimago in realistische Ambitionen und milde, für das Ich erreichbare Ideale.

Kohuts Konzepte eignen sich, bestimmte Gewaltphänomene, wie z. B. die narzisstische Wut, zu erklären. An der Figur des Michael Kohlhaas von Kleist illustrierte er, wie existenziell narzisstische Kränkungen sich bei bestimmten Persönlichkeiten auswirkten (Kohut, 1973). Michael Kohlhaas ist besessen von seinen Rachephantasien: Die schwere narzisstische Kränkung wird durch Gewalt und extreme Destruktion abgewehrt, auch wenn das Selbst dabei untergeht. So sensibilisieren Kohuts Überlegungen für die Bedeutung narzisstischer Zufuhr bei der frühen Gewaltprävention. Eltern und Erziehern kommt die wichtige Funktion zu, sich als Selbstobjekte für die Kinder zur Verfügung zu stellen, um ihnen die oben skizzierten Entwicklungsschritte weg von der extremen narzisstischen Vulnerabilität und deren Abwehr durch die Phantasien der eigenen Grandiosität und der idealen Elternimagos hin zu einer adäquaten Integration narzisstischer Bedürfnisse in das Selbst und Idealselbst zu ermöglichen. Die Entwicklung einer tragenden narzisstischen Selbstwertregulation ist nach Auffassung dieser Theorie der wichtigste Beitrag zur Prävention von Gewalt, psychosozialer Desintegration und anderer psychischer und psychosomatischer Störungen.

Eine solche Störung beschrieb Kohut als „Narzisstische Persönlichkeitsstörung“. Patienten mit dieser Pathologie sind unfähig, ihre Objekte als von ihnen getrennte, unabhängige Personen zu erleben: Sie behandeln sie einzig und allein als „Verlängerungen des eigenen Selbst“ und benutzen sie zur eigenen Bedürfnisbefriedigung. In diesem Sinne sind sie, wie Narziss, verliebt in das eigene Selbst und nicht fähig, einen Anderen zu lieben.

Nach Kohut ist die narzisstische Persönlichkeitsstörung eine Art Entwicklungsarretierung. Die Eltern waren nicht in genügend guter Weise in der Lage, das Kind in seinen Bedürfnissen und Phantasien zu spiegeln und sich als Selbstobjekt benutzen zu lassen. Dies beeinträchtigte den primären Narzissmus des Kindes. Die Enttäuschung an den Eltern wird durch ein quasi megalomanes Selbstbild, das Größenselbst, abgewehrt, ein Versuch des Kindes, sein narzisstisches Gleichgewicht wieder herzustellen. Dieses grandios-exhibistionistische Größenselbst kann nun aber nicht wie oben skizziert durch dosierte Frustrationen sukzessiv aufgegeben und in die eigene narzisstische Selbstwertregulation eingebaut werden: Statt der Entwicklung eines altersgemäßen Ehrgeizes und der Integration der idealisierten Elternimago in das Ich-Ideal bleiben beide archaischen Konstellationen im Unbewussten erhalten und determinieren das psychische Erleben des Betroffenen. So wirken narzisstische Persönlichkeiten arrogant und uneinfühlsam in die Bedürfnisse anderer, aber gleichzeitig enorm kränkbar und verletzbar.

Kohut und Wolf (1980, S. 677 ff) unterscheiden fünf Typen narzisstischer Persönlichkeitsstörungen:

- Persönlichkeiten, die süchtig nach Spiegelungen sind und zwanghaft versuchen, von Anderen bewundert zu werden, um die eigenen Insuffizienzgefühle zu kompensieren.
- Persönlichkeiten, die nach Idealen hungern und ständig Personen brauchen, die sie bewundern und idealisieren können.
- Alter-Ego-Persönlichkeiten, die darauf angewiesen sind, dass eine Bezugsperson ihr Wertesystem teilt und bestätigt.
- Persönlichkeiten, die Verschmelzungen mit Anderen brauchen, die sie kontrollieren können, damit ihr fragiles Selbstgefühl stabilisiert wird.
- Kontaktvermeidende Persönlichkeiten, die intensiven Beziehungen aus dem Weg gehen, um nicht von ihrem exzessiven Bedürfnis nach einem Objekt überwältigt zu werden.

Herr A. schien mir während der Abklärung und im ersten Jahr der Behandlung viele Züge einer Entwicklung hin zu einer narzisstischen Persönlichkeit im Sinne aufzuweisen. Er litt unter der extremen Angst, von Emotionen überflutet oder von einem Objekt kontrolliert zu werden. Er konnte die Grenze zwischen sich und dem Anderen buchstäblich nur dadurch sichern, dass er das nächste Flugzeug nahm und in einen fernen Kontinent flüchtete. Die erwähnte Schilderung der Entfaltung der Übertragung/Gegenübertragung spricht eine ähnliche Sprache: Am Ungefährlichsten schien es für uns beide, wenn wir – zwei Fabelwesen gleich – durchs Weltall gondeln könnten, jeder in seiner Welt, ohne Berührung und wirklichen Kontakt:

Ein Bild einer narzisstischen Abwehr eines Wunsches nach Berührung durch das Objekt.

Ich kann in diesem Rahmen nicht auf behandlungstechnische Fragen eingehen, doch möchte ich kurz erwähnen, wie wichtig die akzeptierende, spiegelnde Haltung für die Entwicklung des therapeutischen Prozesses war. Wie Kohut es beschreibt, muss sich der Analytiker in der Behandlung solcher Patienten lange Zeit für Spiegelungsprozesse und als Selbstobjekt zur Verfügung stellen, damit die narzisstische Wunde des Patienten verheilen kann. Zu frühe Triebdeutungen haben nach Kohut eine schädliche Wirkung (vgl. dazu auch Leuzinger-Bohleber 1984, 2006). Allerdings war es interessanterweise eine Deutung der Aggression des Patienten, die zu einem Fortschritt in der Behandlung führte, in dem Sinne, dass sich nun eine objektale Beziehung in der Übertragung entwickeln konnte (vgl. Deutung des Zuspätkommens).

Wie schon erwähnt konnten wir die extreme narzisstische Vulnerabilität von Herrn A. aufgrund seiner Lebensgeschichte gut verstehen: Beide Elternteile waren aufgrund ihrer eigenen Pathologie kaum in der Lage zu den erwähnten Spiegelungsprozessen. Sie konnten sich vermutlich auch kaum als Selbstobjekte zur Verfügung stellen. Viele Erinnerungen zeigten außerdem, dass weder Vater noch Mutter die Idealisierungswünsche ihres Sohnes annehmen konnten. Herr A. versuchte noch während der Psychoanalyse, sich mit der Herkunft des Vaters zu beschäftigen und ihn – nach dem 11. September – als arabischen Held zu sehen. Der Vater reagierte mit Spott und Unverständnis auf diesen Annäherungsversuch des Sohnes.

Gerspach (2006) geht davon aus, dass hyperaktive Kinder die Erfahrung eines stützenden Selbstobjektes, das als Teil des eigenen Selbst zunächst die Illusion seiner Größenphantasien unterstützt, nicht gemacht haben. Unter diesen Voraussetzungen kann sich keine allmähliche Desillusionierung dieser Größenphantasien entwickeln. „Die Folgen sind eine übermäßige Konzentration des Kindes auf sich selbst und seinen Körper und das Verhaften in der Vorstellung, Mittelpunkt der Welt zu sein“ (vgl. Gerspach, 2001a, S. 70 f.) (S. 52).

3.3.1 Zusammenfassung

Bezogen auf die Frühprävention kann der selbstpsychologische Ansatz, auch wenn er wenig empirisch abgestützt scheint, wie kaum eine andere psychoanalytische Perspektive auf die Bedeutung der narzisstischen Selbstwertregulation – auch bezogen auf die Prävention von Gewalt, Destruktion gegen Andere und das Selbst, sowie psychische und psychosoziale Integrationsstörungen – verweisen. In Zeiten, in der die Gefahr besteht, dass die „Schwarze Pädagogik“ neuen Zulauf erhält (vgl. nur die enormen Einschaltquoten von Fernsehsendungen wie „Super Nanny“[4]), können

[4] In „Super Nanny“ besucht eine Verhaltenstherapeutin eine „Problemfamilie“, analysiert vor laufender Kamera die familiären Probleme, die oft auf „Inkonsequenz“ bzw. mangelhafter Grenzsetzung beruhen. Die Problemfamilien melden sich freiwil-

Kohuts Überlegungen dafür sensibilisieren, wie schädlich Beschämung und narzisstische Entwertung, etwa das Vorführen von Kindern in ihrer Vulnerabilität oder auch das Bestrafen in der Peergroup, für die kindliche Entwicklung sein können.

Das Selbst kann nur im Rahmen einer narzisstisch gratifizierenden Beziehung – durch gut dosierte, nicht beschämende Frustrationen – auf archaische, primitive Abwehrmechanismen wie die Phantasie des grandiosen Selbst oder der omnipotenten Elternimago sukzessiv verzichten und ein tragendes, sicheres, kohärentes Kernselbstgefühl entwickeln. Sich als Selbstobjekt benutzen und idealisieren zu lassen und dem Kind, wie skizziert, dadurch zu einem wichtigen Entwicklungsschritt zu verhelfen, fällt vielen heutigen Müttern offenbar schwer, insbesondere depressiven Müttern oder traumatisierten Migrantinnen und Flüchtlingen. Ebenso gelingt es manchen Erzieherinnen nur schwer, sich von den Kindern in dieser Weise benutzen zu lassen und sich für Idealisierungen durch die Kinder (und die Eltern) zur Verfügung zu stellen, auch weil sie zurzeit gegen gesellschaftliche Entwertungen anzukämpfen haben (vgl. etwa die Diskussion um die schlechte Ausbildung der Erzieherinnen in Deutschland).

3.4 Säuglings-, Bindungs- und Mentalisierungsforschung[5]

Es waren u. a. neue technische Möglichkeiten, wie Mikroanalysen von Interaktionen von Mutter und Säugling durch Videoaufzeichnungen, die zu einem Boom an empirischer Forschung zu der Frühentwicklung des menschlichen Säuglings geführt hat. Publikationen dazu füllen inzwischen halbe Bibliotheken und können daher in diesem Rahmen nicht zusammengefasst werden. Sie haben sowohl Konzeptualisierungen in der akademischen Psychologie als auch in der Psychoanalyse stark beeinflusst (vgl. u. a. Arbeiten zur psychoanalytischen Behandlungstechnik, basierend auf den Ergebnissen der Säuglingsforschung von Robert Emde, Serge Lebovici oder Henri Parens). Für unsere Fragestellungen greife ich exemplarisch zuerst die Arbeiten von Daniel Stern und seiner Forschungsgruppe (3.4.1) und

lig und scheinen kaum Schamgefühle zu haben, ihre intimsten familiären Konflikte medial auszubreiten. – Die enormen Einschaltquoten solcher Sendungen zeigen vor allem eines: Die enorme Verunsicherung vieler Eltern bezüglich ihrer eigenen Erziehungskompetenz sowie der Wunsch nach einfachen, klaren Rezepten und Verhaltensregeln. Der Schritt hin zu einem Wiederaufleben der „schwarzen Pädagogik“ scheint vielen nicht weit ...

5 Es liegen inzwischen verschiedene Übersichtsarbeiten zu diesen Gebieten vor, sodass ich auf diese verweisen kann (siehe u. a. Beebe u. Lachmann, 2002a, b; Beebe, Lachmann u. Jaffe, 1997; Lachmann u. Beebe, 1992; Köhler, 1990; Bohleber, 1992; Dornes, 1993; Großmann u. Grossmann, 1995; Kapfhammer, 1995; Lichtenberg, 1983; Stern, 1985, 1990, 1995; von Klitzing, 2002).

anschließend einige der wichtigsten Ergebnisse der empirischen Bindungsforschung (3.4.2) heraus, weil beide die psychoanalytischen Konzepte der Frühentwicklung teilweise bestätigt, teilweise aber auch radikal in Frage gestellt haben. Schließlich sollen kurz die Studien zur Entwicklung der Fähigkeit zu mentalisieren (von Fonagy und Target) erörtert werden, die sich sowohl auf die Säuglings- als auf die Bindungsforschung sowie auf die kognitive Entwicklungspsychologie beziehen.

3.4.1 Zur empirischen Säuglingsforschung: Selbstentwicklung, Affektregulierung[6]

Daniel Stern gehört zu den kreativsten psychoanalytischen und empirischen Entwicklungsforschern. Sein erstes Buch „Die Lebenserfahrungen eines Säuglings" (1985) wurde begeistert aufgenommen, zum Anlass heftigster Kontroversen und in viele Sprachen übersetzt. Er formuliert darin eine neue psychoanalytische Entwicklungstheorie des Selbst, die sich vor allem auf Direktbeobachtungen von Säuglingen und ihren Interaktionen mit ihren ersten Bezugspersonen und in weit weniger ausgeprägtem Maße auf seine klinischen Beobachtungen als Psychoanalytiker von Kindern und Erwachse-

[6] Wissenschaftlichgeschichtlich ist interessant, dass Emotionen schon Ende des 19. Jahrhunderts erforscht wurden, so von James, Wundt, Meinong, Mc Dougall u. a. Jedoch führte das behavioristische Forschungsparadigma, mit seiner ausschließlichen Hinwendung zu direkt beobachtbaren Phänomenen, fast zu einer Tabuisierung emotionaler Prozesse als Gegenstand wissenschaftlicher Untersuchungen. Erst die kognitive Wende der Verhaltentherapie in den 1960er-Jahren legitimierte die Hinwendung zu nicht direkt beobachtbaren Phänomenen in der „black box", zu kognitiven Prozessen und schließlich auch zu emotionalen Vorgängen. Die empirische Säuglingsforschung inspirierte das Forschungsfeld durch ihre Studien mit Hilfe neuer Beobachtungsinstrumente zur Erfassung emotionaler Austauschprozesse zwischen dem Säugling und seinen primären Bezugspersonen. Doch war es vor allem die Forschungsgruppe um Ekman, Friesen und Tomkins (1971), die durch ihre jahrzehntelange Beschäftigung mit dem mimischen Ausdruck von Emotionen (mit Hilfe des so genannten FACS, Facial Affect Coding System) eine neue Ära einläutete, sodass in den letzten Jahren die Emotionsforschung zu einem der aktivsten Forschungsfelder in der Psychologie geworden ist (vgl. dazu u. a. Bänninger-Huber, 1996; Döll-Hentscher, 2007). Zudem haben u. a. die Arbeiten von Hanna und Antonio Damasio (1999/2002, 2004) aufgrund bemerkenswerter Experimente in der Hirnforschung konzeptuell in faszinierender und plausibler Weise gezeigt, wie wichtig emotionale Prozesse sowohl für kreatives, kognitives Problemlösen als auch für die psychische Gesundheit überhaupt sind. Es sind emotionale Prozesse, die uns das oben beschriebene Kernselbst- und Identitätsgefühl vermitteln. Diese Erkenntnisse haben den alten Dialog um das „Leib-Seele"-Problem in Philosophie, Psychologie und den Sozialwissenschaften neu belebt und u. a. ein intensives Interesse am ganzheitlichen Denken der Psychoanalyse geweckt (vgl. dazu u. a. Leuzinger-Bohleber, Roth und Buchheim, 2008).

nen stützt. Sie ist daher prospektiv – und nicht retrospektiv aus klinisch-psychoanalytischen Daten gewonnen. Zudem orientiert sie sich nicht, wie viele der schon skizzierten Entwicklungstheorien, an pathologischen, sondern an der normalen Entwicklung gesunder Säuglinge und Kleinkinder.

Im Zentrum seiner Studie stehen die Entwicklung des Selbst und die damit verbundene sukzessive Reorganisation subjektiver Sichtweisen des Selbst und des Anderen. Dabei folgt er der alten psychoanalytischen Tradition, dass er immer von biologischen Reifungsprozessen einerseits und der Beziehungserfahrung, also der sozialen Umgebung, andererseits ausgeht. Das Selbst ermöglicht eine Erfahrung der zeitlichen Kontinuität von Vergangenheit, Gegenwart und Zukunft. Das Selbst scheint aus inneren Quellen zu strömen, ist aber immer auch abhängig von den Bestätigungen anderer, die das Selbstgefühl unterstützen, jedoch auch stören können. Stern begreift daher das Selbst nicht als statische Struktur, sondern plädiert für ein prozessuales Verständnis des Selbst.

„Die Struktur, das Immergleiche zeigt sich nur in der Bewegung, der Veränderung, und das prozessuale Selbst ist nur in Bezug auf eine Struktur erkennbar". (Ludwig-Körner, 1992)

Die Entwicklung des Selbst beginnt vom ersten Tag an und ist nie abgeschlossen. Stern definiert vier Stufen des Selbsterlebens, die immer mit einer charakteristischen Form der Bezogenheit zum Objekt verbunden sind. Dabei ist wichtig, dass diese verschiedenen Stufen des Selbsterlebens zwar in einem bestimmten Alter erworben werden und dann eine gewisse Priorität aufweisen. Sie werden aber nicht in dem Sinne überwunden werden, als sie den späteren Formen des Selbsterlebens weichen: Sie bleiben als charakteristische Modalitäten des Selbsterlebens ein Leben lang nebeneinander bestehen[7].

(1) Stadium des auftauchenden Selbst (1./2. Lebensmonat)
Die basale Entwicklung eines „auftauchenden Selbst" (emergent self) kann nur in einer Interaktionserfahrung stattfinden, die als „good-enough-mothering" beschrieben worden ist. Wie schon verschiedentlich erwähnt, ist dabei die Empathie der primären Bezugsperson die entscheidende Variable. Nur ein empathisches Primärobjekt wird dem Säugling die kontinuierliche Erfahrung der Bedürfnisbefriedigung sowie der konstanten, vom Säugling selbst mit initiierten sensomotorischen Abläufe vermitteln, die in den basalen sensomotorischen Schemata gespeichert werden. Zudem spielt die Fähigkeit der Primärobjekte, ihren Säugling als ein idiosynkratisches Objekt, einen „Anderen" wahrzunehmen und zu erleben, eine entscheidende Rolle. Nur aufgrund einer solchen elterlichen Fähigkeit erlebt der Säugling eine

7 Ich folge bei dieser kurzen Zusammenfassung von Sterns Stadien der Selbstentwicklung weitgehend einer früheren Arbeit (vgl. Leuzinger-Bohleber u. Garlichs, 1993, S. 104 ff.).

Neugier seines Gegenübers für seine ganz individuellen, „auftauchenden" Eigenschaften des Selbst.

(2) Stadium des Kern-Selbst (2.–9. Lebensmonat) (Erfahrung der eigenen Urheberschaft (self-agency), der Selbstkohärenz (self-coherency), der Selbst-Affektivität (self-affectivity) und der eigenen Geschichte (self-history). Ein integriertes Selbstgefühl eines sich vom anderen unterscheidenden, aber kohärenten Körpers sowie ein Gefühl über eigene Handlungen zu entwickeln, ist eine komplexe Entwicklungsaufgabe. Auch hier spielen die Beziehungserfahrungen eine entscheidende Rolle. Durch die tagtäglich sich wiederholenden Pflegeleistungen sowie der wiederkehrenden Hilfe des Primärobjekts bei der Regulation von körperlichen Erregungen, intensiven Affekten und Impulsen, kann sich ein Kern-Selbstgefühl entwickeln. Diese Beziehungserfahrungen vermitteln dem Säugling „Selbst-Invarianten". Stern unterscheidet folgende vier Aspekte:

(2a) Der Säugling empfindet und entwickelt „Selbstwirkung" (self agency) indem er sich selber als Urheber eigener Handlungen bzw. als Nicht-Urheber der Handlungen von anderen erfährt. Dabei spielen die zunehmenden Fähigkeiten, den Körper zu lenken und zu kontrollieren (z. B. mein Fuß bewegt sich wann immer ich will...) wie auch die Vorhersagbarkeit von Konsequenzen des eigenen Verhaltens (wenn ich lächle, lächelt die Mutter auch etc.) eine große Rolle.

(2b) Der Säugling erfährt „Selbst-Kohärenz" (self-coherence)), indem er sich als physische Einheit mit Grenzen und einem Ort integrierter Handlungen erlebt. Die Wahrnehmung sowohl des Selbst als auch des „Anderen" als getrennte, eigenständige Einheit, wird hauptsächlich durch die Wahrnehmung übereinstimmender zeitlicher Strukturen erfahren (z. B. wenn eine Bewegung immer vom gleichen Geräusch begleitet wird). Ebenfalls entscheidend ist die wiederkehrende, zuverlässige Erfahrung mit Erlebnisintensitäten, Formen, Bewegungen und Lokalitäten.

(2c) Bei jedem strukturierten, spezifischen Affekt, den der Säugling erlebt, stellt er eine charakteristische Konstellation sich ereignender Dinge fest, d. h. von spezifischen körperlichen Rückmeldungen, inneren Erregungs- und Aktivierungsempfindungen und emotionsspezifischen Qualitäten eines Gefühls – der Säugling erlebt „Selbst-Affektivität" (self-affectivity).

(2d) Schließlich hat der Säugling eine Empfindung von Kontinuität bezüglich seiner Vergangenheit, eine „Geschichte des Selbst" (self-history)). Er kann sich verändern, während er sich selbst als gleichbleibend erlebt.

Viele Studien haben gezeigt, dass Säuglinge über ein hervorragendes, nicht sprachliches Erinnerungsvermögen verfügen (z. B. motorische Erinnerungen). Bereits Föten, die während der Schwangerschaft bestimmten auditiven Reizmustern ausgesetzt sind, zeigen ein „Wiedererkennen" der

Reize nach der Geburt. Stern vermutet, dass die wiederkehrenden Erinnerungen als „selbstbestätigend" und „ weltbestätigend" erlebt werden und daher auch ein basales Sicherheitsgefühl vermitteln (vgl. dazu auch Mengert, 1992, S. 42 ff).

Die Erfahrungen von Wirkung, Kohärenz, Affektivität und Kontinuität schlagen sich im episodischen Gedächtnis nieder, d. h. sie werden als sinnvolle, zusammenhängende Episoden erkannt und im Gedächtnis eingeprägt. Sie enthalten sowohl affektive als auch sensomotorische Elemente. Diese „Episoden" werden generalisiert und als Erwartungen neuen Situationen zugrunde gelegt (z. B. wie das Stillen abzulaufen hat). Nelson und Greundel (1981) sprachen von „Generalized Event Structures" (GERs), die die wesentlichen Aufbaueinheiten für die kognitive Entwicklung und das autobiographische Gedächtnis bilden. Sie beziehen sich vor allem auf Handlungen, während Stern sich auf die Interaktionserfahrungen des Säuglings konzentriert. Er spricht von „representations of interactions that have been generalized", den sog. RIGs. Solche RIGs prägen, nach dieser Theorie, die frühesten Erwartungen an neue Beziehungen sowie die Erwartungen an Selbstzustände in Anwesenheit eines „Anderen".

Stern erklärt das Zusammenkommen von „symbiotischen Erfahrungen" anders als Margaret Mahler. Symbiotische Verschmelzungserfahrungen werden konstruiert, wenn episodische Erinnerungen an Selbstzustände im Zusammensein mit dem „evoked companion" aktiviert werden. Danach sind Verschmelzungserlebnisse das Produkt eines aktiven, kreativen inneren Prozesses des Säuglings (vgl. dazu das Konzept des „embodied memory", 3.7.2).

(3) Stadium des subjektiven Selbst, 7.–9. Lebensmonat

Der Säugling entdeckt, dass seine subjektiven Erfahrungen mit anderen geteilt werden können und bildet dadurch die Fähigkeit zur „Inter-Affektivität" aus. Voraussetzungen für diese Erfahrungen sind wiederum Fähigkeiten der primären Bezugspersonen zum „mirroring", „affect matching" sowie der „emotional availability".

Stern subsummiert diese Fähigkeiten unter den Begriff des „affect attunements". Die Mutter passt sich der affektiven Gestimmtheit des Säuglings (d. h. seinen Vitalitätsaffekten) an und drückt diese ihrerseits in verschiedenen Sinneskanälen aus (z. B. summt sie, in dem sie genau den gleichen Rhythmus des Schaukelns des Kindes übernimmt). Diese amodale Einstimmung auf den affektiven Zustand des Kindes ist deshalb so wichtig, weil damit sichergestellt wird, dass es nicht das Verhalten ist, auf das die Mutter sich einstimmt. Dies wäre eine Imitation. Die Mutter stellt sich durch die amodale Wahrnehmung auf die Qualität des Gefühls ein, das sie mit ihrem Säugling teilt. Sie stellt dadurch eine „Interpersonelle Kommunikation" her. Sie werden Bestandteile eines mittelbaren, geteilten inneren Universums.

(4) Stadium des sprachlichen (narrativen) Selbst (nach dem 18. Lebensmonat)
Mit ca. 18. Monaten erwirbt das Kind eine Reversibilität in der Koordination zwischen mentalen und motorischen Schemata. Es entsteht nun ein „objektives Selbst": Das Kind kann sich nun erkennen, wenn es sich im Spiegel „von außen" sieht.

Parallel dazu beginnt die Sprachentwicklung. Stern beschreibt eindrücklich die Ambivalenz dieses Entwicklungsschrittes. Einerseits ermöglicht der Erwerb der Sprache eine „eindeutige Kommunikation" mit dem Anderen, worauf das Kleinkind meist enorm stolz ist. Andererseits beobachtet man gleichzeitig oft Trauerreaktionen bei den Kindern, weil sie die amodale, ganzheitliche Verständigung mit ihren Primärobjekten verlieren. Sie erleben sich vermehrt als getrennt von ihnen (vgl. dazu Mahler's Beschreibungen der Individuations/Separationsprozesse).

(5) Stadium des selbstreflexiven Selbst (in der Adoleszenz)
Auch unter Fachleuten wird oft zu wenig berücksichtigt, dass sich die Fähigkeit zur abstrakten Selbstreflexion erst dank der kognitiven Entwicklung in der Adoleszenz herausbildet. Erst in diesem Alter wird, wie oben schon skizziert, der Jugendliche fähig, abstrakt über sich selbst nachzudenken und eine Metaperspektive sich selbst und seinen eigenen Werten und Idealen gegenüber zu gewinnen.

Erwähnenswert ist, dass Damasio (1999/2002) – aus neurowissenschaftlicher Sicht – drei Formen des Selbst und zwei Formen des Bewusstseins beschreibt, die große Ähnlichkeiten mit Sterns Entwicklungsphasen aufweisen.

(5a) Das Proto-Selbst wird in Verbindung mir tieferen Hirnstrukturen in Verbindung gebracht, die fortlaufend den physischen Zustand des Organismus in seinen vielen Dimensionen abbilden (vgl. Konzept des Embodiments, 3.7.2). Damasio spricht auch von den „neuronalen Karten erster Ordnung".

(5b) „Neuronale Karten zweiter Ordnung" repräsentieren die Geschichte der Veränderungen, die durch die Interaktion des Organismus mit einem Objekt im ursprünglichen Proto-Selbst hervorgebracht wurden (Damasio, a.a.O., S. 214 ff.) (entspricht dem Kern-Selbst nach Stern). Diesen Karten zweiter Ordnung liegen andere Hirnschaltkreise zugrunde. Durch die Interaktion des „Proto-Selbst" mit einem Objekt entsteht ein Zustand der erhöhten Aufmerksamkeit, aus dem, so Damasio, schließlich das Bewusstsein hervorgeht.

(5c) „Neuronale Karten dritter Ordnung" ermöglichen ein erweitertes Bewusstsein im Zusammenhang mit der neuronalen Repräsentation der Veränderungen, die sich im Laufe der Zeit im „Kern-Selbst" vollziehen (vgl. subjektives Selbst nach Stern).

Ein weiteres Gebiet, auf dem sich die empirische Säuglingsforschung als ausgesprochen fruchtbar erwies, war die Affektregulation[8] , eine Thematik, die für alle Ansätze der Frühprävention entscheidend ist. Eine mangelnde Entwicklung einer adäquaten Impuls- und Affektregulation ist bekanntlich aus psychoanalytischer Sicht einer der wesentlichen Faktoren bei der Genese von ADHS und anderen Entwicklungspathologien.

Wie oben erwähnt, enthalten die unterschiedlichsten psychoanalytischen Entwicklungstheorien ein implizites Emotionsmodell. Nach Spezzano (1993) ist es vor allem das Verdienst von William R.D. Fairbairn, in den 1940er-Jahren die explizite Auseinandersetzung mit Affektregulierungen initiiert zu haben. Er ist vor allem durch die oben schon zitierte Aussage bekannt geworden, die Libido sei primär nicht Lust suchend, sondern Objekt suchend. Affekte dienen dabei als Möglichkeit, psychisch zwischen „guten" und „schlechten" Objekten bzw. Erfahrungen und damit verbundenen Ich-Zuständen zu unterscheiden, was eine große seelische Bedeutung hat, weil die unerträglichen negativen internalisierten Objekte, Ich-Anteile und Beziehungserfahrungen ins Unbewusste verdrängt werden.

Doch waren es vor allem die empirischen Befunde der Säuglingsforschung, die auch bei Psychoanalytikern das Interesse an Affektregulierungen weckten. Zahlreiche Untersuchungen konnten belegen, dass das wichtigste Verstärkungssystem der frühen Kindheit die Affektivität des Sozialpartners ist (Krause, 1998, 2005). Dies gilt sowohl für die ersten Lebensmonate als auch später, wenn etwa mit einem Jahr das Kind im Zusammenhang mit der zunehmenden Mobilität und damit verbundenen kognitiven, sprachlichen und emotionalen Veränderungen vermehrt auf ein soziales, Sicherheit spendendes Versichern seiner „Heimatbasis" durch seine primäre Bezugsperson angewiesen ist. Zu dem sog. „Social Referencing" wurde eine Vielzahl eindrücklicher Studien vorgelegt. Wahrscheinlich das bekannteste Experiment ist eine Modifikation des Kriechens über eine „visuelle Klippe", womit ursprünglich die Wahrnehmung des Kindes und altersadäquate Angstreaktionen untersucht wurden. Nun zeigten neue Analysen der Videobänder, dass Krabbelkinder den Blickkontakt zu ihren Müttern suchen, sobald sie die (vermeintliche) Gefahr wahrnehmen. Dabei zeigt sich in eindrücklicher Weise, dass nicht die rein kognitive oder sprachliche Rückmeldungen die Angst der Kinder mildert: Es ist vor allem die resonante, emotionale Reaktion der Bezugsperson, die dem Kind Sicherheit spenden kann. Auch an diesem Beispiel sehen wir die Relevanz einer empathischen Begleitung der frühen Entwicklungsschritte für das Ausbilden emotionaler, kognitiver und sozialer Kompetenzen. Fehlen die Fähigkeiten zum „attunement", containing und holding, sowie später zum social referencing, kann das Kind nicht durch Identifikation mit dem „genügend guten" Objekt sich mit diesen Fähigkeiten identifizieren und sukzessiv eine eigene innere Impuls- und Affektregulierung entwickeln.

---

8 Ich kann in diesem Rahmen nicht auf die genaue Begriffsdefinition von Emotion, Affekt, Stimmung, Gefühl und Empfindung eingehen (vgl. dazu Doell-Hentscher, 2007, S. 33)

Daniel Stern (1985), um nur ein Beispiel herauszugreifen, hat in Mikroanalysen von Video aufgezeichneten Interaktionen eindrucksvoll gezeigt, wie Säuglinge auf ihre depressiven Mütter reagieren. Er hat verschiedene Typen solcher Reaktionen unterschieden. Säuglinge eines Typs scheinen mit allen ihnen zur Verfügung stehenden Mitteln zu versuchen, ihre „toten Mütter" zum Leben zu erwecken: ein beobachtbares hyperaktives Verhalten ist die Folge. Zudem scheinen diese Babys über zu wenig innere und äußere Spielräume zu verfügen, um ihre eigenen Impulse und Gefühle als Indikatoren eines „auftauchenden Selbst" erleben zu können. Sie können zu wenig die wiederkehrende Erfahrung einer „Selbst-Wirkung", „Selbst-Kohärenz" und „Selbst-Affektivität" machen, das ihnen das basale Gefühl einer eigenen Selbst-Geschichte vermittelt, ein Gefühl, das, wie wir inzwischen wissen, eine der Voraussetzungen darstellt, ein stabiles Kernselbstgefühl zu entwickeln. Dies mag einer der Gründe sein, warum in psychoanalytischen Psychotherapien häufig die Entwicklung eines „falschen Selbst" bei ADHS-Kindern beobachtet werden kann.

3.4.2 Zur Sicht der empirischen Bindungsforschung auf die Frühentwicklung

Die Bindungstheorie hat, wie kaum ein anderer psychoanalytischer Ansatz, die Brücke zwischen der Psychoanalyse und der akademischen Psychologie geschlagen. Allerdings werden zuweilen die psychoanalytischen Wurzeln der Bindungstheorie von akademischen Entwicklungspsychologen negiert oder als Abspaltung von der Psychoanalyse dargestellt. Sie beziehen sich dabei u. a. auf die Spannungen zwischen John Bowlby, dem Begründer der Bindungsforschung, und der British Psychoanalytic Society, aus der er trotz aller Kontroversen nie ausgetreten ist.

Bowlby beobachtete schon als junger Mann den Einfluss früher Bindungen in seiner Arbeit in einem Heim mit verhaltensauffälligen Jugendlichen. In seiner retrospektiven Untersuchung von 44 Dieben postulierte er, dass Störungen der frühen Mutter-Kind-Beziehung für die dissoziale Entwicklung der Jugendlichen – die er als „gefühlskalt" charakterisierte – ausschlaggebend gewesen waren. Alle hatten als Babys oder Kleinkinder lange Trennungen erlebt. Nach jahrelangen weiteren Beobachtungen von Heimkindern beschrieb er in einem berühmt gewordenen Bericht an die WHO (1951) die Auswirkungen früher Trennungen und Deprivationen auf die seelische Entwicklung. Er arbeitete, auch aufgrund seiner Auseinandersetzung mit ethnologischen Forschungen (von Konrad Lorenz, Harlow u. a.), das biologisch angelegte Bindungsbedürfnis des Säuglings heraus. Dieser, so Bowlby, strebe danach, Bindungsbeziehungen herzustellen und diese anschließend als „Heimatbasis für seine Exploration der Welt" zu nutzen. Danach ist das Weinen ebenfalls ein biologisch angelegtes Verhalten, das die Pflegeperson zur Fürsorge aktivieren soll. Werden diese Bindungsbedürfnisse nicht befriedigt, entwickelt das Kind mit hoher Wahrscheinlichkeit Symptome einer partiellen Deprivation, ein übertriebenes

Bedürfnis, geliebt zu werden, schwere Schuldgefühle, Depressionen u. a. Auch Charaktereigenschaften wie Oberflächlichkeit, Antriebslosigkeit, Konzentrationsmängel, Neigungen zu Betrügereien oder zwanghaftem Stehlen sind – neben Entwicklungsverzögerungen oder Retardierungen – mögliche Folgen früher Deprivationserfahrungen (vgl. auch die erwähnten Studien von René Spitz und die Filme von James Robertson). Daher sieht Bowlby im Bindungsverhalten eine biologisch angelegte Überlebensstrategie des menschlichen Säuglings, ein „Verhaltenssystem“. Es ermöglicht ihm die Exploration der Umwelt, das Aufnehmen sozialer Beziehungen, die Schutz vor Feinden und Sicherheit durch Nähe zur Bezugsperson verschaffen. Daher liegt für ihn im Bindungssystem eine zentralere Motivationsquelle als in menschlichen Trieben.

Einen hohen Erklärungsgehalt bietet der schon von Bowbly skizzierte Antagonismus zwischen Bindungs- und Explorationsverhalten. Beide Motivationssysteme können nicht gleichzeitig aktiviert sein. Fühlt sich ein Kind sicher, kann es sein Explorationssystem aktivieren und seine Umgebung (lernend) erkunden. Nimmt es aber eine Gefahr war, entsteht Angst: das Bindungsverhalten wird aktiviert. Das Kind unterbricht daraufhin sein Explorationsverhalten und sucht zunächst Sicherheit bei seiner Bindungsperson (vgl. Graphik unten)

Bowbys Modell wurde inzwischen weiterentwickelt (vgl. Main u. a., 1985; Crittenden, 1990; Scroufe, 1996; Bretherton, 1985 u. a.). Wichtig war vor allem die Entwicklung eines Tests zur Untersuchung des Bindungsverhaltens durch Bowlbys Mitarbeiterin Mary Ainsworth. In der sog. „Fremden Situation“, einer standardisierten Beobachtungssituation, kann die Qualität der Bindung des Kindes zu seiner Mutter (oder dem Vater) gemessen werden.

In der zwanzig Minuten dauernden experimentellen Situation befindet sich die Mutter (oder der Vater), das Kind und eine Versuchsperson in

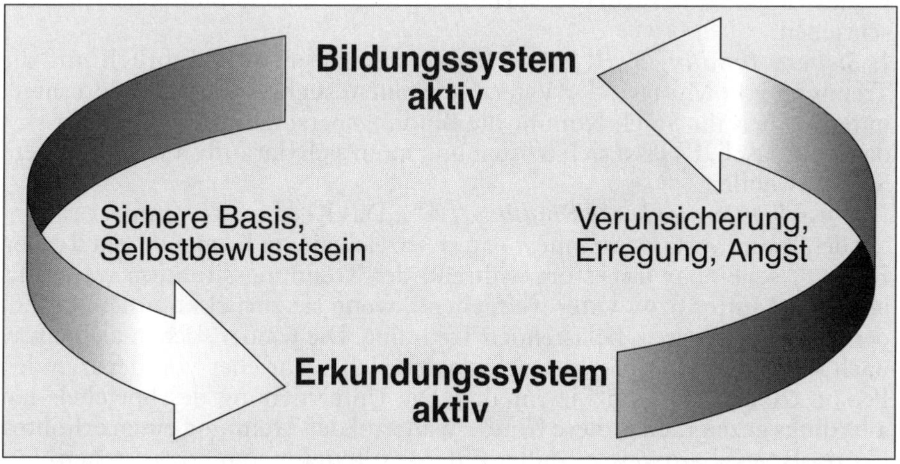

Abb. 3.9: Antagonismus Bindungs- vs. Explorationsverhalten

einem standardisierten Raum mit einigen Spielzeugen. Das Verhalten wird entweder durch eine Einwegscheibe beobachtet oder auf Video aufgezeichnet. Die Mutter (oder der Vater) werden dann gebeten, den Raum für drei Minuten zu verlassen und das Kind mit dem Versuchsleiter allein zu lassen. Nach der Rückkehr der Mutter (oder des Vaters) verlassen das Elternteil nach kurzer Zeit und der Versuchsleiter kurz darauf für drei Minuten den Raum. Das Kind bleibt alleine. Anschließend kehrt zuerst die fremde Person, dann der Elternteil zurück.

In all diesen Sequenzen wird die Reaktion des Kindes auf die Trennung beobachtet.

Nochmals zusammengefasst besteht der „Fremde Situations-Test“ aus den folgenden sieben standardisierten Schritten (je 3 Minuten):

(1) Kind und Mutter (oder Vater) betreten den Raum
(2) Fremde Person (Versuchsleiter) gesellt sich dazu
(3) Mutter (oder Vater) verlässt den Raum
(4) Mutter (oder Vater) kommt zurückt. Versuchsleiter verlässt den Raum
(5) Mutter (oder Vater) verlässt ebenfalls den Raum. Das Kind bleibt für drei Minuten allein
(6) Der Versuchsleiter kommt zurück
(7) Mutter (oder Vater) kommt zurück. Der Versuchsleiter verlässt den Raum

Die Videoaufzeichnungen ermöglichen nun eine präzise Analyse des kindlichen Verhaltens während und nach der Trennung, sowie bei der Wiedervereinigung mit dem Versuchsleiter bzw. der Mutter oder dem Vater. Falls das Kind untröstlich und verzweifelt reagiert, wird der Versuch unterbrochen und die Muter oder der Vater kommen früher zurück.

Daraus ableitend wurden ursprünglich folgende drei Bindungstypen beschrieben:
I. Sichere Bindung („B“): Die Kinder reagieren offensichtlich auf die Trennung von Mutter oder Vater. Sie weinen, suchen nach dem Elternteil, unterbrechen ihr Spiel. Kommt die Bindungsperson zurück, beruhigt sich das Kind rasch. Es lässt sich trösten und kann sich daraufhin wieder seinem Spiel zuwenden.
II. Unsicher-vermeidende Bindung („A“): Das Kind zeigt, wenn der Elternteil den Raum verlässt, manifest kaum Anzeichen von Kummer oder Trauer. Es spielt scheinbar ungestört während der Trennungssituation weiter. Es ignoriert Mutter bzw. Vater weitgehend, wenn sie zurückkommen, besonders nach der zweiten, belastenden Trennung. Die Kinder suchen nicht aktiv nach körperlichem Trost, sondern lassen sich sogar eher von der fremden Person trösten als vom Elternteil. – Die Untersuchung des Speichels hat allerdings gezeigt, dass diese Kinder während der Trennung einen erhöhten Cortisolspiegel aufweisen, daher unter starkem inneren Stress stehen.

III. Unsicher-ambivalente Bindung („C"). Die Kinder reagieren sehr verstört, wenn die Mutter oder der Vater den Raum verlässt. Sie weinen verzweifelt und können sich selbst nicht beruhigen. Kommt das Elternteil zurück, zeigen sie ein auffallend wechselndes Verhalten: Sie klammern sich kurz an und stoßen dann die Mutter oder den Vater wieder zurück. Sie können weder durch die fremde Person noch durch das Elternteil beruhigt werden und zum Spiel zurückkehren.
Nach vielen Studien zeigte sich, dass es noch einen weiteren, weniger häufigen Bindungstyp gibt:
IV. Unsicher- unorganisierte Bindung („D"). Diese Kinder zeigen kein eindeutiges Bindungsmuster, sondern eine Reihe verwirrter Verhaltensweisen, wie emotionales Erstarren oder stereotype Bewegungen, wenn die Eltern zurückkommen.

Inzwischen wurde international eine Fülle von Studien zur Untersuchung des Bindungsverhaltens durchgeführt. In der Baltimore Studie von Ainsworth u. a. waren 68 % der Kinder sicher gebunden, 20 % unsicher vermeidend und 12 % unsicher ambivalent gebunden (Typ D existierte damals noch nicht). Es traten dabei interessante kulturelle Unterschiede zu Tage: der „A"-Typ ist in den USA und in Westeuropa verbreiteter als z. B. in Israel und in Japan, wo der Bindungstyp „C" häufiger ist als in den westlichen Ländern. Van Ijzendoorn (1990) verglich in einer Metaanalyse viele Studien aus zahlreichen Ländern. Bei nicht klinischen Populationen stellte er folgende Häufigkeitsverteilung fest: 55 % sicher gebundene, 23 % vermeidende, 8 % ambivalente und 15 % desorganisiert gebundene Kinder.

Wie schon erwähnt, werden die Bindungstypen als Auswirkungen der frühen Beziehungserfahrungen im ersten Lebensjahr betrachtet. Das Kind hat jenes „innere Arbeitsmodell" entwickelt, das sich als am erfolgreichsten im Umgang mit seiner primären Bezugsperson erwies. Das sicher gebundene Kind (B) hatte dank einer feinfühligen Mutter die Chance, eine sichere Beziehung zu ihr aufzubauen, in deren Rahmen das ganze Spektrum menschlicher Gefühle im Sinne einer Kommunikation mit dem Anderen wahrgenommen, erlebt und ausgedrückt werden kann. Das „unsicher-vermeidende Kind" (A) dagegen machte immer wieder die Erfahrung, dass sich seine Mutter am wohlsten fühlt, wenn es selber keine intensiven Affekte zeigt und sich ihr gegenüber kontrolliert, distanziert und affektarm verhält. Das ambivalent gebundene Kind (C) hat das erste Lebensjahr mit einer Mutter verbracht, die manchmal angemessen, manchmal aber zurückweisend oder überbeschützend, d. h. insgesamt inkonsistent und daher für das Kind in keiner sicher voraussagbaren Weise reagiert. Die desorganisiert/desorientiert gebundenen Kinder (D) konnten, so die Hypothese, überhaupt kein stabiles inneres Arbeitsmodell aufbauen, da ihre Mütter (bzw. Väter) an den Folgen eines akuten Traumas (z. B. eines dramatischen Verlustes eines zentralen Bezugsperson) litten. Sie waren davon psychisch so sehr absorbiert, dass sie kaum eine kohärente Bindung zu ihrem Säugling aufnehmen konnten.

Auch Bindungsforscher betonen die mütterliche Feinfühligkeit als die wichtigste Determinante bei der Entwicklung der Bindungstypen. Grossmann u. a. (1989, S. 40) beschreiben folgende Merkmale mütterlicher Empathie:

(a) die Wahrnehmung der Verhaltensweisen des Säuglings
(b) die zutreffende Interpretation seiner Äußerungen
(c) die prompte Reaktion darauf
(d) die Angemessenheit der Reaktion

Vor allem der Vater von Herrn A. war durch seine Erfahrungen im Krieg, aber auch schon während seiner Kindheit in einem von Krieg geschüttelten Land, schwer traumatisiert, ein weiterer Grund, warum er für seinen Sohn nur in ungenügend guter Weise als Vater zur Verfügung stand. Daher stellte sich im Laufe der Psychoanalyse heraus, dass Herr A. wohl am ehesten ein desorganisiert/desorientiert gebundenes Kind gewesen war, das kaum ein stabiles Bindungsmuster entwickelt hatte. Ich modifizierte meinen ersten Eindruck während der Abklärung, als ich eher von einem unsicher-vermeidenden Bindungsmuster ausgegangen war (A. konnte keine körperliche Nähe ertragen). In der Psychoanalyse wurde erst mit der Zeit deutlich, wie einsam und emotional verwahrlost Herr A. während seiner Kindheit wohl gewesen war. Allerdings habe ich in der Falldarstellung erwähnt, dass mich beschäftigte, warum sich Herr A., im Gegensatz zu seinen beiden Geschwistern, relativ positiv entwickelt hatte und vermutete, dass er – zwar vereinzelt aber immerhin – einige partikulare positive frühe Beziehungserfahrungen (vielleicht zu seiner Großmutter) erlebt hatte, was seine resilienten Fähigkeiten gestärkt hatte. Dieser Befund der Resilienzforschung kann mit Hilfe der Bindungsforschung kaum erklärt werden.

Viele Studien haben belegt, dass ein sicherer Bindungstyp ein protektiver Faktor für die kindliche Entwicklung darstellt (vgl. dazu u. a. Fonagy, 2008). Dieser Befund hat eine große Bedeutung für alle Formen der frühen und frühesten Prävention. Bekanntlich ist die Feinfühligkeit von Müttern, sogar von sicher gebundenen – und damit das wertvollste Instrument für die Entwicklung einer sicheren Bindung von Kindern – enorm störungsanfällig. Sobald eine Mutter unter Stress und Anspannung steht, ist ihre empathische Fähigkeit, sich in den inneren Zustand ihres Säuglings hineinzuversetzen, eingeschränkt oder geht, im Extremfall, sogar gänzlich verloren.

Daher bilden individuelle, familiäre sowie institutionelle und gesellschaftliche Unterstützungen für Mütter (und Väter) von Säuglingen und Kleinkindern die besten und effizientesten Formen, wie eine Gesellschaft und ein Staat in einen eigenen zukünftigen positiven sozialen Rahmen investieren können.

So engagieren sich viele der z. Zt. laufenden Frühpräventionsprojekte für die betroffenen Eltern, wobei ein besonderes Augenmerk auf die traumatisierten Mütter und Väter gerichtet werden sollte, die mitten unter uns leben. Neben Tragödien, die uns alle treffen können (Verlust einer nahen Bezugsperson, Unfall,

Krankheit, Arbeitslosigkeit etc.), denke ich an dieser Stelle an die große Anzahl von Kriegsflüchtlingen, denen wir in der Frankfurter Präventionsstudie begegnet sind. Manche von ihnen hatten Folter und Flucht erlebt und waren durch die erlittenen Traumatisierungen nur ungenügend in der Lage, eine stabile Bindung zu ihren Kindern aufzubauen. Auch manche Migrantenfamilien sind durch Schicksalsschläge oder schwere Entwurzelungen belastet (vgl. dazu Fallbeispiel unter 3.7.1).

3.4.3 Zur Entwicklung der Fähigkeit zu mentalisieren

Mentalisierung ist ein Konzept, das ursprünglich von französischen Psychoanalytikern eingeführt wurde. Diese beschrieben bei psychosomatischen Patienten einen Mangel an Symbolisierungsfähigkeit von mentalen Zuständen, einen Mangel an Freiheit in der freien Assoziation und eine charakteristische Denkensweise, die stark von Körperempfindungen und primärprozesshaftem Denken geprägt ist.

Fonagy und seine Mitarbeiter definieren Mentalisierung in der Folge einer philosophischen Tradition, die von Brentano (1973/1874), Dennett (1978) und anderen begründet und als eine Form vorbewusster imaginativer mentaler Aktivität verstanden wurde, in deren Rahmen menschliches Handeln in Begriffen von „intentionalen" Geisteszuständen gedeutet wird. Imaginativ deshalb, weil wir uns vorstellen müssen, was andere Menschen denken oder fühlen könnten. So spricht es für ein hohes Niveau der Mentalisierung, wenn Menschen in ihrem Denken und Handeln berücksichtigen können, dass sie nicht wissen, was im Kopf des Anderen wirklich vor sich geht. Dieselbe Art von imaginativem Sprung kann notwendig sein, um die mentalen Erlebnisse von anderen zu verstehen, besonders in Bezug auf emotional belastende Themen oder irrationale (möglicherweise unbewusst gelenkten) Reaktionen. Einige Philosophen haben behauptet, dass der psychische Determinismus (d. h. die Feststellung, dass menschliches Handeln vorrangig als Beschreibung von unbewussten Wünschen und Vorstellungen neben den bewussten Zuständen zu verstehen sein könnte) Freuds größter wissenschaflicher Erkenntnisbeitrag gewesen sei (Hopkins, 1992; Wollheim, 1999). Um diese Haltung anzunehmen, um zu verstehen, dass das Selbst und das Andere einen Geist („mind") haben, benötigt der Einzelne ein symbolisches Repräsentationssystem von mentalen Zuständen. Obwohl Mentalisierung möglicherweise mit einer Anzahl von Hirnaktivierungen assoziiert ist, ist es üblicherweise mit Aktivierungen des mittleren präfrontalen Kortex und möglicherweise des paracingulären Areals verbunden.

Fonagy und Target haben ihr konkretes Entwicklungsmodell zusammen mit George Moran, Miriam und Howard Steele, Anna Higgitt, György Gergely, Efrain Bleiberg und Elliot Jurist entwickelt. „Es wurde erstmals im Rahmen einer großen empirischen Untersuchung beschrieben, in der wir feststellten, dass die Sicherheit der frühkindlichen Bindung an die Mutter nicht nur durch deren eigene Bindungssicherheit während der Schwangerschaft prädiziert wurde (Fonagy, Steele und Steele, 1991), sondern in einem noch höheren Maß durch die Fähigkeit der Mutter, ihre kindlichen Beziehungen zu den eigenen Eltern unter dem Aspekt psychischer Zustände zu verstehen (Fonagy u. a., 1991).

Wir haben den Prozess, durch den das Verstehen des Selbst als mentaler Urheber aus interpersonalen Erfahrungen und insbesondere aus den primären Objektbeziehungen hervorgeht, zu identifizieren versucht (Fonagy u. a., 2002). Mentalisierung umfasst sowohl eine selbstreflexive als auch eine interpersonale Komponente. Beide zusammen vermitteln dem Kind die Fähigkeit, die innere von der äußeren Realität sowie innere psychische und emotionale Vorgänge von interpersonalen zu unterscheiden …“ (Fonagy und Target, 2003/2006, S. 364).

Die Fähigkeit zu mentalisieren ist keine biologische Gegebenheit, sondern bildet sich sukzessiv durch die Interaktion mit den wichtigsten Bezugspersonen heraus. Allerdings verstehen die Autoren diese Fähigkeit nicht als ausschließlich kognitiven Prozess: „Sie beginnt vielmehr mit der ‚Entdeckung‘ von Affekten durch das Medium der primären Objektbeziehungen. Wir haben uns deshalb auf das Konzept der ‚Affektregulierung‘ konzentriert, das in sehr vielen Bereichen der Entwicklungstheorie und Psychopathologie wichtig ist … Affektregulierung, das heißt die Fähigkeit, emotionale Zustände zu regulieren, hängt eng mit der Mentalisierung zusammen, die eine grundlegende Rolle für die Entfaltung eines Gewahrseins des eigenen Selbst und dessen Urheberschaft spielt. Wir verstehen die Affektregulierung als Vorspiel zur Mentalisierung; gleichwohl wird ihre Beschaffenheit, sobald die Mentalisierung auftaucht, transformiert: Sie ermöglicht nicht nur die Anpassung von Affektzuständen, sondern erfüllt die tatsächlich basale Funktion der Regulierung des Selbst“. (ebd., S. 365)

Auch diese Autoren betonen, wie wichtig die mütterliche Empathie und ein sicheres Bindungsverhalten ist, um die Entwicklung der Mentalisierungsfähigkeit beim Kind zu unterstützen. Die mentalisierende Selbstorganisation kann sich nur durch die Erforschung des mentalen Zustandes der feinfühligen Bezugsperson entwickeln, „denn sie ermöglicht dem Kind, in seiner Vorstellung von der psychischen Welt der Mutter ein Bild seiner selbst als Person mit Überzeugungen, Gefühlen und Intentionen zu finden …“ (ebd., S. 372)

Fonagy und Target formulieren einige Thesen zu diesen Entwicklungsprozessen (ebd., S. 369 ff.)

„1. In der frühen Kindheit besteht das Charakteristikum der Reflexionsfunktion darin, dass innere Erfahrungen auf zweierlei Weise zur äußeren Situation in Beziehung gesetzt werden: (a) In einer ‚ernsten‘ inneren Verfassung erwartet das Kind, dass seine eigene innere Welt und die Innenwelt anderer Personen der äußeren Realität entsprechen; das subjektive Erleben wird häufig verzerrt, um es Informationen, die von außen kommen, anzupassen (Modus der psychischen Äquivalenz) …(b) Wenn das Kind in ein Spiel vertieft ist, weiß es, dass sein inneres Erleben die äußere Realität nicht zwangsläufig widerspiegelt …; es nimmt aber an, dass der innere Zustand keinerlei Beziehung zur Außenwelt aufweist und keinerlei Implikationen für sie hat (Als-ob-Modus).

2. Normalerweise beginnt das Kind etwa im Alter von vier Jahren, diese beiden Modi zu integrieren und gelangt so auf die Stufe der Mentalisierung – das heißt es erwirbt den Reflexionsmodus – auf der mentale Zustände als Repräsentationen wahrgenommen werden können. Es erkennt Zusammenhänge zwischen innerer und äußerer Realität und nimmt gleichzeitig wahr, dass sich Innen und Außen in mancherlei bedeutsamer Hinsicht voneinander unterscheiden – sie müssen nicht mehr entweder gleichgesetzt oder aber voneinander dissoziiert werden.
3. Die Mentalisierung taucht normalerweise auf, weil das Kind die Erfahrung machen kann, dass seine psychischen Zustände reflektiert werden … [im Spiel mit einem Elternteil oder einem Geschwister als Weiterentwicklung der komplexen frühen Spiegelungsprozesse in der Interaktion zwischen Mutter und Kind].
4. Diese Integration kann bei traumatisierten Kindern aufgrund der intensiven Gefühle und damit verbundener Konflikte scheitern, so dass Aspekte des Funktionierens im Als-ob-Modus der psychischen Äquivalenz gekennzeichnet sind …“ (ebd., S. 369–371).

Dieser letzte Aspekt ist für unsere Thematik besonders relevant: Traumatisierungen, die beispielsweise aus Misshandlungen hervorgehen, beeinträchtigen die Entwicklung von Mentalisierung und Reflexionsfähigkeit, weil jene bewirken, dass das Kind von der brutalen Bezugsperson abgeschreckt wird und sich nicht mehr in den Zustand seines Gegenübers einfühlen will. Zweitens verursachen Misshandlungen bei Kindern den Verlust ihrer resilienten Fähigkeit, die eng mit der Fähigkeit in Zusammenhang steht, eine interpersonale Situation verstehen zu können.

So bilden Mentalisierung und sichere Bindung, nach Fonagy und Target, die Ergebnisse der Erfahrung eines erfolgreichen Containments in der Frühsozialisation. Unsichere Bindung kann als Identifizierung des Kindes mit der Abwehrhaltung der Mutter verstanden werden. Diese Mütter sind z. B. nicht in der Lage, negative Affekte und Stress des Kindes zu spiegeln, weil sie sich selbst dadurch bedroht fühlen. Vermutlich werden bei der Wahrnehmung solcher negativer Affekte Erinnerungen an eigene unerträgliche Erfahrungen geweckt, die daraufhin abgewehrt werden müssen. Daher kann von diesen Kindern die Nähe zu der Mutter nur aufrechterhalten werden, wenn sie gleichzeitig ihre Reflexionsfähigkeit opfern. Im Gegensatz dazu werden verstrickte Mütter negative Affekte des Kindes in übertriebener Weise spiegeln oder mit eigenen Erfahrungen verwechseln, was auf das Kind fremd oder alarmierend wirkt. Bei beiden Formen der unsicheren Bindung werden die Kinder die Haltung der Bezugspersonen internalisieren. Die fehlende Synchronizität zwischen dem eigenen Affektzustand und jenem der Mutter wird dann zum Inhalt des Selbsterlebens.

Noch dramatischer sind die Auswirkungen früher Traumatisierungen auf die Entwicklung bzw. Nichtentwicklung der Mentalisierungsfähigkeit. In einer kürzlichen Arbeit berichtet Fonagy (2007) von solcher Art schwer traumatisierter Kinder und Jugendlichen, die er im Gefängnis interviewt bzw. behandelt hat. Ihre Gewalttaten waren wesentlich dadurch mitbedingt, dass sie kaum die Fähigkeit zu mentalisieren ausgebildet hatten und sich daher z. B. nicht in den physischen und psychischen Zustand ihrer Opfer einfühlen konnten. Fonagy spricht in diesem Zusammenhang von „violent attachment" bzw. von Bindungstrauma.

Er verweist auf Untersuchungen, die gezeigt haben, dass die Fähigkeit zur Mentalisierung bei den meisten Menschen, die ein Trauma erfahren haben, unterentwickelt ist. Kinder lernen keine Worte für Gefühle (Beeghly und Cicchetti, 1994) und traumatisierte Erwachsene haben mehr Schwierigkeiten, die Intention in einem Gesichtsausdruck zu erkennen (Fonagy u. a., 2003/2006).

Die Gleichsetzung von innen und außen ist ein zweiter, entscheidender Aspekt. Der Zusammenbruch der Mentalisierung im Angesicht des Traumas zieht den Verlust des Bewusstseins der Beziehung zwischen innerer und äußerer Realität nach sich (Fonagy & Target, 2003/2006). Häufig weigern sich Überlebende von Traumata über ihre Erlebnisse nachzudenken, weil Nachdenken Wiedererleben bedeutet. Sie können deutlich psychische Äquivalenz auch in anderem Kontext zeigen. Aspekte psychischer Äquivalenz überschneiden sich mit Beschreibungen von paranoid-schizoiden Gedankenmuster, insbesondere von Wilfrid Bion in „Elements of Psychoanalysis" (Bion, 1963) beschrieben, und der symbolischen Gleichstellung, dargestellt von Hanna Segal (1957).

Dissoziation von der Realität ist der dritte Aspekt der Phänomenologie von Bindungstrauma. Der Als-ob-Modus (pretend mode) ist, wie erwähnt, die entwicklungsgemäße Ergänzung zur psychischen Äquivalenz. Noch nicht dazu fähig, sich innere Erlebnisse als mental vorzustellen, sind die kindlichen Phantasien extrem weit von der äußeren Welt abgetrennt. Kleine Kinder können nicht gleichzeitig so tun als ob (auch wenn sie wissen, dass es nicht real ist) und sich mit der normalen Realität beschäftigen. Wenn man sie fragt, ob ihr vermeintliches Gewehr ein Gewehr oder ein Stock ist, verdirbt es das Spiel.

Fonagy sieht den Eingriff durch den Als-ob-Modus als Folge von Traumata und der eingeschränkten Mentalisierungsfähigkeit besonders bei dissoziativen Erlebnissen. Im dissoziativem Denken kann nichts mit etwas verbunden sein – das Prinzip des Als-ob-Modus, in welchem die Phantasie von der realen Welt abgeschnitten ist, erstreckt sich so weit, dass nichts einen Zusammenhang hat (Fonagy & Target, 2003/2006). Die zwanghafte Suche nach Sinn (hyperaktive Mentalisation), ist eine übliche Reaktion auf das Gefühl der Leere und der Trennung, welche den Als-ob-Modus erzeugt. Patienten berichten von „blanking-out", „clamming-up" oder erinnern sich an ihre traumatischen Erlebnisse nur als Traum. Das charakteristischste Merkmal von Traumatisierung ist die Schwankung zwischen psychischer Äquivalenz und Als-ob-Modus im Erleben der inneren Welt.

Die Regression auf diesen telelogischen Gedankenmodus ist vermutlich der schmerzhafteste Aspekt einer subjektiven Enthüllung der Mentalisierung.

Infolge von Traumata bedeutet verbale Bestätigung wenig. Die Interaktion mit Anderen auf einem mentalen Level wird durch den Versuch ersetzt, Gedanken und Gefühle durch Handlung zu ersetzen. Die meisten Traumata, besonders physischer und sexueller Missbrauch, sind per Definition teleologisch. Es ist kaum überraschend, dass das Opfer fühlt, dass der psychische Zustand des Anderen nur in gleicher Weise, durch eine physische Handlung, Drohung oder Verführung, verändert werden kann. „Stuart beschreibt seine Gefühle darüber, dass er im Alter von elf Jahren ins Heim geschickt wurde, wie folgt: ‚Ich versuchte, dass sie verstehen, dass ich aufgebracht war, so habe ich Dinge herumgeworfen, ich warf mein Bett aus dem Fenster, ich habe alle Fenster im Raum zerbrochen. Der einzige Weg, wie ich ihnen klar machen könnte, dass ich es nicht wollte.' Es sind nicht nur diejenigen, die wie Stuart besonders traumatisiert sind, die die physische Art und Weise des Ausdrucks überzeugender als Worte finden – Worte die auch alle bedeutungslos im Als-ob-Modus erlebt wurden. In Folge von Traumata brauchen wir alle eine physische Bestätigung von Sicherheit". (Fonagy, 2007, S. 6)

3.4.4 Zusammenfassung

Sowohl die empirische Säuglingsforschung als auch die zahlreichen Studien zu Bindung und Mentalisierung haben der Psychoanalyse eine neue Akzeptanz in der Welt der akademischen Psychologie, vor allem der Entwicklungspsychologie und den Kognitionswissenschaften, verschafft. Die neuen technischen Möglichkeiten, Interaktionen zwischen Mutter und Säugling minutiös zu beobachten und zu analysieren, öffneten neue Fenster im Dialog mit nichtpsychoanalytischen Entwicklungsforschern. Ich konnte hier nur knapp illustrieren, welch fruchtbare Kontroversen zu adäquaten Theorien der Frühentwicklung, z. B. der Entwicklung des Selbst, durch die empirischen Befunde vor allem der Studien von Daniel Stern initiiert wurden. In einer ersten Welle der Rezeption dieser Ergebnisse dominierten heftigste Affekte in den Auseinandersetzungen zwischen „klassischen" Psychoanalytikern und empirischen Säuglingsforschern, denken wir nur z. B. an die leidenschaftlich geführte Debatte zwischen André Green und Daniel Stern an einer der Joseph Sandler Conferences in London oder während der Pluralismustagung in Frankfurt (vgl. Leuzinger-Bohleber, Dreher und Canestri, 2003; Leuzinger-Bohleber, Deserno und Hau, 2003). Inzwischen haben sich die Wogen, wie mir scheint, geglättet und Debatten den Raum überlassen, die sich um eine differenzierte Gegenüberstellung bzw. neue theoretische Integrationen bemühen. Meinen Versuch hier, mit Hilfe der Metapher des Kaleidoskops vor allem den Reichtum theoretischen Verstehens dank der pluralistischen Konzeptualisierungen früher Entwicklungsprozesse hervorzuheben, möchte ich in diesen Kontext stellen. Blicken wir durch das Kaleidoskop der empirischen Säuglingsforschung auf die Frühentwicklung, erkennen wir vor allem das minutiös abgestimmte Interaktionsverhalten zwischen Mutter und Säugling und den – wahrscheinlich biologisch angelegten, aber gleichzeitig durch den psychischen Zustand der Mutter determinierten – äußerst kunstvollen Dialog zwischen Mutter und Kind. Daraus ergibt sich ein vertieftes Verständnis der Mikroprozesse zwischen dem Säugling und seinen primären Bezugspersonen und deren Bedeutung für die Entwicklung des Selbst, stabiler Grenzen zwischen Selbst- und Objektrepräsentanzen, früher sensomotorischer (embodied) Gedächtnisprozesse dank der „genügend guten" Erfahrung von Selbst-Wirkung, Selbst-Kohärenz, Selbst-Affektivität und Selbst-Geschichte in einer „genügend guten", vorhersehbaren, empathischen Beziehung zum Primärobjekt. Darauf basierende Konzeptualisierungen der Relevanz der „amodalen Wahrnehmung", des Affekt-Attunements etc. für die psychische Frühentwicklung bieten, verglichen mit den geschilderten psychoanalytischen Ansätzen, einen neuen Erkenntnisgewinn. Bezogen auf unser Thema vermitteln sie eine Hochachtung für die Bedeutung der frühen Interaktionsprozesse. Die meisten Mütter und Väter verfügen über die biologisch angelegte Ausstattung, sich in den inneren Zustand ihres Säuglings einzufühlen. Doch zeigen vor allem die Studien von Stern zur Interaktion mit depressiven Müttern gleichzeitig, wie störungsanfällig diese elterlichen Fähigkeiten sind und welche gravierenden Auswirkungen sie auf die Entwicklung des Säuglings haben können.

André Green jedoch hat den Finger auf eine wunde Stelle dieser interdisziplinären Arbeit und Diskussion gelegt: So sehr die Ergebnisse und originellen Konzeptualisierungen von Daniel Stern und anderen Säuglingsforschern begeistern, besteht doch die Gefahr, dabei aus dem Auge zu verlieren, dass die Psychoanalyse zuvorderst das Unbewusste, d. h. das Nicht-Beobachtbare erforscht. Dies ist ihr genuiner Forschungsgegenstand. Frühe unbewusste Phantasien entziehen sich der Direktbeobachtung. Dennoch wissen wir aus psychoanalytischen Behandlungen von Kindern, Jugendlichen und Erwachsenen, wie sehr sich die oben skizzierte physiologische Abhängigkeit des menschlichen Säuglings von seinen Primärobjekten im Unbewussten niederschlägt und eine archaische Welt des psychischen Erlebens konstituiert, die ein Leben lang durch regressive Prozesse wieder belebt werden kann. In dieser archaischen Welt geht es um leidenschaftliche Dimensionen menschlichen Erlebens, um Liebe und Hass, Sehnsucht nach grenzenloser Verschmelzung und Panik vor Verlust der Nähe und Geborgenheit, des absoluten Glücks und des unerträglichen Grauens, von euphorischer Lebensfreude und Todesangst. Diese Dimensionen unbewusster „Wahrheiten" hatte André Green im Blick, wenn er sagte: „The baby is not *attached* to his mother, it is in *love* with his mother!" Daher droht ein Erkenntnisverlust, wenn wir beim Blick auf die Frühentwicklung ausschließlich eine empirische Einstellung des Kaleidoskops zulassen und sie nicht durch die oben skizzierten Konflikt- und objektbeziehungstheoretischen oder selbstpsychologischen Einstellungen ergänzen.

Analoges gilt für die empirische Bindungsforschung. Die originelle konzeptuelle Idee, die psychoanalytische Repräsentanzenlehre in Form „innerer Arbeitsmodelle" zu beschreiben und in der „Fremden Situation" einer standardisierten Beobachtung (in der äußeren Realität) zugänglich zu machen, inspirierte eine Vielzahl von Forschergruppen aus zahlreichen Ländern, mit diesem (auch durch Nichtpsychoanalytiker akzeptierten methodischen Instrument) zu arbeiten. Dies hat zu einer Flut an Publikationen geführt und, wie erwähnt, z. B. unser Wissen zur Häufigkeit der Bindungstypen in den verschiedensten Kulturen erweitert. Es ist interessant zu beobachten, dass die vielen empirischen Studien auch zu einer Relativierung der Euphorie bezüglich der Stabilität der Bindungstypen geführt haben, ein Thema, auf das ich in diesem Rahmen nicht eingehen konnte. So zeigen z. B. Untersuchungen, dass eine sichere Bindung zwar ein wichtiger protektiver Faktor in der Entwicklung eines Kindes darstellt. Dennoch können Traumatisierungen in jeder Entwicklungsphase dazu führen, dass der sichere Bindungstyp „zusammenbricht" und einem problematischeren Bindungsverhalten weicht. Die Diskussion dieser Ergebnisse führen zu einer neuen Wertschätzung der psychoanalytischen Betrachtung des Einzelfalls, die immer schon das komplexe Ineinanderwirken von genetisch-biologischen einerseits und sozialen, gesellschaftlich mitbedingten Faktoren andererseits betont hat. Wie wir noch ausführen werden, ist es gerade dieser radikale Blick auf die Idiosynkrasie des Einzelfalls, der die Psychoanalyse auszeichnet und der sich z. B. in der Frankfurter Präventionsstudie als unverzichtbar erwies, um die jeweils unterschiedlichen biographischen Hintergründe verstehen zu können, die bei verschiedenen Kindern zu der (deskriptiven) Diagnose eines ADHS geführt hatten. Verglichen mit dieser radikal individuellen Sichtweise wirkt das Raster der vier empirisch abgestützten Bindungstypen oft als zu grob und als nicht geeignet, die entscheidenden, determinierenden Faktoren einer psychischen Fehlentwicklung bei einem einzelnen Kind zu erfassen (vgl. dazu auch Parens, 1994).

Liegt hingegen der Fokus der Beobachtung auf der Entwicklung der Mentalisierungsfähigkeit, scheint mir eine solche individuelle Sicht auf die spezifische Problematik eines bestimmten Kindes oder Jugendlichen eher gewährleistet, wie u. a. Peter Fonagy (2007) in seinen Fallbeispielen mit straffälligen Jugendlichen illustriert. Auch Mary Target (2007) hat in ihrem Vortrag an der IPA-Tagung in Berlin anhand von zwei ausführlichen Fallbeispielen diskutiert, wie hilfreich sich das Konzept der Mentalisierung auf das Verständnis der Psychogenese und die Behandlungstechnik bei wenig reflexionsfähigen Patienten auswirkt. Allerdings sehe ich das Problem, dass durch die uniforme, ausschließliche Einstellung des „Kaleidoskops" auf die Mentalisierungstheorie etwas vom Reichtum der Erkenntnisse verloren geht, die mit dem Verständnis einer pluralen Psychoanalyse verbunden sind, z. B. das vertiefte Verständnis der Sexualität, der archaischen Affekte und Phantasien sowie der destruktiven Impulse des Patienten in der Übertragung zum Analytiker.

Einen analogen Eindruck stellte sich bei mir und anderen Teilnehmern des Kurses zum „Mentalized Based Treatment" (MBT) von Peter Fonagy und Antony Bateson in Frankfurt im Juni 2007 ein (vgl. Bateson und Fonagy, 2006, slides: www.ucl.ac.uk). So faszinierte die beeindruckende Behandlungstechnik, die die beiden Autoren für die Behandlung von Borderlinepatienten, basierend auf der Mentalisierungstheorie, entwickeln – eine Technik, die übrigens, wie die Teilnehmer am Workshop zeigten, auch von Nichtpsychoanalytikern übernommen und „gelernt" werden kann. Für eine Gruppe von Patienten, die bekanntlich wegen ihrer extremen psychischen Labilität, Vulnerabilität und Affektinkontinenz extrem schwierig therapeutisch zu behandeln ist, bietet das MBT enorme technische Vorteile. Dennoch stellte sich auch hier der Eindruck ein, dass dabei, vielleicht verständlicherweise, etwas vom Filigranen der individuellen Annäherung an die Komplexität des Unbewussten bei unseren Patienten in einer psychoanalytischen Beziehung auf der Strecke bleiben könnte.

3.5 Anmerkungen zur französischen Psychoanalyse

In der eben erwähnten Kontroverse zwischen André Green und Daniel Stern (bzw. Peter Fonagy) prallten wohl zwei der gegensätzlichsten psychoanalytischen Kulturen innerhalb der International Psychoanalytical Association aufeinander: Die empirisch ausgerichtete Tradition innerhalb der anglosächsischen Objektbeziehungstheorie und die philosophisch, kulturtheoretisch orientierte französische Psychoanalyse[9]. Daher möchte ich kurz auf einige Besonderheiten der französischen Psychoanalyse eingehen, obschon ihre Darstellung eigene Bücher füllen würde und meine Kompetenz bei weitem überschreitet.

Für unsere Auseinandersetzung mit dem Einfluss pluraler Theorien auf die Wahrnehmung früher Entwicklungsprozesse ist erwähnenswert, dass sich bei führenden psychoanalytischen Autoren eine spezifische und eigenständige Spielart der freudianischen Theorie entwickelt hat. Französische Psychoanalytiker wie André Green, Guy Rosalto, Jean Laplanche, Didier Anzieu und Daniel Widlöcher könnten als „Post-Lacanianer“ bezeichnet werden. Lacan nahm bekanntlich die Unterscheidung des Linguisten Saussure zwischen dem Signifikanden (dem Wort) und dem Signifikanten (der Bedeutungsmatrix, auf die der Signifikand Bezug nimmt) (vgl. significant: das Zeichen und signifié, das Bezeichnete). Green verbindet diese Lacanische Konzeptualisierung mit der Freudschen Unterscheidung zwischen „Sachvorstellungen“ und „Wortvorstellungen“ (vgl. Freuds Traumtheorie, Freud 1916, 17, GW X). Unterschiedliche Signifikantentypen sind mit unterschiedlichen Repräsentationsystemen verbunden. So leiten sich „Sachvorstellungen“ von konkreten, unmittelbar wahrgenommenen physischen Objekten ab. „Wortvorstellungen“ sind mit unterschiedlichen Arten von Signifikanten (symbolischen Systemen) verknüpft. Die unbewusste und bewusste Kommunikation zwischen Analysand und Analytiker in der analytischen Situation erlaubt das komplexe Zusammenspiel von verschiedenen Signifikationskanälen

[9] Wir haben an anderer Stelle diskutiert, dass die deutsche Psychoanalyse, u. a. aufgrund ihrer historisch prägenden Auseinandersetzung mit der Kritischen Theorie, eine dritte Position in diesen wissenschaftstheoretischen Fragen einnimmt (Leuzinger-Bohleber und Bürgin, 2003).

(repräsentative, affektive, sensomotorische etc.) zu erkennen. Einsichten in unbewusste Zusammenhänge können nur durch die genaue Beobachtung der Assoziationsketten eruiert werden, die Green als Signifikantenketten mit wechselseitiger Resonanz beschreibt. Ein emotional intensiv empfundenes Kommunikationselement hat eine „rückwirkende Reverberation", d. h. es bestimmt den analytischen Diskurs lange nachdem es geäußert wird. Dadurch wird auch die Linerarität des Gesprochenen in der analytischen Situation relativiert: Oft erst nachträglich erhellen sich die Kommunikationselemente, falls es dem Analytiker in der Haltung der „frei schwebenden Aufmerksamkeit" gelingt, seine Wirkung in der analytischen Sitzung (etwa in seiner Gegenübertragung) wahrzunehmen. Green beobachtet daher nie zeitliche Linearitäten: So gehört z. B. ein Trauma nie der Vergangenheit an, sondern kann in der Interaktion mit der Vergangenheit gegenwärtig sein. Wie andere französische Psychoanalytiker stützt er sich dabei auf das Freudsche Konzept der Nachträglichkeit (des „après-coup").

Um Freudsche mit objektbeziehungstheoretischen Konzepten zu verbinden, beschrieb Green sog. „erotische Ketten". Triebe werden danach nicht als Motivationskraft (im „Es" des Strukturmodells) verstanden, sondern entfalten sich in aufeinanderfolgenden, sequenzierten Formationen, die mit den dynamischen Bewegungen des Triebs (Primärprozess oder defensive Entstellungen) beginnen. Danach folgen Sequenzen mit Aktionen, durch die der Trieb abgeführt wird. Mit der Triebabfuhr verbunden ist das Lust- und Unlusterleben, das in einen wartenden und suchenden Zustand des „Begehrens" mündet. Dieses „Begehren" wird von weiteren unbewussten und bewussten Repräsentationen früherer Triebbefriedigungen vermischt. Gleichzeitig werden auf einer höheren Ebene des seelischen Funktionierens bewusste und unbewusste Phantasien erzeugt, die Szenarien oder Wunscherfüllungen entwerfen. Schließlich wird die Sprache als Ausdruck der Sublimation genutzt, um die ganze Breite des Erotischen und Sinnlichen zu aktivieren, die die erwachsene Sexualität auszeichnet. Nach Green besteht der Kern der analytischen Arbeit darin, solche „erotischen Ketten" präzise zu beobachten und analytisch zu verstehen. In die Ketten gehen nicht nur – wie dies, nach Green, Kleinianische Autoren postulieren – Triebe und unbewusste Phantasien ein. Im Gegensatz dazu versteht Green Sexualität als einen Prozess, der die verschiedenen Formationen der Psyche (Ich/Es/Über-Ich) und die verschiedensten Abwehrformen in Dienst nimmt. Erst ihre möglichst vollständige Analyse erhellt die Wirkung des Unbewussten. Lineares, nicht assoziatives Denken in der analytischen Sitzung versteht er als „phobische Vermeidung" des analytischen Einsichtprozesses, eine Negativität, die der Zerstörung des repräsentionalen Systems dient. Eine solche Abwehrformation hat er in seiner berühmten Arbeit zur „toten Mutter" beschrieben. Die biographische Erfahrung des Aufwachsens mit einer „toten Mutter" hat zu einer Identifikation mit der „toten Leere" der Mutter geführt, was sich in „psychischen Löchern" bzw. negativistischen Zuständen innerer Leere niederschlagen kann. Der basale Sinn des Lebens geht verloren und wird z. B. in zwanghaftem Denken oder Phantasien ständig neu gesucht.

Wir hatten nicht erwartet, im Rahmen der Frankfurter Präventionsstudie so vielen depressiven Müttern zu begegnen. Die zahlenmäßig häufigste Gruppe jener Kinder, die in der Studie durch hyperaktives, aggressives oder extrem ängstliches Verhalten auffielen, war während der ersten Lebensjahre von einer schwer depressiven Mutter (meist ohne Möglichkeit, auf adäquate, alternative Bezugspersonen auszuweichen) betreut worden. Wir konnten im Rahmen unserer Studie die spezifischen psychodynamischen Hintergründe der Depressionen der Mütter selbstverständlich nicht eruieren, sondern mussten uns mit der Beobachtung „äußerer Fakten" begnügen: familiäre Katastrophen (Verlust einer nahen Bezugsperson, Krankheiten, Ehekatastrophen, Verlust der Großfamilie), existenzielle Bedrohungen (Arbeitslosigkeit, drohende Abschiebung in Krisengebiete), Migrations- und Flüchtlingsschicksale sowie andere Formen der extremen sozialen Isolation.

Das Konzept der „toten Mutter" (Green) erwies sich auch in den Supervisionen der Erzieherinnen als fruchtbar, um ihnen ein Verständnis für manche Verhaltensweisen der eben erwähnten Kinder und ihrer Eltern zu wecken. So eignete sich dieses psychoanalytische Konzept, den Erzieherinnen den Niederschlag traumatisierender Beziehungserfahrungen im Unbewussten des Kindes deutlich zu machen.

Relativ sichere Informationen zu den biographischen Hintergründen der depressiven Problematik von Herrn A. gewannen wir in der langen Psychoanalyse mit ihm: Wie erwähnt waren beide Eltern, aus unterschiedlichen Gründen, während der ersten Lebensjahre von Herrn A. an schweren Depressionen erkrankt. Das Konzept der „toten Mutter" erwies sich, wie im Fallbericht (Kapitel II) veranschaulicht, als hilfreich, die extremen Gefühle von Leere und Sinnlosigkeit von Herrn A., aber auch meine Gegenübertragungsreaktionen, differenzierter zu verstehen .

3.5.1 Zusammenfassung

Aus der kurzen Skizze einiger Charakteristika in den Konzeptualisierungen einiger führender französischer Psychoanalytiker mag ersichtlich geworden sein, dass diese für eine spezifische psychoanalytische Forschung innerhalb der psychoanalytischen Situation plädieren, die z. B. präzise Beobachtungen von „erotischen Ketten", in anderen Worten von unbewusst verknüpften Assoziationen in der analytischen Dyade fokussiert. Nur diese, man könnte sie als „klassisch Freudianische" Forschungsmethode bezeichnen, erlaubt, so Green, eine Erforschung des Unbewussten. Daher zweifelt Green am Wert empirischer oder interdisziplinärer Forschung für die Weiterentwicklung der Theorien oder der Behandlungstechnik der Psychoanalyse. Die mit diesem Ansatz verknüpften Konzepte, wie das erwähnte der „toten Mutter", basieren ausschließlich auf Beobachtungen in der psychoanalytischen Situation und anschließender „Denkarbeit" des Analytikers.

Kurz erwähnt habe ich, dass sich die Anwendung solcher genuin psychoanalytischer Konzepte auch in einem nicht klinischen Rahmen, wie etwa einer Supervision, durchaus als sinnvoll und fruchtbar erweisen können, indem sie Nicht-Psychoanalytiker für unbewusste Phantasien und Konflikte sensibilisieren. Eine Stärke der französischen Psychoanalyse besteht, wie die Metapher der „toten Mutter“ zeigt, in ihrer Verankerung in der intellektuellen geistesgeschichtlichen Tradition und ihrer Liebe für die „schöne Literatur“, die Kunst und die Philosophie. Französische Psychoanalytiker stehen auch in dieser Beziehung in der Tradition Freuds, der bekanntlich sowohl in seiner Theoriebildung als auch bezüglich behandlungstechnischer Fragen gerne Anleihe bei Literatur und Kunst nahm. Metaphern wie der „Ödipus“-, der „Laioskomplex“ oder auch die „Medea-Phantasie“ (vgl. u. a. Leuzinger-Bohleber, 2001; Wurmser, 1999) betrachte ich ebenfalls als einen besonderen Schatz bei der spezifischen Justierung des Kaleidoskop bei der Betrachtung komplexer Phänomene psychischer Frühentwicklung. Insbesondere unbewusste Gestalten und Informationsmuster werden oft erst dank einer solchen „Metapher-Brille“ erkennbar.

3.6 Zwischenbilanz: Frühentwicklung im Kaleidoskop pluraler Theorieansätze in der heutigen Psychoanalyse – Reichtum und Gefahr?

Welche Einsichten haben wir durch den Blick durchs Kaleidoskop der heutigen Psychoanalyse gewonnen? Welche Informationsgestalten in der Frühentwicklung und deren Chancen und Grenzen zur Prävention und Intervention konnten wir erkennen, je nachdem welchen theoretischen Fokus wir dabei wählten?

Die oft als veraltet geltende Ich- und Triebtheorie vermag auch heute noch innerpsychische Konflikte sowie Konflikte zwischen Innen und Außen scharf zu beleuchten. Sie verfügt über einen wertvollen Erklärungsgehalt, z. B. wenn es um die Analyse der Unvereinbarkeit von biologisch angelegten Triebbedürfnissen und kulturellen Anforderungen geht. Um nur ein Beispiel herauszugreifen: Bezogen auf das Thema „Frühprävention“ können diese theoretischen Ansätze z. B. aktuelle Konflikte von jungen Frauen erhellen, die die existenziellen Bedürfnisse ihrer Säuglinge (als psychophysiologische Frühgeburten) nach konstanter, einfühlender Betreuung in den ersten Lebensmonaten und ihren eigenen Wünschen wahrnehmen, beruflichen Anforderungen nachzukommen, um ihre Karrierechancen nicht zu gefährden. Oft erscheinen die sich daraus ergebenden Konflikte individuell kaum lösbar und bedürfen einer institutionellen bzw. kulturellen Hilfestellung.

Psychoanalytische Objektbeziehungstheorien fokussieren die Internalisierungsprozesse frühester und früher Beziehungserfahrungen und vermögen daher oft in einmaliger Weise die Welt der „inneren Objekte“ zu entschlüsseln. Die Kleinianische Objektbeziehungstheorie schärft die Wahrnehmung für die archaische Phantasiewelt des Kleinkindes. Wie kaum ein anderer psychoanalytischer Ansatz sensibilisiert sie für die Gefahr archaischer Destruktivität, von Hass und Neid, falls ein paranoid-schizoides Denken und Erleben beim Einzelnen, in Gruppen, Institutionen oder Gesellschaften Dominanz gewinnt.

Die Objektbeziehungstheorien der „unabhängigen, Britischen Schule" eignen sich auch heute noch, die Frühentwicklung von Selbst und Identität konzeptuell präzise zu fassen und für Phänomene wie den Übergangsraum oder das Übergangsobjekt für präventive Ansätze zu nutzen.

Die systematische Integration von verschiedensten theoretischen Strömungen in der Objektbeziehungstheorie von Otto Kernberg erklärt in besonders plausibler Weise die Introjektion guter haltender und containender Objekte als Voraussetzung für eine sukzessive Integration der Spitzenaffekte und ein Überwinden früher Spaltungsprozesse.

Selbstpsychologische Autoren haben eindringlich auf die Bedeutung der narzisstischen Selbstwertregulation und ihre Relevanz für die Prävention von Gewalt und Destruktion hingewiesen. Ihre Konzeption der Selbstobjekte vermag besonders gut hervorzuheben, wie wichtig es für die Frühentwicklung ist, dass sich Primärobjekte für die narzisstischen Phantasien des Kindes empathisch zur Verfügung stellen, um durch adäquate, gut dosierte Frustrationen eine psychische Integration der archaischen Phantasien eines grandiosen Selbst und einer omnipotenten Elternimago in reifere narzisstische Selbstregulationen sukzessiv zu integrieren.

Schließlich haben die empirische Säuglings- und Bindungsforschung die kunstvollen Dialoge zwischen Mutter (Vater) und Kind der direkten Beobachtung erschlossen und die frühen Stadien der Selbstentwicklung genau beschrieben. Die Bedeutung „innerer Arbeitsmodelle" für die Entwicklung relativ stabiler Bindungsmuster im ersten Lebensjahr wurde durch eine Vielzahl origineller empirischer Studien belegt. Sie bilden ein relativ zuverlässiges, wenn auch etwas grobes Raster für Studien im Bereich der Frühprävention. Analoges gilt für die faszinierenden neueren Ansätze zur Entwicklung der Mentalisierung. Wie die begeisterte Aufnahme dieses Konzepts zeigt, finden sich viele Anwendungen in der Frühpädagogik, der Entwicklungspsychologie und anderer an die Psychoanalyse angrenzenden Wissenschaften. Dabei habe ich die Gefahr erwähnt, dass durch eine uniforme, ausschließliche Einstellung des „Kaleidoskops" auf die Mentalisierungstheorie etwas vom Reichtum der Erkenntnisse der pluralen Psychoanalyse eingeschränkt wird, wie z. B. das Wissen um die Irrationalität und Grenzenlosigkeit sexueller und destruktiver Impulse und Phantasien bei extremen regressiven Prozessen besonders in Gruppen und Massen. Auf diese Gefahr weisen viele französische Psychoanalytiker hin, die sich der Freudschen Tradition besonders eng verbunden fühlen und die sich in ihrer klinischen Arbeit eher von Literatur und Kunst als von empirischer oder interdisziplinärer Forschung anregen lassen.

Diese fragmentarische Zusammenfassung mag erläutern, warum ich einen spielerischen Umgang mit unterschiedlichen theoretischen Optiken als fruchtbar für das Verständnis komplexer klinischer Situationen oder früher Entwicklungsprozesse erachte. Sie schärfen in ihrer jeweils spezifischen Weise für jeweils andere Informationsgestalten und regen daher in unterschiedlicher Weise zum Nachdenken über präventive Möglichkeiten oder frühe Interventionen an.

Allerdings stimme ich Hanly (2008) zu, wenn er fordert, dass die pluralen Modelle differenziert miteinander in Beziehung gesetzt werden müssen, um sowohl deren Divergenzen als auch deren Konvergenzen kritisch zu diskutieren. Geschieht dies nicht, kann es zu wissenschaftlichen Fragmentierungs- und Isolationsprozessen kommen, zu einem Eindruck, dass wir in der Vielfalt heutiger Theorieansätze der Psychoanalyse „vor lauter Bäumen den Wald nicht mehr sehen" (vgl. dazu auch Argumentation unter 3.7.2). Daher plädiert Hanly aus drei Gründen für ein vermehrtes Bemühen um eine „Unifizierung der psychoanalytischen Wissensbasis". Er schreibt dazu:

„Meiner Ansicht nach gibt es nur wenige Anzeichen dafür, dass sich diese Hoffnung erfüllt. Anzeichen für ein zu Viel an Pluralismus und einen Mangel an Vereinheitlichung gibt es z. B. in der letzten Ausgabe des *The Psychoanalytic Quarterly*, die den Theorien therapeutischer Abläufe gewidmet war. Die acht Autoren gaben ihre eigenen Theorien in mehr oder weniger prächtiger Isolation wieder und überließen es den Berichterstattern herauszufinden, wo sie Ähnlichkeiten und Differenzen aufweisen. Dies lässt vermuten, dass die Flamme der Hoffnung für eine einheitliche psychoanalytische Theorie sehr klein ist.

Es gibt drei Gründe, warum wir uns mit der Einheitlichkeit psychoanalytischen Wissens beschäftigen sollten. Der erste Grund ist wissenschaftlich und logisch. Wie die Natur ein Vakuum nicht zulässt, lässt Wissen keinen Widerspruch zu. Wenn zwei psychoanalytische Theorien widersprüchlich sind, können beide nicht wahr sein, und wenn die eine wahr ist, so ist die andere falsch. Konträre Theorien sind nicht besser, nur weil sie den kühlen Komfort bieten, dass nicht beide wahr sein können, aber auch beide falsch sein könnten. Jedes gesammelte Wissen, das widersprüchliche oder konträre Theorien zulässt, ist problematisch. Die logische Inkonsistenz von Theorien liefert unhaltbaren Eklektizismus und setzt dem Pluralismus spezifische Grenzen – Grenzen, die vom heutigen psychoanalytischen Pluralismus überschritten worden sind.

Der zweite Grund ist didaktischer Natur. Psychoanalytiker in Ausbildung kritisieren verständlicherweise, dass sie durch die inkonsistenten Theorien und die klinische Praxis der Psychoanalyse, die ihnen mit Überzeugung und häufig ohne Skepsis von ihren Anhängern vermittelt werden, in wissenschaftlicher und klinischer Hinsicht irritiert seien. Vom „Quarterly" werden acht verschiedenen Theorien der therapeutischen Vorgehensweise aufgezeigt, um eine reliable klinische Orientierung zu bieten, mit der in der beginnenden klinischen Praxis gearbeitet werden kann. Die gewissenhaften Ausbildungskandidaten, die versuchen, ihren Weg durch diese acht Theorien zu finden, sind zu bemitleiden.

Der dritte Grund ist öffentliche Aufklärung. Wir vermeiden die schwierigen Aufgaben, die damit verbunden sind, die Psychoanalyse zu vereinheitlichen, und gehen dadurch das Risiko ein, den falschen Eindruck zu erwecken, dass Psychoanalyse das *ist*, was Psychoanalytiker tun. Die Psychoanalyse ist eine klinische Disziplin. Für eine solche, etwa im Gegensatz zu der Philosophie, die mit dieser Selbstdefinition gespielt hat, reicht es nicht aus, ein Sammelsurium alternativer Wege der Interpretation der menschlichen Natur bereitzustellen. Die bunte Mischung der auf dem Markt angebotenen alternativen Therapien ist ohnehin schon überladen, so dass die Psychoanalyse nicht noch weitere eigene Variationen hinzufügen muss". (Übersetzung des Vortrags, S. 3 ff.)

Daher ist es wichtig festzustellen, dass trotz aller Unterschiede in den eben skizzierten pluralen Ansätzen zur Frühentwicklung alle psychoanalytischen Autoren in einem Punkt einig sind: alle betonen die hohe Relevanz früher Beziehungserfahrungen für die Entwicklung einer basalen Affekt- und Impulsregulation, von Selbst und Identität, Beziehungsfähigkeit, kreativer kognitiver und affektiver Problemlösungsprozesse und psychosomatischer, psychosozialer und psychischer Gesundheit. Ebenfalls einig sind sich führende Psychoanalytiker, dass zwar ein Reichtum konzeptueller und theoretischer Arbeiten zu frühen Entwicklungsprozessen bereits vorliegt, sich die Psychoanalyse aber, wie alle Wissenschaften, in einem ständigen Prozess der kritischen Hinterfragung eigener Modelle, klinischer Beobachtungen und darauf basierender Weiterentwicklungen ihrer Theorien befindet. Diese Weiterentwicklungen werden durch den Dialog innerhalb der psychoanalytischen Communities, aber auch durch den Blick über den disziplinären Zaun stimuliert.

Von einem solchen Blick über den „disziplinären Zaun" soll exemplarisch im folgenden Kapitel berichtet werden.

3.7 Zum Dialog zwischen Psychoanalyse und Neurowissenschaften: Trauma, Embodiment und Neuroplastizität, frühe Affektregulationsstörung und ADHS

Im Freud-Jahr 2006 konnte der Eindruck entstehen, der Dialog zwischen der Psychoanalyse und den Neurowissenschaften bilde das wichtigste Fenster für die heutige Psychoanalyse, das sich für sie zur Welt der aktuellen wissenschaftlichen Diskurse eröffnet. Gewinnen wir aus diesem Dialog zusätzliche Erkenntnisse zur eben skizzierten theoretischen Annäherung an die frühen kindlichen Entwicklungsprozesse?

Sein Leben lang hoffte Freud bekanntlich, neuere Entwicklungen in den Neurowissenschaften könnten dazu beitragen, psychoanalytische Prozesse auch naturwissenschaftlich zu erforschen. Der englische Neuropsychologe und Psychoanalytiker Mark Solms belegt in vielen seiner wissenschaftsgeschichtlichen und -theoretischen Beiträgen, dass sich Freud – angesichts des Standes der neurowissenschaftlichen Methoden seiner Zeit – von dieser Vision abwandte und die Psychoanalyse als ausschließlich psychologische Wissenschaft des Unbewussten definierte. Neuere Entwicklungen in den Neurowissenschaften, z. B. die Untersuchung des lebenden Gehirns mit Hilfe von bildgebenden Verfahren, aber auch die von Solms und anderen psychoanalytischen Forschern beschriebene neuroanatomische Methode, haben den interdisziplinären Dialog zwischen Psychoanalyse und Neurowissenschaften in den letzten Jahren befruchtet und intensiviert. 1999 erschien zum ersten Mal die internationale Zeitschrift Neuro-Psychoanalysis, in der namhafte Neurowissenschaftler und Psychoanalytiker Themen wie Emotion und Affekt, Gedächtnis, Schlaf und Traum, Konflikt und Trauma sowie bewusste und unbewusste Problemlösungsprozesse detailliert und kontrovers diskutieren. Im Jahre 2000 wurde die internationale Gesellschaft Neuropsychoanalysis gegründet, die in regelmäßigen Kongressen ebenfalls den Austausch zwischen diesen beiden Wissenschaften pflegt. Zudem haben sich in verschiedenen Ländern psychoanalytische Forschungsgruppen gebildet, die Patienten nach lokalisierbaren Hirnverletzungen psychoanalytisch behandeln, zum einen um diese Patienten bei der Verarbeitung ihrer Behinderungen (z. B. Neglects) therapeutisch zu unterstützen, zum anderen um in diesen Therapien gemeinsam mit den Betroffenen klinisch sorgfältig die Auswirkungen der hirnorganischen Schädigungen auf das seelische Funktionieren und Befinden zu studieren. Die mit Hilfe dieser neuroanatomischen Forschungsmethode gewonnenen Erkenntnisse wurden dokumentiert und im internationalen Austausch zwischen den Expertengruppen miteinander verglichen und in der Zeitschrift Neuro-Psychoanalysis regelmäßig publiziert.

So scheinen immer mehr Forschergruppen weltweit zu realisieren, dass sich Neurowissenschaften und Psychoanalyse in interessanter Weise ergänzen können: Die Neurowissenschaften verfügen inzwischen über die objektivierenden und exakten Methoden zur Prüfung anspruchsvoller Hypothesen über menschliches Verhalten, während die Psychoanalyse aufgrund ihrer reichen Erfahrung mit Patienten und ihrer besonderen Art der klinischen Feldforschung einen Reichtum differenzierter Erklärungsansätze entwickelt hat, um die vielschichtigen und komplexen Beobachtungen in der psychoanalytischen Situation zu konzeptualisieren. Diese Erklärungsansätze können auch für Neurowissenschaftler von Interesse sein und spezifische Forschungsfragen aufwerfen.

3.7.1 Psychoanalytische und neurobiologische Traumaforschung[10]

Bei der Diskussion der Stabilität der Bindungstypen (vgl. 3.4) wurde kurz darauf verwiesen, dass Traumatisierungen in jedem Lebensalter zu schweren Einbrüchen in der psychischen Struktur der Betroffenen führen können. Dieses Ergebnis klinisch psychoanalytischer Forschung fand ich in eindrucksvoller Weise literarisch im Buch von Dieter Forte: *Das Haus auf meinen Schultern* gestaltet. Er beschreibt darin die Bombardierungen von Düsseldorf während des Zweiten Weltkrieges:[11]

[10] Der folgende Text ist eine Überarbeitung der Einleitung zu: Leuzinger-Bohleber, Roth und Buchheim (2008) sowie einen Antrag an die DfG zusammen mit Uwe Opolka, dem ich an dieser Stelle noch einmal herzlich danke.

[11] Aus der Perspektive der bildgebenden Verfahren ist es nicht zufällig, dass mehrere Forschergruppen im interdisziplinären Dialog zwischen den Neurowissenschaften und der Psychoanalyse den Fokus „Trauma" wählten, u. a. weil Traumatisierungen stärkere neurobiologische Effekte zeigen als z. B. eine Depression und deshalb mit den bildgebenden Verfahren besser zu erforschen sind. Zudem bietet sich eine interdisziplinäre Betrachtung des Phänomens Psychotrauma an, weil sie wissenschaftlich

„Immer wieder stürzte ein brennendes Haus ein und überschüttete die Straße mit Licht. Erst jetzt bemerkte der Junge, dass das brausende Geräusch der Flammen alle anderen Geräusche übertönte, ein fachendes, sausendes Geräusch, das selbst den Lärm der zusammenstürzenden Fassaden überdeckt. Die Flammen zogen sich an den Häuserfronten entlang bis zum Ende der Straße, da war der undurchdringliche Abschluss der Welt, dahinter war nichts mehr. Die dunklen, rotvioletten Wolken, die Flammenwand, die alles umhüllte, die Menschen, die wie in Zeitlupe vorüberzogen, alle Bewegungen verlangsamt, sich mühsam wie in Trance bewegend, das Ende der Welt war ein apathisches, fast friedliches Bild. Der Junge hatte das Gefühl, er wäre allein auf der Welt und sähe alles aus einer einsamen Distanz, aus einer anderen Entfernung als bisher, die Menschen und ihre Welt... Menschen, die im Strom der Zeit geboren wurden und die in ihm starben, ohne diese Bewegung zu erkennen. Das war das Todesbild, das der Junge nie vergaß, dass er sein Leben lang mit sich trug. Solange er lebte, würde er das vor Augen haben.“(Forte, 1999, S. 467 f.)

Wie viele andere Schriftsteller beschreibt Dieter Forte die Auswirkungen einer akuten Extremtraumatisierung mit einer bewundernswerten Präzision. Der Junge wird durch die traumatische Erfahrung aus der Wirklichkeit herausgerissen: In einem dissoziativen Zustand erlebt er die Realität um sich herum nun völlig anders, unwirklich, entrückt, von allen anderen Menschen

interessant, angesichts des Entwicklungsstands der Theoriebildung und des empirischen Kenntnisstandes notwendig und in klinisch-praktischer Hinsicht hilfreich ist. Um psychische Traumata verstehen und adäquat behandeln zu können, sind Wissen und Kooperationen von Experten verschiedener Disziplinen nötig. Schließlich blicken sowohl die biologische wie auch die psychoanalytische Interpretation des Psychotraumas auf eine reiche, mehr als hundertjährige Geschichte zurück.
Weiter ist zu erwähnen, dass professionelles, transdisziplinäres Wissen über Psychotrauma und seiner Behandlung eine hohe Relevanz und Aktualität hat. So zeigen verschiedene Studien und therapeutische Erfahrungen, dass eine rasche und fundierte Behandlung von akut traumatisierten Menschen in vielen Fällen eine Chronifizierung verhindern oder wenigstens abmildern kann (ein bekanntes Beispiel war die Arbeit mit den Überlebenden der Katastrophe von Eschede 1998 oder des 11. Septembers 2001). Allerdings weisen psychoanalytische Erfahrungen mit schweren und wiederholt Traumatisierten darauf hin, dass rasche therapeutische Erfolge bei dieser Patientengruppe nicht zu erwarten sind. Oft kann aber ein Verstehen der bisher unbekannten Wurzeln aktueller Symptome (wie Flashbacks, Albträumen, Dissoziationen etc.) zu einer Integration der erlittenen Traumatisierungen in die eigene Biographie und damit zu einem Kontinuitätsgefühl zwischen Vergangenheit, Gegenwart und Zukunft führen, was für die Lebensqualität der Betroffenen und ihrer Angehörigen oft von unschätzbarem Wert ist (vgl. dazu u. a. Bohleber, 2007; Gullestad, 2008; Fonagy, 2007; Leuzinger-Bohleber u. a., 2002; Mancia, 2008; Sachsse u. Roth, 2008). Daher müssen die Chancen und Grenzen neuerer, kürzerer Therapieverfahren bei Traumatisierten angesichts des aktuellen Wissensstandes in beiden Disziplinen immer wieder kritisch diskutiert werden.

getrennt, isoliert und einsam: Er realisiert intuitiv, dass diese Erfahrung einen existenziellen Bruch in seinem Leben darstellt, den er nun immer mit sich tragen wird. Nichts wird mehr sein wie vorher. Psychoanalytiker wissen aus Behandlungen mit schwer traumatisierten Menschen, dass diese nach solchen Erfahrungen nicht mehr in ihr Leben zurückgefunden haben: sie sind psychisch „nie ganz da", haben den Boden unter den Füßen dauerhaft verloren, fühlen sich unverbunden mit Anderen, nie mehr wirklich als aktives Zentrum ihres eigenen Lebens.

So beobachteten wir in der Frankfurter Präventionsstudie, wie viele solcher schwer traumatisierter Menschen unter uns leben und wie sehr das Aufwachsen ihrer Kinder davon bestimmt ist (vgl. oben). Wir gewannen den Eindruck, dass dieses Thema immer wieder gesellschaftlich tabuisiert ist, obschon es auch im Zusammenhang mit der Frühprävention gemeinsam reflektiert werden sollte. Nur in einigen Fällen ist es uns gelungen, den Kindern und ihren traumatisierten Eltern die entsprechende therapeutische Hilfe anzubieten. Oft lebten traumatisierte Flüchtlings- und Migrantenfamilien sehr zurückgezogen und reagierten zuweilen mit paranoiden Phantasien und Ängsten auf unsere Angebote.

Eines dieser Beispiele möchte ich kurz erwähnen. Der vierjährige Johi fiel durch extrem aggressives und hyperaktives Verhalten in der Kindertagesstätte auf, sodass er die ausschließliche Zuwendung einer Erzieherin brauchte, um für die Institution überhaupt ertragbar zu sein. Er schien zudem extrem emotional bedürftig und teilweise depressiv, sodass wir eine Therapieindikation stellten. Im Gespräch mit den Eltern stellte sich heraus, dass die Familie unter dramatischen Umständen aus einem Kriegsgebiet in Afrika geflüchtet war. Beide Eltern hatten Schlimmes erlebt, nahe Bezugspersonen verloren und waren vermutlich sogar gefoltert worden (der Vater saß einige Wochen im Gefängnis). Hier in Deutschland lebte die Familie zurückgezogen. Der Vater hatte erst kürzlich eine Arbeit als Putzhilfe gefunden – eine Kränkung für ihn als ausgebildeter Gymnasiallehrer und Intellektueller. Die Eltern schienen den Vorschlag, Johi in eine Kindertherapie zu schicken, zuerst positiv aufzunehmen. Als allerdings deutlich wurde, dass dazu ein Arzt eine Überweisung und der Therapeut ein Gutachten schreiben musste, reagierte der Vater paranoid und wütend. Er meldete das Kind in der KiTa ab.

Psychoanalytiker gewinnen ihre Erkenntnisse zur Psychodynamik und der Genese von Traumatisierungen aus der intensiven Arbeit mit einzelnen Patienten, die sie wegen psychischer oder psychosomatischer Probleme aufsuchen. Die Einsichten in die unbewussten Determinanten seelischen Leidens erweisen sich oft nicht nur als „heilend" bezüglich der seelischen und körperlichen Symptome, sondern als sinnstiftend in der Weise, dass bisher unerkannte Auswirkungen erlittener Traumatisierungen nun als Erinnerungen oder Ermahnungen an die eigene, unverwechselbare Lebensgeschichte erkannt und psychisch integriert werden. Diese „narrative", „sinnstiftende", psychotherapeutische Dimension im Umgang mit traumatisierten Patienten kann durch keine anderen „wissenschaftlichen" Befunde ersetzt werden. Allerdings ergeben sich zur wissenschaftlichen Reflexion solcher psychoanalytischer Beobachtungen faszinierende Parallelen zu Befunden neuerer neurowissenschaftlicher Forschungen zum Trauma, wie wir in einer eben erschienenen Publikation diskutieren. Dort versuchen wir zur wissenschaftlichen Brückenbildung zwischen den beiden Disziplinen beizutragen, indem wir ihre spezifischen Wissenskorpi und darauf basierende Konzeptualisierungen miteinander in Beziehung setzen und Gemeinsamkeiten wie auch Unterschiede klar herausarbeiten (Leuzinger-Bohleber, Roth und Buchheim, 2008).

In der psychiatrischen und neurowissenschaftlichen Literatur zentriert sich die Auseinandersetzung mit dem Trauma oft um die sog. „posttraumatischen Belastungsstörungen". International hat sich die Definition Posttraumatischer Belastungsstörungen nach DSM-IV eingebürgert. Sie bildet die Basis vieler interdisziplinärer Forschungsarbeiten, wobei zu beachten ist, dass diese Definition rein deskriptiver Natur ist und keine Aussagen darüber macht, welche psychischen und/oder neurobiologischen Mechanismen psychischen Traumatisierungen zugrunde liegen. Im Sinne des DSM-IV ist die Posttraumatische Belastungsstörung (PTBS) „die Entwicklung charakteristischer Symptome nach der Konfrontation mit einem extrem traumatischen Ereignis". Ein solches Ereignis umfasst „das direkte persönliche Erleben einer Situation, die mit dem Tod oder der Androhung des Todes, einer schweren Verletzung oder der Bedrohung der persönlichen Unversehrtheit einer anderen Person zu tun hat oder das Miterleben eines unerwarteten oder gewaltsamen Todes, schweren Leids oder Androhung des Todes oder Verletzung eines Familienmitgliedes oder einer nahestehenden Person" (DSM-IV, 1998, S. 487).

Im Sinne der WHO ist eine PTBS „ein belastendes Ereignis oder eine Situation kürzerer oder längerer Dauer, mit außergewöhnlicher Bedrohung oder katastrophenartigem Ausmaß, die bei fast jedem eine tiefe Verzweiflung hervorrufen würde" (ICD-10-SGBV, 2000, S. 211). Ein solches Ereignis wirkt von außen als massiver Stressor auf das Subjekt ein und verändert dessen teils genetisch angelegte, teils durch vorgeburtliche und frühkindliche Bindung geprägte, teils durch Außen-Erfahrungen gelernte Strukturanteile. Diese Einwirkung wird vom Gehirn als Gefahr identifiziert und führt innerhalb sehr kurzer Zeit zu einer somatischen Stressreaktion, die von heftigen psychischen Reaktionen begleitet ist.

Als Symptome einer PTBS zählt das DSM-IV unter anderem auf: intensive Angst, Hilflosigkeit oder Entsetzen, das anhaltende Wiedererleben des traumatischen Ereignisses, die Vermeidung von mit dem Trauma assoziierten Reizen sowie ein anhaltend erhöhter Arousal. Auslöser für traumatisierende Situationen sind beispielsweise Kriege, Naturkatastrophen, schwere Unfälle, aber auch bewusst durch andere Menschen verursachte Schädigungen wie Folter oder Vergewaltigung (DSM-IV, S. 487).

Wichtig ist zu berücksichtigen, dass nicht alle Menschen in gleicher Weise auf solche Extremerfahrungen reagieren. Fischer und Riedesser (2006, S. 104) stellen nach einer Reihe eigener Untersuchungen fest, dass „nur" etwa ein Viertel bis ein Drittel der Personen nach Ereignissen bzw. Lebensumständen von mittelschwerem bis hohem Belastungsgrad eine psychotraumatische Belastungsstörung entwickeln. Daher hat sich die Resilienzforschung in den letzten Jahren vermehrt mit der Frage auseinandergesetzt, welche

Faktoren bei Menschen dazu führen, keine posttraumatische Belastungsstörung zu entwickeln und sich „erstaunlich normal" verhalten. Hauser, Allen und Golden (2006) haben, wie in der Einleitung schon kurz erwähnt, aufgrund einer detaillierten Nachuntersuchung von gewalttätigen, schwer traumatisierten Kindern und Jugendlichen nach einem psychiatrischen Aufenthalt postuliert, dass die Einsicht in den eigenen Anteil der schweren Entwicklungskrise sowie minimal unterstützende Bedingungen (mindestens eine vertrauensvolle Objektbeziehung in der frühen Kindheit) die Resilienz dieser Kinder positiv beeinflusste. Eglé, Hoffmann und Joraschky (1997) fassten die Ergebnisse vieler internationaler Studien zu einem weiteren Gebiet schwerer Traumatisierung, dem sexuellen Missbrauch, zusammen. Danach entwickeln zwischen 19–49 % der sexuell missbrauchten Kinder zuerst einmal keine psychopathologischen Symptome. Gute Objektbeziehungserfahrungen, sichere Grenzen zwischen den Generationen sowie eine altersgemäße Aufklärung erwiesen sich dabei als wichtige Schutzfaktoren. Allerdings ist aus psychoanalytischer Sicht, wie z. B. der eindrucksvolle Behandlungsbericht von Siri Gullestadt (2008) heraushebt, Vorsicht geboten: klinische Erfahrungen mit Erwachsenen und Kindern nach sexuellem Missbrauch zeigen, dass für die meisten Betroffenen diese Erfahrungen durchaus einen traumatisierenden Effekt hatten, besonders falls der Missbrauch durch nahe Familienangehörige vollzogen wurde. Oft finden sich bei Opfern sexueller Gewalt keine „schreienden" Symptome, sie verlieren aber das Basisvertrauen in schützende, gute innere Objekte. Viele von ihnen entwickeln Jahre nach dem stattgefundenen Missbrauch schwere Ängste und Konflikte besonders in ihren Intimbeziehungen.

Noch eine Anmerkung zur wissenschaftlichen Auseinandersetzung mit den Folgen traumatisierender Erfahrungen, die sich bis in die Mitte des 19. Jahrhunderts zurückzuverfolgen lässt (Sachsse, Venzlaff und Dulz, 1997; Bohleber, 2000b; Mertens und Waldvogel, 2000): Die Diskussion im 19. Jahrhundert interpretierte einerseits die Folgen von Eisenbahn- und Arbeitsunfällen als „Eisenbahnwirbelsäule" oder als „Traumatische Neurose", setzte sich aber andererseits mit massiver Kindesmisshandlung und sexualisierter Gewalt gegen Kinder auseinander. Pierre Janet und der frühe Sigmund Freud vertraten in der Auseinandersetzung mit dem Krankheitsbild der Hysterie die Position, es handle sich hierbei um unerkannte Folgen traumatischer Erfahrungen im Zusammenhang von sexuellem Kindesmissbrauch. So begann die Psychoanalyse als reine Traumatheorie. 1895 entwickelte Freud im „Entwurf einer Psychologie" (1950) ein erstes theoretisches Verständnis des Traumas: Er arbeitete mit einem neuronalen Modell, dessen Haupttendenz darin besteht, alle Erregungsquanten abzuführen oder zu binden. Dem Ich, als einer speziellen Organisation, kommt unter anderem die Aufgabe zu, den Reizschutz gegen die Außenwelt zu garantieren und dadurch das direkte Eindringen der exogenen Energiequanten zu verhindern. Im Falle übergroßer Energiequanten wird der Reizschutz durchbrochen, und es kommt zum Trauma. Bekanntlich gab Freud (1896) die in diesem Modell enthaltene Verführungstheorie auf. Doch blieb die im Rahmen des neuronalen Modells entwickelte ökonomische Konzeption des Traumas für seine weiteren, nun „rein psychologischen" Theorien weiterhin bestimmend. Er betonte jetzt allerdings die entscheidende Rolle kindlicher Phantasien für die Entstehung von Neurosen. Janet hingegen vertrat weiterhin das Konzept der Traumaätiologie bei hysterischen Erkrankungen.

Der Erste Weltkrieg zwang Freud erneut zur Auseinandersetzung mit dem Trauma, beziehungsweise mit Patienten, die, wie er es ausdrückte, an einer „Kriegsneurose" litten. Seine Konzepte wurden versuchsweise zur Behandlung traumatisierter britischer und amerikanischer Soldaten eingesetzt.

Nach dem Zweiten Weltkrieg waren es wiederum die Folgen von „man-made disasters", die das Trauma in den Fokus professioneller Aufmerksamkeit rückten:
(1) Die extremtraumatischen Erfahrungen des Holocaust, die viele Überlebenden zur Behandlung beziehungsweise zur Begutachtung wegen Wiedergutmachungsansprüchen zu Psychoanalytikern führten, erzwangen eine erneute Analyse von kurz- und langfristigen Folgen von Extremtraumatisierungen.
(2) Die Behandlung von Kindern der Überlebenden vermittelte die Erkenntnis, dass traumatische Erfahrungen dieses Ausmaßes auch in das Leben der nächsten Generation eindringen. „Man-made disasters haben vielfältige transgenerationelle Auswirkungen nicht nur für die betroffenen Familien, sondern auch für die Gesellschaft als Ganzes und für die Repräsentanz des Traumas im kollektiven Gedächtnis und der Gruppenidentität" (Bohleber, 2000a, S. 795). Auch die Folgen der Bombenangriffe von Hiroshima und Nagasaki betreffen mehr als eine Generation.

Die klinischen Konzepte zur Therapie von Überlebenden des Holocaust versuchten die Annäherung an Erfahrungen, die das menschliche Vorstellungsvermögen überschreiten. Hans Keilson (1979a) charakterisierte Auschwitz auch als einen Ort, „wo unsere Sprache nicht hinreicht". Die traumatische Erfahrung zerstört das Schutzschild der Bedeutungsstrukturen im Menschen, schreibt sich dem Körper ein und nimmt direkten Einfluss auf die organische Basis psychischer Funktionen. Der psychische Raum und die Symbolisierungsfähigkeit werden vernichtet. Die traumatische Erfahrung lässt sich als eine Qualität des „zu viel ..." kennzeichnen (Bohleber, 2000b, S. 798). Eine zusätzliche wesentliche Einsicht bestand darin, dass eine Extremtraumatisierung auch zuvor völlig gesunde Menschen bleibend zu verändern und zu schädigen vermag (Venzlaff, 1958).

Weitere Eckpunkte der Wiederentdeckung des Traumas als therapeutischer Fokus waren:
(3) Ein kritischer Feminismus und die gesellschaftspolitische Debatte über patriarchalische Strukturen, Gewalt gegen Frauen und den sexuellen Missbrauch von Kindern stellte in den achtziger Jahren des 20. Jahrhunderts auch die Verwerfung der Verführungstheorie von Freud in Frage. Reale biographische Erfahrungen fanden wieder vermehrte Aufmerksamkeit. Die Psychoanalyse wurde mit der Vernachlässigung des (realen) sexuellen Missbrauchs konfrontiert.

(4) Die Fortschritte in den Kognitionswissenschaften führten zur Formulierung unterschiedlicher Gedächtnissysteme (implizit-prozedural und explizit-deklarativ). Dadurch konnte die Speicherung traumatischer Erfahrungen adäquater theoretisch erfasst werden.
(5) Die Entwicklung der Neurobiologie und die recovered-memory-Debatte führten vor allem in den USA zu neuen Debatten in der Psychoanalyse, wie Erinnerungen im therapeutischen Prozess zu verstehen seien und welche Rolle dabei der historischen Realität zukommt. Wesentliche Plädoyers für eine Annäherung an die „historisch-biographische Wahrheit traumatischer Erfahrungen“ wurden von Psychoanalytikern formuliert, die mit Extremtraumatisierten arbeiteten.
(6) Die Folgen des Vietnam-Krieges mit seinen Hunderttausenden von Kriegsveteranen zwangen Psychiater und Psychoanalytiker dazu, dieses Krankheitsbild zu erforschen und adäquate Behandlungsstrategien zu entwickeln. Erneut wurde deutlich, dass unterschiedliche Formen von Traumatisierungen ähnliche körperliche oder körpernahe Konsequenzen haben. Infolgedessen wurde PTSD in die internationalen Klassifikationen (ICD, DSM) aufgenommen, aus denen oben bereits zitiert wurde.

In der psychoanalytischen Fachliteratur wird bis heute um ein adäquates Verständnis von Trauma gerungen (vgl. z. B. Bohleber, 2007). Cooper (1986, S. 44) z. B. bezog sich auf Freud, als er definierte: „Ein psychisches Trauma ist ein Ereignis, das die Fähigkeit des Ichs, für ein minimales Gefühl der Sicherheit und integrativen Vollständigkeit zu sorgen, abrupt überwältigt und zu einer überwältigenden Angst oder Hilflosigkeit oder dazu führt, dass diese droht, und es bewirkt eine dauerhafte Veränderung der psychischen Organisation“. In dem aufgeführten literarischen Beispiel beschreibt Dieter Forte (1999) Bombardierungen im Rhein-Ruhrgebiet während des Zweiten Weltkrieges. Auch für Freud bestanden Traumata wesentlich in den Auswirkungen von extremen Reizüberflutungen des Ichs in Kriegssituationen: Er hatte sie ursprünglich bei Kriegsneurosen im Ersten Weltkrieg beobachtet. Der natürliche Reizschutz wird durch eine plötzliche, nicht vorausgesehene extreme Erfahrung, meist verbunden mit Lebensbedrohung und Todesangst, durchbrochen. Das Ich ist einem Gefühl extremer Ohnmacht und Unfähigkeit, die Situation zu kontrollieren oder zu bewältigen, ausgesetzt und wird mit Panik und extremen physiologischen Reaktionen überflutet. Diese Überflutung des Ichs führt zu einem psychischen und physiologischen Schockzustand. Die traumatische Erfahrung zerstört den empathischen Schutzschild, den das verinnerlichte Primärobjekt bildet, und destruiert das Vertrauen auf die kontinuierliche Präsenz guter Objekte und die Erwartbarkeit menschlicher Empathie. Im Trauma verstummt das innere gute Objekt als empathischer Vermittler zwischen Selbst und Umwelt (Cohen, 1985; Hoppe, 1962).

Das psychoanalytische Wissen zu kurz- und langfristigen Auswirkungen von schweren Traumatisierungen stammt, wie schon erwähnt, vorwiegend aus der klinischen Arbeit mit Überlebenden der Shoah und ihren Kindern und Kindeskindern (vgl. u. a. Abrams, 1999; Brom, Cohen und Dasberg,

2001; Chaitin, 2002; Dahmer, 1990; Dasberg u. a., 2001; Eitinger, 1990; Faye, 2001; Kellermann, 1999, 2001; Kogan, 2002; Niederland, 1980; Segal, 1988; Sugar, 1999; Weiss und Weiss, 2000). Was die Opfer der Shoah erlebten, übersteigt unser aller Vorstellungskraft. Das Unfassbare des Traumas wird in psychoanalytisch-wissenschaftlichen Begriffen wie Extremtraumatisierung (vgl. z. B. Krystal, 1968) oder sequenzielle (Keilson, 1979b) oder kumulative Traumatisierung (Masud Khan, 1963) nur in einer groben Annäherung beschrieben.

Die Überlebenden solcher Extremtraumatisierungen zeigten, dass solche Traumatisierungen psychisch nicht zu verarbeiten sind, sondern zu lebenslangen Schädigungen führen (Alpträume, Flashbacks, Einsamkeit und Depression, Dissoziations- und Derealisierungserlebnisse, Störungen im Zeit- und Identitätsgefühl, diffuse Panik, Angst- und Aggressionsattacken, emotionale Abkapselungen, ein Zusammenbrechen eines Urvertrauens in das schützende, gute Objekt und basale Sinnstrukturen des Lebens sowie psychosomatische Störungen wie Schlafstörungen, nicht lokalisierbare Schmerzzustände etc.). Diese tiefen psychischen Wunden können auch in langen Psychoanalysen höchstens gelindert, nie aber wirklich „geheilt" werden. Wie viele ehemalige traumatisierte Patienten in der repräsentativen Nachuntersuchung von psychoanalytischen Behandlungen geschildert haben, kann aber in „genügend gut gelungenen Behandlungen" der bisher unbekannte Sinn dieser Symptome verstanden und als Teil der ureigensten Lebensgeschichte integriert werden, was für die Betroffenen meist eine enorme Bedeutung hat (Leuzinger-Bohleber, 2003; Leuzinger-Bohleber u. a. 2002). Zudem wird oft die unbewusste Weitergabe der erlittenen Traumatisierungen an die zweite und dritte Generation durch solche Behandlungen mindestens ansatzweise unterbrochen, für viele der Betroffenen eines der wichtigsten Ergebnisse ihrer Therapien (vgl. u. a. Bohleber, 1989; Eckstaedt, 1989; Herzka u. a., 1989; Kestenberg und Brenner, 1986; Parens, 2007).

Faimberg (1987) hat, bezogen auf Opferfamilien des Holocaust, beschrieben, wie die Grenzen der Generationen durch die nicht zu verarbeitenden Traumatisierungen aufgeweicht werden. Sie spricht von einem „telescoping of the generations". Cournut (1988) diskutiert ein „entlehntes Schuldgefühl", das oft unbewusst das gesamte Lebensgefühl von Menschen nach einem nicht betrauerten, traumatischen Verlust bestimmt. Laub, Peskin und Auerhahn (1995) sprechen von einem „schwarzen Loch": Die extreme Traumatisierung wirkt unerkannt als verschlingendes Energiezentrum, das nicht nur das psychische Erleben der ersten, sondern auch der zweiten und dritten Generation von Holocaustüberlebenden determiniert. Abraham und Maria Torok (1979) beschrieben ähnliche Phänomene mit dem Begriff der „Inclusion", der Einschließung oder der Krypta.[12] Der traumatische Verlust

[12] „Alle Worte, die nicht gesagt werden konnten, alle Szenen, die nicht erinnert werden konnten, alle Tränen, die nicht vergossen werden konnten, werden gleichzeitig mit dem Trauma, das der Verlust hervorrief, verschluckt. Werden verschlungen und konserviert. Die unaussprechliche Trauer errichtet im Inneren des Betreffenden eine geheime Gruft" (Abraham und Torok, 1978, S. 391 ff.).

wird, statt betrauert, in eine innere Gruft verbannt und entfaltet von dort aus konstant und unerkannt seine Wirkung.

Es dauerte, aus begreiflichen Gründen, fast 60 Jahre, bis sich Psychoanalytiker in Deutschland auch den Auswirkungen von schweren Traumatisierungen bei Tätern und Mitläufern in der deutschen Bevölkerung der Zeit des Nationalsozialismus zuwandten. Ungebrochen ist dabei die Sorge, dass durch das Studium dieses Themas die Unvorstellbarkeit und historische Unvergleichbarkeit der Shoah relativiert werden könnte. In der Deutschen Psychoanalytischen Vereinigung (DPV) war es vor allem die schon zitierte, in den 1990er-Jahren durchgeführte repräsentative Ergebnisstudie von Psychoanalysen und psychoanalytischen Langzeittherapien, die die Diskussion um dieses Thema entfachte. Ein völlig unerwartetes Ergebnis der Studie war, dass 62 % der Patienten, die in den 1980er-Jahren bei DPV-Analytikern in Langzeitbehandlungen waren, schwere Traumatisierungen als Kleinkinder erlebt hatten, meist im Zusammenhang mit dem Zweiten Weltkrieg (siehe dazu u. a. Leuzinger-Bohleber, 2003, 2006; auch Radebold, 2000; Radebold u. a., 2006).

Daher wird heute vermehrt diskutiert, ob manche der Mechanismen der transgenerativen Weitergabe von Traumatisierungen, die in Opferfamilien festgestellt wurden, auch in Täterfamilien gefunden werden können. So habe ich (1998) z. B. anhand einer langen Psychoanalyse bei der Tochter eines hohen SS-Offiziers auf die unbewusste Wiederholung von pathologischen, durch traumatische Erfahrungen determinierten Objektbeziehungen, unbewussten Identifikationen und Introjektionen im Über-Ich- und Ich-Ideal sowie nicht integrierten, überstimulierten Triebimpulse hingewiesen. Zudem spielt der ubiquitäre Mechanismus bei der „Bewältigung" traumatischer Erfahrungen, passiv Erlittenes in aktiv Zugefügtes umzuwandeln, auch bei der transgenerativen Weitergabe von Traumatisierungen in Täter- oder Mitläuferfamilien eine entscheidende Rolle.

Auch unabhängig von Patienten mit Traumatisierungen im Zusammenhang mit Man-Made-Disasters wird heute in der psychoanalytischen Fachliteratur der Langzeiteinfluss von Traumatisierungen vermehrt diskutiert. Es wurde z. B. lange kaum erkannt, dass Patienten, die als Kinder an schweren organischen Krankheiten (wie z. B. Polio) litten, oft in bestimmten Situationen plötzlich in dissoziative Zustände verfallen, da sie unbewusst an die früheren Traumatisierungen erinnert werden (vgl. dazu u. a. Bohleber und Drews, 2001; Bokanowski, 2005; Hartke, 2005). Solche Zustände zu erkennen und biographisch zuzuordnen, erweist sich für den therapeutischen Prozess dieser Patienten als unverzichtbar. Daher haben wir in einigen Arbeiten dafür plädiert, dass die Annäherung an solche „historisch-biographischen Wahrheiten" (d. h. die Rekonstruktion erlittener Traumatisierungen) für die psychische Gesundung dieser Patienten ebenso notwendig ist wie das Wiedererleben und Durcharbeiten der Traumatisierungen in der Übertragungsbeziehung zum Analytiker (vgl. dazu u. a. Gullestad, 2008; Bohleber, 2007; Leuzinger-Bohleber und Pfeifer, 2002; Leuzinger-Bohleber (im Druck)).

Ein kurzes Beispiel aus der Frankfurter Präventionsstudie mag den oft unerkannten Einfluss von schweren Traumatisierungen auf kindliches Verhalten nochmals illustrieren: In einer Supervision berichtet das Team betroffen von einem fünfjährigen chinesischen Jungen namens Li, den es als autistisch einschätzt. Er spielt meist allein, stellt repetitiv stundenlang die gleichen Tiere in der gleichen Reihenfolge hintereinander, spricht kaum mit einem anderen Kind oder einer Erzieherin und „flippt" völlig aus, wenn er in seinen repetitiven Aktivitäten gestört oder gar unterbrochen wird. Deshalb können ihn die Erzieherinnen nicht aus dem Auge lassen. Zu sehr provoziert sein bizarres, merkwürdiges Verhalten andere Kinder, in seine Welt einzudringen oder ihn absichtlich zu stören, was regelmäßig in extrem aggressive Auseinandersetzungen, oft mit Verletzungen, endet.

Die Erzieherinnen stellen fest, dass der kleine Junge weder von seiner Mutter noch von seinem Vater körperlich berührt, etwa in den Arm genommen wird. Sie wollten ihm auch keine Eingewöhnungszeit bieten, sondern lieferten ihn eines Tages in der Erwartung ab, er werde gleich sechs Stunden in der Einrichtung bleiben. Es stellt sich heraus, dass Li kurz nach seiner Geburt nach China zu seinen Großeltern gebracht wurde und dort drei Jahre auf dem Land in großer Armut lebte. Vermutlich erfuhr er wenig emotionale Zuneigung, da beide Großeltern mehr oder weniger den ganzen Tag auf dem Feld arbeiteten. Mit drei Jahren holten ihn seine Eltern nach Deutschland, damit er hier den Kindergarten besuche. Tragischerweise erkrankte der Vater kurz nach der Ankunft des Jungen an einer schweren Krankheit. Die Eltern mussten ihre bisherige selbständige Tätigkeit aufgeben und leben nun von Sozialhilfe. Li hat schon mehrere andere Einrichtungen besucht, wurde aber immer wieder von den Eltern abgemeldet, sobald sie von den Erzieherinnen wegen seiner Schwierigkeiten angesprochen wurden.

Li scheint mehrere schwere Traumatisierungen erlebt zu haben. Seine autistisch anmutende Abwehr könnte ein Versuch der Traumabewältigung darstellen. Zurzeit versucht das Erzieherinnenteam die Eltern dazu zu bewegen, Li psychologisch und kinderärztlich untersuchen zu lassen. Für die Einrichtung wird ein Integrationsantrag gestellt, da Li sonst für die Einrichtung nicht tragbar ist.

Es übersteigt den Rahmen dieses Buches, auf die vielen aktuellen Kontroversen zum Thema Trauma bzw. der mit ihm verbundenen psychoanalytischen und neurobiologischen Erfahrungen einzugehen. Doch sollen im Folgenden noch einige wenige Schlaglichter kurz erwähnt werden.

3.7.1.1 Einige aktuelle interdisziplinäre Kontroversen und Diskurse zum Thema „Trauma": „narrative" versus „historisch-biographische" Wahrheit, Gedächtnissysteme und klinische Erfahrungen

Eine der zentralen Kontroversen im Zusammenhang mit der Behandlung von traumatisierten Patienten dreht sich um die Relevanz von „narrativer" versus „historisch-biographischer" Wahrheit. Sie wurde durch den aktuellen Dialog der Psychoanalyse mit den Neurowissenschaften neu entfacht und soll daher einleitend kurz exemplarisch dargestellt werden. Die meisten Autoren, die sich in der Kontroverse engagieren, beziehen sich auf die folgende Graphik von Milner, Squire und Kandel (1998) zu unterschiedlichen Gedächtnissystemen:

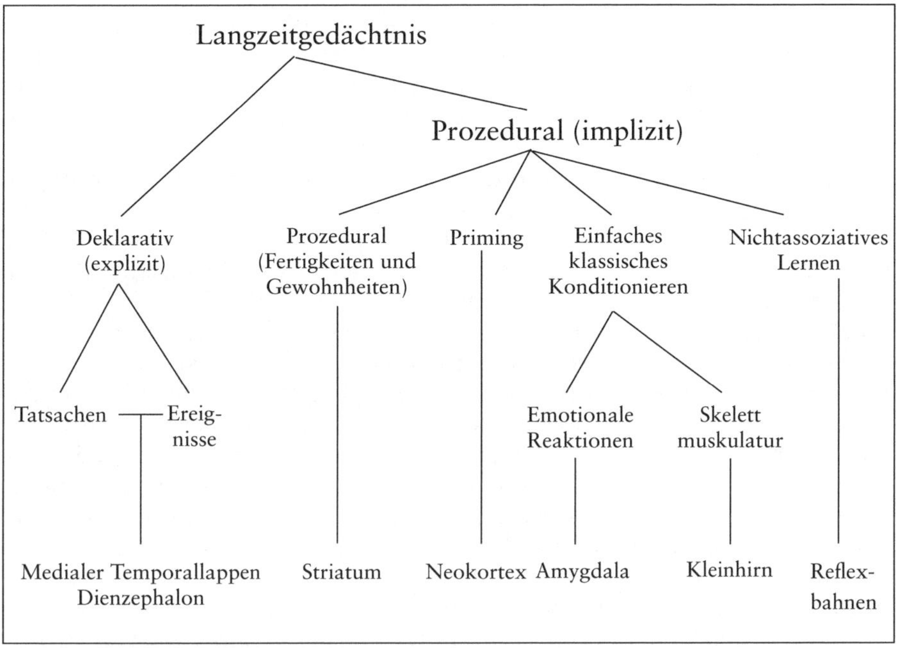

Abb. 3.10: Eine Taxonomie der deklarativen prozeduralen Gedächtnissysteme (nach Milner, Squire und Kandel 1998, S. 451)

Das deklarative, explizite Gedächtnis wird von verschiedenen Formen des prozeduralen, impliziten Gedächtnisses unterschieden. Für die eben erwähnte Debatte ist entscheidend, dass traumatische Erfahrungen meist nicht als deklaratives, sondern als prozedurales Gedächtnis erhalten bleiben (vgl. u. a. Zerstörung der Sinnstrukturen in Bild und Sprache durch die Traumatisierung). Zudem bilden sich das deklarative Gedächtnis bzw. die für das Zustandekommen dieser Gedächtnisleistungen verantwortlichen Hirnregionen (medial temporale Regionen, Hippocampus) erst etwa im 4. Lebensjahr voll aus, was für die Erinnerungsprozesse an Traumatisierungen der ersten, vulnerablen Lebensjahre entscheidend ist (vgl. dazu u. a. Koch-Kneidl und Wiesse, 2003). Autoren wie etwa Peter Fonagy und Mary Target (1997) schließen daraus, dass explizite, deklarative Erinnerungen nur bis ca. ins vierte Lebensjahr zurückreichen – ein Bewusstwerden früherer traumatischer Erfahrungen in der therapeutischen Situation sei damit nicht möglich. Zudem hätten sich, wie vor allem Untersuchungen zur sog. „false memory debate" nachgewiesen haben, Erinnerungen im Allgemeinen als höchst unzuverlässig erwiesen. Sie fassen ihre Position provokativ wie folgt zusammen: „...whether there is historical truth and historical reality is not our business as psychoanalysts or psychotherapists" (Fonagy und Target, 1997, S. 216). Fonagy und Target plädieren dafür, dass sich Psychoanalytiker und Psychotherapeuten darauf beschränken sollen, im Hier und Jetzt der Übertragung das prozedurale Gedächtnis ihrer Patienten zu beobachten und ihre Mentalisierungsfähigkeiten im Hinblick auf die Verarbeitung aktueller Konflikte zu fördern. Leuzinger-Bohleber und Pfeifer haben – bezugnehmend auf die oben erwähnten psychoanalytischen Traumaforscher – dieser Ansicht in mehreren Arbeiten widersprochen, da sich klinisch immer wieder zeigt, wie wichtig sich für schwer traumatisierte Patienten eine Annäherung an die historische Realität des Traumas erweist. Selbstverständlich ist dabei zu bedenken, dass die historische Realität nie im Sinne eines „Eins-zu-eins"-Verhältnisses im Gedächtnis erhalten bleibt, sondern meist Gegenstand vieler nachträglicher Überschreibungen ist. Doch ist die historische Realität als Kern dieser Umschreibungen immer enthalten (vgl. Leuzinger-Bohleber und Pfeifer, 2002). Zudem behalten traumatisierte Patienten, z. B. in ihren flashbacks, oft Details der real stattgefundenen Ereignisse in genauester Erinnerung, wie Dieter Forte dies schreibt: „Solange er lebte, würde er das vor Augen haben". Oft ist es erst die genaue Rekonstruktion der traumatischen Erfahrungen, wie sie Patienten z. B. durch Befragung noch lebender Zeugen oder historische Studien versuchen, die eine minimale psychische Integration des Erlittenen ermöglicht. „Ich leide zwar immer noch an den flashbacks, den Geruchshalluzinationen und Alpträumen, doch weiß ich nun, dass ich nicht ‚verrückt' bin, sondern dass dies Erinnerungen an meine Kriegserfahrungen als Kleinkind sind, das Verschüttetwerden unter Trümmern und den Geruch verbrannter Körper – und daher zu meiner ganz eigenen Geschichte gehören", sagte z. B. eine der nachuntersuchten deutschen Kriegskinder der erwähnten DPV-Ergebnisstudie (Leuzinger-Bohleber u. a., 2002).

Forschungsergebnisse der sog. Embodied Cognitive Science können diese klinisch-psychoanalytischen Erfahrungen interdisziplinär stützen (vgl. dazu u. a. Leuzinger-Bohleber, Henningsen und Pfeifer, 2008). Erinnerungen werden heute nicht mehr in Analogie zu einer Speicherung auf einer Computerfestplatte als „Abrufen statisch gespeicherter Informationen" verstanden, sondern, bezugnehmend auf die biologisch orientierte Gedächtnisforschung, als aktive, konstruktivistische Prozesse, in denen aufgrund aktueller Informationsverarbeitungen aus verschiedenen Sinneskanälen sensomotorische Informationen in analoger Weise koordiniert werden, wie dies in einer früheren (traumatischen) Situation geschah. Daher hat sich einerseits im neuronalen Netzwerk, d. h. den sensomotorischen Koordinationen, die „historische Realität" niedergeschlagen („objektive" Seite des Gedächtnisses). Andererseits wird durch die jeweils ablaufenden neuen Koordinationen die Verarbeitungsweise des Gehirns dauernd weiterentwickelt: die „historische Realität" wird ständig neu umgeschrieben („subjektive" Seite des Gedächtnisses). Diese komplexen, unbewusst ablaufenden sensomotorischen Koordinationen führen zur Konstruktion von Erinnerungen, allerdings oft ausschließlich körperlich erlebten Erinnerungen ohne Visualisierungen und Verbalisierungen. Diese körperlichen Reaktionen im Sinne eines Enactments im Hier und Jetzt der therapeutischen Beziehung zu entschlüsseln, mit den entsprechenden Bildern und schließlich einer verbalen Beschreibung des ursprünglich Erlittenen zu verbinden, gehört zur wichtigsten Aufgabe einer psychoanalytischen Therapie mit traumatisierten Patienten.

3.7.1.2 Eine weitere Kontroverse: Veränderungen in psychoanalytischen Behandlungen – auch untersuchbar durch bildgebende Verfahren?

Als zweites Beispiel des aktuellen Austauschs zwischen Psychoanalyse und Neurowissenschaften möchte ich den aktuellen Diskurs über die Untersuchung therapeutischer Veränderungen mit Hilfe bildgebender Verfahren erwähnen. Für manche Analytiker ist der Versuch geradezu paradox, die Ergebnisse der erwähnten sinnstiftenden Einsichtsprozesse in der Psychoanalyse durch „objektive Methoden" zu „beweisen", wie etwa fMRI-Studien vor und nach psychotherapeutischen Behandlungen. Für andere Analytiker hingegen sind erste Befunde, die belegen, dass sich Therapien auch auf die Funktionsweise des Gehirns nachweislich positiv auswirken, ausgesprochen faszinierend (Markowitsch u. a., 2000). Auch in diesem Forschungsfeld öffnet sich – in der Wahrnehmung dieser Kollegen – ein hochinteressantes Fenster produktiver Zusammenarbeit. Werden solche Studien neue Möglichkeiten erschließen, in Zukunft den Erfolg psychoanalytischer Behandlungen auch „objektiv" nachzuweisen und sie im Sinne einer multiperspektivischen Betrachtung eines Therapieerfolgs den „subjektiven" Einschätzungen des Patienten und seines Analytikers kritisch gegenüberzustellen? Gerhard Roth (2006) ist hierin recht optimistisch und skizziert – im Vorwort zu der deutschen Übersetzung des Buchs von Kandel (2005) – folgende Hypothesen zu möglichen Veränderungen durch Psychotherapien:

„Man kann sich aus neurowissenschaftlicher Sicht drei Arten vorstellen, wie Psychotherapie wirksam wird. Die erste Art beruht auf einer Stärkung der Ebene des bewussten Ich, und zwar in der Weise, dass der Einfluss des cingulären und orbitofrontalen Cortex auf die Amygdala (und assoziierte subcorticale limbische Zentren) und damit auf die Impulskontrolle verstärkt wird. Eine solche Maßnahme verändert allerdings nicht die ‚verknoteten' Netzwerke im limbischen System, sondern mildert höchstens deren negative Auswirkungen auf das Verhalten. Die Ursachen der psychischen Störungen sind lediglich übertüncht; in ungünstigen Situationen treten die früheren Symptome wieder auf, so als habe nie eine Besserung stattgefunden.

Die zweite Art könnte im Auflösen der ‚verknoteten' limbischen Netzwerke bestehen und damit im Beseitigen des Übels an der Wurzel. Viele Neurowissenschaftler bezweifeln aber, dass amygdaläre Netzwerke überhaupt umlernen können, wenn sie erst einmal in einer bestimmten Weise geprägt wurden. Sie gehen davon aus, dass die Amygdala ‚nie vergisst '.

Die dritte Art könnte darin bestehen, dass im Laufe einer Therapie aufgrund andersartiger emotionaler Erfahrungen in der Amygdala ‚Ersatzschaltungen' angelegt werden, die die ‚fehlgedrahteten' Schaltungen einkapseln und an ihnen vorbei einen eigenen Zugang zur Handlungssteuerung erlangen. Therapie wäre dann die Induktion der Bildung dieser kompensatorischen Netzwerke. Der für die psychoanalytische Therapie wichtige Prozess der Übertragung und Gegenübertragung könnte hierfür günstige emotionale Bedingungen schaffen, indem es dabei zu neurochemischen Zuständen kommt, in denen eine Neubildung von kompensatorischen Netzwerken in der Amygdala (und anderswo im limbischen

System) ermöglicht und erleichtert wird" (S. 13 f.). Inzwischen liegt eine erste Publikation der Hanse-Psychoanalysegruppe vor, die psychoanalytische Behandlungen depressiver Patienten auf EEG und fMRI untersuchen (vgl. dazu Bachheim et al., 2008). Das SFI führt zur Zeit in Kooperation mit dem Max Planck Institut für Hirnforschung und der Hanse Neuropsychoanalysegruppe eine weitere EEG/fMRI-Studie zu chronisch depressiven Patienten durch (siehe www.sigmund-freud-institut.de)

3.7.1.3 „Verleiblichung früher Interaktionsformen" (Alfred Lorenzer) – durch aktuelle neurobiologische Forschungen neu verstehbar?

Als drittes Beispiel möchten wir auf die aufregenden interdisziplinären Studien zu frühen Entwicklungsprozessen hinweisen. Dabei soll erwähnt werden, dass Alfred Lorenzer, Wissenschaftler am Sigmund-Freud-Institut der 1990er-Jahre, als ein Pionier dieses Dialogs gelten darf. Lange vor dem „Jahrzehnt des Gehirns" erkannte Lorenzer die Relevanz des interdisziplinären Dialogs mit den Neurowissenschaften für die Psychoanalyse. Dies ist umso erstaunlicher, da damals, bedingt durch den Zeitgeist der 1960er- und 1970er-Jahre, der Dialog von Psychoanalytikern mit Naturwissenschaftlern kritisch beäugt wurde. So bezeichnete z. B. Jürgen Habermas (1968) in seinen einflussreichen Schriften Freuds lebenslange Sehnsucht, psychoanalytische Erkenntnisse auch naturwissenschaftlich zu belegen, als szientistisches Selbstmissverständnis der Psychoanalyse. Lorenzer ließ sich von diesem Argwohn nicht beirren, sondern formulierte eine eigenständige, innovative wissenschaftstheoretische Position, die gerade heute – in Zeiten, in denen in oft naiver Weise von den Naturwissenschaften die Lösung aller ungelösten wissenschaftlichen Fragen der Humanwissenschaften erwartet wird – ausgesprochen interessant ist .

Weiter ist aus heutiger Sicht bemerkenswert, dass Lorenzer schon in den Achtzigerjahren postulierte, dass sich Interaktionserfahrungen während der Embryonalzeit und den ersten Lebensmonaten „verleiblichen", d. h. in sensomotorischen Reaktionsweisen des Körpers einprägen und – unbewusst – spätere Informationsverarbeitungsprozesse in adäquater oder inadäquater („neurotischer") Weise determinieren. Er schreibt:

„So stellt sich uns die Alternative ‚anlagebestimmt oder sozial bestimmt' längst nicht mehr. Die Gleichsetzung von ‚vererbt und angeboren' ist angesichts der sozialen Prozesse, die erkennbar in der intrauterinen Entwicklung schon sich abzeichnen, nicht mehr haltbar. Andererseits ist auch in unserer Sicht der Leib keine bloße Wachstafel, der sich die sozialen Figuren einschreiben. Unsere Rede von der Einzeichnung der Szenen in Erinnerungsspuren, die sich im Körper niederschlagen, war stets zu ergänzen um den Zusatz: die soziale Einwirkung verläuft als Wechselspiel zwischen leiblicher und sozialer Einwirkung, zwischen der Körperlichkeit und der Sozialität des Menschen" (Lorenzer, 2002, S. 11 f.).

Diese Auffassung entspricht im Detail der Charakterisierung der Wechselwirkung biologischer und sozialer Faktoren (d. h. von Umgebungseinflüssen), die Edelman als primäres und sekundäres Repertoire bei der Ausbildung des neuronalen Netzwerkes beschreibt (1992, S. 126 ff.). Auch Ulrich Sachsse und Gerhard Roth (2008) sowie Johannes Lethonen (2008) teilen dieses Verständnis der Entwicklung des Gehirns und seiner Funktionsweise im Spannungsfeld zwischen Biologie und genetischer Anlage einerseits und frühen Umwelt- und Beziehungserfahrungen andererseits. Die Dialektik zwischen den in den Körper eingeschriebenen frühen Interaktionsmustern und den durch Sprache vermittelten diskursiven Ansprüchen der sozialen Umgebung und der Kultur haben einige Autoren im Auge, wenn sie sich, vor dem Hintergrund sowohl biologischer als auch gesellschaftlicher Ursachen, mit Trauma und Gewalt beschäftigen (vgl. Bohleber, 2007a; Gullestad, 2008; Fonagy, 2007).

3.7.2 Embodiment und Neuroplastizität

„Embodiment" scheint sich in den letzten Jahren zu einem Modebegriff zu entwickeln, was darauf hindeutet, dass mit diesem Begriff verschiedene Phänomene auf neue und interessante Weise erklärt werden können. Wie eine Feier zum zwanzigjährigen Bestehen des Artificial Intelligence Laboratory von Rolf Pfeifer und seiner Arbeitsgruppe an der Universität Zürich im November 2007 gezeigt hat, haben inzwischen zahlreiche und verschiedene Wissenschaftsdisziplinen (so bspw. die Artifical Intelligence, die kognitive Psychologie, die Entwicklungspsychologie, die Robotik, die Ingenieurswissenschaften, die Psychoanalyse, die Mikrobiologie) das Konzept des Embodiment in ihre jeweiligen Theorien integriert. Zugleich wird auch in den Medien sowie in populärwissenschaftlichen Veröffentlichungen (z. B. von Storch, Cantieni und Hüther, 2007) vermehrt von „Embodiment" gesprochen. Dies ist jedoch mit dem Risiko verbunden, dass die ursprüngliche Erklärungskraft dieses spezifischen Konzepts eingebüßt wird und damit in eine theoretische Banalität einzumünden droht – so beispielsweise, wenn behauptet wird, dass es darum gehe, „Die Wechselwirkung von Körper und Psyche (zu) verstehen und (zu) nutzen".[13]

In verschiedenen interdisziplinär angelegten Arbeiten haben wir versucht, den spezifischen Erklärungsgehalt des Begriffes „Embodiment" im Rahmen der psychoanalytischen Entwicklungspsychologie sowie in Bezug auf spezifische Phänomene der klinisch-psychoanalytischen Situation, wie z. B. Erinnerungsprozesse in der Übertragung, detailliert aufzuzeigen und kritisch zu diskutieren (vgl. Leuzinger-Bohleber, Pfeifer und Röckerrath, 1998; Leuzinger-Bohleber, Pfeifer, 1998, 2002a, b, 2006; Leuzinger-Bohleber, Pfeifer und Henningsen, 2008). Da mir das Konzept auch für die Fragestellung dieses vorliegenden Bandes interessant erscheint, möchte ich im

[13] So lautet der Untertitel des Buches von Storch, Cantieni, Hüther und Tschacher, 2006.

folgenden Abschnitt auf eine frühere Arbeit zurückgreifen, in der wir uns sorgfältig bemüht haben, das Konzept des „Embodiments" interdisziplinär zu erklären (vgl. Leuzinger-Bohleber und Pfeifer, 2002a).

Psychoanalyse und Neurowissenschaften beschäftigen sich teilweise mit ähnlichen Fragestellungen: Wie beeinflussen, bewusst und unbewusst, frühere Erfahrungen aktuelles Denken, Fühlen und Handeln? Wie kommt es in spezifischen Situationen zu Erinnerungsprozessen? Beinhalten Erinnerungen narrative oder historische Wahrheiten? Wie funktioniert das Gedächtnis? Warum führt Erinnern, d. h. Bewusstwerden, allein meist nicht zu einer Verhaltensänderung? Warum braucht es dazu das „Durcharbeiten" in der analytischen Beziehung?

Zwischen 1992 und 1996 diskutierte eine Gruppe von 15 Psychoanalytikern und Neurowissenschaftlern in regelmäßigen Kolloquien diese Fragen intensiv und kontrovers.[14] Unter dem Titel *Erinnerung von Wirklichkeiten. Psychoanalyse und Neurowissenschaften im Dialog* (Koukkou, Leuzinger-Bohleber und Mertens, 1998) haben wir in einem ersten Band einige Ergebnisse unserer theoretischen Diskussionen zusammengefasst. In einem zweiten Band berichten wir von unserem Eindruck, dass der interdisziplinäre Dialog auch für die klinisch-psychoanalytische Praxis eine Bereicherung darstellen kann und belegen dies anhand verschiedener Analysen von Traumdeutungsstunden einer Psychoanalyse mit einem transvestitischen Patienten (Leuzinger-Bohleber, Mertens und Koukkou, 1998).

Unserer Einschätzung nach kommt diesem interdisziplinären Dialog wissenschaftshistorisch eine große Bedeutung zu. Wie einleitend ausgeführt, kann die heutige wissenschaftliche Situation der Psychoanalyse als eine von „multiple theories" charakterisiert werden. Cooper (1991) betrachtet diesen Theoriepluralismus als Ausdruck der gereiften theoretischen Diskussion innerhalb der psychoanalytischen Community, da sie eine differenzierte, mehrdimensionale theoretische Annäherung an die Komplexität psychoanalytischer Prozesse ermögliche. Doch hat Iran Nydad (1987) darauf hingewiesen, dass – wissenschaftshistorisch – eine Situation auftreten kann, in der sich die Pluralität von Modellen in einer wissenschaftlichen Disziplin als kontraproduktiv erweist. Hier verkürzt und überspitzt zusammengefasst: Entsteht z. B. in der Psychoanalyse eine Situation, in der „jeder Psychoanalytiker seine idiosynkratische Theorie entwickelt" oder aber die existierenden Theorien sich bezüglich ihrer Vorhersagegenauigkeit und begrifflicher und logischer Präzision oder anderer wissenschaftlicher Kriterien kaum unterscheiden, kann sich deren Konkurrenz bei der Erklärung komplexer klinischer Phänomene nicht mehr als produktiv erwei-

---

[14] Ich danke der Köhler Stiftung, Darmstadt, für das Forschungsstipendium, das mir zusammen mit Prof. Dr. Martha Koukkou diesen interdisziplinären Austausch ermöglichte, und meinen Kolleginnen und Kollegen, dass sie mit uns zusammen diesen wichtigen, wenn auch oft nicht einfachen Dialog führten.

sen. In diesem Falle sei, so Nydad, der Versuch angezeigt, sich um eine „*interlevel-constraint*" zu bemühen, d. h. die Modelle auf einer anderen Ebene der Daten nochmals miteinander in Beziehung zu setzen. Für die psychoanalytischen Modelle könnte dies bedeuten, dass geprüft werden sollte, welche dieser rein psychologischen Theorien (z. B. das Triebabfuhrmodell, die Objektbeziehungstheorie oder die Selbstpsychologie) sich mit neurophysiologischen Daten, die psychologische Prozesse begleiten, am ehesten als kohärent erweisen. Es geht dabei allerdings nicht um eine Neuauflage des von Freud in seinem „Entwurf einer Psychologie" (1885) formulierten Versuchs, psychische Prozesse auf neurophysiologische zu *reduzieren*, den Jürgen Habermas (1968) bekanntlich in Zusammenhang mit einem szientistischen Selbstmissverständnis der Psychoanalyse gestellt hat, sondern vielmehr um die Aufgabe, sich im Sinne Carlo Strengers (1991) um *externale Kohärenz psychoanalytischer Konzepte mit jenen der Neurowissenschaften* zu bemühen. Ziel unseres interdisziplinären Kolloquiums war es, einen solchen Brückenschlag zwischen der Psychoanalyse und den Neurowissenschaften zu versuchen, die dabei gewonnenen Erkenntnisse zu dokumentieren und kritisch zu diskutieren.

Allerdings ist dabei zu bedenken, dass auch die Neurowissenschaften nicht „Wahrheiten an sich", d. h. Daten und Beobachtungen präsentieren, die für sich selbst sprechen, sondern – wie alle Wissenschaften – Modelle und Konzepte formulieren, die diese Beobachtungsdaten möglichst adäquat erklären und interpretieren. Der interdisziplinäre Dialog zwischen der Psychoanalyse und den Neurowissenschaften sollte idealerweise also aus einem *kritischen Austausch von Modellen bestehen* – Modellen, die psychoanalytische Daten abzubilden versuchen, einerseits, und Modellen, die von Beobachtungen in den Neurowissenschaften ausgehen, andererseits. Daher stellte sich auch in unserem interdisziplinären Diskurs immer wieder die Frage nach der Qualität und der Brauchbarkeit theoretischer Modelle, eine Frage, auf die wir in verschiedenen der erwähnten Publikationen ausführlich eingegangen wird (siehe dazu auch Leuzinger-Bohleber, Mertens und Koukkou, 1998). Ich kann in diesem Rahmen nur einen fragmentarischen Eindruck vermitteln, in welcher Weise sich mein Verständnis vom Bewusstwerden bisher unbewusster Konflikte und Phantasien in der psychoanalytischen Situation durch die Auseinandersetzung mit den Neurowissenschaften verändert und damit zu einer Modifikation meiner psychoanalytischen Modelle – auch zu den hier fokussierten Modellen der Frühentwicklung – geführt hat. Bekanntlich gelten für uns Kliniker teilweise andere Gütekriterien von theoretischen Modellen als z. B. für empirische Psychotherapieforscher, für die z. B. Validität, Reliabilität, Objektivierbarkeit, Operationalisierbarkeit von Modellen zentral sind. Für uns Kliniker ist wesentlicher, ob sich bestimmte Modelle als „nützlich" erweisen, komplexe, dynamische Prozesse in der analytischen Situation adäquat zu verstehen und dabei unsere „frei schwebende Aufmerksamkeit" eher unterstützen als erschweren, ob sie unsere Phantasietätigkeit und Entdeckungsfreude anregen, uns erleichtern Widerspenstiges, Unerwartetes und Tabuisiertes (d. h. „Unbewusstes") wahrzunehmen, emotional zu ertragen und kritisch zu reflektieren etc.

Ich möchte im Folgenden meine Erfahrung skizzieren, dass Gedächtnismodelle, die z. Zt. in der Cognitive Science intensiv diskutiert werden, sich für mich als Klinikerin als innovativer „fremder Blick" auf das Eigene erweisen, meine klinische Neugier anregen und mir ermöglichen, den Bewusstwerdungsprozess in der analytischen Situation präziser und detaillierter zu verstehen.[15] Der Dialog mit der Cognitive Science eignet sich besonders gut, um einen solchen „fremden Blick" auf die eigene psychoanalytische Theoriebildung zu werfen, weil sich diese wissenschaftliche Disziplin u. a. dadurch auszeichnet, dass sie eine große Sensibilität und Radikalität in der eben erwähnten Prüfung der Qualität von Modellen und ihrer Anwendungen entwickelt hat. *Die Cognitive Science ist eine interdisziplinäre Wissenschaft, an der Artificial Intelligence, Psychologie, Linguistik, Neurobiologie, Philosophie und Anthropologie beteiligt sind.* Sie versteht sich als Grundlagenwissenschaft zum Studium kognitiver Prozesse und bezieht in ihren Modellbildungen immer schon den *Austausch mit den Neurowissenschaften* mit ein. Konkret bedeutet dies, dass sie die neurowissenschaftlichen Modelle zur Erklärung von kognitiv-affektiven Informationsverarbeitungen, basierend auf neurobiologischen und neurophysiologischen Prozessen des Gehirns, zur Kenntnis nimmt und in ihre eigenen Modellbildungen zu integrieren versucht. Wie eben erwähnt haben wir in verschiedenen Arbeiten z. B. solche Integrationsbemühungen des aktuellen, interdisziplinären Wissens in ein möglichst adäquates, valides und reliables Modell des Gedächtnisses diskutiert. Schon 1983 hatten wir begonnen, die damals viel diskutierten neueren Ansätze zum Gedächtnis, wie sie u. a. von Schank (1982) in seinem Buch „Dynamic Memory" dargelegt wurden, für das Verständnis von Erinnerungs- und Bewusstwerdungsprozessen in einer Psychoanalyse herbeizuziehen und zentrale psychoanalytische Konzepte, wie den Wiederholungszwang, die Abstinenzregel und das Durcharbeiten zentraler Konflikte in der Übertragung, neu zu beleuchten (Pfeifer und Leuzinger-Bohleber, 1986). Ich werde in diesem Kapitel kurz darstellen, dass sich z. Zt. aufgrund neuer Einsichten und Forschungsergebnisse ein Paradigmenwechsel im Sinne Kuhns abzeichnet, so dass viele der damals von uns diskutierten Gedächtniskonzepte der „klassischen Cognitive Science" einer grundlegenden Neuinterpretation bedürfen. Wichtige Anstöße für diesen Paradigmenwechsel kamen von Brooks (1991), Clancey (1993), Edelman (1987, 1992/95), Rosenfield (1988, 1992) und wurden vor allem in der Forschungsgruppe „Embodied Cognitive Science" (Leitung: Rolf Pfeifer) an der Universität Zürich aufgenommen, weiterentwickelt und mit neuen Studien belegt (vgl. dazu u. a. Pfeifer und Scheier, 1999; Pfeifer und Bogard, 2006). Ich fasse daher hier einige der wesentlichen Überlegungen zusammen, die diesen Paradigmenwechsel notwendig machten (3.7.2.3). Darauf aufbauend diskutiere ich exemplarisch an der biologisch orientierten Gedächtnisforschung von Edelman alternative Konzeptualisierungen des Gedächtnisses. Da aber, wie bereits oben erwähnt, die zentrale Frage für

[15] Wie im Vorwort erwähnt, verdanke ich alle folgenden Überlegungen dem jahrzehntelangen Dialog mit Prof. Dr. Rolf Pfeifer (siehe Literaturverzeichnis).

den klinisch arbeitenden Psychoanalytiker und Psychotherapeuten weiterhin darin besteht, ob der interdisziplinäre Dialog tatsächlich neue Einsichten zum Verständnis von Phänomenen in der klinischen Praxis bieten kann, werde ich die theoretischen Überlegungen anhand einer kurzen Sequenz aus einer Psychoanalyse veranschaulichen (3.7.2.1). Auf diese Behandlungssequenz komme ich abschließend (3.7.2.4) nochmals zurück, auch um daran auf den möglichen Gewinn dieser theoretischen Diskussion für die klinisch-psychoanalytische Praxis und die Theoriediskussion zum Gedächtnis, zum Bewusstsein sowie den hier fokussierten frühen Entwicklungsprozessen innerhalb der psychoanalytischen Community hinzuweisen (3.7.2.5).

3.7.2.1 Fallbeispiel[16]

Das folgende Fallbeispiel mag einen Eindruck davon vermitteln, auf welche Weise wir im interdisziplinären Dialog zu überprüfen versuchten, ob das Konzept „Embodiment“ geeignet ist, zu neuen klinischen Einsichten zu führen.

Ein dreißigjähriger Informatikstudent suchte in einer verzweifelten Lebenssituation psychotherapeutische Hilfe. Wegen massiver psychosomatischer Symptome (Ess- und Schlafstörungen, Migräne, Schwindelanfälle, Hautjucken) konnte er seit fünf Jahren seinem Studium nicht mehr nachgehen. Er lebte völlig isoliert und schien zunehmend paranoide Phantasien zu entwickeln. Die einzige Beziehung, die er damals noch unterhielt, war jene zu seinem um drei Jahre jüngeren Bruder. Doch wurde diese Beziehung im Laufe des letzten Jahres immer brüchiger, vor allem, weil er seinen Bruder in plötzlichen Wutanfällen beschimpfte und zweimal sogar physisch angegriffen hatte.

Herr X. kam mit dem ausdrücklichen Wunsch, eine Psychoanalyse zu beginnen. Er hatte darüber gelesen und schätzte dieses Verfahren als das für ihn geeignete ein. Ich zögerte bei der Indikation, da ich Herrn X. als Borderlinepatienten einschätzte und zweifelte, ob eine hochfrequente Behandlung im Liegen wohl das Richtige für ihn sei. Während des ersten Jahres der Psychoanalyse kontrollierte Herr X. die Nähe zu mir durch ausgeprägte Intellektualisierungen und eine fast vollständige Abwehr von Emotionen auf der Couch. Es war kaum möglich, neue analytische Einsichten zu gewinnen: Die Analyse schien sich vorwiegend im Bereich des Bewussten des Analysanden abzuspielen. Dennoch erschien der Analysand pünktlich zu den Sitzungen, kämpfte energisch um Ersatzstunden, falls ich einen Termin absagen musste und schien die Zuwendung in der Psychoanalyse existenziell zu brauchen. So veränderte sich, ohne dass dies mit Einsichten aus der Psychoanalyse in Zusammenhang zu stehen schien, sein Studienverhalten: Er besuchte wieder Vorlesungen und Seminare und konnte sich besser konzentrieren. Auch die psychosomatischen Beschwer-

[16] Das Fallbeispiel ist aus Diskretionsgründen aktiv verschlüsselt.

den hatten sich gemildert, sodass Herr X. vor der Sommerpause feststellte: „Die Behandlung tut mir gut."

Die Sequenz, die ich nun kurz schildern möchte, fand nach dieser ersten längeren Sommerpause statt. Herr X. kam offensichtlich verstört in die erste Sitzung. Er begann sogleich, mich heftigst zu beschimpfen und schien außer sich vor Wut und Zorn, dass ich mir herausgenommen hatte, vier Wochen in Urlaub zu verschwinden. Dies sei unverantwortlich, selbstsüchtig und zeige, dass ich gar nicht interessiert an meinem Beruf und an Analysanden sei. Ob ich überhaupt eine Ausbildung als Analytikerin hätte oder eine „Feld-, Wald- und Wiesentherapeutin" sei. Ich war überrascht von der Heftigkeit seiner Wut und Verzweiflung und scheiterte während der Sitzung, ihn emotional oder mit Deutungen zur Trennungserfahrung etc. zu erreichen. Zwar gelang es in der nächsten Stunde, seine extreme Reaktion auf die Trennung anzusprechen und einen erneuten Wutanfall zu verhindern. Allerdings versank Herr X. stattdessen in langes Schweigen, was für mich eine noch unheimlichere Qualität als seine Beschimpfungen hatte.

Es folgten extrem schwierige Wochen. Herr X. schien nur zwischen zwei Zuständen auf der Couch wählen zu können: entweder extreme Beschimpfungen, Wut und vernichtende Angriffe oder aber Schweigen und Rückzug. Inhaltlich fiel mir auf, dass sich seine Angriffe vor allem auf meine analytische Funktion richteten. Herr X. beschimpfte mich, ich sei dumm, beschränkt, unfähig, ihn auch nur im Entferntesten zu verstehen, inkompetent und nicht professionell ausgebildet. Seine Angriffe und sein extremes Schweigen konfrontierten mich zunehmend mit großen Ohnmachts- und Insuffizienzgefühlen. Am schwierigsten aber waren die extremen körperlichen Reaktionen zu ertragen: Seine Attacken lösten eine derartige starke, innere Spannung während der Sitzungen aus, dass ich schließlich Übelkeitsgefühle verspürte und zuweilen sogar Magenkrämpfe bekam, für mich ungewöhnliche psychosomatische Reaktionen während psychoanalytischer Sitzungen. Ich versuchte daraufhin, in einer Supervision mit einem erfahrenen Kollegen besser zu verstehen, was sich in diesen analytischen Sitzungen ereignete. Wir vermuteten, dass die extreme Qualität der Attacken und des Schweigens auf früh erlittene Traumatisierungen hinweisen, wahrscheinlich während des ersten Lebensjahres des Analysanden, in einer Entwicklungsphase, in der physische und affektive Zustände noch nicht eingegrenzt oder symbolisiert werden können. Das Gespräch mit meinem Kollegen hatte mir eine gewisse innere Distanz vermittelt und mir ermöglicht, meine heftigen Gegenübertragungsreaktionen und -phantasien wieder vermehrt kritisch reflektieren zu können. Als bald darauf Herr X. nach einer Sitzung mit extremen Wutausbrüchen etwas ruhiger zur nächsten Analysestunde kam, teilte ich ihm vorsichtig meine Vermutung mit, dass die lange Sommerpause zu einer heftigen Reaktivierung von unerträglichen Abhängigkeits- und Verlassenheitsgefühlen geführt haben könnte, die er mit Hilfe extremer aggressiver Attacken zu bewältigen versuchte. Ich fragte, einem intuitiven Einfall folgend, ob er nach solchen Sitzungen wie der letzten irgendwelche körperlichen Reaktionen spüre. Er erzählte, dass es ihm jeweils „im ganzen Körper übel sei", er nichts mehr essen könne und unter extremen Magen-

krämpfen leide. Ich war erstaunt über die Analogie zu meinen eigenen psychosomatischen Reaktionen in und nach solchen analytischen Sitzungen. Ich sagte ihm, dass ich aufgrund der totalen Qualität dieser Zustände eine Reaktivierung sehr früher Erfahrungen vermute, „die sich im Körper erhalten haben könnten“ und „vielleicht auf diese für uns beide unerträgliche Weise versuchen, sich unserem analytischen Verständnis zu erschließen. Wissen Sie, ob Sie im ersten Lebensjahr körperlich schwer krank waren, vielleicht unter Ernährungsstörungen litten oder ob es zu Trennungen von ihrer Mutter kam?“ Herr X. verneinte dies, rief aber seiner Mutter an und erfuhr, dass diese sechs Wochen nach der Geburt den Eindruck hatte, nicht genügend Milch zu haben. Sie beendete das Stillen abrupt und verwandte Babynahrung. Der Säugling reagierte mit einer starken Nahrungsmittelallergie und einem schmerzenden, juckenden Hautausschlag am ganzen Körper. Sie erzählte, dass sie den Säugling nicht mehr anfassen konnte und er dauernd schrie, sich kaum beruhigen ließ. Sie sei fast verzweifelt, doch nach drei Monaten hatte sie, wie sie es ausdrückte, „alles wieder im Griff“ und gab dem Kind andere Nahrung. Darauf verschwanden die Symptome. – „Und Sie beschimpfen mich seit den Sommerferien, dass ich alles falsch mache, Ihnen ‚analytisch die falsche Nahrung gebe‘ und mich in den Ferien total verändert habe. Die analytischen Sitzungen tun Ihnen nicht mehr gut wie vor den Ferien, sie sind nur noch furchtbar. Jede Berührung scheint unerträglich“. Auf diese Einlassung von mir begann Herr X. zu weinen, das erste Mal in der Psychoanalyse.

In den folgenden Wochen konnten wir sukzessiv die Reaktivierung der frühen Traumatisierungen zusammen verstehen: Das Trauma fand vorsichtig und tentativ seine Bilder und seine Sprache: Es war „bewusst“ geworden.

Welche theoretischen Modelle stehen uns zur Verfügung, um diesen Bewusstwerdungsprozess differenziert zu verstehen? Dazu im Folgenden einige Überlegungen.

3.7.2.2 Evozieren von Bewusstsein durch unbewusste Wahrnehmungen kognitiver Analogien (TOPs) aus Sicht der „klassischen Cognitive Science"

Wie oben erwähnt haben Rolf Pfeifer und ich schon vor 15 Jahren die Frage erörtert, wie Erinnerungs- und Bewusstwerdungsprozesse in analytischen Sitzungen konzeptualisiert werden können. Anhand von drei Schlüsselszenen aus einer Psychoanalyse versuchten wir diese Fragen zu verfolgen und bezogen uns dabei auf Konzepte der *klassischen Cognitive Science*. Wir postulierten, dass die Erinnerungsprozesse durch strukturelle Analogien von Informationsgestalten in der Übertragung und jenen der aktuellen Problemsituation und der frühinfantilen Traumatisierung evoziert werden, wie sie mit dem Fokus-Konzept der Psychoanalyse bzw. dem Konzept der Thematic Organization Points (TOPs) von Schank (1982) beschrieben werden.

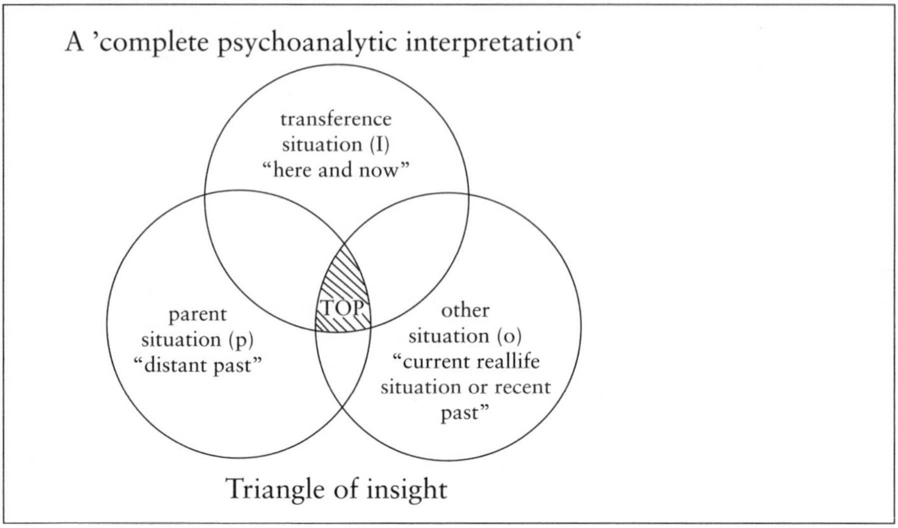

Abb. 3.11: Fokus-Konzept der Psychoanalyse (Thematic Organization Points, TOP)

TOPs sind „frames", d. h. abstrakte Gedächtnisinhalte, die – so unser damaliges Verständnis – gespeichert sind und in der Regel unerkannt, d. h. unbewusst durch sog. Dämonenprogramme aktiviert werden, die die strukturellen Ähnlichkeiten zwischen der aktuellen Situation und gespeicherten Erfahrungen erkennen können. Bewusstwerden entsteht nach dieser theoretischen Konzeptualisierung durch ein plötzliches Erkennen der Analogien, das ein Vergleichen der aktuellen mit den gespeicherten Informationen ermöglicht: Hierbei kommt es zu einem Prozess der Erinnerung.

Auf unser Fallbeispiel bezogen würde dieses theoretische Modell nahelegen, dass Herr X. an einer (unbewussten) Reaktivierung früher Traumatisierungen aufgrund einer unerkannten „Verwechslung" der aktuellen Situation mit der früheren, traumatischen leidet. So „erinnert" ihn unbewusst die Nähe zu seinem Bruder an die Nähe zum Primärobjekt, das sich plötzlich von einem „guten nährenden Objekt" in ein „böses, unempathisches Objekt" verwandelte, das dem Selbst die falsche Nahrung gab, und dieses in einen unerträglichen physischen und psychischen Zustand führte. In der Übertragungssituation löste möglicherweise die Sommerpause die „unbewusste" Erinnerung an die eben erwähnte plötzliche Verwandlung des Primärobjekts und die damit verbundenen heftigen negativen Affekte aus. Das sukzessive Verstehen der Analogien in den Informationsstrukturen wäre nach dieser Modellvorstellung die Voraussetzung eines Bewusstwerdungsprozesses.

Für die Theorie ist entscheidend, dass Schank zwar von einem „dynamischen Gedächtnis" spricht, aber in seiner Konzeption von einem „statischen" Speichern von Wissen ausgeht, das abgerufen wird und das Handeln bestimmt, wie dies aus der folgenden Graphik ersichtlich ist.

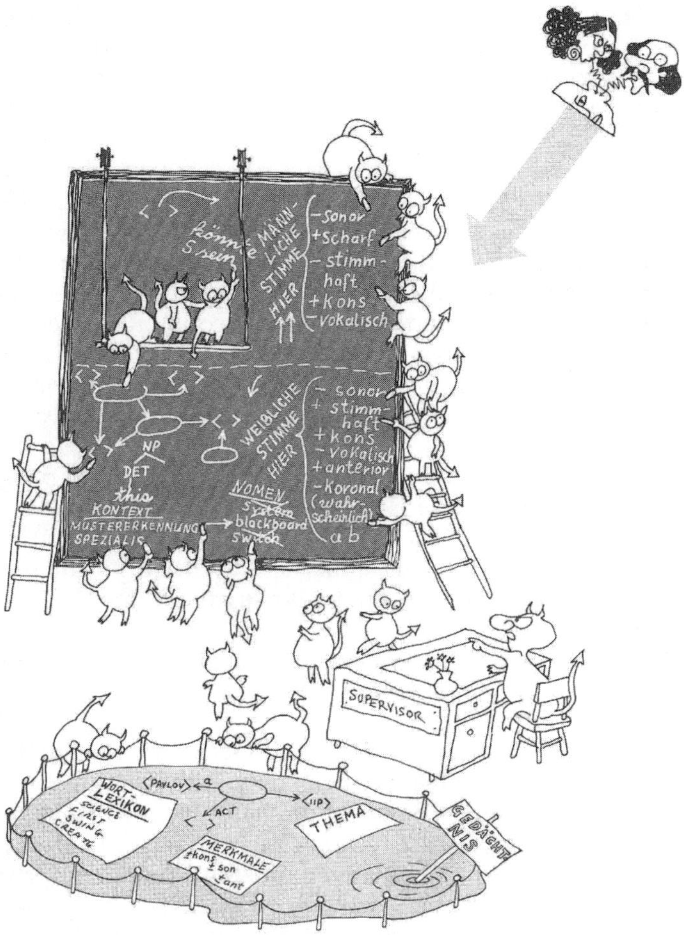

Abb. 3.12: Dynamisches Gedächtnis (nach Lindsay und Norman, 1977/81, S. 228 © Springer Verlag, Heidelberg)

Lindsay und Norman (1981) haben mit dieser visualisierten Metapher die Funktionsweise des Gedächtnisses veranschaulicht. Die „Dynamik des Gedächtnisses" besteht lediglich darin, dass die sog. Dämonenprogramme Vergleichsprozesse zwischen der einkommenden und der gespeicherten Information durchführen und entsprechendes Wissen aus dem Langzeitgedächtnis ins Kurzzeitgedächtnis transferieren. Im Langzeitgedächtnis jedoch ist Wissen statisch, d. h. in nicht modifizierbarer Form gespeichert (analog zu einer „Speicherplatte eines Computers").

Schank stützt sich auf eine „klassische" Definition von Gedächtnis, wie sie heute noch häufig vertreten wird, z. B. von Baddeley (1990) in seinem Lehrbuch für Gedächtnis in der kognitiven Psychologie: „Das menschliche Gedächtnis ist ein System, um Informationen zu speichern und wieder abzurufen, Informationen, die selbstverständlicherweise durch unsere Sinne gewonnen wurden." (Baddeley, 1990, S. 13, Übersetzung, d. V.; vgl. dazu u. a. auch Atkinson und Shiffrin, 1968).

Die Konzeptualisierung von *„Gedächtnis als gespeicherte Strukturen"* („memory as stored structures") ist fast zu einem Common Sense geworden. Fragt man Laien nach ihrem Verständnis von Gedächtnis, werden viele von ihnen antworten, Gedächtnis sei ein spezieller Ort im Gehirn, in dem Informationen gespeichert werden. Auch in den Sprachgebrauch ist diese Vorstellung von Gedächtnis eingegangen: „Wir rufen gespeichertes Wissen ab" oder „Wir suchen im Gedächtnis nach einem vergessenen Namen" (wie nach einem Gegenstand in einer Garderobe). Roediger (1980) hat belegt, dass 75 % der 32 Metaphern, die er in der Literatur zum Gedächtnis gefunden hat, Varianten dieser „store-house-Metapher" sind (vgl. dazu schon Aristoteles Vergleich des Gedächtnisses mit einer Wachstafel, in die sich Erfahrungen einritzen).

Diese Vorstellung von Gedächtnis führt zu einer Anzahl typischer theoretischer Probleme, die für die „klassische Cognitive Science" ganz allgemein gelten (ausführlich vgl. Clancey, 1993; Glenberg, 1997; Pfeifer und Scheier, 1999; Rosenfield, 1988). Ich erwähne hier nur diejenigen, die das Gedächtnis im engeren Sinn und daher auch die Bewusstwerdungsprozesse betreffen:

a) Mit Hilfe des Speichermodells kann nicht erklärt werden, wie *adäquates Verhalten in neuen Situationen aufgrund früherer Erfahrungen, d. h. gespeichertem Wissen, möglich ist.* Z. B. ist es für uns kein Problem, ein Musikstück zu erkennen, das in einer anderen instrumentalen Besetzung als üblich gespielt wird. Bei dieser Gedächtnisleistung kann es sich nicht um ein einfaches „Wiedererkennen" im Sinne eines Abrufens einer statisch gespeicherten Informationsstruktur (eines einfachen „pattern matching") handeln, sondern um einen kreativen inneren Erkennungsprozess, der das Neue mit dem schon Bekannten in noch nie da gewesener Weise in Beziehung setzt. Es muss sich folglich um einen aktiven Vorgang handeln und nicht um ein „automatisches Abrufen" einer gespeicherten Informationsgestalt. Auch sich wiederholende, motorische Abläufe, wie z. B. beim Tennisspiel, können nicht aufgrund einer Aktivierung von statisch gespeichertem Wissen erklärt werden: Jeder Schlag muss wieder neu aufgebaut werden und hat nicht genau den gleichen Ablauf wie in früheren Spielen (vgl. dazu Bartlett, 1932).

b) Ein anderes Beispiel ist die *rasche körperliche Adaptation an komplexe Situationen*: Bei einem Spaziergang durch die Stadt sind wir einer kontinuierlichen Stimulierung der Sensorik und der Motorik ausgesetzt und müssen schnell handeln können: anderen Leuten oder Autos ausweichen, im Vorbeigehen Schaufenster anschauen, nicht über Randsteine stolpern etc. Wenn wir darauf angewiesen wären, statisch gespeichertes Wissen zu aktivieren, um in den sich rasch wechselnden Situationen adäquat handeln zu können, wären wir (bezüglich der Verarbeitungsgeschwindigkeit und der Menge der zu speichernden Informationen) hoffnungslos überfordert. Die Schnelligkeit und Leichtigkeit, mit der wir uns – aufgrund unseres „inneren

Wissens" – verhalten können, kann folglich nicht mit dem Speichermodell erklärt werden, sondern bedarf einer grundsätzlich anderen theoretischen Sichtweise.

c) Ein weiteres theoretisches Problem, das mit dem Speichermodell nicht gelöst werden kann, dreht sich um die Frage, wie die Bedeutung von Symbolen zustande kommt, das sog. *„symbol-grounding-Problem"*. Wir Menschen haben keinerlei Schwierigkeiten, neu wahrgenommene Objekte (z. B. einen „roten Plastikapfel" oder ein „Schulgebäude") einer bereits bestehenden Kategorie (in der Terminologie der Cognitive Science einem „Symbol", d. h. einer Datenstruktur) zuzuordnen, d. h. es als „Apfel" oder „Gebäude" zu erkennen. Ein Speichermodell hingegen kann solche Zuordnungsprozesse nicht spontan vornehmen, es kann nur Objekte (z. B. einen grünen Apfel) einordnen, die genau jenen entsprechen, die es bereits unter einem bestimmten Symbol (grüner Apfel) gespeichert hat (ist der Apfel aber rot und aus Plastik, wird er nicht als dem Symbol „Apfel" zugehörig erkannt).

d) Eine weitere Schwierigkeit der Modellbildung ist die laufende Anpassung des Modells an eine sich verändernde Umwelt bzw. einen sich verändernden Kontext (das sog. *„frame-Problem"*). Wir Menschen können in einer bestimmten Situation auf Anhieb erkennen, was sich aktuell verändert und was nicht. Beispielsweise wissen wir, dass sich die Farbe eines Raumes nicht verändert, wenn wir ihn verlassen. Was sich aber sehr wohl verändert, ist z. B. die Position der Tasche, die wir mit uns herumtragen. Wir können ebenfalls sofort feststellen, was in einer Situation wichtig ist oder nicht, z. B. dass es für das Verlassen des Raumes irrelevant ist, wenn sich ein Vogel auf das Fensterbrett gesetzt hat, dass es aber relevant ist, wenn jemand die Türe vorher abgeschlossen hat. Für ein theoretisches Gedächtnismodell, das all diese Probleme genau definieren und lösen muss, ist dies aber eine knifflige Problematik. Es stellt sich heraus, dass sich dieses Relevanzproblem in einem klassischen symbolbasierten Gedächtnismodell nicht befriedigend lösen lässt. Wir müssen in solchen Modellen die Relevanz einer Situation immer definieren, eine Relevanz, die sich aber – je nach Kontext – immer wieder ändern kann (vgl. Dennett, 1987).

e) Erwähnen wollen wir schließlich noch das bekannte *Homunculus-Problem*. Vereinfacht gesagt handelt es sich um die Frage, wer denn die Gedächtnisstruktur, die im Gehirn gespeichert ist, „anschaut", d. h. erkennt, dass in neuen Situationen genau diese Gedächtnisstruktur von Relevanz ist und daher das darin enthaltene Wissen aktiviert werden muss. Das Postulat eines Homunculus führt zu einem unendlichen Regress, d. h. wir brauchen immer wieder einen neuen Homunculus, der die inneren Steuerungs- und Kontrollfunktionen übernimmt (vgl. u. a. Edelman, 1992).

Alle diese theoretischen Klippen sind wesentlich verbunden mit einem grundsätzlichen Problem der wissenschaftlichen Theoriebildung. Es steht in Zusammenhang mit dem Konzept des sog. *„Kategorienfehlers"* und betrifft die verbreitete Verwechslung von Verhalten und den ihm zugrunde liegenden Funktionen, die dieses Verhalten hervorbringen, in unserem konkreten Fall, die Funktionen des Gedächtnisses. Die damit verknüpften Fragen wurden als das sog. *„frame-of-reference“*-Problem beschrieben, das zu den grundlegenden Problemen der Cognitive Science gehört (Clancey, 1993, 1997). Seine Vernachlässigung hat zu erheblichen Schwierigkeiten bei der Modellbildung beigetragen, da nicht präziser zwischen einer deskriptiven Beschreibung eines Verhaltens und der Ebene der kausalen Gedächtnismechanismen unterschieden wird, die dieses Verhalten determiniert.

In anderen Worten: Was wir – unreflektiert – als „Gedächtnis“ bezeichnen, manifestiert sich immer im Verhalten, also in einer sensomotorischen Koordination bzw. in einer System-Umwelt-Interaktion und ist somit zu unterscheiden von den inneren Mechanismen des Systems, die das konkrete Verhalten „von innen“ determinieren. Gedächtnis ist, wenn wir dies genau betrachten, nicht von der Interaktion mit der Umwelt zu trennen.

So hatten wir in unserer TOP-Arbeit versucht, die analogen Strukturen in drei Schlüsselszenen einer Psychoanalyse („im Verhalten“) präzise herauszuarbeiten. Wir waren uns aber damals nicht genügend bewusst, dass wir damit eine rein deskriptive „Verhaltensanalyse“ vorlegten, sondern dachten, dass wir die Funktionsweise des Gedächtnisses selbst beschrieben. Dies war aber ein *Kategorienfehler*, denn die Strukturen (die Verhalten beschreiben) können nicht auf die ihnen zugrunde liegenden Mechanismen im Gedächtnis reduziert werden. Ein analoger Fehler wäre z. B., wenn eine Grammatik, die zur Beschreibung der Struktur einer natürlichen Sprache verwendet werden kann, mit den spracherzeugenden Mechanismen des Sprechers verwechselt würde (daher spricht Clancey, 1997, von grammatikalischen Modellen).

Solche „Kategorienfehler“ sind in der Fachliteratur erstaunlich häufig anzutreffen, denn die Vorstellung von „Gedächtnis als gespeicherter Struktur“ ist uns so geläufig, dass wir nur schwer einsehen, warum dies eine falsche theoretische Vorstellung über die Mechanismen ist, der Gedächtnisleistungen zugrunde liegen. Die Computeranalogie von Gedächtnis als „Speichern“ und „Abrufen“ von Informationen ist auf Anhieb plausibel und bestechend einfach – daher fällt es schwer, sich Gedächtnis grundsätzlich anders vorzustellen.

3.7.2.3 Alternative Konzeptualisierungen zum Gedächtnis in der Embodied Cognitive Science, beispielhaft veranschaulicht an der biologisch orientierten Gedächtnisforschung von G.M. Edelman[17]

Es hat sich als notwendig erwiesen, grundsätzlich andere Konzeptualisierungen von Gedächtnis zu entwerfen und im Hinblick auf dessen wissenschaftlicher Betrachtung damit einen Paradigmenwechsel zu vollziehen. Lässt man sich darauf ein, das Gedächtnis prinzipiell anders zu denken,

[17] Für eine ausführliche Beschreibung von Edelmans theoretischer Ansätze und ihrer klinischer Anwendungen siehe auch Leuzinger-Bohleber, Pfeifer und Röckerath, 1998)

erledigen sich viele der eben beschriebenen theoretischen Probleme quasi von selbst. Erste alternative Konzeptualisierungen von Gedächtnis wurden u. a. von Clancey (1997), Glenberg (1997), Edelman (1987, 1989) Rosenfield (1988), Pfeifer und Scheier (1999) u. a. entwickelt. Manche der neueren Autoren, wie z. B. G.M. Edelman, lassen sich bei ihren Konzeptualisierungen von Gedächtnis von der Biologie bzw. der Neurobiologie, d. h. von Signalverarbeitungen im Nervensystem bei lebenden Systemen inspirieren. Edelman berücksichtigt daher konsequent die *Prinzipien selbstorganisierender (biologischer) Systeme*. Er wendet in seinen Überlegungen systematisch Erkenntnisse aus der Phylogenese und der Ontogenese des Menschen auf die Funktionsweise des Gedächtnisses an. Lebende Systeme sind nämlich (in Gegensatz zu einem Computer mit statischer Hardware) zu einer *dauernden Adaption an ihre Umwelt* gezwungen und haben daher selbstregulative Mechanismen entwickelt, um sich in Interaktion mit den momentanen Erfordernissen einer Situation ständig entsprechend verändern zu können. Daher besteht für Edelman ein zentrales Ziel seiner Gedächtnistheorie darin, eine plausible Erklärung zu finden, wie sich ein Organismus adaptiv in einer immer wieder neuen, kaum vorhersehbaren Welt verhalten kann.

Edelman (1992) illustriert die sich daraus ergebenden grundlegenden Unterschiede in den Konzeptualisierungen von Gedächtnis mit der folgenden Graphik (Abb. 3.13).

Bei klassischen Gedächtnismodellen geht man – analog zur Informationsverarbeitung in Computern – von einer präzisen Wissensspeicherung aus (vgl. dazu u. a. Newell und Simon, 1976; Norman, 1981), die aber statisch und unveränderlich ist und daher kaum einen Transfer auf neue Problemlösungssituationen ermöglicht (siehe oben). Hingegen ist die „Wissensspeicherung“[18] in dynamischen, z. B. biologischen Modellen zwar ungenauer, ermöglicht aber gerade durch diese Eigenschaft eine optimale Generalisierungsfähigkeit und Adaptionsmöglichkeit an neue Situationen. Edelman erklärt diese für den Organismus funktionale Adaptationsfähigkeit u. a. anhand von Selektionsprozessen überlegener Varianten in einer großen Population von leicht divergierenden Proteinstrukturen bei Immunreaktionen und spricht in diesem Zusammenhang von einem „selektiven Erkennungssystem“. Da wir daran am besten den Unterschied zu einem statischen Speichern und Abrufen von Informationen bei Gedächtnisleistungen aufzeigen können, gehen wir kurz auf seine Erläuterung der Immunreaktionen ein.

„Das Immunsystem als selektives Erkennungssystem. Jedes Immunsystem erkennt fremde Moleküle (Nicht-Selbst) an ihrer Form und unterscheidet sie dadurch von den Molekülen des eigenen Körpers (Selbst). Es erzeugt dazu Proteine, sogenannte Antikörper. Jede Immunzelle stellt einen Antikörper mit einer anderen variablen

[18] Wir setzen „Wissensspeicherung“ in Anführungszeichen, um anzudeuten, dass wir damit *nicht* an gespeicherte Strukturen denken, sondern an andere Mechanismen, die wir im Folgenden charakterisieren werden.

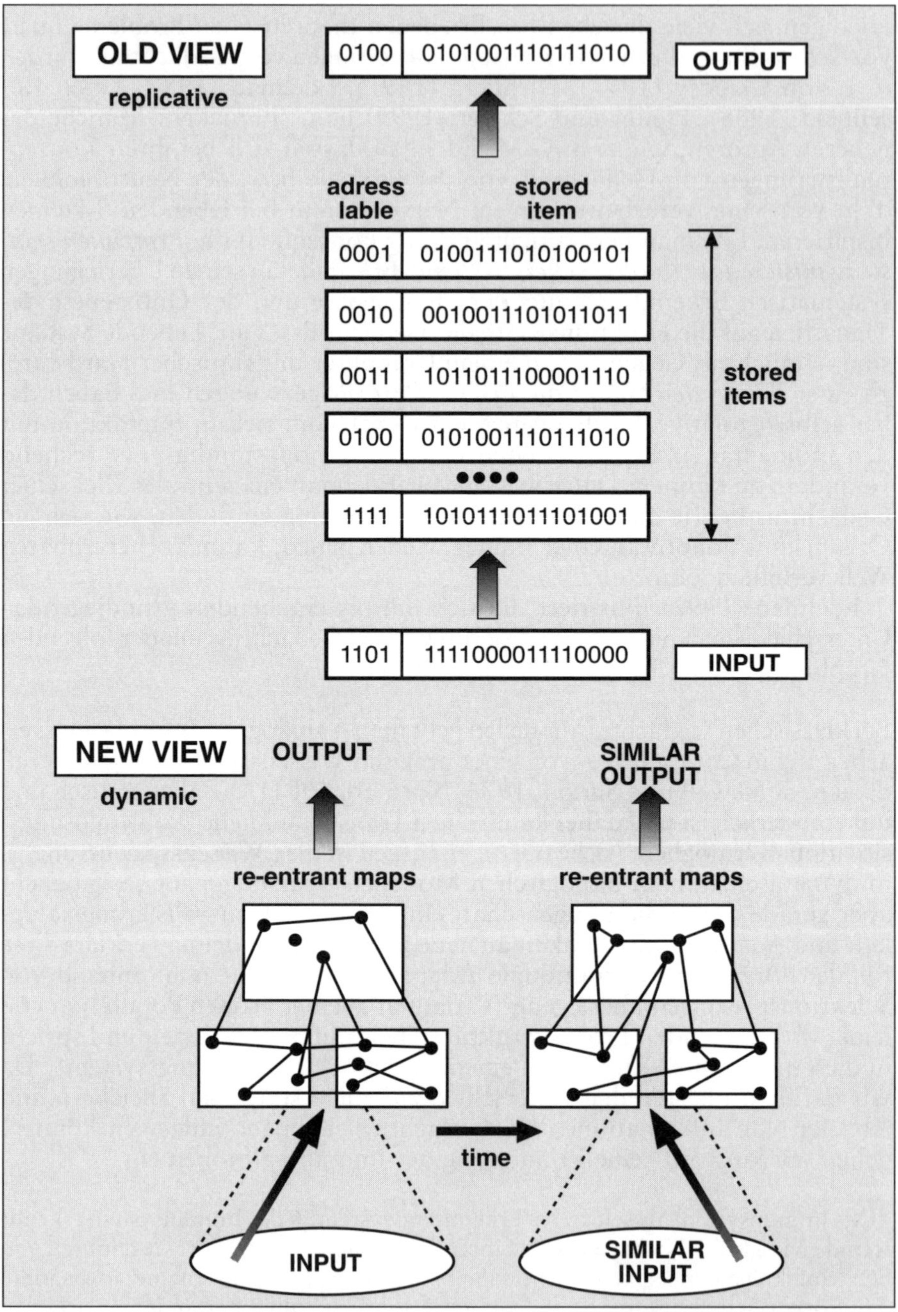

Abb. 3.13: Klassische und dynamische Gedächtnisvorstellung im Vergleich, nach Edelman, 1992, S. 150

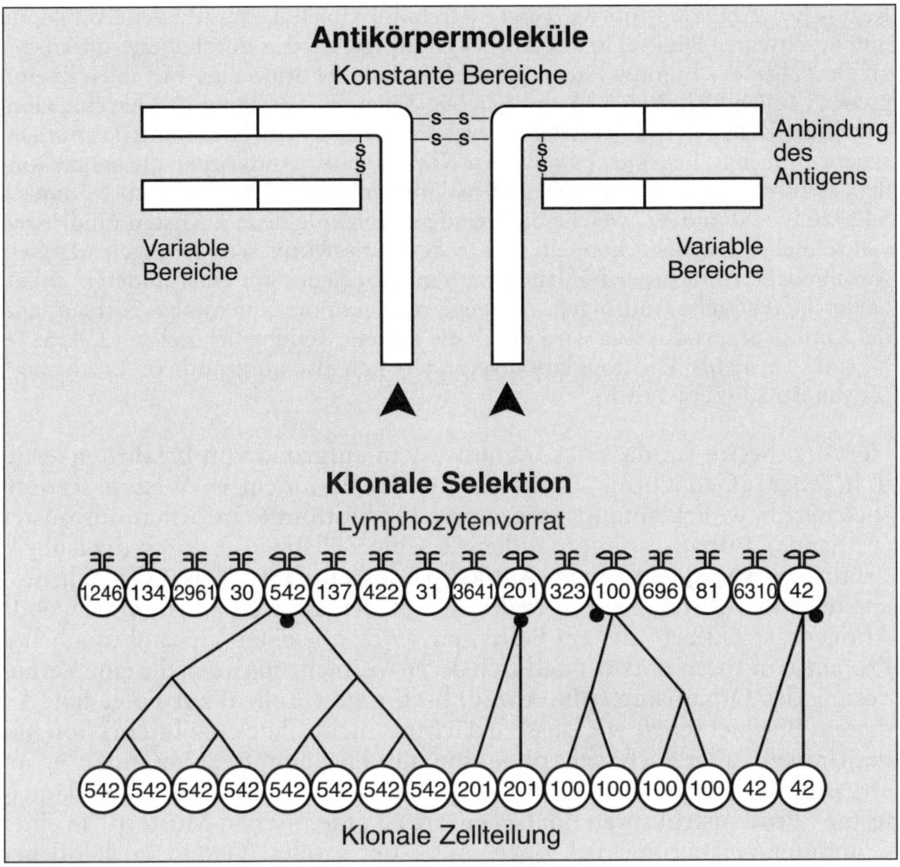

Abb. 3.14: Immunreaktion nach Edelman, 1992, S. 114

„Das Immunsystem als selektives Erkennungssystem. Jedes Immunsystem erkennt fremde Moleküle (Nicht-Selbst) an ihrer Form und unterscheidet sie dadurch von den Molekülen des eigenen Körpers (Selbst). Es erzeugt dazu Proteine, sogenannte Antikörper. Jede Immunzelle stellt einen Antikörper mit einer anderen variablen Region her (Abbildung oben). Wenn ein fremdes Molekül oder Antigen (Abbildung unten, schwarze Punkte) in den Körper eindringt, wird es durch diese Antikörper an die Zellen des Immunsystems gebunden, die zur Form seiner variablen Region passen (Zellen 542, 201, 100 und 42). Die Zellen teilen sich und bilden ein ‚Klon' – mehrere Zellen derselben Art mit Antikörpern derselben Art. Wenn das Antigen erneut eindringt, begegnet es viel mehr Kopien seiner Antikörper, die helfen können, es zu zerstören. Im Beispiel gibt es dann viel mehr Zellen mit den Nummern 542, 201, 100 und 42, welche die fremden Moleküle beim nächsten Eindringen viel schneller erkennen können. Das System ist selektiv, weil es ungeheuer viele verschiedene Antikörper bindende Formen gibt (jedes auf einer anderen Zelle), bevor die Antigene eindringen. Antigene reagieren nur auf wenige Formen, und die Antikörperproduktion wird durch die klonale Teilung der Zellen (2, 4, 8, 16 ...) stark vermehrt. Die Population verändert sich also aufgrund von Erfahrung“ (Edelman, 1992, S. 114 f.).

Region her (Abbildung oben). Wenn ein fremdes Molekül oder Antigen (Abbildung unten, schwarze Punkte) in den Körper eindringt, wird es durch diese Antikörper an die Zellen des Immunsystems gebunden, die zur Form seiner variablen Region passen (Zellen 542, 201, 100 und 42). Die Zellen teilen sich und bilden ein ‚Klon' – mehrere Zellen derselben Art mit Antikörpern derselben Art. Wenn das Antigen erneut eindringt, begegnet es viel mehr Kopien seiner Antikörper, die helfen können, es zu zerstören. Im Beispiel gibt es dann viel mehr Zellen mit den Nummern 542, 201, 100 und 42, welche die fremden Moleküle beim nächsten Eindringen viel schneller erkennen können. Das System ist selektiv, weil es ungeheuer viele verschiedene Antikörper bindende Formen gibt (jedes auf einer anderen Zelle), bevor die Antigene eindringen. Antigene reagieren nur auf wenige Formen, und die Antikörperproduktion wird durch die klonale Teilung der Zellen (2, 4, 8, 16 ...) stark vermehrt. Die Population verändert sich also aufgrund von Erfahrung" (Edelman, 1992, S. 114 f.).

Hervorzuheben ist, dass das Immunsystem aufgrund von Erfahrung lernt, d. h. über „Gedächtnis" verfügt, aber nicht indem es Wissen statisch speichert bzw. Erkennungsprogramme für bestimmte Informationsmuster (Antigene) aufbaut, sondern indem es seine Zellstruktur durch die frühere Erfahrung verändert (mehr Antikörper produziert). Das „Gedächtnis" entsteht also durch eine Interaktion mit der Umwelt (das eindringende Antigen „selektiert" die am besten passende aus einer Vielzahl möglicher Proteinstrukturen und löst dadurch deren Vermehrung aus), die eine Veränderung des Organismus (die Anzahl bestimmter Zellen) zur Folge hat. An diesem Beispiel sehen wir, dass Gedächtnis nicht ohne eine Interaktion mit der Umwelt, aber auch nicht ohne eine ständige (adaptive) Veränderung im Organismus (embodiment) selbst zu denken ist. Zudem werden die „adäquatesten" Proteinstrukturen (im Gegensatz zu „identischen Mustern" in einer Computerspeicherung, vgl. oben) aus einer großen Vielfalt vorhandener Zellen ausgesucht. Schließlich ist hervorzuheben, dass durch diese Prozesse „automatisch" Kategorien (z. B. die Unterscheidung zwischen „Selbst" und „Nicht-Selbst") entstehen: Sie werden weder von außen vorgegeben noch innerlich statisch gespeichert bzw. durch Detektorenprogramme erkannt. Genau diese Aspekte von Gedächtnis werden nun in Gedächtnistheorien der „Embodied Cognitive Science" im Gegensatz zu Konzeptualisierungen der „klassischen Cognitive Science" betont: Die Relevanz der System-Umwelt-Interaktion für das Gedächtnis, das „Embodiment", das „relativ unpräzise", aber adaptive Inbeziehungsetzen von neuer und früherer Informationen und die ständig sich verändernde, „automatische" Rekategorisierung.

Die eben erwähnten Mechanismen der Immunreaktion vergleicht Edelman mit den Darwinschen Selektionsprinzipien. Seine daraus entwickelte Theorie der neuronalen Gruppenselektion (TSNG) wendet er nun systematisch auf die Entstehung und die Funktionsweise des menschlichen Gedächtnisses an und definiert z. B. Gedächtnis als dynamischen und konstruierenden Prozess, der immer von der Interaktion mit der Umwelt abhängt. Wie Clancey (1991) in seiner Definition betont, wird Gedächtnis, analog zu Prozessen von biologischen Systemen (vgl. Exkurs), als Fähigkeit definiert, neurologische Prozesse so zu organisieren, dass sie Wahrnehmungen und Bewegungen in analoger Weise miteinander in Beziehung setzen, d. h. diese zu koordinieren und dadurch zu kategorisieren, wie dies in früheren Situationen geschah (vgl. dazu auch Rusch, 1987).

Zusammenfassend wird Gedächtnis in der Embodied Cognitive Science als ein aktiver, kreativer Vorgang des gesamten Organismus verstanden, der auf sensomotorisch-affektiven Koordinationsprozessen und damit in Zusammenhang stehenden „automatischen", sich ständig adaptierenden Rekategorisierungsprozessen beruht.

Exkurs

Edelmans komplexe Theorie ist auf Anhieb nicht leicht zu verstehen. Dennoch möchte ich versuchen, in diesem Rahmen wenigstens seine drei Hauptgedanken wiederzugeben, die drei Prinzipien betreffen: Die Auslese von Gruppen von Nervenzellen (Selektion neuronaler Gruppen), die reziproke Kopplung („reentry", ein Signalaustausch) und globale Kartierungen („mapping").

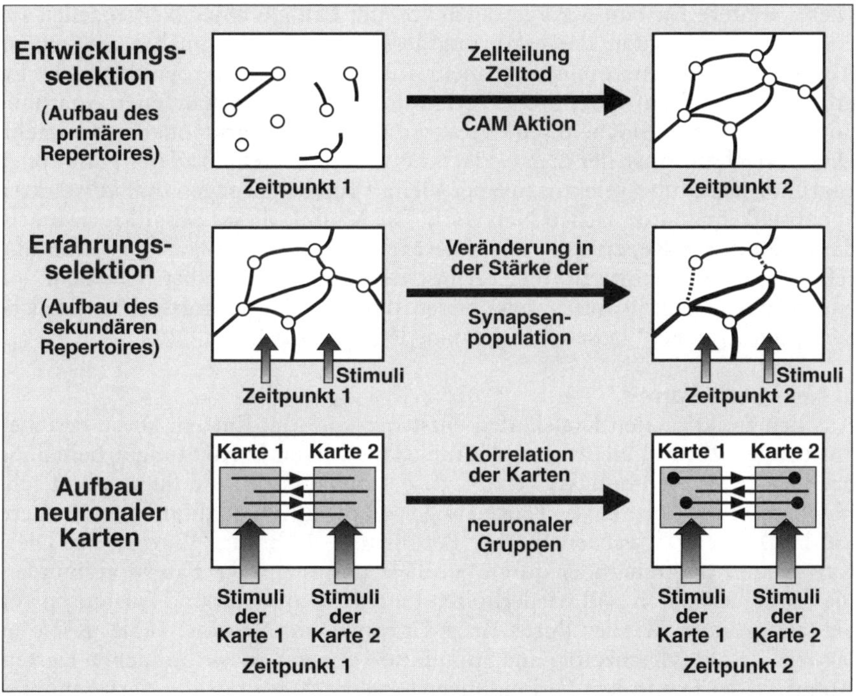

Abb. 3.15: Entwicklung neuronaler Netzwerke (nach Edelman, 1992, S. 84)

a) Primäres Repertoire

Die erste Verbindung der Nervenzellen (z. B. im Gehirn) untereinander ist das Ergebnis einer entwicklungsgesteuerten Selektion vor allem während der Embryonalzeit. Verkürzt zusammengefasst versteht Edelman darunter einen

Selektionsprozess aus der Vielzahl von Neuronen aufgrund von genetischen und milieubedingten Faktoren, da die primären Zellprozesse von Teilung, Wanderung, Tod, Haftung und Induktion sich nicht nur nach genetischen Bedingungen vollziehen, sondern auch von der Zeit und des Ortes der Neuronen bestimmt werden, d. h. ortsabhängig sind. In anderen Worten: Aus einem anfänglich immensen Überschuss an Nervenzellen bildet sich durch einen topobiologischen Wettbewerb, d. h. durch Zellwanderung und Zelltod, ein Gewebe aus, das schematisch etwa wie in der obersten Zeile der Abbildung 4 aussieht. Edelman nennt diese Vernetzung „primäres Repertoire". Sie stellt die Matrix des Nervengewebes bzw. des Gehirns dar. Sie bildet sich aufgrund eines genetisch gesteuerten, aber verschiedenartigen Einflüssen unterworfenen chemischen Vorgangs und ist daher das Produkt von Anlage und Umwelt, d. h. einer frühen System-Umwelt-Interaktion. Noch sind keine wirklich funktionalen Schaltkreise gebildet, aber es besteht ein Netzwerk, das zu weiterem Ausbau fähig ist.

b) Sekundäres Repertoire
Dieser weitere Ausbau wird getragen von der Fähigkeit der Nervenzellen zur elektrischen Aktivität, der erfahrungsgesteuerten Selektion, bei der sich im Allgemeinen die Anatomie nicht mehr ändert. Danach werden durch die Erfahrung (Verhalten) synaptische Verbindungen in der vorhandenen Anatomie durch bestimmte biochemische Prozesse selektiv gestärkt oder geschwächt. Dieser Mechanismus, der dem Gedächtnis und einer Reihe anderer Funktionen zugrunde liegt, führt selektiv zu einer Vielfalt von Schaltungen (mit verstärkten Synapsen) im anatomischen Netzwerk. Die Vielfalt dieser Schaltkreise macht das „sekundäre Repertoire" aus. Die Mechanismen, die zum primären und sekundären Repertoire führen, vermischen sich z. T.: „Selbst bei einem voll entwickelten Gehirn kann es vorkommen, dass neue Nervenfortsätze zusätzliche Synapsen ‚sprießen' lassen." (Edelman, 1992, S. 126).

c) Neuronale Karten
Aus den funktionalen Kreisläufen entstehen die sog. Karten. Diese bestehen aus einigen 10.000 Neuronen, die funktionell in einer Richtung arbeiten. So hat jedes Wahrnehmungssystem, z. B. der Sehapparat, die Sinnesoberfläche Haut etc., eine Vielzahl von Karten angelegt, die durch qualitativ verschiedene Eindrücke gereizt werden: Farbe, Berührung, Richtung, Wärme etc. Diese Karten sind untereinander durch parallele und reziproke Fasern verbunden, die für den erneuten und wiederholten Eintritt, Durchlauf und Austausch von Signalen sorgen. Werden durch Reize Gruppen von Neuronen einer Karte selektiert, erfolgt gleichzeitig eine Stimulation der mit ihr verbundenen Karten. Aufgrund der reziproken Verbindungen („reentry") werden die Nervenimpulse rückgeführt, wodurch eine Verstärkung bzw. Schwächung von Synapsen in den neuronalen Gruppen jeder Karte erfolgt: auch die Verbindung der Karten selbst erfahren eine Modifizierung. Dadurch entstehen neue, selektive Eigenschaften, in anderen Worten, „automatische" Rekategorisierungen aktueller Stimuli aus unterschiedlichen Sinneskanälen (vgl. unten). Dadurch sichert sich der Organismus selbst fortlaufend die Fähigkeit, sich in der Interaktion mit der Umwelt zu orientieren, d. h. die aktuelle Erfahrung mit früherer in Verbindung zu setzen,

indem die bisherigen Rekategorisierungen aufgrund der erhaltenen Stimuli an die neue Situation adaptiert werden. D. h. „Kategorien" zur Einordnung aktueller Erfahrungen (Stimuli aus unterschiedlichen Sinneskanälen) müssen nicht von „außen" definiert bzw. durch einen Homunculus („Dedektorprogramme") innerlich erkannt werden, sondern bilden sich „automatisch" aufgrund der aktuellen sensomotorischen Koordinationen der stimulierten Karten.

Es geht in diesem Zusammenhang nicht so sehr darum, alle neurobiologischen Details der Edelmanschen Theorie der neuronalen Gruppenselektion (TNGS) hier zu diskutieren bzw. die durch sie ausgelösten Kontroversen darzulegen. Vielmehr dient uns u. a. diese Theorie als Unterstützung grundsätzlich neuer Konzeptualisierungen von Gedächtnis. Ein besonderer Vorteil von Edelmans Theorien liegt u. a. darin, dass diese nicht, wie viele andere, auf einer rein metaphorischen Ebene bleiben, sondern präzise Detailmechanismen des Gedächtnisses beschreiben, die auf einer jahrelangen empirischen Forschung beruhen, und dass diese zugleich – im besten Sinne spekulativ – eine originelle Konzeptualisierung von „Gedächtnisleistungen" integrieren.

Wissenschaftstheoretisch ist dabei interessant, wenngleich nicht unproblematisch, dass Edelman versucht, das Verhältnis zwischen der psychologischen (deskriptiven) Ebene und jener der neurobiologischen Gedächtnismechanismen (kausal erklärende) neu zu definieren – übrigens eine Fragestellung, die die psychoanalytische Theoriediskussion seit jeher beschäftigt. Er möchte nicht psychologische Prozesse auf neurobiologische Vorgänge reduzieren oder eine Parallelität auf beiden Ebenen untersuchen. Vielmehr bemüht er sich, auf neue Weise eine Kohärenz zwischen den beiden Ebenen herzustellen, indem er versucht, die Prinzipien der neuronalen Gruppen (TNGS) konsequent sowohl auf der neurobiologischen und neuroanatomischen als auch auf der psychologisch-deskriptiven Ebene anzuwenden. Dieser Versuch ist nicht unumstritten. Es bleibt bekanntlich nach wie vor eine Frage, ob Erkenntnisse zur Funktionsweise biologischer Vorgänge einen Erklärungsgehalt für seelische Prozesse bieten können.

3.7.2.4 Kurze Anwendung der Konzepte der „Embodied Cognitive Science" auf das Fallbeispiel

Was bedeutet eine solche konsequent interaktive, rekategorisierende Konzeptualisierung von Gedächtnis für das Verständnis von Erinnern und Bewusstwerden in der klinischen Situation? (vgl. dazu Modell, 1984) Gemäß der Embodied Cognitive Science führen Gedächtnisprozesse dazu, dass in aktuellen Beziehungssituationen (d. h. System-Umwelt-Interaktionen) Wahrnehmungen und Bewegungen – wie in den (traumatischen) früheren Interaktionen mit wichtigen Bezugspersonen (vgl. Definition von Clancey, siehe oben) – analog koordiniert und damit rekategorisiert werden. Daher ist zu vermuten, dass im (gesamten) Verhalten von Herrn X. in den beschriebenen analytischen Sitzungen Traumatisierungen sichtbar wurden, die u. a. mit schweren Traumatisierungen der frühen Interaktionserfahrungen mit der an Insuffizienzgefühlen leidenden, vermutlich depressiven Mutter in Zusammenhang standen. Diese frühen Interaktionserfahrungen hatten sich unbewusst, sensomotorisch-affektiv im Körpererleben perpetuiert, d. h. ständig wiederholt und waren durch spätere analoge Interaktionserfahrungen immer und immer wieder „überschrieben" worden. Allerdings gehen wir nicht davon aus, dass solche Erfahrungen durch „strukturelle Analogien" der gegenwärtigen Interaktionssituation „statisch abgerufen" bzw. „reaktiviert" wurden, sondern dass in der aktuellen Beziehungssituation Wahrnehmungen, Körpersensationen etc. in analoger Weise wie in der ursprünglichen, traumatischen Situation zu einer Konfiguration zusammengefügt wurden (im Sinne einer „neuen", aber sich dennoch wiederholenden organisierenden seelischen Aktivität).

Wie erwähnt hatten mich die plötzlichen Veränderungen des Analysanden nach der Sommerpause (extreme Wutanfälle, Beschimpfungen etc.) zuerst einmal überrascht und überfordert. Im Laufe der weiteren analytischen Sitzungen wurden meine Wahrnehmungen feinster sensomotorischer Signale des Analysanden und die dadurch ausgelösten inneren Koordinations- und Kategorisierungsprozesse sukzessiv differenzierter und evozierten daher die damit verbundenen, intensiven affektiven und körperlichen Empfindungen. Daher entwickelte ich analoge Körperempfindungen wie der Analysand selbst (extreme Spannungen, Unwohlsein, Magenkrämpfe). Herr X. klagte in diesen Sitzungen immer und immer wieder darüber, dass das Liegen auf der Couch für ihn eine körperliche Erfahrung der Abhängigkeit, der Ohnmacht und des Sich-ausgeliefert-Fühlens sei. Ich vermute, dass sich das Liegen auf der Couch[19] besonders gut dafür eignete, um in dem eben erwähnten Sinne analoge sensomotorisch-affektive Koordinationsprozesse zu durchlaufen, wie in der frühen Mutter-Säuglings-Interaktion (evtl. vor dem Gehen des Kindes). Daher scheint mir aufgrund der hier vorgestellten Modelle plausibel, dass in der Übertragungssituation Spuren der vielfach überschriebenen, modifizierten, vorsprachlichen Beziehungserfahrungen erkennbar wurden, in denen z. B. der Wunsch nach Nähe zu einer wichtigen Beziehungsperson mit den traumatischen Erfahrungen der plötzlichen Veränderung des Primärobjekts von einem „guten, nährenden Objekt" zu einem „inkompetenten, unprofessionellen und schädlichen Objekt" (das durch falsches Verhalten einen extremen schmerzlichen Körperzustand des Selbst evozierte) verbunden waren. Die erwähnte Selbstanalyse aufgrund des „triangulierenden Blickes" in der Supervision führte schließlich zu einer aufdämmernden Einsicht in die Determinanten meiner Gegenübertragungsphantasien, d. h. den interaktiven Quellen meiner aktuellen sensomotorisch-affektiven Rekategorisierungsprozesse. Dies ermöglichte eine gewisse selbstreflexive Distanzierung und eine vermehrte körperliche Entspannung sowie eine vorsichtige Mitteilung meiner biographischen Vermutungen an

[19] Ich denke, dass gerade das Stilllegen der Grobmotorik die Aufmerksamkeit auf feinere körperliche Signale lenken kann, die in „normaleren" Interaktionssettings gut unbewusst kontrolliert werden können und sich daher einer reflexiven Betrachtung leicht entziehen.

Herrn X., die dieser anschließend aktiv im Gespräch mit seiner Mutter überprüfte. Die dabei neu gewonnenen lebensgeschichtlichen Informationen konnten daraufhin mit den Beobachtungen aus dem Übertragungsgeschehen verknüpft und sukzessiv verstanden, d. h. dem Bewusstsein des Analysanden erschlossen werden. Das Trauma hatte seine Sprache gefunden.

In diesem Sinne bildeten die „rekategorisierenden Wiederholungen" der traumatischen Erfahrungen in der Übertragung und die sukzessive Analyse der dadurch ausgelösten Gegenübertragungsreaktionen unverzichtbare Voraussetzungen für das Bewusstwerden des bisher unbewussten, körperlichen Erinnerungsprozesses von Herrn X. Erst die vermehrte „differenzierend rekategorisierende" Erfahrung einer tragenden analytischen Beziehung zu mir ermöglichten es daher Herrn X., in den extremen Attacken auf die Analytikerin sein existenzielles Aufbegehren gegen das „Bewusstwerden" der unerträglichen, traumatischen frühen Objektbeziehungserfahrungen zu erkennen.

Zusammenfassend möchte ich festhalten, dass wir aufgrund der neueren biologischen Gedächtnisforschung die Ansicht vertreten, dass die oben erwähnten Erinnerungsprozesse an traumatische Kindheitserfahrungen nur in einer neuen Interaktion mit einem bedeutungsvollen Anderen (d. h. in der Übertragung) möglich werden: Sie sind an die situative, sensorisch-affektive und schließlich rekonstruierend-verstehende Interaktion gebunden. Erinnern ist abhängig von einem inneren oder äußeren Dialog mit einem Objekt, einem interaktiven Prozess, einem ganzheitlichen, „embodied", sensomotorisch-affektiven und kognitiven Geschehen in und zwischen zwei Personen. Herr X. konnte sich nicht allein an seine frühen traumatischen Objektbeziehungserfahrungen erinnern. Erst in der neuen System-Umwelt-Interaktion werden Erinnerungen durch aktuelle Koordinations- und Rekategorisierungsprozesse sensomotorischer Stimuli, die früheren Erfahrungen entsprechen, „konstruierbar" und daher auch sukzessiv verstehbar.

3.7.2.5 Zusammenfassung

Ich versuchte in diesem Kapitel zu veranschaulichen, dass und wie Theorien zum Gedächtnis unsere klinische Wahrnehmung und unser Verständnis therapeutischer Veränderungen (oft unerkannt) beeinflussen. In einem kritischen Rückblick auf unsere 1986 veröffentlichte Arbeit, in der wir Konzepte der klassischen Cognitive Science auf einige Sequenzen einer Psychoanalyse angewandt haben, diskutierte ich, dass unsere damaligen Analysen zwar durchaus auch aus aktueller Perspektive weiterhin einen plausiblen, klinischen Erklärungsgehalt bieten, sofern wir die Analysen auf einer rein deskriptiven Ebene verstehen. Doch haben wir dabei, aufgrund unserer heutigen Sichtweise, das sog. „frame-of-reference"-Problem vernachlässigt, indem wir diese deskriptiven Analysen des Auftauchens von Erinnerungen in der psychoanalytischen Situation u. a. nicht präzise von einer Analyse der ihnen zugrunde liegenden Mechanismen des Gedächtnisses, die diese Erinnerungen determiniert hatten, unterschieden. Die in der klassischen Cognitive Science benutzte Informationsverarbeitungsmetapher (bzw. Computermetapher) eignet sich *nicht* zur Anwendung auf die Funktionsweise des menschlichen Gedächtnisses als eines biologischen Systems: Im Gehirn gibt es keine „Speicher", die aufgrund eines (unbewusst-kognitiven) Erkennens analoger Strukturen aktueller und gespeicherter Informationen reaktiviert werden, sondern Gedächtnis ist, wie dies die Forschungen von Brooks, Edelman, Rosenfield, Clancey, Glenberg und der Forschungsgruppe um Pfeifer nahe legen, *ein Aspekt des gesamten Organismus*: Es ist kein bestimmtes Modul oder Organ. Gedächtnis ist ein theoretisches Konstrukt zum Erklären von Verhalten, wobei wir von Lernen und Gedächtnis sprechen, wenn sich das Verhalten des Organismus über die Zeit ändert.

Auf der Suche nach alternativen Konzeptualisierungen zum „Gedächtnis als gespeicherte Strukturen" bezogen wir uns u. a. auf Edelmans Theorie der Selektion neuronaler Gruppen (TSNG), die er als eine ontogenetische und phylogenetische Theorie der Entwicklung des Gehirns charakterisiert. Die darin enthaltenen Mechanismen des *„neuronalen Darwinismus"*[20] wendet er sowohl auf der neuroanatomischen und neurobiologischen als auch auf der deskriptiv-psychologischen Ebene zur Erklärung und Beschreibung von Gedächtnisprozessen an. Darauf basierende, alternative Vorstellungen legen eine *Beschreibung des Gedächtnisses als Funktion des gesamten Organismus* nahe, als komplexen dynamischen, rekategorisierenden und interaktiven Prozess, der immer auf aktuellen („embodied") sensomotorisch-affektiven Erfahrungen basiert und sich im Verhalten des Organismus manifestiert. Leider fehlt uns bis heute eine „griffige" Metapher, um diese neuen Konzeptualisierungen plastisch zu beschreiben. Edelman vergleicht z. B. die Wirkungsweise des Gehirns eher mit einem Gewitter im Urwald als mit einem Computer. Doch vielleicht wird es sich als unmöglich erweisen, dieses dynamische und sich ständig an neue Situationen adaptierende Gedächtnis mit einer einzigen Metapher zu charakterisieren.

---

[20] Freud selbst war bekanntlich von Darwins Theorie sehr beeinflusst und bezog sich z. B. bei seiner Erklärung des Inzesttabus und seiner Hypothese des Vatermords in der Urhorde direkt auf Darwins Theorien. Allerdings ist aus seinen Schriften ersichtlich, dass er gleichzeitig an der Psychoanalyse als unabhängige und unverzichtbare Forschungsmethode, z. B. zur Erklärung des Inzesttabus, aufgrund des ödipalen Konfliktes festhielt. Um nur einen Aspekt davon herauszugreifen: Die Freudsche Kulturtheorie steht in einem großen Gegensatz zu einer Theorie des Sozialdarwinismus, die zurzeit wieder in Mode zu kommen scheint und sich, u. E. zu Unrecht, auch Edelmans Theorie des neuronalen Darwinismus bedienen könnte, um daraus eine „wissenschaftliche" Legitimation für das Durchsetzen machtpolitischer Interessen im Sinne eines kruden Sozialdarwinismus abzuleiten. Dieser Sozialdarwinismus bedroht eine Kulturleistung, die Freud immer als fragil betrachtete, die u. a. auf dem ödipalen Konflikt und uns allen abgeforderten Sublimierungen (d. h. einer dauernd notwendigen seelischen Anstrengung) beruht. Daher erklärte Freud soziales Verhalten aufgrund einer Dialektik zwischen Biologie und Kultur und nicht ausschließlich als eine darwinistische Überlebensstrategie (vgl. dazu u. a. Leuzinger-Bohleber, 1997).

Auf der Grundlage dieser neueren Gedächtnistheorien erhält die klinisch-psychoanalytische Forschung der letzten Jahre eine interdisziplinäre Abstützung. Immer radikaler wird dabei postuliert, dass therapeutische Veränderungen nicht durch das Aufdecken frühinfantiler Traumatisierungen („Archäologiemetapher") allein, durch „reine Erkenntnis im Kopf des Analysanden", zustande kommen, sondern dass das Durcharbeiten in der Übertragungsbeziehung zum Analytiker (inklusive der sensomotorisch-affektiven Erfahrungen in der therapeutischen Interaktion, d. h. der „Körper-Resonanz" zwischen zwei Personen), das Entscheidende ist. Danach ist Erinnern kein statisches Abrufen gespeicherter Informationen, sondern ein hochdynamischer Rekategorisierungsprozess im Hier und Jetzt der Übertragung. Weiter scheint Erinnern und Bewusstwerden abhängig zu sein von der System-Umwelt-Interaktion (innerer oder äußerer Dialog mit Objekten) und beinhaltet Konstruktionen *„narrativer Wahrheiten"* in aktuellen oder aktualisierten Beziehungen, die aber gleichzeitig eine konstruierende, kreative Annäherung an die *„historische Wahrheit"* darstellen (Sozialisationserfahrungen sind biologisch verankert). So werden durch das Erinnern alte Kategorisierungsprozesse bisher unbewusster (traumatischer) Erfahrungen verändert und differenziert, eine Voraussetzung für eine strukturelle Veränderung von Verhalten; denn bewusstes Erinnern erlaubt eine neue Integration und Verfügbarkeit der eigenen, unverwechselbaren Geschichte (vgl. dazu Damasio, 1999/2002). Schließlich scheint uns aufgrund dieser neueren Gedächtnisforschung, die psychische Prozesse einmal mehr biologisch bzw. neuroanatomisch zu verankern sucht, ebenfalls plausibel, warum die in der Frühsozialisation entstandenen Bedürfnisse und Konflikte derart persistent und determinierend sind und weshalb „strukturverändernde Psychoanalysen ihre Zeit brauchen": Biologische Prozesse verändern sich nicht so schnell wie „rein kognitive" Einsichten!

3.7.3 Embodiment, frühe Affektregulationsstörungen und ADHS

Die oben skizzierten psychoanalytischen Erklärungsversuche der Entstehung von psychosozialen Integrationsstörungen (und ADHS) bildeten den theoretischen Hintergrund für die Konzeptualisierung der Frankfurter Präventionsstudie, auf die ich gleich noch eingehen werde (vgl. Kapitel 4). Eine Ergänzung und Unterstützung dieser Überlegungen sowie der Betonung der Chancen und Potenziale früher präventiver Maßnahmen sehen viele Autoren in neueren neurobiologischen Befunden (vgl. dazu u. a. Barkley, 1997; Levin, 1997; Gilmore, 2000; Rothstein, 2002; Salomonsson, 2004). Zabarenko (2002) erwähnt drei Forschungsgebiete, die für das Verstehen von ADHS unmittelbar relevant erscheinen: a) Studien zur Aufmerksamkeit und exekutiven Kontrollfunktionen des Gehirns, b) Lernen und neuronale Plastizität und c) Gedächtnis (siehe S. 415 ff.). Panksepp (1998) entwirft ein neurobiologisches Modell zur Erklärung von ADHS.

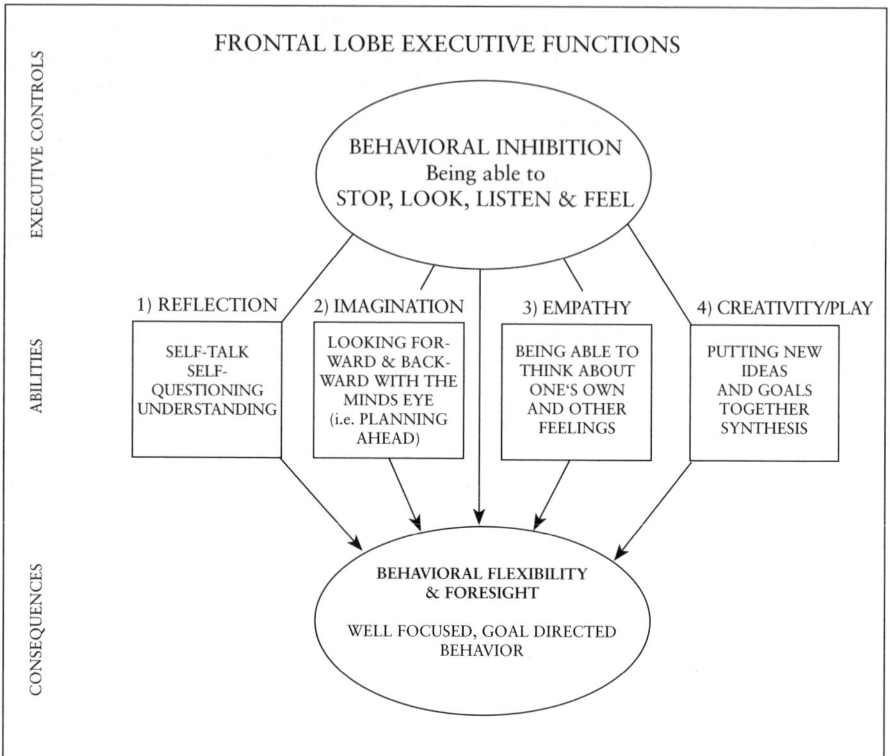

A synoptic interpretation of the frontal lobe functions that may be deficient in attention deficit hyperactivity disorder.

Abb. 3.16: Neurobiologisches Modell zur Erklärung von ADHS, nach Panksepp, 1998, S. 94

Kurz zusammengefasst weist Panksepp darauf hin, dass sich bei Ratten – die sich gegenüber anderen Ratten durch eine auffallende Vitalität, ein besonders lebhaftes „Temperament" auszeichnen – gezeigt hat, dass diese ihr sog. „rough and tumble playing", d. h. die aktive, quirlige Exploration ihrer Umwelt brauchen, um die neokortikalen Kontrollfunktionen auszubilden, die sie zu einem „produktiven Umgang" mit ihrer genetisch bedingten Vitalität befähigt. Unterbindet man das lebhafte, „hyperaktive" Spiel- und Explorationsverhalten, etwa durch sedierende Medikamente, kostet diese kurzfristige „Beruhigung" einen langfristigen Preis: die Ratten verlieren ihre besondere Begabung kreativer Problemlösung. Panksepp benutzt diese Forschungsergebnisse zu einigen zusammenfassenden Reflexionen zum Umgang mit ADHS-Kindern in unseren westlichen Gesellschaften. Er plädiert dabei leidenschaftlich für die Bedeutung des kreativen, freien Spiels von Kleinkindern und nimmt gegen eine frühe „Ruhigstellung" durch Amphetamine Stellung. So schreibt er u. a.:

„Von einer Minorität von Fällen abgesehen, die direkt von medizinischen Problemen [...] wie nachweislichen Hirnverletzungen betroffen sind, könnte es sich bei der Mehrzahl der Kinder, die die Diagnose ADHS erhalten, einfach um normale, ausgesprochen spielerische Kinder handeln, die Schwierigkeiten haben, sich an gewisse institutionelle Bedinungen anzupassen [...]

Aus dieser Perspektive müsste ADHS grundlegend anders konzeptualisiert werden, nämlich eher als Symptom unserer heutigen Gesellschaft und unserer Art und Weise kindliches Verhalten zu regulieren statt eines Symptoms einer mangelhaften neurobiologischen Balance oder gar einer Störung [...]

Können Psychostimulanzien die neuronale Plastizität (Lernprozesse oder andere semipermeable neuronale Veränderungen) modifizieren, die die Kindheit charakterisiert?“ (Panksepp, 1998, S. 92/93; Übersetzung M. L.-B.).

In eine ähnliche Richtung gingen unsere eigenen, interdisziplinären Konzeptualisierungen der Frankfurter Präventionsstudie (vgl. unten). Sie basieren auf dem oben skizzierten Verständnis früher Entwicklungsprozesse, wie sie in der sog. „Embodied Cognitive Science“ (3.7.2).

Interessant war für uns, dass – bezogen auf mögliche Erklärungen der Entstehung von ADHS und anderen psychosozialen Integrationsstörungen – Neurobiologen und Hirnforscher (u. a. Panksepp, 1998; Hüther, 2006) Konzepte zur Bedeutung früher Regulationsmechanismen sowie der Entwicklung des Gehirn vorgelegt haben, die sich mit den psychoanalytischen Vorstellungen exzellent verbinden lassen (vgl. Kapitel 2). Um dies hier nochmals kurz zusammenzufassen: Wir teilen die Auffassung, dass die Computermetapher der „klassischen Cognitive Science“ oder manche Verkürzungen des klassischen psychoanalytischen Repräsentanzenmodells sowie immer noch verbreitete Gedächtnismodelle in der akademischen Psychologie falsch sind: Das Gehirn funktioniert nicht wie eine Maschine, deren Defekte sinnvollerweise durch „Tricks“ oder durch ein Medikament funktional auszugleichen sind. Vielmehr ist das Gehirn ein lebendiges, biologisches System, das sich nur in ständiger Auseinandersetzung mit der Umwelt weiterentwickelt und – wie Gerald D. Edelman in seinen beeindruckenden Arbeiten gezeigt hat – ohne interagierende, sensomotorisch-affektive Koordinationen nicht dazu in der Lage ist, Kategorien zu entwickeln, d. h. sich selbst und die Umwelt inmitten aller Veränderungen zu verstehen. In diesem Sinne gibt es auch kein vom Körper losgelöstes Denken: Alle seelischen und geistigen Prozesse sind „embodied“, d. h. an Informationsaufnahme und -verarbeitung des gesamten Körpers gebunden. Diese Konzeptualisierungen führen zu spannenden theoretischen Debatten z. B. zu der These von Antonio Damasio, dass der klassische Descartsche Dualismus – hier Körper, da Seele – in diesem Sinne überholt ist: Körper und Seele bilden eine untrennbare Einheit (vgl. Damasio, 1999/2002).

Diese Konzeptualisierungen sind nicht nur theoretisch interessant. Sie erweisen sich auch für Eltern, Erzieher und Therapeuten in ihrem praktischen Umgang mit Kindern als entscheidend. So konnte die Forschungsgruppe von Hüther, Darwis, Moll u. a. beispielsweise zeigen, dass die Ausreifung der dopaminergen Projektionen im sich entwickelnden Gehirn bis zur Pubertät nicht abgeschlossen sind (Moll u. a., 2000), d. h. durch psychosoziale, pädagogische und therapeutische Einwirkungen bis zu dieser Zeit relativ gut beeinflussbar sind. *Fehlgelaufene Entwicklungen, neurobiologische und psychische, können durch geeignete, adäquatere Beziehungs- und Umwelterfahrungen noch weitgehend korrigiert oder wenigstens abgemildert werden. Diese Chance wird durch eine medikamentöse Behandlung, die – aufgrund des eben erwähnten veralteten „Maschinenmodells" des Gehirns – einen postulierten Defekt pharmakologisch auszugleichen versucht, weitgehend vergeben.*

Daher versuchen wir in der FP möglichen neurobiologischen oder psychischen Defiziten von ADHS-Kindern nicht ausschließlich mit medikamentösen Behandlungen, sondern vorrangig mit Hilfe intensiver pädagogischer und psychoanalytischer Beziehungsangebote zu begegnen. Den betroffenen Kindern (bzw. ihrem jeweiligen Gehirn) wollten wir damit die Chance geben, fehlgeleitete Bindungs- und Beziehungserwartungen durch neue, adäquatere Erfahrungen zu korrigieren und ihrer Selbst- und Identitätsentwicklung eine andere Richtung zu geben. Nehmen wir die erwähnten neurobiologischen Forschungsergebnisse ernst, bedeutet dies gleichzeitig, fehlgeleitete Verknüpfungen in den neuronalen Netzwerken der Kinder zu schwächen und stattdessen neue, adäquatere neuronale Verknüpfungen zu unterstützen.

Solche Chancen können im Rahmen eines grundlegend anderen Störungsverständnisses und der mit ihm zumeist einhergehenden Behandlungskonzepte verpasst bzw. nicht optimal genutzt werden. Diese Gefahr haben wir im Auge, wenn wir von einer „Medikalisierung sozialer Probleme" [21]

[21] Damasio (1994/97) thematisiert diese Gefahr ebenfalls, wenn er schreibt: „Ich denke, die Neurobiologie und die Medizin müssten höchste Anstrengungen unternehmen, um Leiden der oben beschriebenen Art zu lindern. Ein ebenso wichtiges Anliegen der biomedizinischen Bemühungen müssten die Leiden bei Geisteskrankheiten sein. Doch was man gegen das Leid tun kann, das aus persönlichen und sozialen Konflikten außerhalb des medizinischen Sektors erwächst, ist eine ganz andere und völlig offene Frage. Gegenwärtig ist der Trend zu beobachten, überhaupt keinen Unterschied zu machen und jeglichem Unbehagen mit medizinischen Mitteln zu Leibe zu rücken. Die Vertreter dieser Richtung führen ein bestechend klingendes Argument ins Feld. Wenn beispielsweise ein Anstieg der Serotoninkonzentration nicht nur Depressionen lindert, sondern auch Aggressionen dämpft, die Schüchternheit reduziert und das Selbstbewusstsein stärkt, warum soll man sich dann diesen Umstand nicht zunutze machen? Muss man nicht ein schlimmer Spielverderber und Puritaner sein, um einem Mitmenschen die Vorzüge aller Wundermittel vorzuenthalten? Das Problem liegt natürlich darin, dass die Situation aus vielen Gründen nicht so eindeutig ist. Erstens sind die langfristigen biologischen Wirkungen der Medikamente unbekannt. Zweitens wissen wir nicht, welche Folgen eine gesellschaftlich so verbreitete Medikamentenverwendung hätte. Drittens und vielleicht am wichtigsten: Wenn die vorgeschlagene Lösung für individuelles und soziales Leiden die Ursachen für individuellen und sozialen Konflikt außer Acht lässt, dann dürfte sie nicht lange Bestand haben. Vielleicht behandelt sie ein Symptom, aber an den Wurzeln der Krankheit verändert sie nichts." (S. 350 f.)

sprechen (vgl. Amft, Gespach und Mattner 2004; Amft, 2006; Gerspach, 2006; Mattner, 2006). Eine medikamentöse Behandlung kann zwar eine wichtige Maßnahme sein, um psychische und psychosoziale Eskalationen kurzfristig und effizient zu unterbrechen und soziale Stigmatisierungen bis hin zum Ausschluss des Kindes aus dem Kindergarten oder der Schule zu verhindern. Allerdings wird aus psychoanalytischer und neurobiologischer Sicht dem Kind dadurch keine Möglichkeit der Entwicklung innerer Selbststeuerungsprozesse zum Umgang mit seinen Affekten, Impulsen und Konflikten gegeben: dies kann nur durch einen verstehenden Zugang zum Kind in empathischen, tragfähigen emotionalen Beziehungen geschehen. Wir wissen, dass dies ein anspruchsvolles, zeitaufwendiges und immer wieder neu ins Bewusstsein von uns allen zu hebendes Faktum ist. Viele empirische und klinische Erfahrungen scheinen dafür zu sprechen, dass sich dieser Aufwand lohnt. Die kindliche Seele und das kindliche Gehirn sind noch derart plastisch, anpassungs- und lernfähig, dass auch schwere frühinfantile Traumatisierungen durch korrigierende emotionale Beziehungserfahrungen in den ersten Lebensjahren in ihrer Wirkung relativiert und die weitere Entwicklung in eine progressive Richtung gelenkt werden kann. Dabei ist der Aufwand verglichen mit Verhaltensänderungen bei Erwachsenen relativ gering, eine enorme Chance für Frühpräventionen und -interventionen! (vgl. dazu Fallbeispiele in Kapitel 4 und 5)

Zusammenfassend postulieren viele psychoanalytische Autoren, trotz verschiedener theoretischer Orientierung (vgl. Kapitel 2), dass auch bei ADHS „viele Wege nach Rom“ führen. Die unterschiedlichsten frühen Beziehungsschicksale können einem ähnlichen Bild eines hyperaktiven, aufmerksamkeitsgestörten Verhaltens eines Kindes zugrunde liegen. Allerdings scheinen diese Kinder eine gemeinsame, schmerzliche Früherfahrung zu teilen: Sie haben im Säuglingsalter entweder bedingt durch äußere Ereignisse und damit verbundene frühe Traumatisierungen (so z. B. im Zusammenhang mit Krieg und Verfolgung, Unfällen, Krankheiten etc.) oder aber in ihren primären Objektbeziehungen nicht ausreichend die basale Erfahrung des Zusammenseins mit einem „genügend guten“ Objekt gemacht, das ihnen vermitteln konnte, zuverlässig ihre Spitzenaffekte lindern und milde, angenehme, positive Erfahrungen als die psychisch dominierenden vermitteln zu können. Dadurch wurde ihnen die Entwicklung sowohl der Trieb- und Affektregulation, eines stabilen, tragenden Kernselbstgefühls als auch sicherer Grenzen zwischen Objekt- und Selbstrepräsentanzen erschwert.[22]

---

[22] Darüber hinaus betonen neuere psychoanalytische Arbeiten außer der Relevanz einer empathischen, zuverlässigen Beziehung zum mütterlichen Primärobjekt die Bedeutung des Vaters für die frühe und ödipale Triangulierung (vgl. z. B. Bürgin, 1998; Klitzing, 2002; Herzog, 2001; Metzger, 2000; Dammasch, 2000; Klitzing, 2002; Häußler u. Hopf, 2002; Heinz, 2002; Lüpke, 2004). Autoren, die der empirischen Bindungsforschung nahestehen, haben ähnliche Befunde und Konzepte vorgelegt, vgl. z. B. Lüpke, 2006: Emde u. Fonagy, 1997; Stern, 1995; Beebe u. Lachman, 2002; Fonagy u. Target, 2002; Carney, 2002).

3.7.4 Einige zusammenfassende Überlegungen und wissenschafstheoretische Anmerkungen – Der Dialog ist noch neu: Vorsicht mit übertriebenen Erwartungen ist geboten

Der Dialog zwischen Psychoanalyse und Neurowissenschaften ist noch neu und wird daher oft in seinen Möglichkeiten überschätzt oder sogar idealisiert. Dabei zeigt die konkrete Erfahrung dieses Dialogs, dass eine tatsächliche Zusammenarbeit beider Disziplinen deren beteiligten Forscher vor hohe persönliche und fachliche Anforderungen stellt. So mussten wir in dem schon oben erwähnten interdisziplinären Kolloquium, in dem 20 Neurowissenschaftler und Psychoanalytiker zwischen 1992 und 1998 über Gedächtnis, Traum und therapeutische Prozesse gemeinsam forschten (siehe dazu Koukkou, Leuzinger-Bohleber und Mertens, 1998; Leuzinger-Bohleber, Mertens und Koukkou, 1998), immer wieder in schmerzlicher Weise erfahren, dass die teilnehmenden Wissenschaftler oft nicht die gleiche Sprache sprechen, unterschiedliche Konzepte trotz analoger Begriffe verwenden und sich divergierenden wissenschaftstheoretischen und -philosophischen Traditionen verbunden fühlen. Wir brauchen einen langen Atem, ja viel Toleranz, um wirklich miteinander ins Gespräch zu kommen und dadurch unsere bisherigen Denkweisen in Frage zu stellen – eine Voraussetzung dafür, wirklich zu einer Vertiefung der disziplinären Erkenntnisse zu gelangen. Zudem führt der Vergleich der Modelle, die in den beiden Disziplinen aufgrund unterschiedlicher Forschungsmethoden und Daten entwickelt wurden, zu anspruchsvollen wissenschaftstheoretischen und -methodischen Problemstellungen: so beispielsweise die viel diskutierte Gefahr des eliminativen Reduktionismus psychischer Prozesse auf neurobiologische Vorgänge, die Habermas als „szientistisches Selbstmissverständnis der Psychoanalyse" bezeichnete, oder auch die Folgen einer unreflektierten Übertragung von Konzepten, Methoden und Interpretationen von einer wissenschaftlichen Disziplin auf die andere (vgl. dazu Pfeifer und Leuzinger-Bohleber, 1986, 1992; Leuzinger-Bohleber und Pfeifer, 1998, 2002; Hampe, 2003; Brothers, 2002; Hagner, 2004). Um nur einen Aspekt dieses Diskurses herauszugreifen: Der Wissenschaftshistoriker Michael Hagner untersucht detailliert und überzeugend, wie sehr die Visualisierung von Prozessen, die bisher im Verborgenen unseres Körpers im Gehirn abliefen, unser Denken und Fühlen, aber auch Wissenschaft und Kultur ganz allgemein, unbemerkt beeinflussen. In einer seiner Arbeiten kommt er zu der folgenden Schlussfolgerung:

„Mit den neuen bildgebenden Verfahren besteht die Aussicht, ein (vergleichbares) geistiges [diagnostisches, M. L.-B.] Profil zu erstellen. Man differenziert ungeordnetes Denken von mathematischen Problemlösungen, ... die Erinnerungen an die ersten Kindheitserlebnisse, an den letzten Krach mit dem Lebenspartner oder an die Konflikte mit den Eltern, von erotischen Träumen an die aufregendste Liebesbeziehung. Im 20. Jahrhundert sind solche Aushebungen bekanntlich zuvörderst von der Psychoanalyse gemacht worden. Was sie an biographischen Details, Intimitäten und verborgenen Schichten hervorholt, wird vermutlich keine Durchleuchtung des Gehirns jemals erreichen. Entscheidend ist jedoch ein anderer Punkt. Die Psychoanalyse hat zweifelsohne vieles ausgelöst und bewirkt, doch eine Standardmethode für eine Bio-Psycho-Politik ist sie nicht geworden. Das hat vermutlich weniger damit zu tun, dass die Annahmen der Psychoanalyse abwegig wären oder dass das Unbewusste und die Begierden kein willkommener Gegenstand für ein solches social engineering wären. Vielmehr erscheint die Psychoanalyse als zu kompliziert, zu unpraktikabel, langwierig und sperrig.

Diese Verschiebung [von der Psychoanalyse hin zu den Hirnbildern, M. L.-B.] kann dazu führen, dass die Vielfalt und Relevanz des geistigen Lebens hauptsächlich an seiner Visualisierung gemessen wird. Der Preis für eine solche Entwicklung besteht darin, dass ‚das Erforschen der tieferen Zusammenhänge, das Erklären, Aufzählen, Erzählen, Berechnen, kurz das historische, wissenschaftliche, textuell lineare Denken von einer neuen, einbildenden, ›oberflächlichen‹ Denkart verdrängt wird' (ebd.). In Bezug auf die Wissenschaften vom Menschen bedeutet dies, dass die Tiefenbohrungen des alten Denkens, für welches die Psychoanalyse ... stellvertretend angesehen werden kann, durch den oberflächlichen Einblick der Hirnbilder abgelöst werden. Damit gerät das Verständnis des Menschen zur Ausstülpung materieller Repräsentationsformen. Es geht nicht darum, dass das Subjekt abgeschafft wird, sondern dass eine andere Anthropologie in Anschlag gebracht wird, die tatsächlich nur noch – im doppelten Wortsinn – Oberflächenstruktur hervorbringt" (Hagner, 2004, S. 278 f.).

Gerade im Umgang mit Trauma und Traumatisierten könnte eine Idealisierung der Möglichkeiten „wissenschaftlich-objektiver Erforschung" sowie der „neuen, schnellen und effizienten" Therapie unbemerkt der Abwehr eigener Ohnmachts- und Insuffizienzgefühlen dienen, die die Konfrontation mit „dem Unerträglichen des Traumas" bei uns allen auslöst. So wünschen wir uns, dass der Versuch eines interdisziplinären Zusammendenkens dazu beitragen mag, diese Abwehrprozesse bei uns allen zu erkennen statt sie auszuagieren. Die Konfrontation mit der Möglichkeit, was „Menschen Menschen antun können", von denen uns viele der schwer traumatisierten Menschen erzählen, weckt in uns Ohnmacht, Verzweiflung und Traurigkeit. Solche Gefühle und Wahrnehmungen auszuhalten, über sie gemeinsam nachzudenken statt sie abzuwehren, kann nur immer wieder gemeinsam versucht werden – auch in wissenschaftlichen Diskursen.

4 Studien und Projekte zur Frühprävention

Nach dem ausführlichen theoretischen Plädoyer für Frühprävention wird in diesem Kapitel des Buches exemplarisch auf drei Projekte verwiesen, die sich zum Ziel setzten, frühe Prävention zu realisieren und deren Ergebnisse wissenschaftlich zu evaluieren. Es gibt inzwischen eine ganze Reihe von solchen Projekten, z. B. das FRÜHSTART-Projekt der Gemeinnützigen Hertie-Stiftung und ein eben begonnenes Projekt für die Frühprävention bei Risikofamilien in Offenbach (federführend: Manfred Cierpka, Heidelberg). Das Sigmund Freud Institut selbst ist an einigen Projekten in Frankfurt/Main beteiligt. Claudia Burkhardt-Mussmann arbeitet zurzeit an der Aufgabe, die verschiedensten Frühpräventionsprojekte in Frankfurt zu vernetzen. Es übersteigt den Rahmen dieses Buches, auch internationale Präventionsprojekte miteinzubeziehen (z. B. jene von Parens, Fonagy und Tremlow, Osofsky u. a. aus den USA).

Das erste Beispiel, auf das hier im Folgenden eingegangen wird, ist die *Frankfurter Präventionsstudie (FP)*, die wir in den Jahren 2003–2006 durchgeführt haben und die wir im Rahmen der Hessischen Exzellenzinitiative LOEWE, dem IDeA Research Center[1] in Zusammenarbeit mit dem Deutschen Institut für Internationale Pädagogik und der Johann-Wolfgang-Goethe Universität fortsetzen. Ich greife in meiner zusammenfassenden Darstellung hier auf frühere Publikationen zurück (siehe dazu u. a. Leuzinger-Bohleber u. a., 2008 und im Druck), und fokussiere die Frage nach einer Stärkung der Resilienz von Kindern durch adäquate Präventionsprogramme. In der Studie zeigte sich, dass u. a. Familien mit Migrationshintergund besonders auf die präventiven Angebote angewiesen sind. Wie ich in der Einleitung des vorliegenden Buches skizzierte, ist Deutschland schon lange ein Einwanderungsland geworden, obschon dies noch nicht in das Selbstverständnis aller deutschen Einwohner eingegangen zu sein scheint. Daher wählen wir als zweites Beispiel ein Präventionsprojekt aus, das sich explizit mit der Integration von Migrantenkindern beschäftigt: Das FIRST STEP Prevention Programme von Meurs und seinen Mitarbeitern, das in Belgien seit sechs Jahren durchgeführt, wissenschaftlich evaluiert und nun auch in anderen Ländern (z. B. in den Niederlanden) implementiert wird. Da wir zurzeit eine Pilotphase eines ähnlichen Frühpräventionsprojekt für Migrantenfamilien in Frankfurt durchführen, wird im dritten Beitrag dieses Kapitels von einigen Überlegungen dazu berichtet, die in einem internationalen Symposium im März 2006 entstanden sind und die uns zu einer Studie zur frühesten Prävention motivierten. Nur sehr kurz wird auf den jetzigen Stand unserer Konzeptualisierungen hingewiesen.

---

[1] LOEWE: Landes-Offensive zur Entwickung Wissenschaftlich-ökonomischer Exzellenz. IDeA: Center for Research on Individual Development and Adaptive Education of Children at Risk.

4.1 Frankfurter Präventionsstudie zur Verhinderung psychosozialer Integrationsstörungen (insbesondere von ADHS im Kindergartenalter)[2] – Frühprävention als Stärkung der Resilienz gefährdeter Kinder[3]

4.1.1 Kinder ohne Kindheit: Einführende Bemerkungen zu Anliegen und Intentionen der Frankfurter Präventionsstudie

Eine Erzieherin erzählt wütend in einer Supervisionsstunde (Supervisorin: M. L.-B.), dass Max ihr heute ins Gesicht gespuckt habe. „Dies geht zu weit. Ich will ihn nicht mehr in meiner Gruppe haben. Er kann mir nicht auf der Nase herumtanzen – dabei habe ich mir solche Mühe mit ihm gegeben… Hier muss eine Grenze gesetzt werden." – „Sie haben sicher recht, wir wollen ein solches Verhalten nicht tolerieren, aber vielleicht könnten wir zuerst versuchen zu verstehen, warum er gerade Sie heute angespuckt hat und nachher gemeinsam überlegen, was zu tun ist", schlägt die Supervisorin vor. Eine andere Erzieherin berichtet, dass ihr die Köchin erzählte, Max habe ihr am gleichen Morgen gesagt: „Weißt Du, manchmal möchte ich nicht mehr leben". Wir nehmen diese Mitteilung in der Supervision sehr ernst. Die Leiterin der Kindertagesstätte ruft den Vater an und erfährt, dass dieser wegen einer plötzlichen Erkrankung soeben arbeitslos geworden ist. Dies bedeutet eine familiäre Katastrophe, weil der Vater bisher die Familie zusammengehalten hat. Er arbeitete nachts, um tagsüber bei den Kindern sein zu können. Die Mutter ist psychisch schwer krank, verlässt immer wieder die Familie, war mehrere Male psychiatrisch hospitalisiert (auch nach der Geburt von Max). Zwei ältere Geschwister wurden kurz nach ihrer Einschulung in ein Heim eingewiesen. Beide zeigen schwere Verhaltensprobleme und ADHS. In der Supervision verstehen wir schließlich, dass das Spucken einen unbewussten Hilferuf von Max darstellen könnte, den er an jene Person richtet, zu der er am meisten Vertrauen hat. Er leidet vermutlich unter der Angst, dass nun zuhause „alles zusammenbricht"

---

2 Die Frankfurter Präventionsstudie wurde von einer großen Gruppe von Forschern und Therapeuten getragen: Leitung: Marianne Leuzinger-Bohleber, Gerald Hüther und Angelika Wolff. Verantwortliche für die Datenerhebung und das Design: Yvonne Brandl, Stephan Hau und Bernhard Rüger. Psychologische und pädagogische MitarbeiterInnen: Lars Aulbach, Betty Caruso, Katrin-Marleen Einert, Oliver Glindemann, Gerlinde Göppel, Paula Hermann, Pawel Hesse, Jantje Heumann, Gamze Karaca, Julia König, Jochen Lendle, Alex Schwenk, Adelheid Staufenberg, Sibylle Steuber, Christiane Uhl, Judith Vogel, Christina Waldung, Lisa Wolff. Zudem engagierten sich Kinder- und Jugendlichentherapeuten des Instituts für Analytische Kinder- und Jugendlichenpsychotherapie (IAKJP) als Therapeuten und/oder Supervisoren in der Studie. Wir danken ihnen allen für ihr Engagement und ihre Mitarbeit.

3 Eine frühere Version dieses gemeinsam mit Tamara Fischmann und Judith Vogel verfassten Kapitels wird in Haubl und Damasch (im Druck) erscheinen.

und auch er in ein Heim eingewiesen wird. Wir denken an den bekannten Mechanismus bei Bewältigungsversuchen von Traumatisierungen, passiv Befürchtetes in aktives Handeln umzusetzen: Wenn Max spuckt und unerträgliches Verhalten zeigt, trägt er – so vermutlich seine unbewusste Intention – wenigstens aktiv dazu bei, wenn er aus der Familie genommen wird. Er ist nicht nur passives Opfer.

Glücklicherweise kann der Vater psychotherapeutische Hilfe für seinen Sohn annehmen. Max ist nun schon fast zwei Jahre in Therapie und wurde im letzten Herbst eingeschult. Die Therapeutin arbeitet intensiv mit beiden Eltern. Die Mutter ist in psychiatrischer Behandlung, nimmt aber oft ihre Medikamente nicht. Der Vater ist fast 20 Jahre älter als seine Frau. Er hängt sehr an ihr, auch weil er eine erste Frau früh an einer schweren Krankheit verlor und selbst ohne Vater aufgewachsen ist. Er kämpft um Max: „Ich will nicht auch noch mein letztes Kind verlieren."

Max ist ein intelligenter Junge. Zu Beginn der Therapie stellt sich heraus, dass er eine unbewusste Phantasie entwickelte: „Wenn ich ein Mädchen wäre, wäre alles gut – meine Mutter wäre nicht krank, mein Vater hätte seine Arbeit nicht verloren, meine Geschwister wären zuhause." Er zeigt in diesem frühen Alter schon Vorläufer eines transvestitischen Verhaltens, lehnt Jungsspiele ab und will sich zuweilen als Mädchen verkleiden. Eine andere magisch-omnipotente Phantasie ist, dass er die Ehe der Eltern retten kann: Er schläft zwischen beiden Eltern und hält ihre Hände. Nachdem die Bedeutung dieser Phantasien in der Therapie verstanden werden können, lösen sich diese Symptome auf. Max schläft nun in seinem eigenen Bett und verhält sich in der Kindertagesstätte wieder wie ein Junge. Auch sein aggressives Verhalten bessert sich auffallend rasch: Er wird in der Peergroup vermehrt akzeptiert und gewinnt Freunde.

Eine schwere Krise ereignet sich kurz nach der Einschulung. Die Mutter reagiert auf dieses Ereignis mit einem schweren Zusammenbruch und muss wieder hospitalisiert werden. In der Klinik entwickelt sie die Idee, Max sollte Ritalin bekommen. Glücklicherweise plädiert der hinzugezogene Kinderpsychiater für eine Fortsetzung der Kindertherapie und verhindert dadurch einen Therapieabbruch. Er verschreibt Max Ritalin, auch um die Mutter in ihrem vulnerablen Zustand nicht zu kränken. Max zeigt viele Nebenwirkungen (Schlaf- und Appetitprobleme, stark verändertes Verhalten), sodass die Eltern selbst nach einigen Monaten beschließen, auf das Medikament zu verzichten.

Die Therapie ist noch nicht abgeschlossen, doch scheint sie Max zu ermöglichen, dass er in seiner Schulklasse bleiben kann und sich soweit normal entwickelt. Sogar falls in Max´s Familie eine genetische Disposition für ADHS vorliegen sollte (beide Geschwister erhielten diese Diagnose): der Therapieverlauf zeigt, dass durch psychotherapeutische Interventionen die Manifestation einer ADHS-Symptomatik positiv beeinflusst werden kann.[4]

4 Die Fallzusammenfassung findet sich in einer etwas anderen Version auch in Leuzinger-Bohleber, Fischmann und Staufenberg, 2007).

Max gehört ohne Zweifel zu den Kindern, die dringend auf professionelle Unterstützung angewiesen sind. Er gehört zu jenen Kindern, die als „Kinder ohne Kindheit" charakterisiert werden könnten. Die Sorgen und Nöte seiner erwachsenen Bezugspersonen legen sich wie dunkle Schatten auf seine Kinderseele, die – wie er es selbst ausdrückt – oft keinen Ausweg mehr sieht und „nicht mehr leben möchte". Ihr fehlt vieles von dem, was sie zur Entfaltung bräuchte: Sicherheit, liebevolle Zuwendung, Vertrauen in den Anderen und sich selbst – sowie innere und äußere Spielräume, eben „Kindheit", als Voraussetzung für Kreativität und Selbstfindung (vgl. dazu u. a. Winnicott, 1971; Bohleber, 1996; Garlichs und Leuzinger-Bohleber, 1999; Leuzinger-Bohleber, 2000a).

Dieses kurze Fallbeispiel mag die Hoffnungen anschaulich machen, die wir mit der Frankfurter Präventionsstudie verbanden. Wir wollten versuchen, Kinder wie Max, die am Rande unserer Gesellschaft leben und deren Eltern sich oft resignativ dort eingerichtet haben und kaum noch Phantasien für eine bessere Zukunft ihrer Kinder hegen, mit unserem Angebot zu erreichen, um ihnen einen Funken Hoffnung und Vertrauen in die Welt der Erwachsenen und ihre eigene Zukunft zu vermitteln. In psychotherapeutischen Fachkreisen wird bekanntlich oft diskutiert, dass gerade jene Kinder, die am dringendsten professionelle Hilfe benötigen, kaum je den Weg in eine kinder- oder familientherapeutische Praxis finden. Daher war es unser Anliegen, solche Angebote, in Kombination mit pädagogischen, sozialarbeiterischen und z. T. auch finanziellen Hilfestellungen, in den Kindertagesstätten selbst anzubieten. Allerdings war es zu Beginn der Studie völlig offen, ob es uns – mit Hilfe der Erzieherinnen – gelingen würde, das Vertrauen der Eltern zu gewinnen und sie zu einer Mitarbeit zu motivieren. Wir denken dabei an jene 3 % der Kinder, die – wie dies jüngste Studien aus dem Bereich der Bindungsforschung zeigen – eine schlechte Prognose haben (vgl. Kapitel 3.4). Sind Kinder schon im Kindergarten häufig und in auffallender Weise gewalttätig und weisen sie dabei ein „violent attachment pattern" auf (vgl. Fonagy, 2007), ist die Wahrscheinlichkeit groß, dass sie auch als Jugendliche und Erwachsene gewalttätig sein werden – und sich selbst, ihre Familien, aber auch unsere Gesellschaft ganz allgemein durch ihr selbst- und fremddestruktives Verhalten gefährden.

Um dies gleich vorwegzunehmen: Bei 17 solcher extrem gefährdeten Kinder ist es uns gelungen, Psychotherapien einzuleiten. Bei mindestens ebenso vielen therapiebedürftigen Kindern waren die Eltern jedoch nicht bereit, entsprechende Hilfe anzunehmen. Hingegen erreichten wir ihre Kinder, wenn auch weniger intensiv als in den Einzeltherapien, mit weiteren „Bausteinen" unseres Präventionsangebots, die wir im Folgenden kurz beschreiben:

a) Vierzehntägliche, fallzentrierte Supervisionen der Erzieherinnen und Erzieher

Um ein weiteres Ergebnis der Studie vorwegzunehmen: Die meisten Erzieherinnen und Erzieher verfügten über keinerlei Supervisionserfahrungen und reagierten zu Beginn der Studie mit großer Skepsis auf unser

Angebot. Mit einer Ausnahme wollten aber alle Teams nach dem zweijährigen Projekt die Supervision fortsetzen. Sie hatten das gemeinsame professionelle Nachdenken über einzelne Kinder als hilfreich kennen- und schätzen gelernt. Der verstehende Zugang zu den meist unbewussten Ausdrucksweisen von Kindergartenkindern eröffnete – wie bei Max – oft neue Horizonte für die Einfühlung in das Kind und damit auch in das eigene tägliche Handeln. Mit Hilfe der Supervision konnten z. B. Ohnmachts- und Überforderungsgefühle wahrgenommen, thematisiert und dadurch ein Stückweit besser ertragen werden, etwa angesichts von familiären Situationen wie der zuvor skizzierten von Max: Die Erzieherinnen konnten weder etwas an der psychischen Erkrankung der Mutter, der Arbeitslosigkeit des Vaters noch am Elend der Ehe ändern. Daher zweifelte das Team verständlicherweise lange, ob eine Einzeltherapie Max helfen könne, eine Therapie, die bei der inneren Situation des Kindes ansetzt, ohne aber Wesentliches an der äußeren Realität zu verändern. Max überzeugte seine Erzieherinnen durch sein weniger aggressives Verhalten vom „Sinn" seiner Therapie. Zudem war für das Team eine entscheidende Erfahrung, dass es sich für die gesamte Kindergruppe lohnt, sich einzelnen „Problemkindern" zuzuwenden, statt sie aus der Gruppe auszuschließen: Die Atmosphäre in der Gruppe entspannte sich durch das veränderte Verhalten von Max spürbar, schon allein dadurch, dass die beiden Erzieherinnen nicht mehr wie vor Beginn der Therapie Max ständig im Auge haben mussten, weil er sonst andere Kinder verletzte oder in aggressiv-destruktive Konflikte verwickelte.

Doch auch im Umgang mit jenen Familien, die nicht bereit waren, therapeutische Hilfe für sich und ihre Kinder anzunehmen, erwies sich die Supervision als hilfreich. Oft diente sie als Ort, in dem die Erzieherinnen eigene Enttäuschungen und Wut über die mangelnde Einsicht der Eltern besprechen und damit ein Stückweit verarbeiten konnten. Zudem wurde in diesen Fällen gemeinsam überlegt, welche alternativen Angebote (bis hin zu Freizeitangeboten in Sportvereinen, Elterntreffpunkte, Einzelgespräche mit Erzieherinnen etc.) dem Kind und seiner Familie zur Verfügung gestellt werden könnten, Angebote, die für die Eltern eher akzeptierbar waren als Einzel- oder Familientherapien.

Diese wenigen Aspekte der Supervision mögen illustrieren, dass – sobald das Vertrauen in die Supervisoren gewonnen war – dieser Rahmen genutzt werden konnte, um die integrativen Kräfte im Team zu stärken und ihre Professionalität zu erhöhen. Erfolgreich verknüpft war damit das Ziel, bei den Erziehern mittel- und langfristig Überforderung und Lustlosigkeit zu verhindern – bekanntlich gerade in diesem Beruf keine Seltenheit.

b) Wöchentliche Besuche von Psychologinnen und Pädagoginnen in den Kindertagesstätten

Eine analoge Wirkung erzielte das Angebot junger Projektmitarbeiterinnen, ein Mal pro Woche die Kindertagesstätten zu besuchen. Dort standen sie den Erzieherinnen in unterschiedlichster Form zur Verfügung: Für spezifische pädagogische Angebote an die Kinder, systematische Beobachtungen einzelner Kinder „von außen“, Elterngespräche und -beratungen, intensive Arbeit mit einzelnen Kindern oder Gruppen von Kindern etc.

Dazu ein Beispiel: J. Vogel arbeitete als Psychologin in einer Kindertagesstätte, die in einem privilegierten Wohngebiet mit hohem Akademikeranteil lag. Die Erzieherinnen wünschten eine wöchentliche Beobachtung von Nicole, um die innere und äußere Situation dieser Fünfjährigen besser verstehen und daraus ein eigenes differenzierteres pädagogisches Handeln ableiten zu können. Im Rahmen der wöchentlichen Besuche der Psychologin stellte sich folgendes heraus:

Die fünfjährige Nicole hat eine jüngere Schwester, die schon als Baby wegen verschiedener Krankheiten mehrfach operiert werden und lange Krankenhausaufenthalte über sich ergehen lassen musste. Die ganze Familie wurde davon sehr mitgenommen. Der Familienalltag ist wesentlich dadurch bestimmt. Die unterschiedlichen sozialen Herkünfte der Eltern – die Mutter stammt aus einer bildungsfernen Schicht, der Vater ist Akademiker – tragen zusätzlich zu familiären Spannungen bei.

Seit die jüngere Schwester ebenfalls den Kindergarten besucht, passt Nicole auf diese auf und kümmert sich um sie. Zur gleichen Zeit verhält sich Nicole jedoch teils auch grob und unwirsch gegenüber ihrer jüngeren Schwester. Diese scheint davon auszugehen, dass Nicole auch im Kindergarten für sie zuständig ist, so gibt sie beispielsweise ihr bei einem Spaziergang im Park ihre Jacke zum Tragen, statt die Erzieherinnen darum zu bitten. Auch kommt sie, obwohl die beiden Schwestern im Kindergarten in getrennten Gruppen sind, sehr häufig in Nicoles Gruppe und läuft ihr dort hinterher. Es fällt außerdem auf, dass sich Nicole viel um andere, kleinere Kinder kümmert, mit Gleichaltrigen jedoch kaum in Kontakt tritt. Sie hat größte Probleme mit diesen in Verbindung zu kommen, ist oft isoliert und spielt kaum mit anderen Kindern. Häufig nimmt sie die Position einer Zuschauerin ein. Das Spiel der anderen interessiert sie, aber sie ergreift nicht die Initiative. Mit den Erzieherinnen kommuniziert sie ebenfalls wenig. Sie ist äußerst folgsam, aber wendet sich kaum mit eigenen Anliegen an diese. Beschrieben werden könnte sie als „auffällig unauffällig“, wie eine Erzieherin einmal bemerkt. Wenn die Erzieherinnen sie ansprechen, reagiert sie häufig mit einem Grinsen oder mit stummem Wegschauen. Zunehmend spielt sie Spiele, in denen man etwas „ordnen“ muss, was sie mit großer Ausdauer und Sorgfalt betreibt. Die Mutter sucht häufig Gespräche mit den Erzieherinnen, in denen eine große Unsicherheit im Umgang mit ihren beiden Kindern deutlich wird. Sie wirkt oftmals überfordert, die Abholsituation gerät häufig zu einem heillosen Durcheinander.

Gemeinsam mit den Erzieherinnen werden diese Beobachtungen reflektiert. Ein wichtiger Aspekt dabei ist, dass das Aufwachsen mit einem behinderten oder kranken Kind die normalen aggressiven Impulse der Geschwister gegenüber diesem übermäßig stimuliert und bei jenen häufig zu schweren Schuldgefühlen und Reaktionsbildungen führt. Bei Nicole scheint die Gefahr zu bestehen, dass ihre Persönlichkeitsentwicklung stark durch diese familiäre Konstellation eingeschränkt ist. Diese Gefahr soll im Elterngespräch thematisiert werden.

Darauf angesprochen, dass es für ältere Geschwister, wie Nicole, ein Problem darstellen kann, wenn das jüngere Geschwister so häufig krank ist, und dass die Erzieherinnen in Sorge um Nicoles soziale Integration und ihrer emotionalen Verfassung sind, reagieren die Eltern mit starker Abwehr. Dass Nicole möglicherweise mehr Zuwendung und Hilfe (beispielsweise therapeutische) benötigen könnte, kommt für sie nicht in Frage. Probleme gäbe es nicht. Auch eine spätere Einschulung, damit die kognitiv sehr aufgeweckte, aber sozial so wenig integrierte Nicole noch etwas mehr Zeit für diesen Entwicklungsbereich gewinnen könnte, steht für die Eltern nicht zur Diskussion. Alles sei in Ordnung, das Kind funktioniere doch und man wolle keine Zeit verlieren.

In weiteren Gesprächen mit den Erzieherinnen wurde ihre Enttäuschung über die Reaktion der Eltern thematisiert – eine häufige Erfahrung der Erzieherinnen speziell in dieser Einrichtung, da die soziale Kontrolle unter der Elternschaft hier ausgesprochen hoch war und dazu führte, dass es für die Eltern sehr wichtig war, vor den Miteltern zeigen zu können, „dass bei ihrem Kind alles in Ordnung ist“. Oft wurden aus diesem Grund Empfehlungen der Erzieherinnen zurückgewiesen. Viele Eltern, wie jene von Nicole, lehnten zuerst einmal ein professionelles und insbesondere ein therapeutisches Angebot ab, suchten aber zuweilen – unerkannt von den anderen Eltern in den Einrichtungen – eine entsprechende Beratungsstelle auf.

c) Elternarbeit[5]

Eine weitere Unterstützung für die Erzieherinnen bestand in der vor allem durch die Projektmitarbeiter realisierten Elternarbeit (Elternabende zu Themen wie „Grenzen setzen“, Umgang mit Konfliktsituationen, Medien etc., Bedeutung des Spiels für die kindliche Entwicklung, frühe Förderung oder früher Drill? etc.). Das Angebot wurde den spezifischen Wünschen der Elternschaft angepasst und unterschied sich je nach Einzugsgebiet der Kindertagesstätten sehr.

So wünschten sich z. B. die Eltern der eben erwähnten Kindertageseinrichtungen Elternabende zum Thema „Früher Spracherwerb“, „Entwicklung der kindlichen Sexualität“ oder auch eine kritische Auseinandersetzung mit der Sendung „Super Nanny“.

In manchen Einrichtungen erweisen sich Elternabende allerdings als nicht sinnvoll, da die vorwiegend ausländischen Eltern oft kaum deutsch sprachen und daher fast nie Elternabende besuchten. In diesen Einrichtungen

[5] Im Rahmen des IDeA-Projektes werden wir dank des großzügigen kürzlichen Angebots von Prof. Dr. Henri Parens die Möglichkeit haben, die Materialien zur Schulung von Eltern („parenting“), die er mit seinem Forscherteam in jahrzehntelanger Arbeit in Philadelphia entwickelt hat, in modifizierter Form zu verwenden.

erwies sich eine individuelle Elternarbeit als funktionaler. Häufig gelang es den Projektmitarbeiterinnen, durch informelle Kontakte das Vertrauen der Eltern zu gewinnen, sodass diese schließlich gezielt um Rat oder Informationen fragten.

d) FAUST-LOS – Gewaltprävention
Im zweiten Jahr des Projekts wurden die Erzieherinnen im Gewaltpräventionsprojekt FAUST-LOS (Cierpka u. a., 2007) geschult. Die systematische Sensibilisierung der Wahrnehmung von Gefühlen, sozialen Situationen und das Einüben von nicht gewalttätigen Konfliktlösungen durch Rollenspiele etc. wurde allen Kindern in den Einrichtungen angeboten und ohne Ausnahme sowohl von den Kindern und den Teams als auch von den Eltern gut angenommen.

e) In Einzelfällen: Psychotherapeutisches Angebot in den Einrichtungen selbst
Wie oben schon erwähnt, boten wir Kindern in großer seelischer Not Einzel- oder Familientherapien in den Einrichtungen selbst an. Bei jenen Kindern und Familien, die dieses Angebot annehmen konnten (wie bei Max), erzielten wir erstaunlich positive Ergebnisse. Oft war es möglich, falsch gestellte Weichen in der seelischen und psychosozialen Entwicklung umzustellen und den Kindern trotz ungünstiger Ausgangsbedingungen neue und deutlich bessere Entwicklungsperspektiven zu eröffnen.

Trotz der überaus erfreulichen Ergebnissen der Studie sei angemerkt, dass wir als Psychoanalytiker selbstverständlich nicht davon ausgehen, dass wir mit einem Frühpräventionsangebot (oder Kinderpsychotherapien) die oft traumatischen Früherfahrungen der betroffenen Kinder „löschen“ oder unwirksam machen könnten. Dennoch zeigen unsere klinische Erfahrungen, dass es oft relativ isolierte Erlebnisse mit empathischen, akzeptierenden „guten Objekten“ sind, die Kinder in chronischen pathogenen Beziehungsstrukturen daran hindern, psychisch aufzugeben und zu resignieren. Oft erzählen uns erwachsene Patienten, wie sie sich als Kinder jahrelang innerlich an Erfahrungen mit „einfühlsamen Ersatzpersonen“ klammerten: Sie integrierten so etwas wie ein „Prinzip Hoffnung“ in ihrer kindlichen Seele – allen Unerträglichkeiten ihres Alltags zum Trotz.

Bei Max ist es uns wahrscheinlich gelungen, ihm trotz seiner extrem belastenden familiären Situation ein Stück Hoffnung und damit ein Stück Kindheit zurückzugeben. Glücklicherweise arbeiteten, trotz aller Krisen, Eltern, Erzieherinnen, Familienhelferin und Therapeutin sowie später auch die Lehrerin mit unserem kinderpsychiatrischen Kollegen und unserem Forscherteam produktiv zusammen. Falls sich die Einschätzung der positiven Entwicklung von Max langfristig bestätigen sollte, hat sich unserer Ansicht nach schon dafür die ganze Studie gelohnt.

4.1.2 Privilegierte Kindheiten versus Kinder ohne Kindheit: Ein gesellschaftliches Problem

Allerdings möchten wir mit solchen Aussagen die Bedeutung unserer Studie nicht überschätzen. Zu genau wissen wir, dass wissenschaftliche Untersuchungen kaum jemals Einfluss auf gesellschaftliche Entwicklungen nehmen, vor allem wenn diese so komplexe Phänomene betreffen wie das Aufwachsen von Kindern in heutigen Großstädten. Die Zahlen sind bekannt und beunruhigend: die Schere zwischen Armen und Reichen klafft hier in Deutschland immer weiter auseinander und trennt Kinder der gleichen Stadt, denen die Zukunft zu Füßen liegt von solchen, deren Schicksal schon zum Zeitpunkt der Einschulung besiegelt scheint. Daher fokussieren Integrationsbemühungen in Frühpräventionsprogrammen nicht nur deutsche Kinder aus Randgruppen, sondern auch die große Gruppe von Migranten. Wir versuchten Kinder aus Migranten- und andere sozial benachteiligten Familien in der ersten Bildungsinstitution zu erreichen, die von den meisten hier in Deutschland in Anspruch genommen wird: In den Kindertagesstätten. Erst durch die systematischen Beobachtungen der tagtäglichen Arbeit in den Kindertagesstätten wurde für uns plastisch erlebbar, was „multikulturelles Zusammenleben“ wirklich bedeutet. So waren in einer Einrichtung mit 108 Kindern 24 Nationen vertreten – nur vier Kinder waren Deutsche und hier aufgewachsen. Wir brauchten drei arabische Dolmetscherinnen, als wir unsere Studie am Elternabend vorstellten.

Wie wir an vielen Beispielen eindrucksvoll gesehen haben, leisten die Kindertagesstätten, oft im Stillen, einen enormen Beitrag zur sozialen Integration von Kindern aus sog. Risikomilieus. Darauf hinzuweisen und sie bei dieser Aufgabe zu unterstützen, gehörte zu den weiteren Zielen der Frankfurter Präventionsstudie.

Frühprävention und Resilienz: konzeptuelle Überlegungen zu Zielsetzungen der Frankfurter Präventionsstudie

In bisherigen Zusammenfassungen unserer Studie haben wir vor allem die interdisziplinäre Konzeptualisierung der Studie, basierend auf dem aktuellen Dialog zwischen Psychoanalytikern, Sozial- und Neurowissenschaftlern, geschildert (vgl. dazu Kapitel 3.7 und u. a. Leuzinger-Bohleber, Fischmann und Staufenberg, 2007). Hier möchte ich noch einige andere Überlegungen skizzieren, die ebenfalls zentral für die Planung unserer Studie waren. Sie betreffen Fragen wie: „Wie können wir mit einem Frühpräventionsprogramm jene Kinder in unserer Stadt erreichen, die wie Max ohne Kindheit aufwachsen?“ Und, „welche Chancen haben wir, die determinierende Wirkung der bereits in den ersten drei Lebensjahren erlittenen Traumatisierungen durch Gewalt, emotionale Vernachlässigung und andere Formen der Verwahrlosung zu lindern oder im besten Falle sogar zu durchbrechen?“ Bei diesen Überlegungen stützen wir uns auf aktuelle Diskussionen sowohl zur Resilienzforschung als auch zur Neuroplastizität des Gehirns – so belegen neuere Studien, dass frühe Fehlentwicklungen durch intensive, alternative Erfahrungen (wie etwa intensiven Psychotherapien) „korrigiert“

werden können. An dieser Stelle möchte ich mich auf den ersten Aspekt beschränken (Zu Überlegungen zur Neuroplastizität und Frühprävention vgl. Abschnitt 1.4, 3.7; siehe auch Leuzinger-Bohleber, Staufenberg und Fischmann, 2007).

Die Resilienzforschung ist in den letzten Jahren zu einem vielbeachteten Gebiet der Psychiatrie und der Sozialwissenschaften geworden.[6] Hinshaw definiert Relisienz wie folgt:

> „Um ein Individuum als resilient zu bezeichnen, muss es – per definitionem – extrem negativen Umständen oder extrem schwierigen Lebensumständen ausgesetzt gewesen sein, an die es sich erstaunlich positiv adaptiert hat. Die wissenschaftliche und klinische Aufgabe ist es, jene Faktoren im Individuum, der Familie und im breiteren sozialen Kontext herauszufinden, die einen solchen unerwartet positiven Umgang mit Risikosituationen ermöglichen (Hinshaw, 2002, S. 186, Übersetzung M. L.-B.)

Die Entdeckung der Faktoren, die trotz einer schwer belasteten Primär- und Sekundärsozialisation eine relativ positive Entwicklung von Kindern begünstigen, ist selbstverständlich für alle Ansätze der Frühprävention entscheidend.

Im entwicklungspsychopathologischen Modell nach Resch (1999) führen „soziale Entwicklungseinflüsse zu einer spezifischen Fragilität der kindlichen Persönlichkeit. Durch wiederholte Traumata und das Fehlen von protektiven Faktoren und sozialer Unterstützung erlebt das Kind Symptome einer posttraumatischen Stressverarbeitung. [...] Anhaltende Konflikte und Traumata führen schließlich zur Ausbildung einer vulnerablen Persönlichkeit“ (Resch und Brunner, 2004, S. 75). So beginne „der Weg in die dissoziative Störung [...] mit pathologischen Interaktionen, die dann zu einem überdauernden desorganisierten Bindungsverhalten führen.“ (ebda., S. 77)

Die Langzeitstudie von Ogawa u. a. (1997) mit Kindern und Jugendlichen von 1 bis 19 Jahren legt nahe, dass ein vermeidender und desorganisierter Bindungsstil und frühkindliche Traumata für pathologische Symptome in der Adoleszenz und im Erwachsenenalter besonders determinierend sind. Ähnliche Befunde ergaben Studien von Liotti (1992) und Carlson (1998) (siehe auch Wustmann, 2004). Dagegen scheint eine sichere Bindung eine „zentrale risikomildernde Bedingung“ (Wustmann, 2004, S. 99) darzustellen. Emotionale Belastungen im späteren Leben können bei guter Bindungsfähigkeit kompetenter bewältigt werden (vgl. Resch und Brunner, 2004; Wustmann, 2004). Allerdings diskutieren z. B. Fingerle u. a. (1997), dass Resilienz auch bei Kindern mit einem unsicher vermeidenden Bindungstyp gefunden werden kann. Daher wird die Frage aufgeworfen, ob es möglicherweise verschiedene Typen von Resilienz gibt.

[6] Es übersteigt den Rahmen dieses Buches, einen adäquaten Überblick über dieses umfangreiche Forschungsgebiet zu geben. Ich greife lediglich einige Aspekte heraus, die in unserem Zusammenhang interessieren.

In einer Vorschulalterstudie (Macfie u. a., 2001) ergaben sich Hinweise auf sensitive Perioden in der Identitätsentwicklung, wobei dem Vorschulalter vermutlich eine besondere Bedeutung zukommt. So zeigten misshandelte Kinder ein generalisiertes desorganisiertes Verhalten. Handlungsintentionen, eigene wie fremde, konnten von den Kindern häufig nicht richtig eingeschätzt oder gar nicht wahrgenommen werden. Sie fühlten sich häufig fälschlicherweise durch das Verhalten nicht traumatisierter Kinder und Erwachsener bedroht, was wiederum zu interpersonellen Schwierigkeiten und aggressivem Verhalten führen kann (Pollack u. a., 1998). Wichtig scheint uns im Kontext der FP eine Sensibilisierung der Erzieherinnen für diesen Sachverhalt. Resch und Brunner betonen:

> „Die Modulation affektiver Verhaltenszustände [ist] nicht nur ein wesentlicher Entwicklungsfaktor der Emotionsregulierung, sondern gleichzeitig eine Voraussetzung sozialen Verhaltens. [...] Nach [einem] Befund von Davidson und Sutter (1995) [scheint es] erfahrungsabhängige Perioden der Plastizität zu geben, in denen aus der Konfrontation des Kindes mit bestimmten affektiven Interaktionen [...] strukturelle Änderungen des Gehirns resultieren – mit bedeutsamen Konsequenzen für das spätere Affekterleben und Verhalten. Die Entwicklung der Selbstregulation von Affekten und Aufmerksamkeitssteuerung scheint deutlich abhängig von Bindungserfahrungen, die wiederum mit sensitiven Perioden der Hirnreifung im Zusammenhang stehen." (S. 82 u. 86).

Wustmann (2004) betont, dass Resilienz keine lebenslange Fähigkeit darstellt, sondern eine situationsabhängige „elastische Widerstandsfähigkeit" (S. 31) bedeutet. So legen beispielsweise Befunde von Farber und Egeland (1987) nahe, dass zunächst als resilient eingeschätzte Kinder eine frühkindliche Widerstandsfähigkeit über einen Entwicklungsverlauf mehrerer Jahre auch wieder verlieren können. Gerade in den erwähnten Phasen „erhöhter Vulnerabilität" (Wustmann, 2004, S. 30) sind präventive und unterstützende Maßnahmen zentral. So können neben Risikofaktoren ebenso das Risiko moderierende Schutzfaktoren identifiziert werden. Diese werden u. a. dem außerfamiliären sozialen Umfeld zugeordnet (Garmezy, 1985; Luthar und Cicchetti, 2000; Masten u. a., 1990; Masten und Coatsworth, 1998; Werner und Smith, 1982, 1992). So wurden in der Kauai-Längsschnittstudie (Werner und Smith, 1982, 1992, 2001) häufig Lehrer als unterstützende Personen außerhalb der Familie genannt. Neben einer Vorbildfunktion für soziale Verhaltensweisen wurde die Schule zu einem Ort, an dem sich die Kinder in „einem Heim fern von daheim, einem Zufluchtsort vor einer konfusen Familiensituation" (Göppel, 1999, S. 178) fühlen konnten. Nach Wustmann (2004) sind vor allem solche schulischen Einrichtungen hilfreich, in denen ein „wertschätzendes Schulklima" vorherrscht, die eine „enge Zusammenarbeit mit dem Elternhaus und anderen sozialen Einrichtungen" verfolgen und den Kindern „Basiskompetenzen" im Umgang mit anderen vermitteln (S. 113; vgl. in diesem Zusammenhang die Zielsetzungen von FAUSTLOS).

Obschon die Rolle frühkindlicher Einrichtungen in diesem Kontext noch nicht ausreichend untersucht ist, könnten nach Wustmann (2004) viele Befunde ohne Probleme auf diesen Bereich übertragen werden. So ist sie der Auffassung, dass Kindertageseinrichtungen einen zentralen Beitrag dazu leisten können, „Kinder frühzeitig an effektive Bewältigungsformen" heranzuführen. Auf diesem Weg werden Hochrisikokinder erreicht. Zudem fungieren diese Institutionen in besonderer Weise an der Schnittstelle zwischen Eltern und Kind als „Ausgangspunkt für niedrigschwellige Angebote" (S. 143).

Dank der zugrunde liegenden Langzeitperspektive war vor allem die Studie von Hauser, Allen und Golden (2006) bei der Planung der FP interessant. Diese Autoren führten eine aufwändige Nachuntersuchung von 150 Adoleszenten durch, die wegen Drogen, Gewalt und Suizidalität in einer Psychiatrischen Klinik hospitalisiert gewesen waren. Im Rahmen der sog. „High Valley Resilence Study" hatte Stuart Hauser zwischen 1978–1983 jährliche Interviews mit 150 Teenagers durchgeführt. Die Hälfte von ihnen war in der psychiatrischen Institution, dem Childrens Center of High Valley Hospital, behandelt worden. Dort waren jeweils etwa 24 Kinder zwischen 5 und 17 Jahren aus unterschiedlichsten Milieus aus verschiedensten Teilen der USA untergebracht. Einige der Kinder litten unter einer Psychose oder autistischen Störungen, viele unter Depressionen. Einige wiesen neurologische Probleme auf (Tourette Syndrom). Doch hatten, so die Autoren, alle eine Gemeinsamkeit: sie trugen eine unkontrollierbare Wut in sich und waren gewalttätig.

Für die Autoren war das erstaunlichste Ergebnis der Nachuntersuchungen, dass sich einige dieser Kinder trotz der schlechten Prognose zu „normalen" Erwachsenen entwickelt hatten. Um die Ursachen für diese unerwarteten Entwicklungen genauer zu verstehen, wurden 16 der Adoleszenten nochmals sehr genau nachuntersucht. Neun von ihnen hatten sich von ihren schweren Adoleszenzkrisen weitgehend erholt. Über vier der ehemaligen Patienten berichten die Autoren in ausführlichen Falldarstellungen.

Lange erklärten Fachleute solche erstaunlich positiven Entwicklungen damit, dass es sich bei diesen Kindern um besonders starke Persönlichkeiten handle, die – vermutlich dank ihrer genetischen Anlage – trotz widriger Umstände die Kraft aufbrächten, sich den Anforderungen späterer Realitäten anzupassen. Hauser, Allen und Golden bezeichnen diese Auffassung als eine Idealisierung. Sie sei einer adäquateren Definition von Resilienz gewichen:

> „Kinder, die extrem negative Erfahrungen gemacht haben, sind psychisch verwundet, oft schwer. Etwas anderes zu behaupten bedeutet, das Leiden der Kinder zu negieren, das erlebt wird. Kinder sind nicht einfach ‚resilient': sie werden es, nachdem sie verletzt wurden. Es gibt kein Schutzschild, das jemanden von allen Verletzungen fernhalten könnte, keine intrinsische ‚Härte', um einen früheren Begriff zu verwenden. Es ist keine illusionäre Härte bzw. Widerstandskraft, wie dies ältere Konzeptualisierungen nahelegen. Es ist daher nicht diese illusionäre Widerstandskraft, der unsere Aufmerksamkeit gewidmet sein sollte, sondern die Kraft zur Selbstheilung. Es sind diese Kräfte, die in verschiedenen Lebensumständen variieren und dazu führen, dass Menschen unterschiedliche Adaptationsstile während ihres Lebens entwickeln." (Hauser, Allen und Golden, 2006, S. 4, Übersetzung M. L.-B.)

Um von Resilienz zu sprechen, müssen nach Auffassung von Hauser u. a. – zusammenfassend – zwei Bedingungen erfüllt sein: Dass sich eine Person erstens weitgehend „normal" entwickelt, obgleich sie zweitens einem hohen Risiko ausgesetzt war, erlittenes schweres Unglück und eigenes Leid nicht aus eigener Kraft überwinden zu können. In der o.g. Studie wurden nach objektiven Testkriterien 13 % der Jugendlichen als „resilient" diagnostiziert. Die Autoren analysierten die Interviews mit den Jugendlichen und stellten auffallende Unterschiede zwischen den Narrativen der resilienten verglichen mit den nicht-resilienten Jugendlichen fest. Die Geschichten der Resilienten sind komplexer, lebhafter sowie klarer und enthalten Passagen, in denen differenziert über den eigenen Anteil an früheren Krisen nachgedacht wird. In den Narrativen Nicht-Resilienter fällt auf, dass kaum von anderen Personen und schon gar nicht über die eigene Entwicklung in Beziehungen zu anderen Menschen gesprochen und reflektiert wird. Die Geschichten sind strukturell einfach, flach und „desorganisiert". Die Autoren sehen – bezugnehmend auf Studien zum Adult Attachment Interview (AAI) – in diesen narrativen Besonderheiten Hinweise, dass resiliente Kinder trotz aller erlebten Traumatisierungen ansatzweise über eine innere Bezogenheit zu anderen Menschen verfügen. Sie schließen daraus u. a., dass Resilienz sich nicht allein aufgrund von inneren Kräften der Kinder entwickeln kann, sondern dazu mindestens einiger „genügend guter" Objektbeziehungserfahrungen bedarf.

Diese Hypothese überprüften die Autoren anhand detaillierter Analysen von Lebensgeschichten. Sie entdeckten dabei, dass resiliente Kinder – im Gegensatz zu jenen, deren Laufbahn in Kriminalität, Drogensucht oder psychischer Krankheit mündeten – mindestens eine verlässliche, gute Beziehungserfahrung (bspw. zu einer Großmutter, einer Nachbarin, einer befreundeten Familie) machen konnten. Diese positiven Beziehungserfahrungen erlebten die Kinder als eine Quelle der Hoffnung, die sie innerlich vor psychischer Resignation und Kapitulation schützte. Sie bildeten ein Gegengewicht zu den vorherrschenden Gewalterfahrungen und den schweren Traumatisierungen, denen sie jahrelang ausgeliefert gewesen waren.

Bei den meisten von Hauser u. a. beschriebenen Fälle waren es außerfamiliäre, z.T. auch professionelle Bezugspersonen, die zum psychischen Überleben dieser Kinder beitrugen. Uns schienen diese Ergebnisse im Rahmen unserer eigenen Frankfurter Studie die schon kurz erwähnten klinisch-psychoanalytischen Erfahrungen zu stützen, dass besonders für Kinder aus Problemfamilien positive Beziehungserfahrungen, auch wenn sie noch so rudimentär erscheinen, von großer Bedeutung sind. Im besten Fall können sie, meist unbemerkt, das psychische Überleben dieser Kinder sichern. Daher verbanden wir mit der FP die Hoffnung, dass es uns auch in dem beschränkten Rahmen einer Studie gelingen könnte, einigen Kindern – aufgrund „realer" Erfahrungen mit einfühlsamen, zuverlässigen Erwachsenen – ein hoffnungsvolles Fenster in ihrem düsteren kindlichen Alltag zu öffnen. Allerdings ist dieser Versuch, wie wir dies in vielen Einzelfällen in der FP verfolgen konnten, meist mit enormen Insuffizienzgefühlen der Erzieherinnen verbunden, da die Angebote die Kinder scheinbar kaum erreichen. Oft sind die positiven Langzeitwirkungen erst Jahre später beobachtbar.

So blieb uns als Psychoanalytiker gleichzeitig immer bewusst, dass wir Kindern bestenfalls helfen können, den Mut nicht zu verlieren, sich der Welt der Erwachsenen zuzuwenden und für sich selbst eine lebenswerte Zukunft zu erhoffen. Das Leiden an ihren fehlenden Kindheiten und den teilweise unerträglichen Realitäten ihres kindlichen Alltags soll und darf dadurch nicht verleugnet oder bagatellisiert werden.

4.1.3 Frankfurter Präventionsstudie: Ergebnisse der quantitativen Untersuchungen

Zusammenfassende Anmerkungen zum methodischen Vorgehen und ausgewählte Ergebnisse der Frankfurter Präventionsstudie[7]

Neben dem Versuch, *die Resilienz gefährdeter Kinder durch unser Präventions- und Interventionsangebot zu stärken,* verfolgten wir, wie oben schon kurz erwähnt, weitere Ziele:

Das wichtigste Ziel der Studie bestand im empirischen Nachweis, dass nicht-medikamentöse, psychoanalytisch begründete, integrative Präventionsprogramme im Kindergarten zu einem statistisch nachweisbaren Rückgang von psychosozialen Anpassungsstörungen (insbesondere von ADHS) bei Kindern[8] im ersten Schuljahr führen.

Damit wollten wir wissenschaftlich nachweisen, dass sich Prävention lohnt, auch wenn oft viele der pathogenen Faktoren in Familie, Institution und Gesellschaft nicht (sogleich) verändert werden können. Selbstverständlich möchten wir dadurch nicht von der Notwendigkeit politischen Handelns ablenken – im Gegenteil: Wir hoffen, durch die konkreten Beobachtungen und Ergebnisse der Studie auf die akut drohende Desintegration und Gewaltentwicklung vor allem in deutschen Großstädten wie Frankfurt/Main hinzuweisen und die Träger politischer und gesellschaftlicher Verantwortung, z. B. mithilfe der Schilderung konkreter Fallbeispiele wie Max, zu erreichen. Wir hoffen diese in der allgemein wachsenden Erkenntnis und Einsicht zu bestärken, wie wichtig Frühprävention ist und wie sehr sich Anstrengungen lohnen, die Erziehungs- und Bildungsinstitutionen vor allem für Kinder in den ersten Lebensjahren zu verbessern.

---

7 Die repräsentative, kontrollierte und prospektive Frankfurter Präventionsstudie wurde von der Zinkann-Stiftung (Hauptanteil der Finanzierung), der Hertie-Stiftung, der Polytechnischen Gesellschaft und des Research Advisory Board der (RAB) der International Psychoanalytical Association gefördert.

8 Wir denken dabei auch an das Problem der komorbiden Störungen bei Kindern und Jugendlichen mit hyperkinetischen Störungen (Döpfner u. a., 2000d; Biederman u. a., 1991; Richters u. a., 1995; Jensen u. a., 1993, 1997; Piacentini u. a., 1993; Schwab-Stone u. a., 1993): 50 % oppositionelle Störungen des Sozialverhaltens, 30–50 % Störung des Sozialverhaltens, 10–40 % affektive, vor allem depressive Störungen, 20–25 % Angststörungen, 10–25 % Lernstörungen, bis 30 % Tic-Symptomatik.

Im Folgenden möchten wir in einer kompakten Zusammenfassung das methodische Vorgehen und erste Ergebnisse der Studie vorstellen. Um eine repräsentative Stichprobe von insgesamt ca. 1000 Kindern[9] (N = 500 Kindern für eine Interventionsgruppe und eine ebenso große Vergleichsstichprobe) aus je 14 städtischen Kindertagesstätten ziehen zu können, wurde im Herbst 2003 eine Basiserhebung in allen städtischen Kindertagesstätten Frankfurts durchgeführt (insgesamt 4500 Kinder, 114 Einrichtungen). Die Basiserhebung bezog sich auf Kindergartenkinder, die als Drei- bis Vierjährige im Herbst 2003 neu aufgenommen wurden (ca. 2700 Kinder der 4500 Kinder). Als Zeitfenster wurde das Intervall 08/1998 bis 07/2000 festgelegt. Die zentrale Hypothese der Studie war, dass ein zweijähriges, psychoanalytisches (nicht-medikamentöses) Präventions- und Interventionsprogramm die Anzahl der Kinder mit psychosozialen Integrationsstörungen (insbesondere mit ADHS) im ersten Schuljahr statistisch signifikant senken kann. Auf der Grundlage eigener Erhebungen ordneten wir die Kindergärten gemäß ihrer Sozialstruktur und Anzahl auffälliger Kinder zwei vergleichbaren Clustern (Gruppen) zu. Je zwei zufällig zugeordnete Kindergärten bildeten sodann ein Paar – stets ein Interventions- und ein Vergleichskindergarten, die jeweils vergleichbaren Clustern entstammten.

Im Frühling 2004 begannen wir mit der Durchführung des Präventions- und Interventionsprogramms in den 14 zufällig ausgewählten Kindertagesstätten. Es bestand aus verschiedenen Bausteinen: vierzehntägliche Supervisionen durch erfahrene Supervisoren, wöchentliche psychoanalytisch-pädagogische Angebote durch Mitarbeiter der Studie, intensive Elternarbeit sowie psychoanalytische Einzeltherapien für besonders bedürftige Kinder in den Einrichtungen selbst. Falls notwendig wurde mit dem Sozial- und Jugendamt sowie der Waisenhausstiftung zusammengearbeitet.

Nach einer Anlaufzeit wurde das Projekt in allen Einrichtungen gut angenommen und etabliert. Alle Einrichtungen sprachen sich nach dem offiziellen Abschluss der Studie im August 2006 für eine Fortführung der Supervisionen aus. In manchen Kindertagesstätten wurde auch die Fortsetzung der wöchentlichen psychoanalytisch-pädagogischen Arbeit gewünscht.

Eine offene Frage unseres Projektes war, ob es uns gelingen würde, Kindergartenkinder aus bildungsfernen Schichten durch unser Angebot zu erreichen, die dringend psychotherapeutische Hilfe benötigen, aber üblicherweise kaum die Schwelle zu einem niedergelassenen Therapeuten oder einer Ambulanz überwinden. Bei 17 solcher Kinder ist es gelungen, eine Therapie einzuleiten. Bei weiteren Kindern waren die Eltern nicht bereit, therapeutische Hilfe anzunehmen. Nach den Werten des Döpfner-Fragebogens für Erzieher und Eltern, des Conners-Wells-Fragebogens für

[9] Wir mussten eine so große Stichprobe ziehen, da ungefähr mit 10 % verhaltensauffälliger Kinder (oder ca. 5–6 % Kinder, die später ein ADHS entwickeln) gerechnet werden muss. Für statistische Gruppenvergleiche brauchen wir in der Regel ein n = 30. Zudem mussten wir in dieser „Feldstudie" mit einem relativ großen Drop-out rechnen (z. B. bedingt durch den Wegzug von Kindern oder auch der nur teilweisen Bereitschaft der Eltern zur Mitarbeit vor allem in der Kontrollgruppe).

Eltern und Lehrer und den beiden Child Behaviour Check Lists (CBCL) für Eltern und Lehrer sowie dem Urteil von zwei weiteren unabhängigen Beobachtern zeigen die meisten dieser Kinder hyperaktive Störungen nach ICD-10. Die Therapien werden nach einem Manual psychoanalytischer Behandlungen für Kinder mit hyperaktiven Störungen durchgeführt, das 2004 von einer Gruppe kinderanalytischer Kollegen erarbeitet wurde. Die Entwicklung und Überprüfung des Manuals basierte auf den Ergebnissen der Katamnesestudie psychoanalytischer Behandlungen hyperaktiver Kinder (federführend: Adelheid Staufenberg, unterstützt von der VAKJP).

Einige wichtige Ergebnisse der quantitativen Datenauswertungen
Das Design der FP erlaubt, Vergleiche sowohl zwischen den o.g. Clustern (Interventions- und Kontrollgruppe) als auch zwischen einzelnen Paaren (sog. „matched pair“) innerhalb des jweiligen, Clusters zu ziehen. Wie die Abbildungen 4.1 und 4.2 zeigen, können wir unsere Haupthypothese durch einen Gruppenvergleich belegen. Als Hauptkriterium diente der postulierte Rückgang von Aggressivität auf der Döpfner-Skala (VBV)[10]. Aggression (Abb. 4.1) ist die wichtigste Variable, wenn wir soziale Anpassungsfähigkeit betrachten. Lebhafte („hyperaktive“) Kinder können sowohl in einer Gruppe von Kindergartenkinder als auch in der Grundschule belebende Elemente darstellen und die Gruppe mit ihrer Phantasie und Lebendigkeit befruchten, falls sie sich nicht gleichzeitig übermäßig in aggressive Auseinandersetzungen mit anderen Kindern oder den Erwachsenen verwickeln. Ebenfalls statistisch signifikante Ergebnisse sind auf der Unterskala „Ängstlichkeit“ festzustellen (Abb. 4.2). Bekanntlich steht gerade bei Jungs Aggressivität oft in Zusammenhang mit einer Abwehr von Angst.

Die von uns erhobenen Daten können für den Untersuchungszeitraum der psychoanalytischen Interventionen, wie oben bereits gesagt, sowohl für die Präventions- als auch für die Kontrollgruppe einen statistisch signifikanten Rückgang auf der Unterskala „Hyperaktivität“ belegen. Allerdings fällt der Unterschied zwischen Präventions- und Kontrollgruppe dabei nicht statistisch signifikant (Abbildung 5) aus.

Die Skala 2 „Hyperaktivität versus Spieldauer“ der VBV (vgl. Fußnote 9) umfasst einerseits Fragen zur motorischen Impulsivität (wie z. B. Item 34: „Ist ständig auf Achse und bleibt nur für kurze Zeit an seinem Platz“), andererseits Fragen zur Konzentrationsfähigkeit (wie z. B. Item 19: „Kann sich nur für kurze Zeit auf ein Spiel oder eine Beschäftigung konzentrieren“). Aus vielen Studien ist bekannt, dass das motorische Unruheverhalten mit zunehmendem Alter der Kinder unserer Stichprobe (vier- bis sechsjährige Kindergartenkinder) abnimmt. Daher erwarteten wir einen Rückgang des

[10] Der VBV 3–6 umfasst **vier Skalen**, die auf der Basis einer Faktoren- und Trennschärfeanalyse gebildet wurden. **Skala 1**: oppositionell-aggressives Verhalten; **Skala 2**: Hyperaktivität versus Spieldauer; **Skala 3**: sozial-emotionale Kompetenzen und **Skala 4**: emotionale Auffälligkeiten (vgl. Döpfner u. a., 1993).

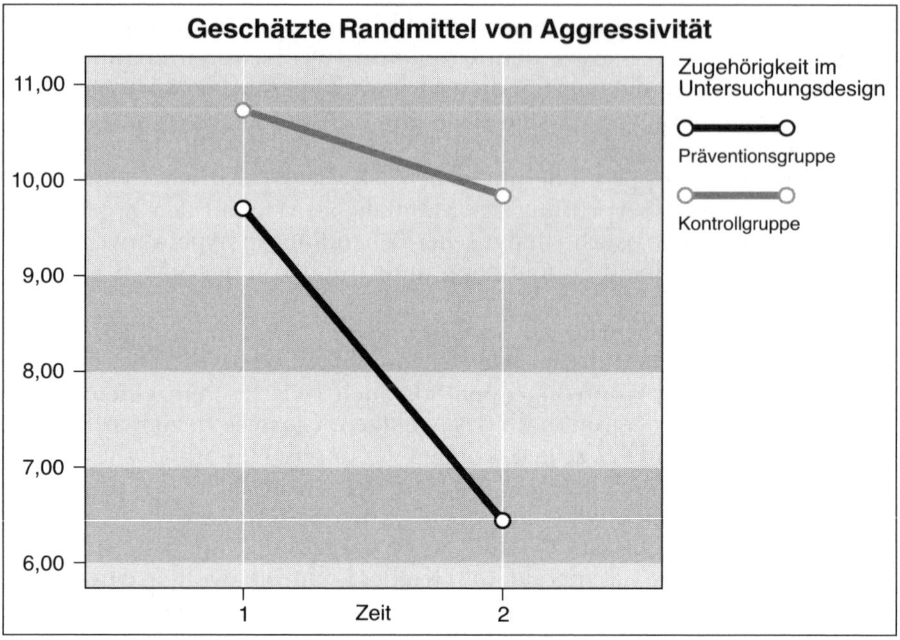

Abb. 4.1: Vergleich Präventions- und Kontrollgruppe: Unterskala Aggressivität (Leuzinger-Bohleber, Staufenberg und Fischmann, 2007, S. 369)

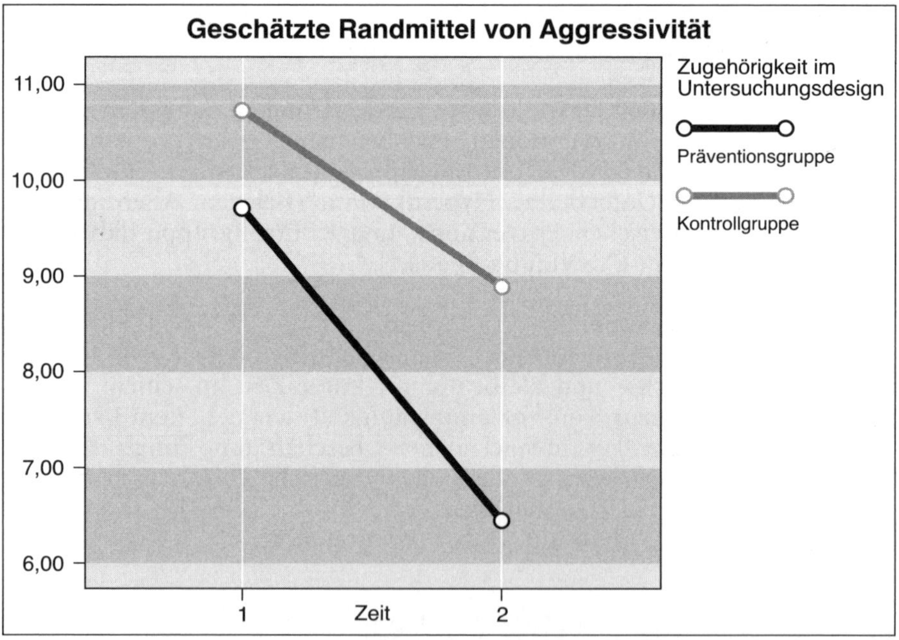

Abb. 4.2: Vergleich Präventions- und Kontrollgruppe: Unterskala Ängstlichkeit (Leuzinger-Bohleber, a.a.O. S. 370)

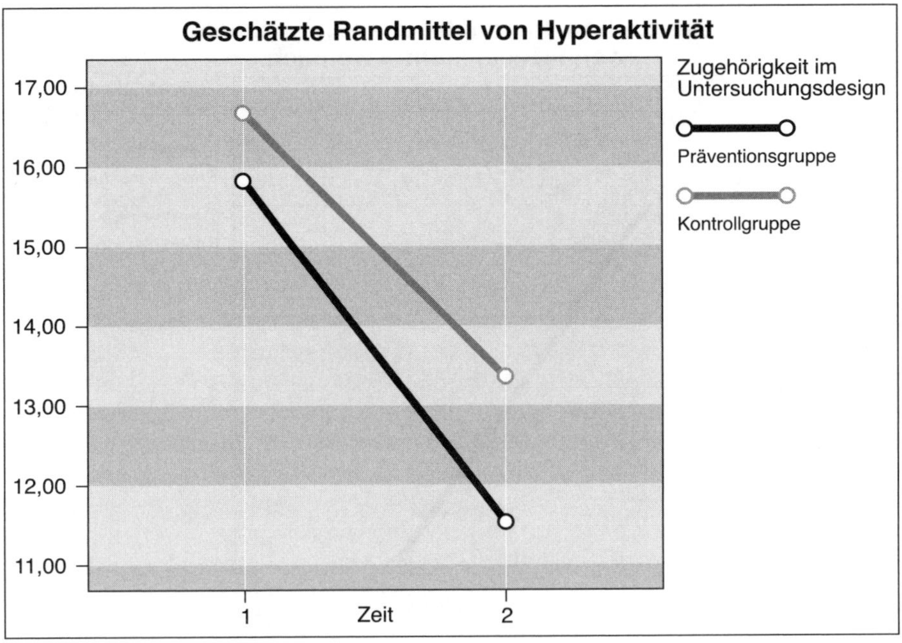

Abb. 4.3: Vergleich Präventions- und Kontrollgruppe: Unterskala Hyperaktivität (Leuzinger-Bohleber, a.a.O. S. 370)

motorischen Unruheverhaltens sowohl in der Interventions- als auch in der Kontrollgruppe. Entscheidend, um die Grundannahme der FP positiv belegen zu können, dass der psychoanalytisch, nicht-medikamentöse Interventionsansatz als erfolgreich bezeichnet werden kann, muss sein, dass dessen Maßnahmen – verglichen zur Kontrollgruppe – zu einer Verbesserung der Konzentrationsfähigkeit der betroffenen Kinder führen. Dieses wird sich jedoch vollständig erst in der Schule, im dortigen Unterricht, feststellen lassen. Daher können wir einen abschließenden Vergleich beider Gruppen im Hinblick auf ihre Konzentrationsfähigkeit erst im Rahmen einer geplanten Messung nach dem ersten Schuljahr ziehen.

Allerdings ergibt eine geschlechtsspezifische Auswertung der Daten schon zum jetzigen Zeitpunkt einen statistisch signifikanten Unterschied. So sind es – entgegen unserer ersten Erwartung – die Mädchen, die gegenüber den Jungen in stärkerem Maße vom Präventionsprogramm profitieren.

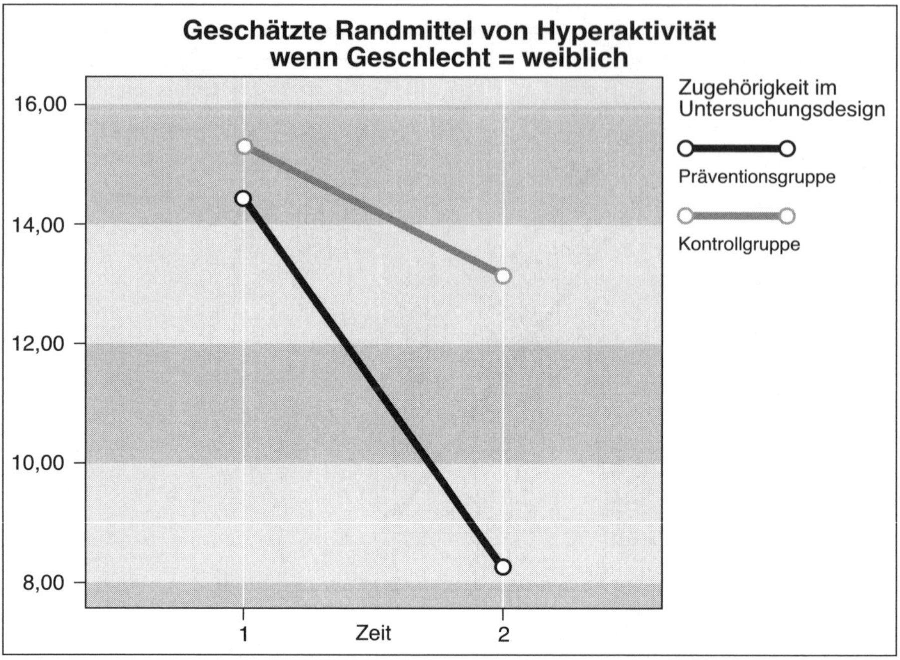

Abb. 4.4: Vergleich Präventions- und Kontrollgruppe: Unterskala Hyperaktivität, Mädchen (Leuzinger-Bohleber, a.a.O. S. 371)

Weist dieses Ergebnis darauf hin, dass Mädchen – wie so oft – besser als Jungen in der Lage sind, von einem pädagogischen Angebot Nutzen zu ziehen? Welche Bedeutung kommt dabei der Entwicklung geschlechtsspezifischer Rollen in diesem Alter zu? Wie ist es zu verstehen, dass Jungs in einer vorwiegend von Frauen dominierten Bildungsinstitution einen Gegenpol zu „weiblich-ruhigem" Verhalten entwickeln? Oder spiegeln unsere Daten vor allem eine veränderte Wahrnehmung der Erzieherinnen wider, die infolge der Supervision bei den Jungs vermehrt zwischen „lebendig-hyperaktivem" und „hyperaktiv-aggressivem" Verhalten differenzieren können? Wir führen zurzeit noch weitere Detailauswertungen durch, um diese und weitere mögliche Interpretationen abstützen bzw. verwerfen zu können.

Fazit: Die der FP zugrunde liegende Haupthypothese konnte durch einen Gruppenvergleich bestätigt werden. Die Aggressivität nimmt bei den Kindern der Interventionsgruppe statistisch signifikant ab. Auch bei der Unterskala „Ängstlichkeit" beobachten wir einen statistisch signifikanten Rückgang in der Präventionsgruppe. Diese Ergebnisse sind insofern erstaunlich, als es sich bei unserer Präventionsstudie um eine Feldstudie und nicht um eine „Laborstudie" handelt, d. h. eine Studie, bei der mit vielen intervenierenden Variablen zu rechnen ist. Dass sich dennoch statistisch nachweisen lässt, dass sich die Kinder der Interventionsgruppe bezüglich ihres aggressiven Verhaltens signifikant von jenen der Kontrollgruppe unterscheiden, zeigt, dass das nicht-medikamentöse, psychoanalytisch-pädagogische Präventionsprogramm die soziale Integration verbessern kann. Bezogen auf die Unterskala „Hyperaktivität“ finden wir einen statistisch signifikanten Unterschied zwischen Präventions- und Kontrollgruppe erstaunlicherweise nur bei den Mädchen. Ein Ergebnis, dessen Interpretation wir momentan noch durch weitere Datenanalysen statistisch abzustützen versuchen.

4.1.4 „Verlorene Kindheiten" und der Versuch, sie wiederzugewinnen

Beobachtungen aus den qualitativen Teilen der Studie
Schließen möchten wir mit einem Einblick in die umfangreichen Beobachtungen und Eindrücke der Studie, die wir mithilfe qualitativer Methoden gewonnen haben. Die Beobachtungen betrafen, wie oben erwähnt, die Auswirkungen der Supervisionen auf das professionelle Handeln der Erzieherinnen, die wöchentlichen Angebote der Mitarbeiterinnen in den Einrichtungen, die Elternarbeit etc.

Da wir in diesem Rahmen nicht den Bezug zu den dargelegten Theorien in Kapitel 3 detailliert darlegen sowie auf die aktuellen Diskurse (z. B. zu Winnicotts Konzept des „potential space“, Bions Analysen kreativer Denk-Prozesse, das Mentalisierungskonzept von Fonagy und Target etc.) eingehen können, skizzieren wir einige unserer Beobachtungen in Form kurzer narrativer Zusammenfassungen und hoffen, dass diese vorwiegend für sich selbst sprechen werden.

a) Einblicke in unterschiedlichste Lebenswelten von Kindern in Frankfurt/Main
Die aktiv an der FP Beteiligten erlebten hautnah, wie unterschiedlich die Lebenswelten von Kindern in einer deutschen Großstadt heute konkret aussehen. Der allgemein häufig zu hörende und zitierte Satz von der immer krassen werdenden „Schere zwischen Arm und Reich“ füllte sich mit detaillierten Beobachtungen, Bildern und Eindrücken. Ich habe in der Einleitung dieses Buches diese Aussage anhand der beiden Fallskizzen von Marion und Lisa kurz veranschaulicht. Im Gegensatz zu Marion, einem gut entwickelten Kind, das der Welt voll Vertrauen, Neugier und Offenheit entgegenblickt, ist Lisa eines der Kinder unserer Studie, das dringend sozialpädagogische und psychotherapeutische Hilfe braucht. Wie wir aufgrund von Studien zum Einfluss des Geschlechts auf psychopathologische Symptombildungen wissen, ist es nicht zufällig, dass sie – ein Mädchen – schon im frühen Alter den Weg in psychische und psychosomatische Symptome wählt, während Jungs häufiger ein aggressives und sozial destruktives Verhalten an den Tag legen. Für Lisa gibt es kaum eine Kindheit: der reale und psychische Überlebenskampf ihrer Mutter bestimmt ihren Alltag, sie hat buchstäblich nicht mal ein eigenes Bett, in dem sie sicher – als Kind – zur Ruhe kommen kann. Gewalterfahrungen, emotionale Verwahrlosung und – wahrscheinlich – sexuelle Übergriffe haben ihre psychische und körperliche Gesundheit und Entwicklung schwerstens gestört bzw. unterbrochen. Die Kindertagesstätte

scheint im Augenblick ihr einziger Zufluchtsort zu sein, der ihr eine stabile, positive soziale Umwelt bietet.

b) Verlorene Kindheiten im Schatten von Armut und sozialem Elend
Das oben aufgeführte Beispiel Max steht für die vielen Kinder, die – wie der Armutsbericht der Bundesregierung kürzlich einmal mehr gezeigt hat – am Rande unserer Gesellschaft leben. Einige der KiTa-Leiterinnen unserer Studie erzählten, dass immer mehr Kinder hungrig in die Einrichtungen kommen und auf die warmen Mahlzeiten angewiesen sind. Beiträge für Ausflüge oder Veranstaltungen werden zu Anlässen für Scham, weil die Erzieherinnen Einblick in das oft gehütete Familiengeheimnis der „Neuen Armut" gewinnen.

Zerstörte Spielräume durch gestiegenen Leistungsdruck und elterliche Zukunftsangst

Der vierjährige Simon wirkt einerseits fast frühreif für sein Alter. Er kann sich sehr gewählt ausdrücken, verfügt über einen enormen Sprachschatz und ist sehr bemüht, diesen korrekt anzuwenden. Andererseits ist er manchmal sehr schlechter Stimmung, quengelt herum, findet keine eigenständige Beschäftigung und weiß nichts mit sich anzufangen. Bei kreativen Aufgaben fällt ihm nichts ein. Er wird hilflos, wenn er sich einer solchen Aufgabe widmen soll und fragt ständig nach, was er jetzt denn machen soll.

Die Erzieherinnen sprechen sich gegen Simons Einschulung mit fünf Jahren aus, da sie ihn, seiner emotionalen Entwicklung wegen, gerne noch ein weiteres Jahr in der KiTa behalten würden. Die Eltern halten dagegen, dass Simon kognitiv sehr weit sei und den Schuleingangstest bestanden habe.

Simon ist eines der Kinder, das schon im dritten Lebensjahr gezielt eine Zweitsprache erlernt, Kurse in Frühmathematik, Musik und Sport besucht und in vielerlei weitere Aktivitäten eingespannt wird. Dahinter steht der Wunsch seiner Mutter und seines Vaters, ihn schon früh möglichst optimal zu fördern, und wie bei vielen weiteren Eltern das oft nur halb bewusste Anliegen, ihr Kind auf den immer härter werdenden sozialdarwinistischen Kampf um Karriere und Aufstieg im späteren Leben vorzubereiten.

Kinder wie Simon haben schon in den ersten Lebensjahren einen völlig durchstrukturierten Tages- und Wochenplan. Oft fehlen den betroffenen Mädchen und Jungen infolgedessen weitgehend Feiräume zum Spielen, Phantasieren und „die Seele baumeln und sich entwickeln lassen". Sowohl psychoanalytische als auch andere Kreativitätstheorien weisen darauf hin, dass eine solche Art (gut gemeinter) „Förderung" sich nicht wirklich positiv, sondern eher kontraproduktiv auswirkt. So wies z. B. der Mathematikdidaktiker Krummheuer kürzlich darauf hin, dass die beste Förderung einer mathematischen Begabung im Vorschulalter darin bestehe, die Kinder bei ihrer lustvollen, ganzheitlichen Erfahrung zur (körperlich-seelischen) Erkundung ihrer Umwelt zu unterstützen. Nur auf diese Weise könnten sie ein räumliches Denken entwickeln, das die Basis für mathematisches

Problemlösen in der Schulzeit und später bilde. Vor diesem Hintergrund ist die Beobachtung, dass Simon bei kreativen Aufgaben „nichts einfällt", als ein klares Alarmzeichen zu verstehen. Auch aus psychoanalytischer Sicht ist es besorgniserregend, dass Simon „nichts mit sich anzufangen weiß". So hat er offenbar kaum eine sichere innere Objektwelt und eine eigene, lustvolle Phantasietätigkeit im intermediären Raum nach Winnicott ausbilden können, die ihm die zentrale Erfahrung ermöglicht, „allein zu sein, ohne sich einsam und verlassen zu fühlen" (vgl. dazu Leuzinger-Bohleber und Garlichs, 1999). Diese Erfahrung erweist sich, aufgrund vielfältiger klinisch-psychoanalytischer Beobachtungen, als zentral sowohl für eine kreative Entfaltung im beruflichen als auch im Beziehungsbereich und ist zudem ein charakteristisches Merkmal psychischer Gesundheit (vgl. dazu Leuzinger-Bohleber u. a. 2003).

Extrembelastungen (Krankheit, Verlust eines Familienteils etc.) – schon immer ein Verlust von Kindheit

Oft tauchte in unserem Forschungsteam angesichts von Kinderschicksalen wie die Daniels oder Rahels die Vermutung auf, dass extreme Belastungen – wie schwere Krankheit bei Kindern und ihren Eltern, Behinderung und Tod – gesellschaftlich heute weitgehend tabuisiert sind. In Zeiten der „medizinischen Machbarkeit" scheinen sie kaum zu den Selbstverständlichkeiten heutiger Kindheiten zu gehören. Trifft eine Familie – meist wenig vorbreitet – dennoch das Schicksal einer schweren Krankheit ihres Kindes oder eines Elternteils, erschwert die kollektive Abwehr zusätzlich den Umgang mit der belastenden Situation. Zudem existieren im Vergleich zu früheren Jahrzehnten nur noch in geringerem Maße – oder auch gar nicht mehr – Großfamilienstrukturen und Nachbarschaftshilfen, die als soziale Hilfssysteme den Familien zur Verfügung stehen könnten. Stattdessen muss oft erst ein Netz an Unterstützung aufgebaut werden, was für manche Familien eine enorme zusätzliche Überforderung bedeutet, wie wir dies von den Eltern von Daniel erfahren haben.

Daniel ist ein sechs Jahre alter Junge. Er besucht seit drei Jahren den Kindergarten. Daniel leidet seit seiner Geburt unter einer seltenen Stoffwechselkrankheit. Schon als Baby konnte er nicht selbstständig Nahrung aufnehmen, erbrach sich und musste schließlich künstlich über eine Nasensonde ernährt werden. Zudem musste er von klein auf längere Krankenhausaufenthalte bewältigen. Auch heute wird er ergänzend über eine Magensonde ernährt, nimmt jedoch kleine Mengen Nahrung auf natürlichem Wege ein. Die bereits von den Eltern vorbereitete Nahrung wird dem Jungen auch in den Kindertageseinrichtungen von Erzieherinnen verabreicht.

In der Einrichtung selbst fiel Daniel schon immer durch sein sehr aggressives und impulsives Verhalten auf, das sich in Schlagen, Treten und Schreien sowie in seiner allgemeinen Ruhe- und Orientierungslosigkeit äußerte. Innerhalb der ersten eineinhalb Jahre verbesserte sich sein Zustand in der Kindertagesstätte. Er wurde ruhiger und baute vor allem zu den Erzieherinnen eine gute Beziehung auf. Im letzten Jahr jedoch eskalierte die familiäre Situation und die Mutter verließ die Familie. Dies stürzte Daniel und seinen Vater in eine starke Krise, was sich u. a. in der Einrichtung in Verhaltensrückschritten bemerkbar machte. Der Junge ist in der Gruppe nahezu nicht zu bändigen, und die Erzieherinnen sind, trotz ihrer enormen Bemühungen, überfordert.

Das Team fand in der Supervision der Kindertageseinrichtung, die mit dem Projekt einherging, die Möglichkeit, den Fall intensiv zu besprechen. Von Seiten sowohl der Projektmitarbeiterin als auch der Erzieherinnen gab es den Vorschlag, Daniel durch eine Einzeltherapie zu unterstützen. Eine solche wurde aber aufgrund der akuten Krisensituation innerhalb der Familie vorerst nicht als hilfreich betrachtet. Da sich die Familie seit Geburt des Kindes in ständiger Begleitung von Krankenhäusern, Ärzten und Therapeuten befand, wurde stattdessen als erstes versucht, Daniel durch eine intensive, tragfähige Beziehung zu einer Erzieherin seiner Gruppe zu stützen. Eine Einzel- oder Familientherapie konnte in diesem Fall erst in einem zweiten Schritt konkret ins Auge gefasst werden.

Analoge Extermbelastungen hatten jene vier Familien zu bewältigen, deren Mütter während unserer zweijährigen Studie alle an Krebs starben.

Rahel, ein fünfjähriges Mädchen, fällt den Erzieherinnen durch die Unfähigkeit auf, sich zu konzentrieren. Sie scheint oft in einer anderen Welt zu sein und sitzt dann verloren irgendwo in einer Ecke ihrer Einrichtung. Allerdings kann diese Zurückgezogenheit plötzlich in aggressives und hyperaktives Verhalten umschlagen. Rahel wirkt dann ruhelos, gespannt, in ständiger Bewegung und scheint, so eine ihrer Erzieherinnen, „absichtlich Streit und Unfrieden mit anderen Kindern zu suchen".

Rahel hat ihre Mutter verloren. Diese erkrankte vor sechs Monaten an Lungenkrebs. Sie unterzog sich mehreren Bestrahlungen und Chemotherapien, ohne Erfolg. Seit ihrer Erkrankung entwickelte Rahel die eben beschriebenen Symptome, die offensichtlich im Zusammenhang mit dem traumatischen Verlust der Mutter stehen. Die lebensbedrohliche Erkrankung ihrer Mutter hat der unbeschwerten Kindheit ihrer ersten vier Lebensjahre ein abruptes Ende gesetzt.

Tragischerweise hat Rahels Vater bereits seine erste Frau an Krebs verloren. Seine zwei ersten Kinder, die damals in Rahels Alter waren, hatte er sodann alleine groß gezogen, bis er vor sechs Jahren seine spätere zweite Frau, Rahels Mutter, kennenlernte. Der Vater wirkt sehr tapfer und weist das Angebot zurück, Rahel (und damit vielleicht auch ihm) professionell bei der Trauer zur Seite zu stehen.

Verlorene Kindheit durch das Aufwachsen mit (seelisch) kranken oder (kriegs)traumatisierten Eltern

Wir schätzen, dass etwa 30 % der Mütter und Väter, die wir in unserer Studie kennengelernt haben, aufgrund persönlicher oder gesellschaftlicher Ereignisse nur bedingt in der Lage sind, ihre Rolle und Aufgaben als Eltern vollständig zu übernehmen – für ihre Kinder die wichtigste Voraussetzung für das Erleben einer eigenen „Kindheit".

Robert ist der uneheliche Sohn einer alkoholkranken, arbeitslosen, 21 Jahre jungen Frau. Der Vater von Robert verließ die Mutter nach einer kurzen, dramatischen Beziehung. Die Mutter hat große Vorbehalte gegen Psychologen, weil sie offenbar von einem Psychiater die Diagnose „manisch-depressiv" erhalten hatte und einige Monate in einer Klinik hospitalisiert gewesen war. Sie erzählt, dass sie den Kontakt mit ihren geschiedenen Eltern abgebrochen habe, weil „beide Alkoholiker sind und mich als Kind oft furchtbar verprügelten". Von Robert sagt sie: „Er ist mein Ein und Alles, der Sinn meines Lebens". Frau X. lebt von Sozialhilfe, am Rande der Gesellschaft und akut bedroht von Sucht und Verwahrlosung. Nach mehreren Gesprächen ist sie schließlich bereit, professionelle Hilfe anzunehmen. Doch nach den Sommerferien erscheint sie nicht mehr in der Kindestagesstätte: Sie ist mit Robert weggezogen.

Robert zeigte in der Kita schon schwere Verhaltensprobleme: Er schwankte zwischen depressiv-zurückgezogenem und aggressiv-destruktivem Verhalten. Als „Ein und Alles" seiner Mutter wird ihm in seinem Zuhause und in seiner Beziehung zu seiner Mutter kaum Raum zur Entfaltung und Befriedigung seiner kindlichen Wünsche und Phantasien zur Verfügung stehen.

Häufiger, als wir dies erwartet hatten, begegneten wir in der FP Kindern von traumatisierten Flüchtlingen aus Kriegsgebieten. Sie finden in Deutschland oft äußere Sicherheit und eine Basisversorgung ihrer existenziellen Bedürfnisse. Doch, wie wir aus der transgenerationellen Traumaforschung wissen, bestimmen die erlittenen Traumatisierungen der Eltern die psychische Befindlichkeit ihrer Kinder selbst oft noch Jahre nach der Flucht aus der akuten Bedrohung (vgl. u. a. Lennertz, 2006; Möller, 2007).

Yasi, der „kleine Professor", konnte nach glaubhaften Angaben mehrer Erzieherinnen schon lesen, als er mit 3,5 Jahren in die Einrichtung kam. Seine Eltern, offenbar Angehörige einer intellektuellen Oberschicht, flüchteten mit ihm aus einem afrikanischen Krisengebiet. Sie sind von der Hochbegabung ihres Sohnes überzeugt und überlegten, ihn in eine Einrichtung zur Förderung hochbegabter Kinder zu geben. Als die Erzieherinnen auf die sozialen Probleme von Yasi sowie seine extremen Konzentrationsprobleme hinwiesen, kamen sie von ihren Plänen ab und willigten ein, Yasi psychologisch testen zu lassen. In der Testabklärung entsteht der Eindruck, dass Yasi intellektuell gut begabt ist. Yasi scheint aber seine frühe Fähigkeit zu lesen auch kompensatorisch im Sinne einer transgenerativen Traumabewältigung zu nutzen. Seine Tagträumereien kreisen vermutlich oft um die für ihn rätselhaften Traumatisierungen der Eltern (Folter, politische Verfolgung, Emigration), wie dies Ergebnisse psychoanalytischer Studien zur transgenerativen Weitergabe von Extremtraumatisierungen in Überlebendenfamilien des Holocaust nahe legen.

Verlorene Kindheit durch Aufwachsen in einer fremden Welt – Schattenseiten von Migration

Erwähnen, zumindest kurz, möchten wir die Schattenseiten von Migration und das Aufwachsen in einer fremden Welt, die wir in vielen Variationen bei Kindern unserer Studie beobachtet hatten.

Ahib stammt aus einem für die Erzieherinnen weitgehend fremden östlichen Kulturkreis. Laut Erzählungen der Mutter wachsen die Kinder in ihrem angestammten Dorf weitgehend auf der Straße auf, in Kindergruppen, in denen sich vor allem die Jungs aggressiv durchsetzen und behaupten müssen. „Alle drei Brüder scheinen", so eine der Erzieherinnen, „nur eines zu verstehen: ihr Revier durch Schlägereien zu behaupten ... Ist dies ihrer kulturellen Herkunft, einer mangelnden Begabung oder beidem zuzuschreiben? Alle drei sprechen jetzt noch kaum Deutsch". Alle Kinder, so ist auch unser Eindruck, sind offenbar psychisch noch kaum hier in Deutschland angekommen, in einer Kultur, die neue Anforderungen an sie stellt, denen sie sich kaum gewachsen fühlen.

Mohammed, fünf Jahre, hat seine ersten drei Jahre in der Türkei gelebt. Seine Mutter ist alleinerziehend. Der Vater war während der ersten vier Lebensjahre des Kindes in Haft. Inzwischen sind die Eltern getrennt, doch hält der Vater den Kontakt zu Mohammed. Die Mutter (23 Jahre) ist offensichtlich mit ihrem Sohn überfordert, möchte aber keine fremde Hilfe in Anspruch nehmen. In der Kindertagesstätte beobachten die Erzieherinnen mehrere Krampfanfälle und vermuten eine epileptische Erkrankung, da Mohammend minutenlang abwesend ist und danach aufschreckt und nur schwer zur Realität zurückfindet. Die Mutter reagiert auf die Fragen und die Besorgtheit der Erzieherinnen unwirsch und versichert (allerdings kaum glaubwürdig), das Kind sei vor geraumer Zeit untersucht worden. Es gäbe keinen Hinweis auf Epilepsie. Der Junge ist in der Kita schlecht integriert, auch weil er oft fehlt oder nur sehr kurz in der Einrichtung anwesend ist, „.da die Mutter es nicht geschafft hat, pünktlich zu kommen" (Erzieherin A). Mohammed scheint der ganze Stolz der Mutter zu sein und wirkt auf die Erzieherinnen oft wie ein kleiner Prinz.

Ebenfalls auffallend ist Mohammeds – verglichen mit gleichaltrigen Kindern – langsame Auffassungsgabe und seine motorische Ungeschicklichkeit, oft Gründe für Konflikte und Frustrationen, die meist in aggressive Auseinandersetzungen mit anderen Kindern münden. Mohammed kann sich schlecht konzentrieren und „wenig bei der Sache bleiben". Meist versucht er der „Größte" oder der „ Stärkste" zu sein.

Viele Erzieherinnen äußerten in den Supervisionen, wie wenig sie in aller Regel von der Herkunftskultur der ihnen anvertrauten Kinder, ihrer Religion, den Normen und Werten, dem Rollenverständnis, Erziehungsvorstellungen etc. wissen und daher oft viele Verhaltensweisen der Kinder nur ungenügend gut verstehen können. Zudem hatten wir bei einigen Kindern mit enormen Integrationsproblemen den Verdacht, dass sie ein Zuwenden zur fremden Kultur unbewusst als einen Verrat an ihren, oft depressiven Müttern erleben. Erst wenn dieser Loyalitätskonflikt zusammen mit den Eltern bearbeitet werden konnte, fingen die Kinder an, sich in die Kindergruppe einzugliedern und Kontakt zu finden.

Auch die obigen Beispiele verweisen auf die enorme Bedeutung der integrativen Arbeit vieler Erzieherinnen vor allem in Stadtgebieten mit einem hohen Anteil an Migranten.

4.1.5 Zusammenfassung und Ausblick

An dieser Stelle möchten wir nochmals auf die Frage eingehen, ob und in welcher Weise die Frankfurter Präventionsstudie dazu beitragen konnte, die Resilienz von Kindern aus „Multi-Problemfamilien" zu stärken. Mindestens in den 17 Einzelfällen, in denen Eltern psychotherapeutische Hilfe für ihre Kindergartenkinder annehmen konnten, scheint es gelungen, im Sinne der Resilienzforschung intensive, alternative Beziehungserfahrungen im therapeutischen Setting anzubieten. Diese dienen den Kindern oft als positives Gegengewicht gegenüber erlittenen Frühtraumatisierungen von Verwahrlosung und Gewalterfahrung und helfen ihnen, nicht zu resignieren und psychisch aufzugeben, sondern ein Vertrauen in Andere und sich selbst bzw. die eigene persönliche Zukunft wiederzugewinnen. Für ein Gelingen dieses therapeutischen Prozesses ist das Verstehen der erlittenen Traumatisierungen, der individuellen, ganz persönlichen Lebensgeschichte und Lebenswelt auch schon in diesem frühen Lebensalter unverzichtbar. Nur wenn das Kind seine eigene Geschichte als zu ihm gehörig anerkennen und trotz aller Verzweiflung und des Leidens daran akzeptieren kann, ist die Basis einer weiteren, positiven Selbstentwicklung gegeben.

Entwicklungsspezifische Phantasien können dann von kindlichen Realitäten unterschieden werden, wie wir anhand der transvestitischen Symptombildung von Max kurz erwähnt haben.

Der individuelle, verstehende und empathische Blick auf das individuelle Schicksal jedes einzelnen Kindes ist aus psychoanalytischer Sicht die Voraussetzung dafür, dass es zwischen dem oft tragischen Schicksal seiner Eltern und sich selbst als Kind unterscheiden und sich dadurch aus der häufigen Parentifizierung ansatzweise befreien und seine eigene Kindheit zurückgewinnen kann. Angesichts der ständig wachsenden, auseinanderklaffenden Schere zwischen Kindern mit Kindheiten, die ihnen alle Tore für ihre Zukunft zu öffnen scheinen, und solchen Kindern, die kaum eine Kindheit erleben und schon bei der Einschulung als „Verlierer" dastehen, verstehen wir dies als ein wichtiges, politisches Signal. Daher sind wir der Polytechnischen Gesellschaft, der Crespo Foundation und der Zinkann-Stiftung dankbar, dass sie uns ermöglichen, die ermutigenden Ergebnisse der Frankfurter Präventionsstudie im Folgeprojekt „START-HILFE" dauerhaft zu implementieren, d. h. auch anderen Frankfurter Kindertagesstätten anzubieten. Zudem setzen wir die Bemühungen um Frühprävention sowohl im Rahmen des erwähnten IDeA Projektes, sowie in einem neuen Projekt fort, von dem im Abschnitt 4.3 berichtet wird.

4.2 FIRST STEPS – Ein Präventionsprogramm in einer multikulturellen Gesellschaft

4.2.1 Zum Hintergrund und zur Entstehung von FIRST STEPS

Patrick Meurs, Gül Jullian und Nicole Vliegen (2006) berichten in mehreren Publikationen von ihren Erfahrungen mit dem Projekt FIRST STEPS, das sie seit sechs Jahren in Brüssel durchführen. Sie weisen zuerst auf den ständig zunehmenden Prozentsatz ethnischer Minderheiten hin, die in den westlichen Großstädten wohnen. In Belgien gehörten beispielsweise im Jahre 2001 14 % der Bevölkerung ethnischen Minderheiten an, wobei in Brüssel ihr Anteil 35 % betrug. Zehn Jahre zuvor lagen diese Zahlen mit 12 % bzw. 28 % noch deutlich niedriger (Meurs u. a., 2006, S. 255).

Die psychoanalytisch orientierte belgische Forschergruppe beschreibt ihre Motivation, sich für die Frühprävention bei Migrantenfamilien zu engagieren u. a. wie folgt:

> „Im Laufe der ersten Lebensjahre werden intensive präverbale, köperliche und affektive Mitteilungen sowie der erste Spracherwerb im Kontext der Migration durch die verschiedenen kulturellen Systeme entscheidend beeinflusst, z. B. von jenen des Herkunftslandes und des Gastlandes. Dennoch, gerade in dieser Lebensphase, spielt die Kultur der Eltern und der Großeltern des Kindes eine entscheidende Rolle. Die Transmission der Herkunftskultur findet zur gleichen Zeit statt wie der Anpassungsprozess an die neue Kultur des Gastlandes, obschon der Prozess der Akulturation oft während der sog. ‚Mutterschaftskonstellation' (Daniel Stern, 1995) bzw. der primären Mütterlichkeit (Winnicott, 1965) von den Migrantenmüttern vorerst zurückgestellt wird. Mit hoher Wahrscheinlichkeit werden sie sich in dieser Zeit vorerst einmal auf das werdende Leben in ihnen und den familiären bzw. Gruppen-Kontext, in den dieses Leben hineingeboren wird, konzentrieren.
>
> Unser Argument ist, dass sich diese Migranteneltern und -familien in einer extrem sensitiven Phase in Bezug auf Themen der kulturellen Identität befinden, Themen wie ‚Wurzeln und Integration', ‚Herkunft und Zukunft', ‚Kontinuität und Diskontinuität'." (ebd., S. 256, Übersetzung M. L.-B.)

Daher versucht FIRST STEPS, diese spezifische psychische und psychosoziale Konstellation nach der Geburt für ihr Frühpräventionsprogramm zu nutzen.

Das Projekt wurde im Jahr 2000 in einem „Familienhaus" (Family House) implementiert, einem Beratungszentrum, das in einer ärmlichen Gegend in Brüssel liegt. 2006 wurden ähnliche Einrichtungen in sieben weiteren Wohngegenden von Brüssel eingerichtet. In diesen Gegenden, ebenfalls soziale Brennpunktgebiete, wohnen viele Migranten. In den 1960er- und 1970er- Jahren wanderten Familien vor allem aus den mediteranen Ländern in Brüssel ein, aus Sizilien, Kalabrien, Marokko, Griechenland, der Türkei, aus Portugal und Spanien. Die meisten kamen aus wirtschaftlichen Gründen. Viele von ihnen waren Muslime. In den letzten Jahren folgte eine Welle politischer Flüchtlinge sowie spontane Asylsuchende hauptsächlich aus Osteuropa, dem ehemaligen Jugoslawien, der Sowjetunion, dem Mittleren Osten (aus Iran, dem kurdischen Teil der Türkei, Afghanistan, Pakistan, dem Irak), aus Afrika (z. B. aus Algerien, dem Kongo, Kamerun, Nigeria, Sudan und Ruanda). Viele von diesen Flüchtlingen hatten schwere Traumatisierungen erlitten. Manche durften in Belgien bleiben, andere wurden ausgewiesen oder reisten in andere Länder weiter. Eine dritte Gruppe besteht aus „Zigeunern“, die aus Rumänien oder der Slovakei einreisten.

Das FIRST STEPS-Programm versucht, die spezifische ethnische, religiöse, politische und kulturelle Herkunft der Migranten sensitiv zu berücksichtigen.

Lange Zeit verfügten die Migranten in Belgien nur über wenige politische Rechte. Daher kümmerte sich kaum jemand um die Kinder der Migranten. Erst in dem Augenblick, als sie beispielsweise als Jugendliche durch Krawalle oder andere Gewalttaten auffällig wurden, wandte sich die Öffentlichkeit ihnen zu. Doch solche Gewalttaten bildeten nur die Spitzen der Eisberge. Inzwischen liegen mehrere Studien zur psychischen und psychosozialen Situation der Migrantenkinder in Belgien vor (Übersicht siehe z. B. Beiser u. a., 2002). Wie in Deutschland (PISA), so waren es auch in Belgien besondere Studien, die u. a. darauf aufmerksam machten, dass im Vergleich zu den „einheimischen“ Kindern z. B. 16 % der Mädchen und 23 % der Jungen aus Migrantenfamilien in ihren Schulleistungen bereits als Zehnjährige ein Jahr Rückstand aufweisen (Meurs und Jullian, 2006). Es waren vor allem die Phänomene des internationalen Terrorismus und des gewaltbereiten Fundamentalismus bei Jugendlichen mit Migrationshintergrund, die – neben der grundsätzlich schwierigen Bildungssituation dieser Aufwachsenden sowie den Nachweisen, dass die Präventionsprogramme von Meurs und seinem Team wirksam sind – die belgische Regierung dazu motivierte, das Projekt FIRST STEPS aktiv zu unterstützen.

4.2.2 Zur Konzeption und Methodik des FIRST STEPS-Programms

Ein zweistufiges Vorgehen

Die belgische Forschergruppe bietet Präventionsangebote für zwei Gruppen von Kindern an: FIRST STEPS für die Null- bis Dreijährigen sowie SECOND STEPS für die Drei- bis Sechsjährigen. Das Programm bietet im Rahmen der „Familienhäuser“ wöchentliche Angebote für Bildung, Ernährung und Spracherwerb.

Migranten aus dem mediteranen Kulturraum bringen ihre Kinder vor dem dritten Lebensjahr jedoch nur selten in öffentliche Institutionen.

Sofern sie Hilfe brauchen, wenden sie sich in aller Regel zuerst an ihre Großfamilie.

Im Rahmen des SECOND STEPS-Programms werden vierzehntägliche oder monatliche Treffen vereinbart, die sich als absolut notwendig erwiesen haben, um die Ergebnisse von FIRST STEPS zu stabilisieren. Oft geht es darum, akute, dramatische Ereignisse (wie unerwartete Arbeitslosigkeit der Eltern, Gewalterfahrungen etc.) zu besprechen und ansatzweise zu verarbeiten. Da in Belgien die Drei- bis Sechsjährigen meist eine Mischung aus Kindergarten bzw. Vorschule („school") besuchen, kommen die Eltern oft allein zu den Treffen.

Methodische Konzepte
In den Beratungen stehen zumeist Fragen zur Entwicklung der Kinder, zur Ernährung und zum Spracherwerb (bilinguales Aufwachsen etc.) im Mittelpunkt. So ist es für viele Migrantenfamilien nicht selbstverständlich, die Mahlzeiten gemeinsam (und ohne Fernseher) einzunehmen. Die Berater beachten und fördern besonders den affektiven Austausch zwischen Mutter/Vater und Kind. Sie orientieren sich dabei an den Konzepten der „early relationship-based interventions" von Emde und Robinson (2000).

Kanäle und Netzwerke der westlichen und der Urspungskultur als „Fenster" zur Zielgruppe
Die sog. „Familienhäuser" – von der Regierung anerkannte Zentren, in denen verschiedene Beratungseinrichtungen untergebracht sind – bilden für die Migrantenfamilien so etwas wie einen Treffpunkt. Das FIRST STEPS-Programm wird zudem oft in Beratungszentren für Kinder in den einzelnen Quartieren angeboten. Dadurch werden Schwangere oder Familien mit Neugeborenen sehr früh erreicht. Auch die Netzwerke, die in den Quartieren in Zusammenarbeit mit Sozialarbeitern, Haus- und Kinderärzten, Hebammen, Krippen und Kindergärten aufgebaut wurden, tragen dazu bei, dass die Migrantenfamilien über das Angebot von FIRST STEPS erfahren. Maßgebliche Fürsprecher konnten für das Programm schließlich auch in besonderen Vertrauenspersonen der Migrantengruppen wie z. B. muslimische Immans gewonnen werden, die für FIRST STEPS als Multiplikatoren wirken. Eine ähnliche Funktion hat die Zusammenarbeit des FIRST STEPS-Teams mit schon etablierten Programmen wie z. B. dem Turkish Early Enrichment Program (TEEP), die oft die Brücken zu türkischen und arabischen Familien bauen. Des Weiteren hat sich die Mund-zu-Mund-Propaganda als entscheidend erwiesen, um das Vertrauen der Migrantenfamilien zugunsten des Programms zu gewinnen.

Die häufige Sichtbarkeit und vielfältige Präsenz vor Ort sind die wichtigsten Voraussetzungen für das Gelingen des Projektes gewesen.

Gruppenarbeit und kulturelle Sensibilität
Wöchentlich treffen sich sechs bis acht Eltern mit ihren Kindern für zwei Stunden. Es gibt dabei unterschiedlich zusammengesetzte Gruppen: Eltern-Kind-Gruppen, Mütter-Kind-Gruppen, Müttergruppen, Drei-Generati-

onen-Gruppen, Beobachtungs- und Übungsgruppen, Vater-Kind-Gruppen. Methodisch lehnt sich FIRST STEPS dabei an die sog. Offenen Häuser in Paris von Francoise Dolto (Les Maison Ouvertes) an. Diese sollen Orte des Willkommen und der Begegnung, der Erholung und der Entspannung, des Austausches und der Gespräche, des Zuhörens und der „geteilten Räume" sein:

„Doltos Idee, belastete Beziehungserfahrungen der Eltern affektiv zu teilen, scheint uns sehr geeignet für eine multikulturelle Perspektive. In den südlichen und nichtwestlichen Ländern ist es z. B. üblich, dass sich Eltern treffen, um über solche Themen zu plaudern. Dieser Austausch findet informell unter Müttern statt, die ungefähr gleich alt sind. Sie treffen sich täglich am späteren Nachmittag auf dem Dorfplatz (bevor die Mütter nach Hause zurückkehren, um die Abendmahlzeit zu kochen) oder, etwas formeller, wöchentlich, in einem Innenhof, nahe an der Wasserstelle, im Haus einer älteren Frau, die in ihrer Kultur sehr geachtet und akzeptiert ist etc." (Meurs u. a., 2006, S. 263 f, Übersetzung M. L.-B.).

Vor dem Hintergrund, dass FIRST STEPS versucht, sich an die besonderen kulturellen Formen der Migrantenfamilien anzulehnen, ist es bedeutsam, deren kulturelle Hintergründe, Traditionen und Werte auch richtig zu kennen – so ist es z. B. wichtig zu wissen, dass marokkanische Frauen oft nur mit der Erlaubnis ihres Mannes an den gemeinsamen Treffen des Programms teilnehmen dürfen.

Eine weitere kultursensitive Strategie besteht darin, die Ziele des Präventionsprogramms in kulturspezifische Kategorien zu übersetzen. Beispielsweise verwenden marokkanische Familien in wichtigen rituellen Momenten einen Stein, einen *taimoem*, den sie z. B. während der Beschneidung in der Hand halten. „Ein Beispiel: Ein *taimoem* kann im Kern eines Hauses marokkanischer Migranten platziert werden. Er symbolisiert, dass die Teilnehmer des Programms gegen negative Einflüsse geschützt sind und unterstützt werden, einen gesunden Weg in die Zukunft zu finden." (ebd., S. 264, Übersetzung M. L.-B.).

Das Programm bemüht sich im Rahmen vielfältiger Frage- und Themenstellungen – z. B. Geschlechterverhältnis, Paarbeziehungen, Rolle der Großeltern, der Religion, von Mythen – die jeweils spezifische kulturelle Dimension zu berücksichtigen. Damit verfolgt das Projekt ein anspruchsvolles Anliegen, dass es u. a. durch das Engagement von Mitarbeitern aus verschiedenen Kulturkreisen zu verwirklichen versucht, die ein eigenes fundiertes, persönliches Wissen mitbringen und dem Projekt zur Verfügung stellen.

Begegnungsräume – multikulturell gestaltet und als „Übergangsräume" konzeptualisiert

Idealerweise sind die Begegnungszentren von FIRST STEPS 65–100 m^2 groß. Sie werden in drei Räume aufgeteilt: Einer für die Eltern, einer für die spielenden Kinder und einer für die Interaktionen von Eltern und Kinder. In der Einrichtung passt sich das Zentrum an die Herkunftsländer an (z. B.

niedrige Stühle für die Eltern). Die Mütter, die ihren Sommerurlaub meistens in ihrem jeweiligen Herkunftsland verbringen, werden gebeten, symbolische Gegenstände oder Spielzeuge für den Schmuck der Begegnungsräume mitzubringen. Auf diese Weise entsteht ein von den Migrantinnen selbst gestalteter Raum, der – psychoanalytisch gesehen – die Funktion eines Übergangsraums (Winnicott) zwischen dem Eigenen und dem Fremden übernehmen kann. Jedes Kind hat seinen eigenen Schrank mit eigenen Spielsachen. Auch bei der Wahl der Spielsachen werden beide Kulturen, die belgische und die Ursprungskultur, berücksichtigt. Im dritten Raum werden gezielte Interaktionsschulungen (Mutter-Baby-Interaktion) mit jeweils höchstens vier Mutter(Eltern)-Kind-Paaren durchgeführt. Das Projekt orientiert sich am „Interaction Guidance" (McDonough, 1995) und am „Watch, Wait and Wonder Programme" (Muir, Lojkasek und Cohen, 1999). Es werden auch Instrumente zur Diagnostik verwendet, z. B. das „Zero to Three Diagnostic Classification System", um den PIRGAS („Parent Infant Relationship Global Assessment Score") zu bestimmen (vgl. Meurs u. a., 2006, S. 266 f). In ausgewählten Fällen kommt auch das „5–7 Session Tavistock Prevention Model" mit individuellen Beratungen zum Einsatz.

Entwicklungsberater als unterstützende Bezugspersonen aus unterschiedlichen Kulturen
Im Idealfall besteht das FIRST STEPS-Team aus einem Mann und zwei Frauen. Wenn immer möglich, ist nur eine dieser Personen belgisch, die beiden andern stammen aus anderen Kulturen. Einer der drei Personen ist ein klinischer Psychologe mit entwicklungspsychologischen Kenntnissen und/oder ausgebildeter Kindertherapeut oder systemischer Supervisor. Die andere Person kann eine Sozialarbeiterin sein. Zudem sind eine Reihe Übersetzer im Team tätig.

Zu den inhaltlichen Konzeptualisierungen in den drei Begegnungsräumen
a) Erwachsenengruppen: Die Themen der Gruppensitzungen werden nicht vorgegeben, sondern von den Teilnehmenden selbst eingebracht. Die Funktion des Klinikers ist hauptsächlich „welcoming" and „containment".

b) In den Spielgruppen der Kinder wird vom Berater nur eingegriffen, falls ein Kind sich langweilt oder Konflikte gelöst werden müssen. Zuweilen werden gezielte Angebote (Squiggle-Spiel etc.) gegeben.

c) Im dritten Raum geht es im ersten Lebensjahr um Prozesse des Affect-Attunements und der resonanten Beziehung zwischen Mutter/Vater und Baby. Im zweiten Lebensjahr wird der offene Zwischenraum für die Individuations-Separations-Prozesse genutzt (vgl. 3.1.6). Auch hier geht es um die Reflektion kulturspezifischer Eigenheiten:

„So engagieren sich, in der Wahrnehmung eines westlichen Beobachters, um nur ein Beispiel zu nennen, schwarzafrikanische Frauen weniger in einer Interaktion von Gesicht zu Gesicht mit ihrem Baby im ersten Lebensjahr, da es oft stundenlang auf dem Rücken herumgetragen wird... Marokkanische Mütter scheinen mit ihrem Baby sehr laut zu sprechen (ein Grund, warum ein westlicher Berater oft denkt, sie seien ungeduldig und ärgerlich) (Meurs u. a., S. 268, Übersetzung M. L.-B.)

Zur Psychodynamik der Migration: Durcharbeiten des Verlusts des Gehaltenwerdens durch die eigene Kultur und deren Sinnsysteme

Das Phänomen der Migration wird in psychischer Hinsicht in verschiedenen psychoanalytischen Arbeiten als ein schockartiger Verlust von kulturellen Sinnsystemen und des eigenen Halts in der Ursprungskultur beschrieben. Es gibt unterschiedlich kreative Umgangsweisen damit, z. B. das Ausbilden einer bi-kulturellen Identität oder einer multiplen, hybriden oder gemischten Identität.

„Eine Schlüsselerfahrung im familiären System ist die Geburt einer neuen Generation, in der sogar eine kreative Balance zwischen Kontinuität und Diskontinuität in der kulturellen Identität in gravierender Weise in Frage gestellt werden kann. Für Eltern stellt sich z. B. sofort die Frage, wie beide Kulturen dem Kind vermittelt werden sollen. Kurz zusammengefasst: Mit der Nachricht eines neuen, unabhängigen Lebens können inhärente Schwächen einer bi-kulturellen Identität konflikthafter werden. Wir betrachten dies als ein Thema, das ganz allgemein mit dem Migrationsprozess verbunden ist." (Meurs u. a., S. 269, Übersetzung M. L.-B.).

Zudem hängt die Psychodynamik der Migration sehr von der transgenerativen Situation ab, d. h. beispielsweise von Migrationswellen, der Frage der geplanten Rückkehr in die Heimat, der besonderen Problematik sog. „Importbräute", von Entwurzelungsprozessen bei türkischen Frauen, die in westlichen Ländern aufgewachsen sind und mit einem ihnen unbekannten türkischen Mann verheiratet werden etc. Meurs berichtet zudem von seiner Beobachtung, dass Erstgebärende der zweiten Generation von Migrantinnen besonders häufig an schweren Wochenbettdepressionen oder -psychosen erkranken. (ebd., S. 272). Er stellt hierbei einen Zusammenhang zwischen den genannten Erkrankungen und dem Fehlen der realen Mutter in dieser existenziellen Phase der frühen Mutterschaft her. Ein anderer, oft zu wenig bedachter Faktor ist das Alter der Erstgebärenden: Dabei sind Migrantinnen häufig fast zehn Jahr jünger als Belgierinnen. Eine weitere Problematik besteht schließlich darin, dass sich Familienmitglieder der zweiten oder dritten Generation oft mit den unbewussten Sehnsüchten nach eindeutiger, unambivalenter Zugehörigkeit zu der Ursprungskultur der ersten Generation identifizieren. Werden solche Sehnsüchte übersteigert, kann eine Entwicklung eintreten, aus denen solche Nachkommen der späteren Generationen z. B. als fundamentalistische Muslime hervorgehen, die die Kultur ihres europäischen Gast- bzw. Geburtslandes manifest ablehnen.

4.2.3 Evaluation und ausgewählte Ergebnisse des FIRST STEPS-Programms

FIRST STEPS wird zurzeit noch wissenschaftlich evaluiert, wobei sich die Messungen auf drei größere Aspekte konzentrieren a) das Verhalten der Eltern, b) die affektive Kommunikation zwischen Eltern und Kind, und c) die Entwicklung des Kindes.

In diesem Rahmen kann nicht auf methodische Fragen der Evaluation eingegangen werden. Auch nur zwei ihrer bisherigen Hauptergebnisse seien kurz erwähnt. Während Meurs und Mitarbeiter berichten, dass sie in einer Studie belegen konnten, dass Beratungsstellen in Flandern, also außerhalb des FIRST STEPS-Projekts, nur in 1 von 75 Fällen von Migranten aufgesucht werden (eine Unterrepräsentation gegenüber der einheimischen Bevölkerung von 10–15 %), wurden durch das FIRST STEPS-Programm mehrere hundert Migrantenfamilien erreicht, von denen jede zweite Familie die wöchentlichen Sitzungen regelmäßig besuchte. Die Migrantenfamilien hoben in einer Befragung vor allem hervor, wie wichtig für sie selber die Regelmäßigkeit der Treffen sei und wie hoch sie das echte Interesse der Projektmitarbeiter an den kulturellen Aspekten der Elternschaft und ihren Erfahrungen als Migranten schätzten.

Diese Erfahrungen bzw. Forschungsergebnisse werden im eben begonnenen Projekt *ERSTE SCHRITTE* berücksichtigt, worauf nun kurz hingewiesen werden soll.

4.3 Einige Überlegungen zur Frühintegration und Pilotprojekt: ERSTE SCHRITTE – ein Integrationsprojekt für Kinder mit Migrationshintergrund

4.3.1 Vorarbeiten im Rahmen eines internationalen Workshops

Im März 2007 fand in Frankfurt/Main ein internationales, von der gemeinnützigen Hertie-Stiftung unterstütztes Symposium zum frühen Spracherwerb von Kindern aus Migrantenfamilien statt („Successful early language acquisition. Creative problem solving and social skills particularly for children in migration areas"). Zusammen mit internationalen Experten sollte das Programm *„FRÜHSTART"*, das die gemeinnützige Hertie-Stiftung seit Jahren fördert, evaluiert werden, Vorschläge zu dessen Verbesserung formuliert und alternative Projekte skizziert werden. Im Folgenden möchte ich auf einige interessante Überlegungen zur Frühprävention bei Migrantenfamilien eingehen, die im Rahmen des Symposiums formuliert wurden und die in die Konzeptualisierung von *ERSTE SCHRITTE* eingegangen sind.[11]

[11] Teilnehmer der Tagung waren: Joachim Bauer, Dieter Bürgin, Claudia Burkhardt-Mussmann, Hanna und Antonio Damasio, Viviane Green, Götz Krummheuer, Jaak Panksepp, Heike Schmoll, Daniel Stern, Rosemarie Tracy, Angelika Wolff und Marianne Leuzinger-Bohleber.

a) Migration und Kultur

Chancen und Risiken von Kindern aus Migrantenfamilien können nicht unabhängig von der jeweiligen Kultur des Einwanderungslandes betrachtet werden. Wie schon erwähnt scheint es in Deutschland zuweilen schwer zu fallen, realistisch zu bedenken, dass Bürger deutscher Herkunft in absehbarer Zeit die Minderheit der Bevölkerung bilden. Gleichzeitig weisen demographische Untersuchungen schon jetzt darauf hin, dass Deutschland auf die Kinder seiner ausländischen Bewohner angewiesen sein wird, weil die Geburtenrate in deutschen Familien weiterhin sinkt. Ob sich eine Migrantenfamilie in ihrem Gastland als willkommen, zugehörig und in jeder Beziehung aufgenommen erlebt oder sich als Eindringling, „Störer", „Schmarotzer" oder Konkurrent um Arbeitsplätze, kurzum als fremd empfindet, ist ein entscheidender Faktor für die psychische und psychosoziale Situation der gesamten Familie, besonders aber der Kinder.

Dieser kulturelle und gesellschaftliche Kontext wurde während des gesamten Symposiums immer wieder diskutiert. Übereinstimmend bekräftigen alle Forscher, dass es bei Integrationsfragen nicht primär oder gar isoliert um frühen und erfolgreichen Spracherwerb gehen könne, sondern vielmehr um die Frage, wie die Bereitschaft von Migranten, an der Zivilisation des Gastlandes aktiv partizipieren zu wollen und zu können, gezielt unterstützt werden könne.

Es liegen, so ist festzustellen, bislang erst wenige empirische Studien vor, die Gemeinsamkeiten aber auch Unterschiede zwischen verschiedenen Migrantengruppen belegen. Ein Blick in literarische Darstellungen von Migranten zeigt aber interessanterweise, dass in vielen Romanen vor allem von asiatischen Autoren das Migrationsschicksal beschrieben wird und darin erstaunlicherweise immer wieder die gleichen Motive auftauchen: Die Sehnsucht (longing) nach der Ferne, aber auch nach dem Zuhause, das Grundgefühl der Entwurzelung, von Entfremdung und Einsamkeit, von Isolation und Heimweh – aber auch die Gefühle von Entdeckungsfreude und Neugier sowie der Erleichterung, beengenden oder bedrohlichen Situationen entkommen zu sein, neue Chancen für sich und die kommenden Kinder zu nutzen, dann wiederum allerdings auch Schuldgefühle, Andere zurückgelassen zu haben. Zugleich spricht aus der Literatur eine tiefe Sehnsucht, ein echtes Zugehörigkeitsgefühl (belonging) zum Gastland zu entwickeln. Es kann daher nicht nur um (früh- bzw. rechtzeitigen) Spracherwerb gehen, sondern um die Teilhabe an „Citizenship", also um die aktive Zugehörigkeit zu einem gesellschaftlichen und politischen Raum, und damit letztlich um gelebte „Staatsbürgerschaft".

b) Sprache als Eingangstor in eine fremde Kultur

Überwiegt der Wunsch von Migranteneltern, aktiv an der Kultur des Gastlandes teilzuhaben und zu dessen Staatsbürgern zu werden, so werden sie sich auch aktiv darum bemühen, dessen Sprache zu lernen, vorhandene Hilfsangebote dazu zu nutzen und ihre Kinder beim Erlernen der fremden Sprache zu unterstützen. Nimmt dagegen das unbewusst eng mit seinen primären Bezugspersonen verbundene Kleinkind wahr, dass seine Eltern, vor allem die Mutter, an schwerem Heimweh leiden oder gar innerlich noch gar nicht im Gastland angekommen sind, wird es eine eigene Zuwendung bzw. Hinführung zur Kultur des Gastlandes als „Verrat an der Mutter", als Wegbewegen und Quelle eines tiefen Loyalitätskonflikts erleben. Dieser Loyalitätskonflikt kann regelrecht verhindern, dass Migrantenkinder die Sprache des Gastlandes erfolgreich lernen.

Der vierjährige afghanische Junge namens Abib kann als Beispiel für ein solches Phänomen angeführt werden: Abib sprach kein Wort Deutsch, bis es der Leiterin der Kindertagesstätte gelungen war, die schwer traumatisierte, depressive Mutter aus ihrer Zweizimmerwohnung in den öffentlichen Raum des Kindergarten hineinzuholen und sie fortan an einigen gemeinsamen Aktivitäten zu beteiligen. Von einem Tag auf den anderen konnte Abib Deutsch sprechen!

Vorbehalte und Misstrauen der Migranteneltern gegen die fremde Kultur und Sprache haben unterschiedliche Gründe. Da die Einwanderer jedoch häufig davon abhängig sind, im Lande bleiben zu können, können sie diese Vorbehalte nicht äußern. Sie werden vor allem bei der Erziehung und Bildung ihrer Kinder und deren Integration in das Gastland formal zwar allem zustimmen, was für erforderlich und gut gehalten wird – den demokratischen Grundregeln eines Rechtsstaats und auch dem Spracherwerb. Innerlich aber bleibt ihre ambivalente Haltung vorherrschend und vermittelt den Kindern unbewusst entsprechend gegenteilige Signale. Wie von Freyberg und Wolff (2004) in einer DFG-Studie über nicht beschulbare Jugendliche gezeigt haben, sind gerade solche unbewusst gesendeten und aufgenommenen Signale von Migranteneltern an ihre Kinder weitaus mächtiger als die bewusst vorgetragenen Zustimmungen.

c) Frühkindliche Spracherkennung und Entwicklung

Aus psychoanalytischer Sicht gibt es außer den kulturellen und sozialpsychologischen Überlegungen weitere Gründe dafür, dass der Spracherwerb nicht isoliert betrachtet werden kann: Daniel Stern verwies im Rahmen der Tagung auf eine Vielzahl von Studien aus der empirischen Säuglingsforschung, der psychoanalytischen Entwicklungs- und Bindungsforschung (vgl. 3.4), die belegen, wie zentral die Bedeutung der frühen Vorläufer der Sprachentwicklung in den ersten 18 Lebensmonaten sind. Die Stimme der Mutter, ihre Sprachmelodie und Sprechrhythmen, aber auch der emotionale Kontext und vor allem die Bindungssicherheit bilden sinnliche, ineinander verwobene Erfahrungen, die ein Kind in den primären Beziehungen mit Mutter und Vater in sich aufnimmt, um danach einen erfolgreichen frühen Erst- oder später Zweitsprachenerwerb durchlaufen zu können.

„Eine zu frühe und von der ganzheitlichen, emotionalen Beziehungserfahrung getrennte Sprachentwicklung kann sich sogar schädigend auf die gesamte psychische, psychosoziale und kognitive Entwicklung auswirken, wenn sie von dem emotionalen, fließenden Kommunikationsfluss zwischen sich und dem anderen abgetrennt ist, monologischen Charakter bekommt und statt einem Gefühl der Verständigung eine Erfahrung der Einsamkeit, des Verlustes an Verbundenheit vermittelt.“ (Daniel Stern, seine Einsichten zusammenfassend aus „Tagebuch eines Babys“ (1990/1991).

Zu ähnlichen Ergebnissen kommen Studien im Bereich der Hirnforschung. Antonio und Hanna Damasio, Jaak Panksepp und Joachim Bauer bekräftigten, dass sowohl beim Primaten als auch beim Menschen die Entwicklung des Gehirns und damit auch seines Sprachzentrums eng mit der Qualität der frühen Beziehungserfahrungen und damit einhergehenden emotionalen und motivationalen Prozessen verbunden ist. Erfolgreiches Verstehen und Sprechen der eigenen und einer zweiten Sprache ist weitgehend von der Entwicklung differenzierter, melodiöser, von Emotionen begleitenden „Interaktions- und Kommunikationsspielen“ zwischen dem Kind und bedeutungsvollen Anderen sowie seiner weiteren Umgebung abhängig. Bei Mädchen und Jungen, die schwere Sprachstörungen entwickeln (10–15 % aller Kinder), liegen in der Regel schwere Defizite in den frühen Beziehungserfahrungen zugrunde.

Daher sollte Sprachförderung im weitesten Sinne nicht erst im dritten Lebensjahr einsetzen. Die Weichen für einen gelingenden Spracherwerb werden viel früher gestellt. Kleinkinder, die von Geburt an mit depressiven, in sich zurückgezogenen Müttern aufwachsen, zeigen neben anderen Deprivationssymptomen auffallend häufig schwere Mängel bei der Sprachentwicklung. Daniel Stern wies darauf hin, dass gerade depressive Phänomene bei Migranten aufgrund ihrer sozialen Isolation gehäuft auftreten. Das gilt übrigens schichtenunabhängig und betrifft beispielsweise auch die Familien von UN-Mitarbeitern in Genf, wo Stern entsprechende Erfahrungen machte.

In seiner Sprechstunde für Migrantenmütter mit Säuglingen bestand Daniel Sterns häufigster Rat darin, das Budget der Familie umzustellen, um sieben bis acht Telefonanrufe mit Familienangehörigen pro Tag einzuplanen: „Das ist das Beste, was Sie für sich und Ihr Baby nun tun können... Verzichten Sie lieber auf Ihr Auto“, hat er den Frauen empfohlen. Die Möglichkeit, eine direkte Verbindung mit der eigenen Mutter und anderen weiblichen Familienangehörigen aufrechtzuerhalten, gehört besonders für junge Mütter, die ihre Heimat verlassen haben und sich durch die Existenz eines Babys in der Fremde verloren fühlen, zu den wichtigsten Bedingungen, um eine gelingende Bindungsbeziehung zwischen Mutter und Kind anzubahnen. Sie brauchen die Erinnerungen an die eigene Mutter und die eigene Kindheit, um sich ihrer eigenen Mutterrolle zu vergewissern.

Doch durchleben nicht nur junge Mütter, die zur Depression neigen, kurz nach der Geburt eine besonders sensible Phase, die für die psychische Entwicklung des Babys, aber auch für das Erleben der eigenen Mutterschaft von entscheidender Bedeutung ist. Die ersten Wochen nach der Geburt scheinen wie eine Art „Zeitfenster“ für gelingende Kommunikation und Interaktion zwischen Kind und Mutter (Eltern) zu sein. Wird diese Zeit nicht genutzt oder erschweren Lebensereignisse (wie Verluste naher Bezugspersonen, äußere Belastungen wie Arbeitslosigkeit, Einsamkeit, soziale Isolation) das mütterliche (bzw. väterliche) Pflegeverhalten, entstehen unweigerlich pathologische Beziehungsmuster, die später nur mit großem Aufwand korrigiert werden können.

Neuere Studien weisen nach, dass das genetisch angelegte elterliche Pflegeverhalten nur „getriggert" werden kann, sofern es während dieses Zeitfensters stimuliert wird. So entwickeln Ratten kein mütterliches Pflegeverhalten, wenn sie gleich nach der Geburt von ihren Neugeborenen getrennt werden. Zudem erleiden die früh getrennten Jungtiere neurobiologisch nachweisbare, dauerhafte Schäden in ihrem hormonellen Stresssystem und sind daher später weniger kreativ im Problemlösen. Sie verhalten sich ängstlicher, sind weniger frustrationstolerant und bleiben häufiger ohne eigenen Nachwuchs. Bekommen sie Nachwuchs, ist ihr mütterliches Pflegeverhalten weitgehend limitiert. Analog zu diesen Tierversuchen wurde auch in Studien beim Menschen nachgewiesen, welche Langzeitwirkungen frühe traumatische Erfahrungen auf die Entwicklung von Säuglingen und Kleinkindern haben (vgl. Hospitalismusstudien, siehe 3.1.3, vgl. auch De Bellis und Thomas (2003)) und im Extremfall bis in die nächste Generation weiterwirken.

Bei Migrantenfamilien und Flüchtlingen sind gehäuft schwere traumatische Erfahrungen zu finden, die sich belastend in den vulnerablen, störanfälligen ersten Lebenswochen und den ersten Lebensmonaten ihrer Babys auswirken können. Daher sind Hilfestellungen für ausländische Mütter mit Säuglingen vielversprechend und oft notwendig – auch um die frühe Grundlage einer gelingenden Entwicklung von Kommunikation, sozialem Austausch und schließlich verbaler Sprache zu schaffen.

d) Sprache als Mittel zur Kommunikation und Problemlösung

Jaak Panksepp hat in vielen Tierstudien die Relevanz des „seeking-systems" für lustvolles, produktives Lernen und Problemlösen nachgewiesen. Analog bekräftigt die empirische Bindungsforschung, dass beim Menschen zwei antagonistische Motivationssysteme zu beobachten sind: das Bindungs- und Explorationssystem. Nur wenn sich ein Kind sicher fühlt, kann es lernend und lustvoll kreativ seine Umgebung erkunden. Sobald es eine Gefahr wahrnimmt und ängstlich wird, wird das Bindungssystem aktiviert (vgl. 3.4). Als gefährlich empfindet das Kind auch, sich durch Erwerb der ambivalent besetzten Fremdsprache bedrohlich weit von den Eltern zu trennen. Alle seelische Energie muss dann dafür eingesetzt werden, der Gefahr zu entfliehen und Sicherheit wieder herzustellen, etwa einen Ort aufzusuchen, der Sicherheit verspricht.

Eine weitere zentrale Dimension des Spracherwerbs ist, dass Sprache der Kommunikation mit anderen dient und deshalb auf keinen Fall aus diesem zielgerichteten Kontext herausgelöst werden kann. Nur wenn Kinder kommunizieren möchten, erlernen sie auch erfolgreich das dazu notwendige Verständigungsmittel.

Künstliche und der Lebenswelt des Kindes entfremdete Sprachangebote können zwar auswendig gelernt werden, aber sie werden niemals in die

Ich-Identität des Kindes eingehen, nicht zu einem Mittel individueller Äußerungen und deshalb auch nicht zu nachhaltiger Sprachfähigkeit führen. Dient die Sprache einer wichtigen, für das Kind in seiner Lebenswelt lustvollen, erwünschten und notwendigen Problemlösung, wird es die Sprache als Problemlösungsmittel entdecken, entwickeln und dauerhaft erfolgreich erwerben. Nur ein Kind, das diese Erfahrung gemacht hat, wird sich von sich aus weiter um erfolgreichen Spracherwerb bemühen und neue und andere Kommunikationszusammenhänge suchen. Die Mannheimer Linguistin Rosemarie Tracy erinnerte daran, dass Kinder oft schon lange vor dem expliziten Sprechen über eine latente Sprachkompetenz verfügen. Aktiviert wird sie, sobald sie sich dazu in der Lage sehen und die Notwendigkeit erleben, ihre aktuellen Schwierigkeiten nicht ohne sprachliche Verständigung lösen zu können. Tracy wies jedoch auch darauf hin, dass die Sprachförderung im Alter von drei bis sechs Jahren erheblich erschwert, schlimmstenfalls sogar verhindert wird, wenn die Vorläufer der Sprachentwicklung in den ersten beiden Lebensjahren nicht adäquat entwickelt wurden.

e) Sprachentwicklung, Identifizierung und Peergroup

So erfolgt die frühe Sprachentwicklung immer in existenziellen, intensiven Beziehungen. Bekanntlich überlebt der menschliche Säugling als psychophysiologische Frühgeburt nur, sofern es ihm dank seiner angeborenen Fähigkeiten gelingt, ein aktives Pflegeverhalten seiner primären Bezugspersonen zu aktivieren. Der Säugling erkennt aufgrund seiner embryonalen Erfahrung schon kurz nach der Geburt die Stimme seiner Mutter, reagiert auf Rhythmus, Tonlage und Melodie und verbindet mit ihr ein Grundgefühl des Vertrauens, der Geborgenheit und der Quelle von Nahrung, Überleben, Mitteilung und Verbundenheit. Daher beginnt die sprachliche Kommunikation schon während der frühen Schwangerschaft. Das gesamte „musikalische“ Repertoire der Kommunikation zwischen einem „auftauchenden Selbst“ (Stern) und einem „wichtigen Anderen“ (Winnicott) entwickelt sich in den ersten 18 Monaten und bildet idealerweise die stabile Basis, auf der sich die Sprachentwicklung aufbaut.

Liegen Störungen im präverbalen, „frühsprachlichen“ Kommunikationsverhalten vor, werden sich diese Störungen auch im Spracherwerb manifestieren. Hinreichend untersucht sind etwa die Interaktionen von Säuglingen mit ihren depressiven Müttern. Diese Babys entwickeln ein stark eingeschränktes nonverbales und sprachliches Ausdrucks- und Kommunikationsverhalten. Daher ist sowohl die Sprachentwicklung als auch die Ausbildung kommunikativer, sozialer Fähigkeiten nicht von frühen Beziehungserfahrungen zu trennen. Kommunikation und Sprache werden vorwiegend durch Imitation und Identifikation mit wichtigen Bezugspersonen erworben.

Diese Mechanismen sind nicht nur in Eltern-Kind-Gruppen zu nutzen, sondern auch durch die Vermittlung von Sprache in Kindergruppen. „Die besten Sprachlehrer für Kinder sind ältere Kinder“ (Panksepp), „allerdings nur dann, wenn sie die adäquaten sprachlichen Anregungen erhalten“ (Tracy) oder „sich in den aktuellen Beziehungen als sicher erleben“ (Stern)

4.3.2 Pilotprojekt: ERSTE SCHRITTE – ein Integrationsprojekt für Kinder mit Migrationshintergrund

Die konkrete Umsetzung der eben skizzierten Überlegungen zur frühesten Prävention in einem Forschungsdesign wird zurzeit in einer Pilotstudie überprüft. Dazu eine kurze Zusammenfassung des jetzigen Standes unserer Konzeptualisierungen: *Ziel des Projektes* ist es, ein Modellprojekt für Kleinkinder mit Migrationshintergrund durchzuführen, das

1. wissenschaftlich nachweisbar die Integration verbessert,
2. sich besonders auf die Risikogruppe der akuten Migranten und Flüchtlinge konzentriert und
3. als Modell angelegt ist, das auch auf andere Standorte übertragbar ist.

Das Projekt setzt bei den *Integrationskursen* an, die nach der Integrationskursverordnung vom 13.12.2004 für viele Migranten verpflichtend sind und an denen damit vor allem Menschen teilnehmen, die erst seit kurzem in Deutschland sind. Nach den Daten aus Frankfurt/Main haben 2/3 der teilnehmenden Frauen Kinder unter 3 Jahren und werden 1/3 der Frauen während der 2-jährigen Kurszeit schwanger. In dieser Phase der bevorstehenden oder jungen Elternschaft sind auch Mütter (und Väter), die eigentlich kein Interesse an einer Integration in die deutsche Gesellschaft haben, offen für Maßnahmen, die ihren Kindern nutzen könnten. Die Projektmitarbeiterinnen versuchen daher noch während der Schwangerschaft in Beziehung zu den jungen Migrantinnen und ihren Männern zu treten, damit eine Vertrauensbasis entstehen kann, die ermöglicht, dass der Kontakt auch nach der Geburt aufrecht erhalten wird und die Wahrscheinlichkeit besteht, dass die jungen Familien die Angebote des Projektes annehmen.

Angebote für ältere Kinder
Die Kinder, die in der Regel zu den Kursen mitgebracht werden, sind bislang während der Kursarbeit der Mütter kaum oder nur verwahrend betreut. Hier soll eine professionelle Betreuung eingesetzt werden, die während dieser Zeit kindgerechte Förderung des Spielens und Verhaltens der Kinder anbietet und auch Störungen des kindlichen Verhaltens registrieren kann.

Angebote für Mütter
In zeitlichem Zusammenhang mit dem Integrationskurs treffen sich fünf bis acht Mütter mit ihren Kindern wöchentlich für ein bis zwei Stunden (Angebotskurs). In dieser Zeit erhalten die Mütter für ihre Kinder ein allgemeines Angebot (Möglichkeit von Gratistelefonaten mit ihren Müttern in den Herkunftsländern, Hilfe beim Umgang mit Sozialdiensten, Kinderärzten etc.,) sowie ein professionelles Betreuungs- und Hilfsangebot (Untersuchung des Entwicklungsstandes des Kindes, Analyse des Beziehungsverhaltens zwischen Mutter und Kind, kinderpsychologisches Beratungsangebot, Schulung von Wahrnehmung und Empathie u. a.)

Die Angebote für Mütter und Kinder beginnen während der Integrationskurse und setzen sich nach Beendigung der Kurse bis zum Eintritt des Kindes in den Kindergarten fort. Die maximale Angebotsdauer beträgt daher drei Jahre, wobei die Angebotskurse während eines Jahres aufgebaut werden. Daraus ergibt sich eine Projektlaufzeit der Hauptstudie von vier Jahren.

Insgesamt sollen 15 Angebotskurse eingerichtet werden, die möglichst in den Einrichtungen stattfinden sollen, in denen die Integrationskurse ablaufen (Volkshochschulen, kommunale Einrichtungen etc.). Um lokale Besonderheiten auszugleichen, sollen die Kurse auf zwei deutsche Großstädte aufgeteilt werden. Geleitet werden die Kurse von jeweils speziell für diese Aufgabe geschulten Leiterinnen (eine Projektmitarbeiterin und eine Person mit Migrationshintergrund). Die Schulung der Leiterinnen (Pädagoginnen, Psychologinnen, Sozialpädagoginnen mit Erfahrungen mit Kleinkindern, evtl. selbst Mütter in der Wiedereingliederungsphase) wird vom Sigmund-Freud-Institut und vom Institut für Analytische Kinder- und Jugendlichenpsychotherapie in Frankfurt vorgenommen. Zusätzlich wird in den Einrichtungen stundenweise eine Kinder- und Jugendlichenpsychotherapeutin präsent sein: für ein niederschwelliges Angebot von Diagnostik, Entwicklungsberatung, Krisenintervention, zugleich auch als Angebot für kurzfristigen Beratungsbedarf der Leiterinnern.

Das Projekt ist als *wissenschaftliche Studie* gedacht, da der Erfolg dieser Ansätze im Kleinkindesalter für die Integration wissenschaftlich fundiert evaluiert werden soll. Es werden daher randomisiert Angebotsgruppen und Kontrollgruppen gebildet, sodass auch unter Berücksichtigung einer signifikanten Abbrecherquote jeweils 100 Kinder beider Gruppen untersucht werden können. Die Kontrollgruppe erhält eine Aufwandsentschädigung für die Untersuchung. Der Integrationserfolg wird nach einem Jahr, beim Eintritt in den Kindergarten, bei der Einschulung und am Ende des ersten oder zweiten Schuljahres untersucht. Die Hypothesen sind, dass die Kinder der Angebotsgruppen u. a. eine bessere Kenntnis der deutschen Sprache, weniger Stress und Aggression und bessere schulische Leistungen zeigen.

In der im August 2008 begonnenen halbjährlichen Pilotphase werden die Praktikabilität der Studie geprüft, die Forschungsinstrumente ausprobiert und das Netzwerk für die Hauptstudie aufgebaut. Eine der wichtigsten offenen Fragen ist, ob es uns im Rahmen des Projektes gelingen wird, den Kontakt zu den jungen Migrantenfamilien aufzunehmen und ihnen ein Angebot zu machen, das ihnen die Integration in das Gastland erleichtert und die Entwicklung der Kinder unterstützt..

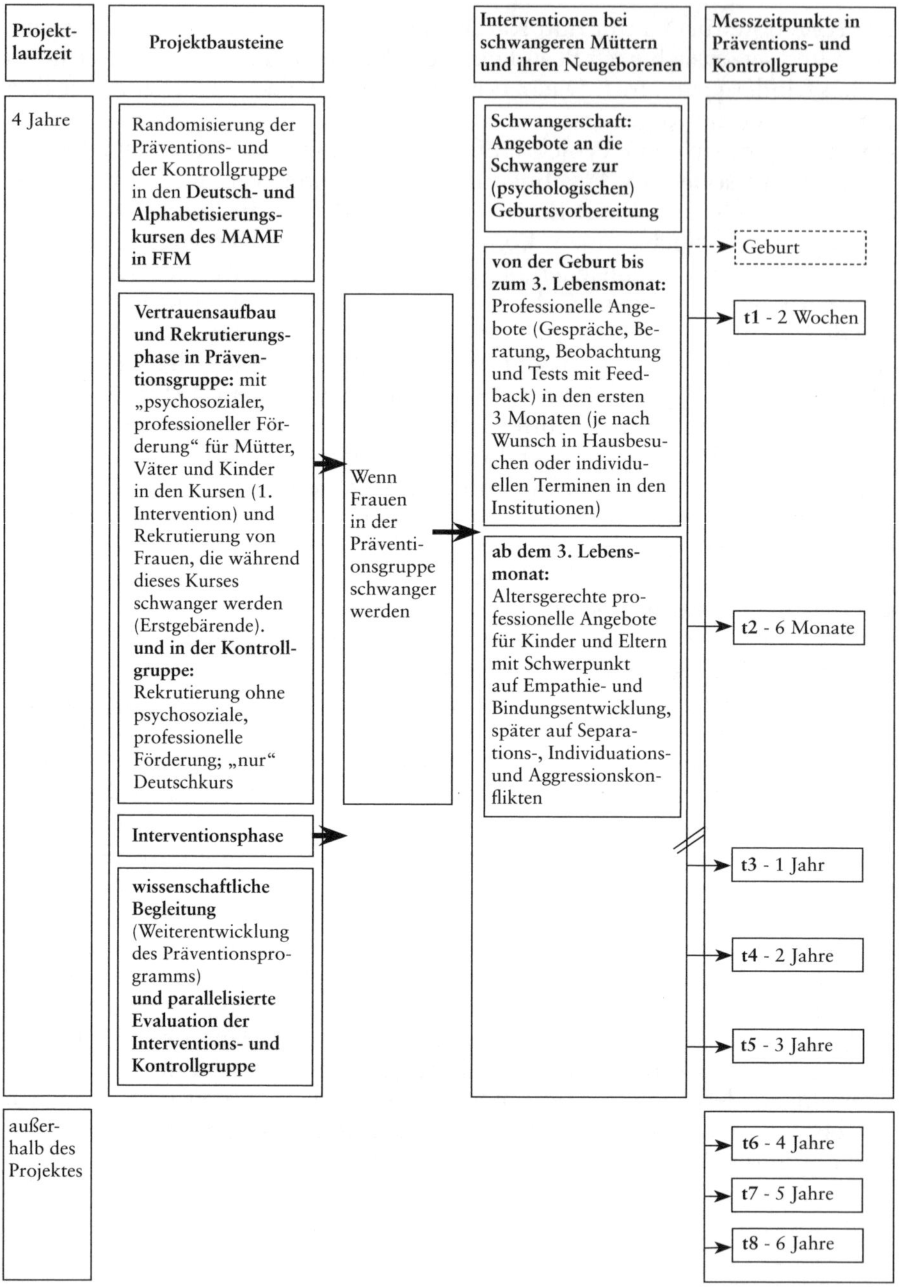

Abb. 4.5: Ablaufschema des geplanten Projektes „ERSTE SCHRITTE“

5 Klinische Beispiele – Genutzte und verpasste Chancen von Frühprävention aus der Sicht exemplarischer Kindertherapien und von Psychoanalysen mit Erwachsenen

5.1 Einleitung – Zur Problematik von Fallgeschichten als wissenschaftliche Kommunikationsform

Die kritischen Hinweise zur methodischen Nutzung der Falldarstellungen als „wissenschaftliche Kommunikationsform“ der Psychoanalyse sind bekannt (vgl. dazu u.a. Meyer, 1993) und haben in jüngerer Zeit durch die moderne Gedächtnisforschung vor allem in der akademischen Psychologie und Medizin eine neuerliche Bekräftigung erfahren. Wenn ich in diesem Band dennoch auf die Form der narrativen Zusammenfassung von Psychoanalysen zurückgreife, bin ich mir bewusst, dass es dabei nicht um die Kommunikation von „objektiven Wahrheiten“ geht, sondern um den Versuch, einige meiner Gedanken zu komplexen klinischen Beobachtungen zur Diskussion zu stellen. Trotz allen Einwänden bin ich davon überzeugt, dass manche Erfahrungen „nur erzählt und nicht gemessen“ und daher auch nur in Form von Narrativen angemessen weitergegeben werden können. Dies ist einer der Gründe, warum die Narrationsforschung in den Sozialwissenschaften gerade die Erzähltradition der Psychoanalyse mit neuem Interesse rezipiert (vgl. Stuhr, 2001). Im Gegensatz zur Präsentation von Daten empirischer Studien lehnen wir uns bei diesen Kommunikationsversuchen bewusst an literarische Formen an, denn Literatur erinnert uns daran, dass es die „eine einzige objektive Wahrheit“ in einer therapeutischen Begegnung nicht geben kann, sondern dass – wie mit dem schon erwähnten Blick durch ein Kaleidoskop – immer wieder neue Einsichten erkennbar werden – je nachdem und von wem, in welcher Position das Instrument gehalten wird.

Diesen besonderen Charakter unseres Forschungsgegenstandes und unserer Methodik gilt es einerseits zu bedenken und offensiv in wissenschaftlichen Diskursen zu vertreten. Andererseits entbindet uns dies aber gleichzeitig nicht von der ebenfalls wichtigen Option, psychoanalytische Phänomene auch mittels empirischer und interdisziplinärer Betrachtungen und Studien zu erschließen, z.B. wenn es um die Frage des Erfolgs einer psychoanalytischen Behandlung bei Kindern mit einer ADHS-Diagnose geht.[1]

[1] Daher führen wir, unterstützt durch den Verein für Analytische Kinder- und Jugendlcihenpsychotherapie (VAKJP) und das Research Advisory Board der International Psychoanalytical Association (RAB) am SFI z.Zt. eine prospektive Wirksamkeitsstudie zu psychodynamischen verglichen mit verhaltenstherapeutisch-medikamentösen Behandlungen von hyperaktiven Kindern (F 90) durch, siehe website des SFI: http//www.sigmund-freud-institut.de

Daher steht die psychoanalytische Forschung, wie schon kurz diskutiert, immer in einem unauflösbaren Spannungsfeld. An einem Pol geht es um die Einsicht, dass der spezifische psychoanalytische Forschungsgegenstand, die Untersuchung unbewusster Konflikte und Phantasien, eines ebenso spezifischen Forschungsinstrumentariums in der klinisch-psychoanalytischen Situation bedarf, um – unter Nutzung der freien Assoziationen, von Übertragung/ Gegenübertragung, Träumen, Fehlleistungen und -handlungen etc. – Hypothesen zu aktuellen unbewussten Prozessen zu generieren, die anschließend mit ebenfalls spezifischen Wahrheitskriterien zusammen mit dem Analysanden sorgfältig überprüft werden müssen. Diese genuin psychoanalytische Forschung kann durch keine andere ersetzt werden. Dabei gewonnene Einsichten können oft nur narrativ vermittelt werden. Am extrem entgegengesetzten Pol geht es um die Essentials *wissenschaftlicher* Kommunikation, denen sich auch die Psychoanalyse stellen muss, z.B. um die Transparenz der Daten und ihrer darauf basierenden Interpretationen, deren Kritisierbarkeit von außen, durch nicht psychoanalytische Forscher, dem kritischen Umgang mit dem subjektiven Faktor etc.

Vor diesem Hintergrund versuchen wir in allen aktuellen Studien des Sigmund-Freud-Instituts, dieses Spannungsfeld gemeinsam zu reflektieren und möglichst produktiv zu gestalten. So ist es uns beispielsweise in der Frankfurter Präventionsstudie gelungen, mit den Methoden der (akademisch)empirischen Forschung zu belegen, dass unser zweijähriges, nicht-medikamentöses, psychoanalytisches Präventions- und Interventionsprogramm in Frankfurter Kindergärten zu einem statistisch signifikanten Rückgang der Aggression und Ängstlichkeit führte (vgl. Abschnitt 4.1). Diese Ergebnisse wurden auch von nicht-psychoanalytischen Kollegen, beispielsweise aus der Kinderpsychiatrie, anerkannt.

Protest ernteten wir hingegen bei den ebenfalls aufgeführten Ergebnissen unserer qualitativen (psychoanalytischen) Untersuchungen von Einzelfällen, in denen wir – der oben erwähnten narrativen Tradition der Psychoanalyse folgend – diskutierten, dass bei den nach DSM IV diagnostizierten ADHS-Kindern sehr verschiedene (unbewusste) lebensgeschichtliche Erfahrungen zur gleichen Symptomatik der Aufmerksamkeits- und Konzentrationsstörung sowie der Hyperaktivität geführt haben. Wir erkannten und beschrieben dabei folgende Subtypen von ADHS-Kindern:

- ADHS-Kinder mit einem hirnorganischen Problem (I)
- ADHS-Kinder mit einer emotionalen Frühverwahrlosung (II)
- ADHS-Kinder aufgrund frühinfantiler Trauma (III)
- ADHS als ein Überlebensversuch im Aufwachsen mit einer „toten Mutter“ (André Green) (IV)
- ADHS-Kinder im Zusammenprall verschiedener Kulturen und ihrer Anforderungen an Kindheit (V)
- ADHS als Reaktion auf eine problematische Pädagogik bei hochbegabten, kreativen Kindern (VI)
- ADHS als Ausdruck von akuter Trauer und Depression (VII)

Während die letzten drei Gruppen Reaktionen grundsätzlich gesunder Kinder auf unterschiedliche Facetten einer „veränderten Kindheit" in unserer westlich-multikulturellen, postmodernen Gesellschaft darstellen, liegen bei Kindern mit einer ADHS-Symptomatik der ersten vier Gruppen unterschiedliche Störungen der Frühentwicklung vor. Wie wir im Folgenden anhand von zwei klinischen Beispielen veranschaulichen werden, ist keine der ersten vier Gruppen unikausal, sondern nur im Zusammenwirken komplexer Faktoren zu verstehen, selbst wenn zumeist eine der erwähnten biographischen Auffälligkeiten dominierte (vgl. dazu Leuzinger-Bohleber, Fischmann und Staufenberg, 2007). Dabei verstehen wir diese biographischen Auffälligkeiten im Sinne psychischer und neurobiologischer Kausalitäten, die zum ADHS, d. h. zu der in den Klassifikationssystemen ICD-10 und DSM-IV beschriebenen Symptome, führen, und nicht als Komorbiditäten im Sinne des DSM IV. Dennoch hatten alle Auffälligkeiten, trotz ihrer Unterschiedlichkeit, aus psychodynamischer Sicht eines gemeinsam: Sie trugen offenbar dazu bei, dass alle Kinder eine gravierende Schwäche in ihrer Affekt- und Impulsregulierung entwickelt hatten.

Obwohl wir alle Kinder der Studie ausschließlich mit psychoanalytischen Mitteln und nicht mit den modernen Methoden der Neurobiologie untersucht haben, ist anzunehmen, dass sich die frühen Traumatisierungen auch auf der neurobiologischen Ebene widerspiegeln (vgl. Abschnitt 3.7.2). So können z.B. frühe Trennungstraumatisierungen ein möglicher Grund für die spezifische Vulnerabilität von ADHS-Kindern und ihrer mangelnden Fähigkeit sein, sowohl Umweltreize als auch eigene Affekte und Impulse adäquat zu regulieren.

Die häufigste Ursache der mangelhaften Affekt- und Impulsregulation lag unseren Studien zufolge jedoch in dem Versagen des Primärobjekts (d.h. in aller Regel der Eltern), die Spitzenaffekte des Säuglings angemessen und zuverlässig regulieren zu können. Oft schien bei diesen Kindern eine genetisch bedingte, auffallende Reagibilität auf äußere und innere Reize im Sinne einer Hypersensibilität auf ein Primärobjekt zu treffen, das damit nicht in einer „genügend guten Weise" regulierend und empathisch umzugehen wusste. Eine mögliche Konsequenz war die Unfähigkeit des Babys, durch Identifikations- und Introjektionsprozesse mit den verstehenden und haltenden Funktionen der Bezugsperson sukzessiv seine Triebimpulse und Affekte selbst regulieren zu können, was, wie dies Bürgin (2005) kürzlich ausdrückte, zu einem Zusammenbrechen narrativer Funktionen in der Mutter-Kind-Dyade und damit auch zu einer mangelnden Entwicklung sekundärprozesshaften Denkens führen mag. Daher erlebten diese späteren ADHS-Kinder ein solches „Dis-match" zwischen ihrer eigenen Vitalität, dem lebhaften Temperament und ihren frühesten Bezugspersonen mit dem Resultat, dass sie eine häufige Überstimulation erlebten und kaum ein sicheres Bindungsmuster entwickeln konnten. Diese frühen Beziehungserfahrungen erschwerten zudem die Entwicklung von Aufmerksamkeit als einer komplexen Ich-Funktion, die sich in einem spezifischen Beziehungskontext herausbildet und ebenfalls durch genetische Faktoren, frühe emotionale

Austauschprozesse, Temperamentsfaktoren sowie Mikrotraumata mitbeeinflusst wird – auch hierin ist möglicherweise die Ursache für die Entstehung eines Aufmerksamkeitsdefizits zu finden (vgl. Sugarman, 2006, S. 238[2]).

In Abschnitt 3.4 sind wir auf das bislang wohl am besten empirisch untersuchte Beispiel einer solchen Beziehung zwischen „Primärobjekt" (hier eine depressive Mutter) und ihrem Säugling ausführlich eingegangen sind.

Daher stimmen wir mit vielen heutigen ADHS-Forschern überein, dass bei den sog. ADHS-Kindern mit hoher Wahrscheinlichkeit auch neurobiologische Befunde, etwa Auffälligkeiten im Neurotransmittersystem, anzutreffen sind. Wie ich im Folgenden diskutieren möchte, gehen aber die Auffassungen, wie solche Kinder am adäquatesten zu behandeln sind, weit auseinander. Wir haben oben erwähnt und in mehreren Arbeiten detaillierter ausgeführt, dass wir nicht prinzipiell gegen eine medikamentöse Behandlung (z.B. auf der Basis des Wirkstoffs Methylphenidat) sind. Oft erweist sich eine medikamentöse Behandlung tatsächlich als die einzige Möglichkeit, eine soziale Eskalation kurzfristig zu unterbrechen und damit beispielsweise zu verhindern, dass ein ADHS- Kind für die Schule nicht mehr tragbar ist. Doch beruhen unsere Bedenken zum einen auf der enorm gesteigerten Verabreichung von Ritalin (und analogen Medikamenten), oft ohne vorherige sorgfältige medizinische und psychologische Untersuchung (die Verschreibung von Methylphenidat hat im Mittel zwischen 1993 und 2006 um insgesamt 3591 %, d.h. von 34 auf 1221 Kilogramm zugenommen (vgl. Haubl, 2008). Zum anderen scheinen die kurz- und langfristigen Auswirkungen von Medikamenten auf das sich entwickelnde kindliche Gehirn noch zu wenig untersucht.

Doch unser grundsätzlicher und wesentlichster Einwand gegenüber einer (zu raschen und unreflektierten) Behandlung des ADHS mit Medikamenten ist ein psychoanalytischer: Gerade weil die Medikamente hoch wirksam sind, verdecken sie das ganze Spektrum möglicher individueller Ursachen, die im Einzelfall zur ADHS-Symptomatik geführt haben. Damit macht es die medikamentöse Therapie sowohl den betroffenen Kindern als auch ihrem familiären wie sozialen Umfeld schwierig bzw. unmöglich, die jeweilige Entstehung der ADHS-Symptomatik zu analysieren, zu ergründen und entsprechend darauf zu reagieren – eine zentrale Voraussetzung für eine nachhaltige, auf Autonomie basierende Verhaltensänderung.

---

2 „Kinder, die als sog. ADHD-Kinder diagnostiziert werden, zeigen oft eine normale Aufmerksamkeit und Aktivität, wenn sie etwas tun, was ihnen Spaß macht. Die Schwierigkeiten tauchen auf, wenn Anforderungen von der äußeren Umgebung an sie gestellt werden. Das Aufmerksamkeitsdefizit spiegelt daher eine früher Dysfunktion des Ichs wider, das u.a. mit einer mangelnden Fähigkeit des Primärobjekts in Zusammenhang steht, Aufmerkamkeit zu containen und zu fokussieren, sowie Vertrauen in Zeitabläufe zu vermitteln. Verschiedene Dysfunktionen im Ich resultieren aus dieser mangelnden Holding-Funktion. Eine der gravierendsten ist die Unfähigkeit, verbale Symbolisierungen zu nutzen, um Gefühle auszudrücken. Daher werden Handlungen zu einer vorherrschenden Modalität, um zu verhindern, von unerträglichen Gefühlen überflutet zu werden. " (Sugarman, 2006, S. 238, Übersetzung M. L.-B.)

Daher möchte ich im Folgenden anhand von zwei Fallskizzen die These diskutieren, dass sich eine detaillierte Einsicht in die individuellen Hintergründe einer ADHS-Symptomatik für eine nachhaltige Symptomverbesserung als unverzichtbar erweist, da sie dem Betroffenen – etwa im Gegensatz zu einer medikamentösen Behandlung – die Chance bietet, auf die unbewusste Manifestation ungelöster Konflikte und Phantasien in der ADHS-Symptomatik einzugehen und damit zu versuchen, die Schwäche in der Affekt- und Impulsregulation aktiv anzugehen. In der Übertragung zum Analytiker werden Phantasien zu den pathogenen Objektbeziehungen erkennbar sowie die Sehnsucht nach alternativen Erfahrungen, die in erfolgreichen Behandlungen im Sinne der eben erwähnten Internalisierungsprozesse zur Entwicklung einer stabilen Affektregulierung genutzt werden.

Da ich im Rahmen dieses Buches nur Fragmente klinischen Materials präsentieren kann, greife ich zuerst auf eine Kinderanalyse zurück, die ich an anderer Stelle bereits ausführlich zusammengefasst habe (Leuzinger-Bohleber, 1984). Als zweites möchte ich auf die detaillierte Schilderung der Psychoanalyse mit Herrn A. eingehen, die den theoretischen Reflexionen dieses Buches vorangestellt wurde (siehe Kapitel 2). Dadurch ist dem Leser, so hoffe ich, der weitere Kontext der hier vorgebrachten Überlegungen zur Affektregulation zugänglich.

5.2 Zwei Fallbeispiele zur Illustration früher Affektregulationsstörungen bei einem Kind und einem jungen Erwachsenen

5.2.1 Einsichten aus einer Kinderanalyse aufgrund einer katamnestischen Nachuntersuchung 31 Jahre nach Abschluss der Behandlung[3]

Als Noras Eltern, beide Professoren für Ethnologie, ihre zehnjährige Tochter bei mir zur psychologischen Abklärung anmeldeten, fühlten sie sich mit ihr „am Ende ihres Lateins“. Sie hatten schon eine Reihe verschiedener Therapien und Förderungsprogramme mit Nora ausprobiert: Alle ohne Erfolg. Nun sollte Nora wegen ihres chronischen Schulversagens in eine Sonderschule für intelligenzschwache Kinder eingewiesen werden. Nora litt unter extremen Aufmerksamkeits- und Konzentrationsstörungen, ständiger motorischer Unruhe, einer Adipositas, schweren Schlafstörungen, Hautausschlägen, einem fast völligen sozialen Rückzug und selbstdestruktivem Verhalten (zuweilen schnitt sie sich mit einem Messer) sowie plötzlichen aggressiven Ausbrüchen gegen ihren jüngeren Bruder.

[3] In einem Sonderheft der PSYCHE zum Thema ADHS (7/62; 2008) habe ich bereits in einer etwas anderen Version von diesem Fallbeispiel berichtet (Leuzinger-Bohleber u.a., 2008).

Im Kramer-Intelligenztest erzielte Nora einen IQ von 132. Die projektiven Tests enthüllten ihre ausgesprochen reiche, allerdings sehr bedrohliche innere Phantasiewelt. In dem damals verbreiteten Göttinger-Formreproduktionstest[4] ergaben sich Hinweise auf eine sog. MCD (Minimale Cerebrale Dysfunktion).

In der vierjährigen Kinderpsychoanalyse (drei Stunden pro Woche) setzten wir wie in einem Puzzle folgendes Bild der Traumageschichte von Nora zusammen, einer Geschichte, von der ich, wie eben erwähnt, nur meine Version erzählen kann. Allerdings deckt sie sich in den wesentlichen Stationen mit jener, die mir Nora kürzlich, 31 Jahre nach Abschluss der Behandlung, in einem Katamnesegespräch geschildert hat.

Zwei Tage nach der komplikationsreichen Geburt von Nora starb der Vater der Mutter, ein schwerer Verlust für seine Lieblingstochter. Noras Mutter litt daraufhin für Monate an schweren Depressionen und nahm Antidepressiva ein. Als Nora sechs Monate alt war, stürzte sie vom Arm des Vaters durchs offene Fenster im 1. Stock. „Vielleicht ist dies der Grund für ihre MCD", sagte der Vater voller Schuldgefühle während der psychologischen Abklärung. Nora lag mehrere Wochen lang im Krankenhaus und entwickelte schwere Schlaf- und Essprobleme. Als sie eineinhalb Jahre alt war, wurde ihr Bruder geboren: Sie reagierte hierauf mit massiver Eifersucht und häufigen „Trotzanfällen". Dreijähig, übernahmen die Eltern ein Forschungsprojekt in Afrika. Die folgenden drei Jahre bezeichnen beide Eltern als „die glücklichsten der Familie". Besonders die Mutter genoss ihre interessante Berufstätigkeit und die Betreuung der Kinder durch warmherzige „Ersatzmütter in einer liebevollen Dorfgemeinschaft". Um Nora eine gute Bildung zu ermöglichen, zog die Familie zum Einschulungstermin zurück nach Deutschland. „Nun begannen die Probleme. Nora wurde aus dem Kinderparadies vertrieben – sie hasste die deutsche Schule, deutsche Kinder und wurde zur chronischen Rebellin", so Noras Mutter. Nora wurde schließlich depressiv, pseudodebil und psychosomatisch krank. Auch der Umzug in die Nähe der Großeltern väterlicherseits in eine ländliche Gegend in der Schweiz hatte wenig positiven Einfluss auf den fatalen psychischen und psychosozialen Zustand von Nora.

Glücklicherweise erlaubte Nora mir, ein Fenster zu ihrer seelischen Situation zu öffnen. Sie war eine begabte Zeichnerin und teilte mir darin ihre erschreckenden unbewussten Phantasien mit: Zum Vorschein kam ihre Überzeugung, die Schuld an der Depression der Mutter zu tragen, sowie ihre tiefen Insuffizienzgefühle, dass es ihr als „Sonnenscheinbaby" und „-kleinkind" nicht gelungen war, die Stimmung der Mutter – durch (hyperaktives) Verhalten – aufzuhellen. Sie war ebenfalls unbewusst davon überzeugt, ihren Bruder aufgrund unerträglicher Eifersuchtsgefühle umbringen zu wollen sowie an einer schweren körperlichen Erkrankung ihres Vaters in ihrem 4.

[4] Nora erzielte dabei einen Wert von 46,6 %, was bedeutet, dass 46,6 % der Kinder mit einem nachgewiesenen hirnorganischen Problem einen ähnlichen Wert wie sie aufwiesen. 53,4 % dieser Gruppe zeigten einen besseren Wert.

Lebensjahr schuld zu sein. Sowohl ihre psychosomatischen Symptome als auch ihre Aufmerksamkeitsstörung und die dadurch bedingte Pseudodebilität verstanden wir schließlich als Produkte ihrer Selbstbestrafungstendenzen aufgrund archaischer Schuldgefühle, Rachephantasien und einem tiefen Hass auf die Primärobjekte. In der analytischen Arbeit wurde sehr deutlich, dass Nora kaum ein basales, tragendes Selbstgefühl und genügend gute Regulationsmechanismen im Umgang mit ihren Affekten und Triebwünschen entwickelt hatte. Als ihre Aggressionsproblematik in der Übertragung aktualisiert wurde, sprach Nora drei Monate lang in den Sitzungen kein Wort mit mir. Ich fühlte mich schließlich verzweifelt, hilflos und ohnmächtig und war oft überzeugt, dass Nora die Behandlung abbrechen würde. Immer und immer wieder versuchte ich die Verzweiflung zu verbalisieren, die ich bei Nora wahrnahm und mit möglichen Phantasien und Ängsten zu verknüpfen – ohne aber meine Vermutungen durch eine verbale Reaktion von Nora wirklich bestätigen zu können. Ich war dabei z.B. auf meine Einfälle zu den Zeichnungen angewiesen. Einen Durchbruch erzielten wir schließlich, als Nora in einer Stunde mit Neocolorkreiden grelle leuchtende Farben vollständig mit Schwarz übermalte und anschließend zaghaft versuchte, farbige Figuren aus dem Schwarzen herauszukratzen. „Weißt Du, dieses Bild kommt mir vor wie unsere Arbeit in den vielen für uns beiden so schwierigen Sitzungen der letzten Wochen. Eine verzweifelte Schwärze breitet sich zwischen uns aus und überdeckt alles Lebendige, Farbige. Du hast buchstäblich die Sprache hier verloren – vielleicht weil Du uns unbewusst mitteilen willst, dass dieses Schwarze, Schwere in Deiner Seele auch aus einer Zeit stammt, als Du noch nicht sprechen konntest und Deine Mutter in einer ‚schwarzen, depressiven' Stimmung war, die Du gefühlt, aber nicht verstanden hast. Es ist gut möglich, dass Dein Körper und Deine Seele sich daran erinnern, ohne dass Du dies merkst und sich nun in Deinem Schweigen verständlich zu machen versuchen. Du sehnst Dich wahrscheinlich sehr danach, dass es uns beiden hier gelingt, wieder etwas Farbiges hinter all dem Schwarzen, Unerträglichen herauszukratzen … und das Leben in Dir wiederzuentdecken." Nora begann daraufhin heftig zu weinen – der Damm schien gebrochen. In den folgenden Sitzungen konnten wir darüber sprechen, wie sehr sie sich für die Depressionen der Mutter immer noch verantwortlich fühlte und sie eigenen mörderischen Impulsen zuschrieb.

Für Nora schien es in dieser Phase sehr wichtig, ja entscheidend zu sein, dass sowohl ich (als ein „gutes Objekt") als auch die analytische Behandlung ihr Verstummen, ihr verzweifeltes, aggressives Schweigen sowie ihre phantasierten destruktiven Attacken überlebten.

Unvergessen ist für mich, wie verändert Nora nach den Sommerferien, die den eben skizzierten Monaten folgten, zur ersten Sitzung kam: strahlend, selbstbewusst, sprudelnd vor Vitalität und Lebensfreude. Sie erzählte, dass sie in der Zwischenzeit die erste Menstruation bekommen habe und erstmals fähig war, beim Zahnarzt den Mund zu öffnen, damit er den schmerzenden Zahn behandeln konnte.

In den kommenden Monaten verbesserten sich ihre Schulleistungen enorm. Sie konnte sich besser konzentrieren und hielt es aus, still auf ihrem Platz zu sitzen und dem Unterricht zu folgen. Wir verstanden, wie viele psychische Kräfte sie bisher dauernd für den Umgang mit ihren depressiven Stimmungen und Phantasien einsetzen musste. „Meine Seele war doch meist gar nicht in der Schule", kommentierte sie einmal. Es war eindrücklich, dass sie nun ihre Phantasien in einer Form von „schwarzem Humor" verbalisierte und ausgesprochen schlagfertig wurde, sodass sie z.B. in Auseinandersetzungen der pubertierenden Klasse mit ihren Lehrern viele Lacher ihrer Mitschüler erntete. Dies trug für sie dazu bei, die bisherige soziale Isolation zu überwinden und ihren Platz in der Klasse und einige gute Freunde zu finden. Nach drei Jahren äußerte Nora den Wunsch, ihre psychoanalytische Behandlung zu beenden.

Letztes Jahr, 31 Jahre nach Abschluss der Behandlung, schrieb mir Nora eine E-Mail (sie hatte zufälligerweise meine Adresse herausgefunden). In einem darauffolgenden langen Telefongespräch erzählte sie mir, dass sie beruflich und persönlich ihren eigenen Weg gefunden habe. Sie erinnerte sich nicht an Details der Therapie, jedoch daran, wie wichtig diese für sie gewesen war, „um das Dunkle meiner Kindheit hinter mir zu lassen". Sie erwähnte, dass sie den Vater in den Tod begleitete und mit ihm nochmals über vieles ihrer Kindheit sprechen konnte – die Depressionen der Mutter, der Unfall im ersten Lebensjahr, ihre Trotzanfälle nach der Geburt ihres Bruders, ihre verzweifelte Reaktion nach der Rückkehr nach Europa, ihr Schulversagen und ihre vielen vergeblichen Therapieversuche.

Wichtig erscheint mir für unser Thema, dass Nora in dem erwähnten Telefonat erzählte, dass sie in ihrer Jugend und in ihrem frühen Erwachsenenalter zuweilen zwar weiterhin unter depressiven Verstimmungen gelitten habe (vor allem bei Enttäuschungen in Liebesbeziehungen), doch dass sie ihre frühere schwere Konzentrations- und Aufmerksamkeitsstörung dauerhaft habe überwinden können. Schule, Universität und berufliche Arbeit hatten für sie – auch in Zeiten depressiver Verstimmungen – kompensatorische Funktionen übernehmen können.

In meinen bereits veröffentlichten ausführlichen Fallbericht zu Nora (Leuzinger-Bohleber, 1984) hatte ich mich vorwiegend auf die Schilderung des analytischen Prozesses beschränkt und die Bearbeitung der unbewussten Konflikt- und Phantasiewelt in der Übertragung ins Zentrum meiner Darstellung gestellt. Erst meine Auseinandersetzung mit dem Thema ADHS in den letzten Jahren hat mich zu der Frage geführt, wie sich die extreme negative Übertragung – die sich meiner Wahrnehmung nach als Durchbruch für den Veränderungsprozess von Nora erwiesen hatte – auch im Zusammenhang mit Noras problematischer Affekt- und Impulsregulierung verstehen lässt. Wie erwähnt brachte mich Nora in diesen Monaten einerseits in die Position einer depressiven, hilflosen Mutter, die unfähig ist, den Kummer und die Verzweiflung ihres sprachlosen Kleinkindes zu verstehen und es aus dem unerträglichen inneren Zustand herauszuführen. In diesem Sinne schien Nora zentrale Erfahrungen mit ihrem depressiven Primärobjekt in der Übertragung zu wiederholen. Deutlich erlebbar wurden zudem ihre extremen aggressiv-destruktiven Impulse sowie ihre Phantasie, ihr Objekt zu zerstören. Die heftige affektive Reaktion auf meine rekonstruktive Deutung war offensichtlich ein „turning point“ (bzw. ein „Now Moment“ nach Daniel Stern) in der Behandlung. Doch scheint mir aus meiner heutigen Perspektive wahrscheinlich, dass die Veränderungen nicht nur dieser einen Deutung zuzuschreiben waren. Vermutlich trugen meine kontinuierlichen Versuche in den Monaten zuvor, immer wieder diese Phantasien und Impulse sowie den Zustand von extremer Verzweiflung und Einsamkeit zu verbalisieren, zu einer Mentalisierungsfähigkeit von Nora bei, die es ihr ermöglichte, die aggressiv-destruktiven Impulse zu verstehen und schließlich selber zu in Worte auszudrücken, und diese nicht mehr, wie zuvor, in extremer Weise psychisch abspalten, ausagieren oder somatisieren zu müssen.

Nora wagte es in meiner Gegenwart als emotional tragendem und containendem Objekt, sich der bedrohlichen Welt extremer (destruktiver) Affekte und Impulse zuzuwenden. Im Gegensatz zu ihrem depressiven Primärobjekt war ich eher in der Lage, diese Affekte wahrzunehmen, mich von ihnen im Sinne eines resonanten Attunements emotional infiszieren zu lassen und sie Nora in einer reiferen, erträglicheren Form in meinen Verbalisierungen zurückzuspiegeln. Mit diesem Umgang mit Affekten konnte sich Nora sukzessiv identifizieren bzw. meine analytisch, affektregulierende Haltung internalisieren.

Verbunden damit war eine intensive Auseinandersetzung mit ihrem Körper und ihren durch die Pubertät intensivierten Triebimpulsen und Affekten. So fiel mir erst jetzt, beim Nachlesen meiner detaillierten Notizen zur Behandlung, auf, wie sehr sich Nora nach den Sommerferien mit diesen Themen beschäftigte, sich stundenlang in den Therapiesitzungen mit farbigen Tüchern bekleidete und vor dem Spiegel betrachtete. Sie entwickelte zudem eine Leidenschaft fürs Tanzen und damit eine weitere Möglichkeit, sich mit ihrem Körper, aber auch mit intensiven sexuellen Phantasien und Impulsen, aktiv auseinanderzusetzen.

Ebenfalls unvergessen sind aber auch ihre „Tests“, die sie in dieser Zeit mit mir (als verlässliches und resonantes analytisches Objekt) durchführte. Dazu lediglich ein Beispiel: Zusammen mit ihrem Bruder entwendete sie nachts den Mercedes ihres Vaters und fuhr mir ihm – in einer rasenden und hochgefährlichen Fahrt – die Serpentinen eines Alpenpasses hoch und runter. Mir schien dies wie ein Entactment ihrer Überzeugung, dass ihre Primärobjekte nichts von den tödlichen Gefahren ihrer Kinder bemerken, denen sie ausgesetzt sind. Bei mir erzeugten ihre Erzählungen zuerst einmal helles Entsetzen und panische Angst. Behandlungstechnisch wusste ich als damalige Berufsanfängerin kaum, wie ich mit diesen „Beichten“ umgehen sollte. Nach einer Supervision bei Jaques Berna, einem erfahrenen Kinderanalytiker, sagte ich schließlich zu Nora: „Du spürst sicher, wie sehr ich mich ängstige, Dir und Deinem Bruder könnte bei diesen waghalsigen Unternehmungen etwas Schlimmes passieren. Gleichzeitig scheinst Du mich zu testen, ob ich mich an unsere Abmachung halte, dass alles, was Du mir erzählst, bei mir bleibt und ich Deine Eltern nicht informiere. Doch wenn ich tatenlos zuschaue, könnte dies auch eine Bestätigung für eine unbewusste Wahrheit in Dir sein, die wir aus vielen anderen Szenen hier kennen, dass es Deinem Gegenüber, also auch mir, im Grunde genommen gleichgültig ist, ob Du lebst oder Dich umbringst". Glücklicherweise schien Nora diese Deutung zu verstehen. In der nächsten Nacht ließ sie die Garagentür „zufällig" derart laut zuknallen, dass ihre Eltern erwachten und die Aktion entdeckten. Ich fand es bemerkenswert, dass ihr Vater nicht gekränkt oder mit rigider Strafe, sondern vor allem mit großer Sorge reagierte, die suizidale Absicht von Nora sensibel wahrnahm und daher wissen wollte, warum Nora sich selbst und ihren Bruder in diese extreme Gefahr brachte. Nora erlebte das Interesse des Vaters an ihr und ihren Motiven als existenziellen Liebesbeweis. Im Zentrum der folgenden analytischen Stunden stand, wie ich in meinen Notizen nachlesen konnte, die Arbeit an der Regulation von Noras extremen aggressiv-destruktiven Impulse sich selbst und ihren Eltern gegenüber. Aus meiner nachträglichen Sicht scheinen mir diese Wochen eine wichtige Phase gewesen zu sein, in der Nora um eine vermehrte Affektregulierung sowohl in der Übertragungsbeziehung zu mir als auch in der Außenwelt rang, z.B. in der Beziehung zu ihren Eltern.

Eine weitere Neuinterpretation klinischen Materials möchte ich im Folgenden aus der Psychoanalyse mit Herrn A. vorstellen, der, wie oben erwähnt (vgl. Kapitel 2), ebenfalls an extremen Konzentrations- und Aufmerksamkeitsstörungen sowie an starker motorischer Unruhe litt.

5.2.2 Das Ringen um Affektregulierung in einer Erwachsenenanalyse

Wie bei Nora kam es auch in der Psychoanalyse von Herrn A. zu einer Phase der heftigen negativen Übertragung und einer massiven Krise der Behandlung, deren Durcharbeiten sich ebenfalls als Wendepunkt („turning point") der Behandlung herausstellte. Daher möchte ich im Folgenden diese Sequenz der Behandlung, die im zusammenfassenden Bericht in Kapitel 2 nur grob skizziert ist, ausführlicher schildern.

Im zweiten Jahr seiner Psychoanalyse verstummte Herr A. sukzessive auf der Couch. Ich konnte ihn emotional immer weniger erreichen und versank selbst in Ratlosigkeit, Verzweiflung und depressive Verstimmungen. Wochenlang schwieg Herr A.

Hilflos versuchte ich zu verbalisieren, was ich zu spüren glaubte, ohne jedoch darauf eine sichtbare Reaktion von Herrn A. zu erhalten. Ich war extrem beunruhigt, vor allem weil Herr A. häufig bis zu einer halben Stunde zu spät zu den Sitzungen kam. Oft befürchtete ich, es sei eine Katastrophe eingetreten, und überlegte, ob ich den Patienten aktiv suchen müsse. Gleichzeitig fühlte ich mich durch Herrn A. Verhalten terrorisiert und spürte seine vernichtenden aggressiven Impulse mir und der Analyse gegenüber. Als ich wieder einmal über 30 Minuten auf ihn wartete, quälte ich mich erneut mit Ängsten, Herr A. habe sich umgebracht, mit Gefühlen von Hilflosigkeit und Ohnmacht. Schließlich wechselten meine Affekte – ich begann, eine

Mischung aus Wut, Trotz und Aufbegehren zu empfinden und dachte: „Na ja, ich bin auch nicht die ‚Heilige Maria' – wenn er nicht will, dann will er eben nicht." Trotzig verließ ich meine Praxis und ging zum Briefkasten. In diesem Moment bog Herr A. um die Ecke. Ich fühlte mich ertappt und sagte ihm: „Irgendwie scheinen Sie bei mir einen Punkt erreicht zu haben, wo ich nicht mehr damit rechne, dass Sie zu den Sitzungen kommen, und an dem ich beginne zu resignieren. Ich weiß nicht, was Sie uns mit Ihrem Schweigen während der vielen Sitzungen und Ihrem Zuspätkommen mitteilen wollen. Ich glaube eine Mischung aus Verzweiflung und Hilflosigkeit zu spüren, aber auch von Aggression und Wut mir gegenüber. Ob Sie unbewusst wohl inszenieren müssen, dass auch ich das Interesse an Ihnen verliere und es mir egal ist, ob Sie zu den Sitzungen kommen oder nicht?" Herr A. brach daraufhin sein Schweigen und erzählte, dass ihm soeben eingefallen sei, wie er seine Mutter im dunklen Zimmer im Bett vorfand, als er als etwa Siebenjähriger aus der Schule kam: „Sie war jahrelang unfähig, uns ein warmes Essen zu kochen – ich musste schon in der 2. Klasse dies selbst übernehmen und für meine Geschwister sorgen." „Könnte es sein", antwortete ich, „dass Sie mich nun auch in die Rolle einer depressiven, hilflosen Mutter bringen bzw. überzeugt sind, dass ich mich sowieso nicht um Sie kümmere und es mir egal ist, ob Sie zur Stunde kommen oder nicht, da Sie ohnehin hier nichts Nahrhaftes bzw. Lebensnotwendiges bekommen?"

Daraufhin schilderte Herr A., dass er sich in den letzten Wochen praktisch vollständig aus der realen Welt zurückgezogen habe, seine Tage allein zuhause, oft stundenlang im Bett liegend, zubringe, häufig zwanghaft onaniere oder sich „gierig vollstopfe", um innere Leeregefühle wenigstens ein bisschen zu lindern. Oft schleppe er sich nur mit äußerster Anstrengung in die Analysestunden. Er bestätigte meinen Verdacht, dass er extrem suizidgefährdet war und schilderte beispielsweise, dass er kaum an Hochhäusern vorbeifahren könne, ohne einem Zwang anheimzufallen, in das oberste Stockwerk hinaufzugehen und sich herunterzustürzen.

Sein Schweigen in den Sitzungen war, wie bei Nora, auch eine Inszenierung einer unbewussten Wahrheit, dass das Primärobjekt unfähig ist, sich in seinen verzweifelten und existenziell bedrohlichen Zustand hineinzuversetzen und ihn aus dem psychischen Horror herauszuholen. Die Nähe zu einem Liebesobjekt reaktivierte offenbar eine derart archaische Sehnsucht nach Geliebt- und Verstandenwerden, dass er sich davon völlig überflutet fühlte und in panische Angst versetzt wurde, seine Autonomie, sein Selbst zu verlieren. Verbunden damit war aber auch die Überzeugung, in der Nähe zum Liebesobjekt die Kontrolle über eigene aggressiv-destruktive Impulse zu verlieren und das Objekt psychisch oder real zu vernichten – Phantasien und Impulse, die, wie ich gleich erwähnen werde, sowohl durch die schwere emotionale Vernachlässigung durch die Mutter, traumatische Trennungserfahrungen als auch den Suizidversuch des Vaters im elften Lebensjahr des Patienten vermutlich übermäßig stimuliert worden waren. Daher erlebte er die Nähe zu einem Liebesobjekt – real, aber auch in der analytischen Beziehung zu mir – als lebensbedrohlich sowohl für das Selbst als auch für das Objekt.

Die oben beschriebene Szene öffnete wie in der Psychoanalyse mit Nora eine Tür zur Traumageschichte von Herrn A., die sich sukzessiv in der darauffolgenden intensiven vierjährigen Psychoanalyse erschloss. Ich habe sie in Kapitel 2 zusammengefasst und hoffe, dass darin deutlich wird, dass sich Herrn A. Angst vor Kontrollverlust wie ein roter Faden durch seine Lebensgeschichte zog. Wie im Fallbericht von Nora konzentrierte ich mich dabei auf die sukzessive Bearbeitung der archaischen Phantasie- und Konfliktwelt von Herrn A., wie sie sich in der Übertragung zu mir manifestierte. Bezogen auf unsere Thematik, könnte der analytische Prozess auch unter dem Fokus des Ringens um ein Verstehen der Hintergründe der mangelnden Affekt- und Triebkontrolle und ihrer „Nachentwicklung" „erzählt" werden. So fiel mir erst jetzt auf, welche enorme Bedeutung für Herrn A. die Tatsache hatte, dass er im dritten Analysejahr anfing, sein Essverhalten zu reflektieren und mit einer extremen Diät in Griff zu bekommen. Er stand jeden Morgen zwei Stunden früher als gewohnt auf und kaute, wie es die Diät vorschrieb, eine ganze Stunde lang ein hartes Brötchen. In der Tat nahm er sichtbar ab und baute mit Hilfe einer Diätberaterin systematisch sein Essverhalten neu auf. Ähnliches versuchte er im sexuellen Bereich, indem er schließlich auf sein exzessives Onanieren und seine zwanghaften Besuche bei Prostituierten verzichtete (beides hatte ihn übrigens in seinem Beruf oft in Schwierigkeiten gebracht). Stattdessen suchte er eine regelmäßige sexuelle Befriedigung mit seiner Freundin. Schließlich widmete er sich einer Kampfsportart, was wir als einen Versuch verstanden, konstruktiv mit seinen aggressiv-destruktiven Impulsen umzugehen. Eindrücklich war für mich, dass er – parallel zu diesen Kontrollversuchen – seine extreme Arbeits- und Konzentrationsstörung sowie sein Symptom überwand, ständig in seinem Arbeitszimmer hin und her laufen bzw. seine übergroße innere Spannung dadurch lindern zu müssen, indem er häufig auf die Toilette verschwand, um zu onanieren. Schon zweimal hatte er deswegen eine Arbeitsstelle verloren. Nun aber war er fähig, die Struktur eines Großraumbüros als hilfreich zu erleben. Jetzt erzielte er stabile Erfolge, was schließlich zu einem unbefristeten Arbeitsvertrag führte.

Analog zur Psychoanalyse mit Nora bin ich heute davon überzeugt, dass es im analytischen Prozess von Herrn A. nicht nur um eine Containing- und Holding-Funktion ging, wie ich dies bereits in meinem damaligen Bericht beschrieben hatte, sondern auch um einen Prozess der Suche nach den lebensgeschichtlichen Hintergründen der gravierenden Schwäche seiner Affekt- und Impulsregulierung. Zudem kam mir für Herrn A. (unbewusst) die Rolle einer wohlwollenden, affektiv teilnehmenden und „spiegelnden" Begleiterin seiner vielfältigen Versuche zu, seinen Körper neu in Besitz zu nehmen und in diesem elementaren Sinne wieder „Herr im eigenen Hause" zu werden. Dabei erhielt ich für Herrn A., wie mir heute scheint, auch die Funktion eines affektiv resonanten, Panik, Verzweiflung, Wut und Hass verstehenden und verbalisierenden „guten" und „unzerstörbaren" Objektes. Damit ermöglichte ich Herrn A. Erfahrungen, die er mit seinen beiden depressiven Primärobjekten (Mutter und Vater) zuvor nur in ungenügender Weise erlebt hatte. In diesen fehlenden Erfahrungen lag vermutlich – neben den erwähnten Trennungstraumatisierungen – einer der Hauptgründe für Herrn A. ungenügende Affekt- und Impulskontrolle.

5.2.3 Zusammenfassung

Beide Fallbeispiele lenken im Sinne einer Neuinterpretation des abgeschlossenen analytischen Prozesses die Aufmerksamkeit auf die Manifestation, das Verstehen und den Erwerb einer nachhaltigen Affekt- und Impulskontrolle. Die Psychoanalyse stellt ein einzigartiges Erkenntnisinstrument zur Verfügung, die idiosynkratischen, komplexen Hintergründe einer Aufmerksamkeits- und Hyperaktivitätsstörung zu eruieren und dadurch die Voraussetzung zu schaffen, deren Symptome dauerhaft zu überwinden, indem der Körper neu in Besitz genommen und die Kontrolle eigener Impulse und Affekte „nachentwickelt" wird. Mit einer medikamentösen Behandlung des ADHS ist dagegen ein hohes Risiko verbunden, die Chance zu vergeben, eine therapeutische Beziehung für solche Einsichts- und Veränderungsprozesse dauerhaft zu nutzen.

Mit der Gegenüberstellung von Kernszenen einer Kinderanalyse mit solchen einer Erwachsenenanalyse ist die naheliegende Botschaft verbunden, dass eine möglichst frühe psychoanalytische Behandlung von ADHS nicht nur enormes seelisches Leid für die Betroffenen vermeiden, sondern sich zudem in vieler Hinsicht als enorm kostensparend erweisen kann. Schließlich habe ich das zweite Fallbeispiel auch deshalb ausgesucht, um wenigstens anzudeuten zu können, welche gesellschaftlichen Dimensionen mit einer therapeutischen, psychosozialen und pädagogischen Frühprävention von Kindern mit Affekt- und Impulsregulationsstörungen verknüpft sind – eine Frühprävention dieser Art wird mit hoher Wahrscheinlichkeit zukünftige Gewalt und Destruktion vermeiden können.

Analoge Einsichten ergeben sich aus der folgenden Zusammenfassung einer psychoanalytischen Behandlung mit einem achtjährigen Jungen von Angelika Wolff.

5.3 Trauma und Entwicklung: Robert – aus der psychoanalytischen Behandlung eines achtjährigen Jungen (Angelika Wolff)

Die Therapie von Robert bereitete mir immer wieder Kopfzerbrechen. Und die Besonderheit dieses Falles schien mir von Anfang an in der Schwierigkeit zu liegen, dass Trauma und Entwicklung in der inneren Welt dieses Kindes eine Verschränkung eingegangen waren, die mir bei meinen analytischen Bemühungen häufig das Gefühl gab, mich auf schwankendem Boden zu befinden, selbst dann, wenn dieser mir zunächst fest erschien.

Im Grunde hatte das schon mit der Anmeldung angefangen. Die Mutter des gerade 8-jährigen Jungen rief eines Tages im Spätherbst an und sagte, sie hätten vor ein paar Monaten einen Autounfall gehabt, bei dem nichts weiter passiert sei; sie mache sich aber doch etwas Sorge, wie ihr Sohn das Erlebnis verkraftet habe und hätte einfach gerne ein Beratungsgespräch. Das Ansinnen war verständlich und sympathisch; ich hatte den Eindruck von aufmerksamen Eltern; der Auftrag schien klar begrenzt. Nur deswegen gab ich trotz überlasteten Kalenders einen Termin und regte an, der Vater des Kindes solle mitkommen.

Die Mutter kam allein. Sie war blass und aufgeregt und ließ bereits mit ihren ersten Sätzen keinen Zweifel daran, dass sie dringend Hilfe für ihr Kind suchte. Sie beschrieb bei diesem eine um sich greifende Angstsymptomatik: Es begann mit Alpträumen, erweiterte sich zu Angst beim Einschlafen, Angst, allein in einem Zimmer zu sein bis hin zu generalisierter Angst vor leeren Räumen. Im Kern waren die Ängste auf zu Hause konzentriert und inzwischen hatten sie ein Ausmaß erreicht, das es Robert nicht mehr erlaubte, sich frei zu bewegen: Er konnte nicht mehr allein in seinem Zimmer im ersten Stock sein, nicht einschlafen, nicht mehr allein aufs Klo gehen, und er ertrug es nicht einmal, dass die Mutter oder der Vater sich auch nur kurz entfernten.

Auslöser – so schilderte die Mutter – sei der schon erwähnte Autounfall vor den Sommerferien gewesen, als sie mit Robert auf der Autobahn unterwegs war. Ein Bus war an einem Stauende mit Wucht von hinten aufgefahren. Die Mutter hatte im Rückspiegel voll Entsetzen den Aufprall kommen sehen und das Schlimmste für Robert gefürchtet, der auf dem Rücksitz angeschnallt war. Es hatte dann nach dem Aufprall eine Weile gedauert, bis sie sich nach ihm umsehen konnte. Mit weit aufgerissenen Augen, ohne einen Ton von sich zu geben, habe er da gesessen, von Glasscherben übersät. Das Auto war total demoliert, und sie mussten erst daraus befreit werden. Sie wurden ins nächste Krankenhaus transportiert und dort stundenlang untersucht – glücklicher Weise ohne Befund.

Die Mutter erzählt, Robert habe in der geschilderten massiven Weise erst verspätet reagiert – nämlich nach den auf den Unfall folgenden gemeinsamen Ferien in einem Wohnmobil. Und das sei es auch, was sie beunruhige. Im Alter von fünf Jahren nämlich, damals auch nach einem Urlaub, habe er schon einmal so schwere Ängste gehabt. Damals konnte er sich plötzlich nicht mehr trennen und in den Kindergarten gehen, in den er seit jeher gerne gegangen war. Diese Angst seinerzeit sei zwar irgendwann von selbst vorbei gegangen, aber so unbelastet wie früher sei es danach doch nie mehr geworden.

Da sich abzeichnet, dass neben dem traumatisierenden Unfall offenbar eine brisante ödipale Dreier-Situation die Angstsymptome ausgelöst haben mag, frage ich, warum der Vater eigentlich nicht mitgekommen ist. Die Mutter nennt irgendeinen objektiven Grund, betont aber, auch ihr Mann mache sich große Sorgen. Gleichzeitig deutet sie an, dass er findet, sie steigere sich all zu sehr in die Sache hinein.

Und nun erfahre ich eine Aneinanderreihung von Traumata, die von Geburt an über das Kind – und seine Mutter – eingebrochen sind. Im achten Schwangerschaftsmonat war es nach einer Placentaablösung zur dramatischen Kaiserschnittentbindung unter Lebensgefahr für Mutter und Kind gekommen. Das Neugeborene wurde sofort in eine Kinderklinik gebracht, blieb dort einen Tag auf der Intensivstation und musste danach zehn Tage in der Klinik bleiben, bis es zu trinken gelernt hatte. Erst viel später während eines Elterngesprächs konnte die Mutter mir unter spürbaren Schuldgefühlen erzählen, dass sie damals das Angebot der Kinderklinik, ein Bett dort zu bekommen, nicht hatte annehmen können. Ihr Mann sei stattdessen viele Stunden am Tag bei Robert gewesen, um mit der abgepumpten Milch das Trinken mit ihm zu üben – dies war die Voraussetzung dafür gewesen, dass das Baby nach Hause entlassen werden konnte.

Robert habe sich dann eigentlich gut entwickelt, vor allem psychisch: forsch und ausgesprochen unängstlich sei er gewesen. Körperlich allerdings sei er ein zartes Kind geblieben, mit Pseudo-Krupp-Anfällen und häufigen Infekten. Bei einem solchen Infekt habe er mit anderthalb Jahren einen Fieberkrampf gehabt. Dies sei ein grauenvoller Schock gewesen. Als sie ihn so liegen sah, sei sie überzeugt gewesen: ihr Kind stirbt! Es sei ganz entsetzlich gewesen. Er kam dann für sieben Tage ins Krankenhaus und sie blieb bei ihm.

Als weiteren Schicksalsschlag berichtet die Mutter sehr bedrückt, wie eines der fünf Kleinkinder aus Roberts Krabbelstube bei einem Unfall ums Leben gekommen war: Der kleine Junge hatte im Buggy gesessen und war an einer Kreuzung von einem plötzlich schlingernden Auto erfasst worden, während die Mutter unverletzt blieb. Die Kinder waren damals gerade zwei Jahre alt. Dieser tödliche Unfall sei ein tiefer Einschnitt gewesen, zumal er an einer Kreuzung passiert war, die Robert und sie selber häufig überqueren mussten.

Ich war auf ein Beratungsgespräch eingestellt gewesen und hatte aufgrund der telefonischen Anmeldung die Vorstellung von einer eher moderaten einmaligen Traumatisierung des Kindes durch einen Autounfall gehabt. Dieser Autounfall, bei dem „nichts weiter passiert" war, könnte so etwas wie Schlafprobleme verursacht haben, mit denen die Eltern nicht recht umzugehen wüssten und wegen derer sie sich gerne beraten wollten. So etwa war meine Vermutung vor dem Gespräch gewesen. Jetzt, am Ende des Gesprächs, hatte ich das unwirkliche Gefühl, ein Geisterhaus vor mir zu haben, in dem eine magische Anziehung von Schrecken und Entsetzen herrscht. Eine solche Kette von traumatisierenden Ereignissen im Kleinkindalter war selbst mir beim Zuhören zu viel, und ich stellte mir vor, was die Eltern, besonders die Mutter, alles durchgemacht hatten. Gleichzeitig aber hatte die Mutter mir mit ihrer Schlag-auf-Schlag-Erzählung eine Serie von lebensbedrohenden Mutter-Kind-Bildern aufgedrängt: das Kind im Bauch der Mutter, das fiebernde Kind im Arm der Mutter, das Kind im von der Mutter geschobenen Buggy, das Kind im Auto der Mutter. Es war, als wollte sie mir sagen: Zwischen Mutter und Kind lauert der Tod. In Gedanken fing ich an, über die mögliche psychische Bedingtheit von Fieberkrämpfen zu spekulieren und spürte den Sog, die von der Mutter unbewusst gelegte Spur mörderischer Schuldgefühle zu verfolgen.

Stattdessen fragte ich die Mutter, ob sie sich erklären könne, warum sie mir im Telefongespräch von dem, um was es gehen sollte, einen so gänzlich anderen Eindruck vermittelt hatte. Sie stutzte erst, wurde dann nachdenklich und erklärte mir, dass sie sich so leicht in dem Schlimmen verliere und dem manchmal energisch gegensteuern müsse. Am Telefon sei es ihr wohl so gegangen. Sie deutete eine schreckliche eigene Kindheit an – Ursache dafür, dass sie sich erst mit 38 Jahren habe entschließen können, ein Kind zu bekommen. Im Grunde habe ihr Mann, mit dem sie mit Unterbrechung seit 20 Jahren zusammen ist, sich mit seinem Kinderwunsch mühsam durchsetzen müssen – zu ihrem Glück!

Die Mutter kommt nun auf die alltäglich belastenden Folgen von Roberts Ängsten zu sprechen. Seit jeher habe er darauf bestanden, dass einer von den Eltern an seinem Bett sitzt, bis er fest schläft. Das habe ihr lange Zeit auch weiter nichts ausgemacht; sie habe dabei ihre eigenen Bücher gelesen. Einige Zeit vor dem Unfall im Sommer habe sie sich aber doch zunehmend gefesselt gefühlt; ihr Mann habe sich schon länger an diesem Ritual gestört und es für sich auch knapper halten können, wenn sie außer Haus war. Darüber hätten sie übrigens viele Auseinandersetzungen, weil sie fände, ihr Mann sei oft viel zu hart und zu wenig einfühlsam. Sie dagegen schaffe es einfach nicht, das, was sie angekündigt und sich fest vorgenommen hat, auch durchzusetzen. Jetzt nach dem Unfall, seit Robert die Ängste habe, sei es nun gar nicht anders möglich als ihm nachzugeben: er gerate in derart panische Zustände, dass es schlichtweg nicht in Frage käme, ihn allein zu lassen.

Die Neurose, so erlebe ich es in diesem Gespräch, gibt festen Boden unter den Füßen: Angst und Machtkampf beleben und konturieren das (ödipale) Objekt, das in der traumatischen Bedrohung mit dem Selbst verschwamm. In der eskalierten Angst-Symptomatik wirkt das Trauma unbewusst wiederbelebt und zugleich eingebunden, indem es sozusagen als Mittel zum Zweck kreativ-manipulativ verwendet werden kann.

Der Mutter selbst war der Teil des Gesprächs, der den neurotischen Aspekt beleuchtete, deutlich unangenehm. Im ersten Teil hatten wir zu zweit, mit zunehmendem Entsetzen, gebannt auf die traumatischen Einwirkungen von außen schauen können und waren dem Sog des Destruktiven gewissermaßen gemeinsam ausgeliefert. Im zweiten Teil dagegen, aufgebracht durch eine distanzierende Konfrontation meinerseits, stand nun die Dreierbeziehung von Vater, Mutter und Kind in ihrer entwicklungsbedingt konflikthaften Ausprägung im Zentrum des Interesses. Am liebsten hätte die Mutter verschwiegen, dass Robert jede Nacht zwischen 1 und 5 Uhr zu ihr ins Bett kommt und ihr Mann ab und zu in Roberts Bett umzieht, um schlafen zu können.

Als nächstes sah ich Robert. Während die Mutter ihm sagt: „Guck, das ist die Frau Wolff!“, kommt er mit weit aufgerissenen Augen ganz nah auf mich zu, fragt mit zutraulicher Kinderstimme, wo die Toilette sei, und verschwindet. Die Mutter bleibt bei mir im Flur stehen. Ich finde, dass sie ihn mir doch bereits übergeben hatte und bedeute ihr, sie möge ruhig gehen. Sie will aber warten, bis er von der Toilette kommt, um sich „richtig“ von ihm zu verabschieden. An dieser Stelle kommt sie mir Robert gegenüber aufdringlich vor und mir gegenüber verhalten feindselig, so als gebe sie ihn nicht gerne ab. Die folgende Verabschiedung verläuft dann ganz unkompliziert.

Jetzt erst kann ich mir Robert anschauen. Er ist ein dünner Junge mit fahl-blonden Stoppelhaaren, die das Bleiche, Magere seines Gesichts mit den riesigen braunen Augen und dunklen Ringen darunter noch unterstreichen. Noch nie, so kommt es mir vor, habe ich ein Kind gesehen, dem Schrecken und Angst derart auf den ersten Blick im Gesicht stehen.

Bevor ich ihm einen Wink geben kann, hat er zielstrebig meinen Platz eingenommen und beginnt von seiner Angst zu erzählen – so als habe er nur darauf gewartet, sie bei mir los zu werden. Nach dem Urlaub habe es angefangen. Da hätten sie nämlich ein Wohnmobil gehabt und da habe er mal oben, mal unten schlafen dürfen. Eigentlich sei es fast abwechselnd gewesen: Mal hätte *er* bei der Mutter geschlafen und der Vater oben, und mal habe der Vater bei der Mutter geschlafen und er oben. Seit dem hätte er zu Hause Angst, weil das Haus so groß sei. Er schildert mir ausführlich die Lage der Zimmer, kann aber damit allein auch nicht die Angst erklären. Er rührt mich sehr an mit seiner Ernsthaftigkeit, mit der er mir, aber auch sich selbst, verständlich zu machen versucht, wie die Angst wirklich ist. Manchmal hat er Angst vor Monstern, vor allem wenn er etwas Gruseliges im Fernsehen gesehen hat. Aber eigentlich hat er auch sonst Angst – immer dann, wenn nicht wenigstens einer von den Eltern mit ihm im selben Zimmer ist. Er fürchtet dann, er oder auch die Eltern würden von hinten überfallen und entführt oder auch er oder die Mutter oder der Vater könnten einfach verloren gehen. Es ist die Namenlosigkeit der Angst, die nach den anfänglichen Versuchen, Bilder zu finden, sich grauenvoll im Raum auszubreiten droht.

Robert findet selber einen Weg heraus: Er entdeckt beim unruhigen Umhergucken das Regal mit den Spielsachen, springt auf, ergreift getrieben neugierig eine Sache nach der anderen, beruhigt sich innerlich dabei und beginnt schließlich zu malen. Akribisch zeichnet er die Grashalme einer Wiese, auf die er ein Haus setzt. Gerade, als die Zeit zu Ende ist, hat er etwas winzig Kaputtes an einem Stift entdeckt, das er unbedingt noch genau untersuchen will. Es ist schwer, ein Ende zu setzen, obwohl die Mutter schon geklingelt hat. Ich ahne, wenn ich allein die Trennung hätte durchsetzen müssen: Ich wäre mir wie ein brutales Monster vorgekommen.

Dass der in der Angst abgewehrte Wunsch, aus der Umklammerung mit der frühen Mutter entführt zu werden, etwas mit der Suche nach dem zu wenig präsenten – auch ins Abseits gedrängten – Vater zu tun hat, drückt Robert im zweiten Interview ganz direkt aus. Er nimmt sogleich das angefangene Bild aus dem ersten Interview, malt das Haus in bunten Farben aus, fügt dann einen Jungen hinzu, der einen Luftballon an der Schnur hat. Er schaut sich suchend im Behandlungszimmer um, entdeckt auf dem großen abstrakten Bild an der Wand ein Motiv, das er für sein Bild verwenden kann: Er malt in den Himmel einen Fesselballon, in dessen Korb Vater und Sohn stehen. Die fliegen nach Japan, erzählt er, ein Jahr lang! In dieser zweiten Stunde überfliegt Robert geradezu die Angst. Er zeigt sich als phallisch-strahlender Junge, der es darauf abzielt, mit der Armbrust die maximal möglichen 36 Punkte auf der Zielscheibe zu erreichen. Er ist ein bisschen zu hektisch dabei, aber trotzdem erstaunlich gut. Es macht Freude, ihn so zu sehen; die Stunde vergeht wie im Flug, kein Trauma, keine Angst sind in Sicht. Am Schluss zeigt sich aber wieder das Problem mit der Trennung: Robert kann sich nicht losreißen und zeigt sich jetzt von seiner fordernden und gierigen Seite. Er weiß auch von der Mutter, dass die Therapie erst in einigen Monaten beginnen kann. Die aufkommende Aggression über diese meine Zumutung entschärft er schließlich, indem er beschwichtigend beteuert, ganz bestimmt werde die Therapie helfen.

Zum abschließenden Elterngespräch kommen beide Eltern. Der Vater wirkt stark und weich zugleich und bestätigt auf den ersten Blick den durch Robert und durch die Mutter vermittelten Eindruck von einem Fels in der Brandung, der nur zu häufig außen vor, und ab und zu auch Stein des Anstoßes sei. Wie wichtig seine stabilisierende Funktion ist, wird deutlich, als die Mutter in seiner Gegenwart erzählt, was sie im ersten Gespräch nur andeuten konnte: Ihre wesentlich ältere Schwester war manisch-depressiv geworden, als sie selbst etwa zwei Jahre alt gewesen war, und sie erinnert sich sehr plastisch an eigene schwere nächtliche Angstzustände in ihrer Kindheit. Da entlastet die Haltung des Vaters, die Dinge getrennt voneinander halten zu wollen – auch wenn sie in der Tiefe nicht getrennt zu halten sind.

Die Sorge um die Wirkung des Autounfalls auf Robert, die schon die nachgiebige Schlafregelung im Wohnmobil motiviert hatte und die für die nach dem Ende des engen Zusammenseins eskalierende Angstsymptomatik ursächlich sein könnte, hat nun auch den Vater sehr verunsichert. Wenn er die Panik in Roberts Gesicht sieht, kann er nicht mehr wie früher mit seiner Frau um eine Haltung kämpfen: Da muss er durch, das schafft er schon! Im Gegenteil: Der Kampf der Eltern um eigene Spielräume hat in dieser Situation jedes Recht verloren. Was früher in harten Auseinandersetzungen zwischen den Eltern als möglicherweise förderliche Grenzsetzung wenigstens zur Diskussion gestellt werden konnte – jetzt bekäme es den Charakter von Grausamkeit.

Angesichts der starken manipulativen Macht des Traumas über die elterlichen Funktionen im Alltag hatte ich den Eltern angeboten, in der Wartezeit bis zum Beginn der Therapie sich bei Bedarf zu einem Gespräch zu melden. Nach sechs Wochen ruft der Vater an: Es „verzahne sich alles" immer mehr. Im Gespräch drängen die Eltern auf vorgezogenen Therapiebeginn. Neben die sich steigernde Angst von Robert – die Mutter muss inzwischen sogar beim Fernsehen neben ihm sitzen – sei eine extreme Aggressivität getreten. Der Vater habe sich neulich etwas mehr um die an Grippe erkrankte Mutter kümmern müssen als um Robert, da habe dieser herumgeschrieen, er werde zur Oma ziehen – die Eltern sollten ruhig wegziehen in die Stadt, in der der Vater arbeitet. „Fick' sie doch, die blöde Kuh!", habe er mit Blick auf die Mutter dem Vater entgegen geschleudert.

Wie der ödipale Hass auf den Sohn im Unbewussten des Vaters eskalieren kann, erfahre ich durch den Bericht eines neuerlichen traumatischen Ereignisses wiederum unglaublicher Art, das die Eltern ganz ruhig als Unfall bezeichnen: Zwischen dem letzten und diesem Elterngespräch, an Silvester bei einem Stadtspaziergang zu dritt, hatte der Vater die Fahrtrichtung der zu überquerenden Einbahnstraße verwechselt, hielt die Fahrbahn für frei und rief: Los, wir können gehen. Robert rannte los. In dem Moment kam aus der nicht beachteten Richtung ein Auto; die Fahrerin konnte zwar noch abbremsen, erfasste aber den Jungen mit dem Kühler, so dass er auf die Straße geworfen wurde – zum Glück unverletzt.

Ich richte in der Bedrängnis für Robert eine Wochenstunde bis Ostern ein, danach sollte die Therapie dann regulär mit zwei Stunden beginnen.

Zur ersten Stunde kommt er nicht. Ich denke hoch beunruhigt, es muss etwas Schlimmes passiert sein. Am nächsten Tag erfahre ich dann, dass die Mutter den Termin vergessen hat. Diese vorgezogenen, „zu frühen" Therapiestunden sind geprägt von einer flirrenden Unsicherheit, ob und wie ein verlässlicher Rhythmus zu finden sei und wer dabei von wem zu viel verlangt. Robert, hohläugig, blass und erkältet, ist beherrscht von der Frage, ob der Vater auch nach der Stunde zum Abholen da sein wird – er soll nämlich allein ans Auto kommen; und was, wenn er es nicht findet …? Er beruhigt sich nach endlosem Hin- und Hergrübeln mit der Lösung, dann klingele er eben wieder bei mir und warte lieber hier oben. In einer anderen Stunde klingelt er 10 Minuten zu früh. Was tun? Was zählt mehr: seine drohende Auflösung in Panik oder mein Setting und meine bzw. die Bedürfnisse der anderen Patienten? Ich bin keineswegs sicher.

Robert drückt die Dynamik in einer beiläufig erzählten Geschichte so aus: Ein Küken ist gerade ausgeschlüpft. Da will eine Katze es schnappen, aber das Küken schüttelt mit dem Kopf und dem spitzen Schnabel die Katze ab. Meinem mit einem Fragezeichen versehenen Schluss daraus: Dann könnte ein Winzling also ein Monster sein!?, stimmt er ohne Weiteres zu.

Ich beschließe, bei meinem Setting zu bleiben und erkläre Robert, dass er wegen meiner Telefonzeit draußen warten muss, wenn er mal zu früh ist, dass er aber nicht denken soll, ich sei nicht da. Ich werde ganz bestimmt zur rechten Zeit aufmachen. Noch während ich aus purer Vernunft spreche, weiß ich allerdings: Wenn Robert doch zu früh klingeln sollte: ich würde es nicht schaffen, ihn länger als ein paar Takte warten zu lassen. Ab der darauf folgenden Stunde kommt er dann auf die Sekunde pünktlich, mit der Uhr in der Hand. Einen Augenblick fühle ich mich als pedantisch und überfordernd vorgeführt; dann aber scheint mir der Stolz bei Robert zu überwiegen, die Dinge selbst kontrollieren zu können. Und schließlich spüre ich in den folgenden Stunden auch etwas Unerbittliches, keinen Abstand Duldendes, wenn Robert punkt um klingelt: Eigentlich müsste ich genau wie er die Uhr fest im Blick haben und genau zur exakten Zeit bereits am Türöffner stehen.

Das Gewisssein des guten Objekts im Innern, das eine Zeit überbrücken könnte, scheint in Frage zu stehen und muss stets von neuem am realen Objekt auf die Probe gestellt werden. Roberts Angst erfüllt genau diese Funktion: Sie reflektiert die gefürchtete innere Schutzlosigkeit und zwingt das reale Objekt zum äußeren Schutz herbei, um das fragile gute Objekt im Inneren zu stabilisieren. So gesehen formuliert die Angst eine nicht zureichend gelöste bzw. durch das Trauma des Unfalls und die Serie der früheren Traumata wieder aufgeworfene Entwicklungsaufgabe, ein idealisiertes schützendes Objekt zu verinnerlichen.

Nicht in der Lage gewesen zu sein, das Kind vor einem Trauma zu schützen, erschüttert auf der Seite der Eltern das idealisierte Vertrauen in die eigene elterliche Kompetenz. Vor allem die Mutter war seit Roberts dramatischer Geburt davon betroffen – angereichert durch die Hypothek der Zweifel, ob sie aufgrund eigener Kindheitserfahrungen überhaupt eine gute Mutter würde sein können. In der Folge davon wurden ihr viel zu früh und vehement die psychischen Auseinandersetzungen mit der eigenen Ambivalenz dem Kind gegenüber aufgezwungen. Sie hat natürlich mit aller Kraft dagegen angekämpft und es zum Beispiel geschafft, das Neugeborene nach zehn Tagen Klinik doch noch zu stillen. Das tat sie dann zwei Jahre lang, bis Robert selber nicht mehr wollte und die vom Vater gegebene Flasche mit Saft vor zog. In ihrem großen Bestreben, es möge alles wieder gut sein und sie als Eltern sich letztlich doch als ideal erweisen, waren die Eltern damals stolz darauf, ein Kind zu haben, das nicht fremdelte, das keine Trotzphase hatte, das problemlos im eigentlich empfindlichen Alter von gerade zwei Jahren in der Krabbelstube abgegeben werden konnte – während andere Eltern über ihre anklammernden Kleinkinder klagten. Dass Robert in der Krabbelstube andere Kinder biss, war zwar ein Problem, bezeugte ihnen aber insgeheim in erster Linie, dass er stark sei und durchsetzungsfähig.

Jetzt, nach dem Trauma, mit acht Jahren, zeigte Robert alle Ängste und Ansprüche, die seinerzeit angemessen gewesen wären, aber in der primären Beziehung offenbar nicht abgehandelt werden konnten. „Jetzt haben wir's", sagte die Mutter einmal in einer Mischung aus Selbstironie und Verbitterung.

In Roberts Inszenierung um die Zeitgrenze am Anfang der Stunden war vieles von diesen Entwicklungskonflikten aktiviert. Spürte *ich* vor allem Unsicherheit, was ich ihm zumuten bzw. gewähren müsse, so imponierte bei *ihm* zunächst der Wunsch, stark und pünktlich zu sein und Ärger mit mir zu vermeiden. Diesen übrigens agierte er außerhalb aus, indem er die Eltern tyrannisierte, wenn er in dem etwas chaotischen Haushalt morgens keine Uhr zum Mitnehmen fand. Und auch die Szene mit der Mutter vor meiner Haustür hatte es in sich: Robert traute sich den einfachen kurzen Fußweg vom Hort zu meiner Praxis nicht alleine zu und war sich darin mit seiner Mutter einig, so dass diese ihn mit dem Auto von dort zu mir fuhr, um dann in einem benachbarten Café zu warten. Machte Robert sich auf diese Weise abhängig von der Mutter, so drehte er, vor meiner Haustür angekommen, den Spieß herum, kontrollierte selber die Zeit und gab zu verstehen, dass auf die Mutter kein Verlass sei – schließlich hatte sie ihn anfangs nicht davon abgehalten, zu früh zu klingeln und ihn damit einem Dissens mit mir sozusagen ausgeliefert.

Einmal in der Stunde angekommen, wirkt Robert zunächst wie befreit: Er malt Comics, erzählt Geschichten und spielt mit beachtlichem mimischen Talent Kampfszenen, wie sie typisch für Jungen seines Alters sind. Bei alldem ist deutlich: Er will mir seine Potenz zeigen und mir gefallen – und das gelingt ihm auch recht gut. Die Konflikte machen sich systematisch an den

Zeitgrenzen der Stunden fest, und deswegen werde ich mich im Folgenden auf diesen Bereich konzentrieren.

Bereits in der vierten Stunde beginnt die Zeit lang zu werden. Inhaltlich war der Zusammenhang so: Robert hatte eine wilde Kampfszene zwischen einem Ninya-Trainer und dessen Schüler gemalt. Der Trainer hatte dem Schüler alle seine Tricks beigebracht, war dann aber plötzlich „böse" geworden: Der Kampf wurde ernst und der Schüler siegte. Dieser ödipale Sieg war Robert, kaum war er erklärt, spürbar zu viel: Er zerknüllte das Blatt – sei nichts geworden! – und versuchte, etwas Milderes darüber zu setzen: ein Fußballspiel. Es wird ihm aber zu anstrengend, die vielen Spieler zu zeichnen, er wird müde, die Zeit wird lang. Er lässt sich vom Stuhl rutschen, wälzt sich am Boden wie ein Kleinkind, gibt sich einen Ruck heraus aus der Regression, indem er „Rolle rückwärts" übt, landet unterm Tisch, spielt kurz einen süßen kleinen Maulwurf, der liebreizend-ängstlich zu mir empor lugt und wird dann zu einem wilden Tiger, der unter dem Tisch auf allen Vieren hin und her schleicht. Schön anzusehen, sage ich, solange der Käfig sicher hält! Robert sagt, Tiger brauchen einen ganz großen Käfig, damit sie nicht wild werden. Mein Tisch, so der offenkundige Eindruck, ist viel zu eng bemessen, und ich fühle mich gewarnt, während Robert vorsichtig fragt, ob die Stunde immer noch nicht zu Ende ist.

Robert hatte seit Monaten zu Hause nicht mehr gemalt und kaum noch spielen können, so sehr hatte die Angst ihn im Griff gehabt. In der Therapie nun scheinen rasch und mit *zu* viel Macht gefährliche Phantasien und Wünsche vorzudrängen. Es ist die Frage, ob der „Käfig" zu eng oder zu weit ist – es könnte bei mir auch des Guten zu viel geben, und Robert mag sich auch überfordert fühlen, die ganze Stunde Einfälle produzieren und mich zufrieden stellen zu müssen. Wut drängt in die Übertragung, macht aber Angst, besonders, weil sie am Ende der Stunde vor der Trennung kulminiert. In einer Gegenbewegung erfindet er ein Abschiedsritual, das mich wie eine verschworene Zusammengehörigkeitserklärung berührt, die zugleich ein entlastendes witziges Element enthält: Er will mir von jetzt an zum Abschied immer die linke Hand geben im Unterschied zur Begrüßung – da bekomme ich die übliche Rechte. Und er strengt sich sehr an, auch daran zu denken – jedes Mal entsteht ein Moment der Verwirrung der Hände, die uns beide zum Lachen bringt und uns in einer Art exklusiver magischer Vergewisserung auseinander gehen lässt. Die Qual durch die Langeweile zuvor und die Wut über die Macht der Uhr soll vergessen sein.

Die Uhr im Behandlungszimmer mit ihrer unerbittlichen Gesetzmäßigkeit wird zu Roberts Feind. Auch wenn er noch so sehr wünscht, es mögen z.B. nur noch zehn Minuten sein und er sich den Stand der Zeiger entsprechend umzudeuten und mich zu manipulieren versucht: Die Uhr entzieht sich seiner Kontrolle.

Das Thema Kontrolle bekommt Nahrung, als die Mutter zwei Monate nach Therapiebeginn eine einwöchige Reise zu Verwandten nach Amerika ankündigt. Der Vater wird Robert in der Zeit nicht in die Therapie bringen können, und Robert soll üben, den Weg zu mir alleine zu gehen. Die Ambivalenz ist enorm. Einerseits klingelt er in Panik Sturm, ich könnte nicht da sein; andererseits malt er sich als strahlenden Jungen mit Gitarre, der auf einer Mauer tanzt und singt. Das Bild will er der Mama mit auf die Reise geben. Er möchte schon gerne den Weg zu mir alleine gehen können – die Freunde aus seiner Klasse bewegen sich ja alle völlig frei im Stadtviertel; aber er will die Mama nicht aus den Augen lassen. Er erzählt, sie gehen jetzt den Weg zu mir zu Fuß und die Mama zum Üben immer fünf Schritte hinter ihm her, um zu sehen, ob er den richtigen Weg nimmt. Natürlich nimmt er den; aber er hat furchtbare Angst, die Mama könnte verschwinden oder verloren gehen. Er macht sie schwach und gefährdet, um nicht ihren Wunsch sehen zu müssen, etwas für sich und ohne ihn zu machen und ihn los zu sein. In der Stunde mit mir beginnt er sich damit zu konfrontieren, dass die Zeitgrenze nicht der bösen Uhr, sondern meiner Entscheidung geschuldet ist. Er behauptet nicht mehr, es sei schon so und so viel Uhr, sondern er will, dass ich ihn früher gehen lasse. Dass meine Entscheidung gilt und nicht seine, ist schwer durchzustehen. Wie bei der Mama, deute ich. Genau, sagt er, mimt ein grässliches Monster und verweigert mir am Ende das schöne Ritual mit der linken Hand.

Der Machtkampf um das Ende der Stunde scheint mir auf dem absoluten Herrschaftsanspruch über das Objekt zu basieren: Robert würde am liebsten kommen und gehen können, wie es jeweils seinen Bedürfnissen entspricht. Als er seinerzeit als Zweijähriger sich selbst abstillte und die Flasche des Vaters der Brust der Mutter vorzog, wird ihn angesichts der als grenzenlos phantasierten Verfügungsmacht über die Brust, die er so extrem lange besessen hatte, der plötzliche Einbruch der Realität, dass es für immer aus war mit dem Stillen, hart getroffen und seine Verlustängste bedrohlich gesteigert haben. Dass diese Ängste und die zugehörige Wut damals nicht in der Beziehung zu den Eltern ausgetragen werden konnten, ist zumindest *auch* der real extrem verunsichernden Erfahrung geschuldet, dass eine Art Geschwister-Kind aus der Krabbelstube nach einem Unfall tot und endgültig verloren gegangen war. Diese jähe Erfahrung, dass Verlustangst und Vernichtungswut Realität werden können, wird Robert über das Gesicht der Mutter aufgesogen haben. Und diese muss in der Folge des Erlebnisses bereit gewesen sein, *alles* für Robert zu tun, jede Kompensation zu ermöglichen, Differenz und Auseinandersetzungen gar nicht erst entstehen zu lassen oder strikt zu verleugnen.

Jetzt, vermutlich im Bewusstsein des Schutzes durch die Therapie, hatte die Mutter gewagt, mit ihrer Reise eine Entzweiung von Robert zu riskieren, sich seiner Verfügung aktiv zu entziehen. Dies kam, auch für mich, überraschend, und sie legte eine gewisse Radikalität dabei an den Tag – in starkem Kontrast zu ihrer gewohnten übergroßen Nachgiebigkeit.

Nachdem er gerade begonnen hatte, den direkten Machtkampf mit mir zu wagen, die Mutter nun aber weg war, kehrte die Angst vom Anfang zurück. Robert kam ohne Uhr und klingelte Sturm: drei Minuten zu früh, dann fast zehn Minuten zu früh. Beim ersten Mal öffnete ich, besorgt und bedrängt zugleich. Beim zweiten Mal war ich gerade am Telefon. Er klingelte drei mal kurz hintereinander, dann hörte ich muntere Stimmen durch das geöffnete Fenster und dachte beruhigt, er habe jemanden angesprochen, um die Uhrzeit zu erfragen, wie ich das von anderen Kindern kenne. Als ich schließlich die Tür öffne, ist niemand mehr da. Ich beginne mir Sorgen und Vorwürfe zu machen, da klingelt – gerade zum Beginn von Roberts Stunde – das Telefon. Eine Frau aus dem Hort sagt, Robert sei ganz aufgelöst zurückgerannt gekommen: ich sei nicht da! Sie habe sich schon gedacht, dass er zu früh war und werde ihn wieder schicken. Fünf Minuten später ist er da, die Aufregung noch im Gesicht. Er habe gedacht, ich hätte ihn vergessen. Panik ist zu spüren, die mir ein schlechtes Gewissen macht, ich bemerke allerdings auch eine Vorwurfshaltung, die mich ärgert. Ich sage: Wenn ich nicht sofort für ihn da bin, dann sei es innerlich für ihn so, als stehe er ganz verloren und verlassen da – das sei ein ganz schlimmes Gefühl. Und in diesem Gefühl vergesse er ganz, dass die Situation in Wirklichkeit ja anders sei und er vergesse vor allem, wie er sich selber helfen könne: ein bisschen warten, jemanden nach der Uhr fragen, sich erinnern, dass ich ihm doch gesagt habe, dass ich nicht aufmachen kann, wenn er zu früh ist ... Warum, frage ich, sollte ich ihn vergessen? Er hat sich beruhigt und malt einen schwebenden Planeten, der eine Art Riesenwurm am Boden fesselt. Ein wunderschönes Bild. Das sei ein sehr mächtiger Planetenkönig, sagt er dazu mit drohendem Unterton. Also deute ich: Wenn *ich* der gefesselte Wurm wäre, dann könnte ich gar nichts anderes vorhaben – kein Telefon und gar nichts – und müsste immer genau da sein, wo der Planetenkönig es haben will. Aber, so überlege ich laut weiter: Wer lässt sich schon gerne fesseln?! Dann *muss* der Planetenkönig ja denken, wenn ich *einmal* frei käme, würde ich bestimmt weit weg und nichts mehr von ihm wissen wollen! Robert lacht spontan wie befreit. Dann verstärkt er mit schwarzem Stift heftig die Fessel und sagt plötzlich, jetzt sei das Bild verdorben. Er knüllt es zusammen und wirft es in den Papierkorb. Das tut mir in der Seele weh und ich hätte ihn am liebsten daran gehindert. Ich hatte das Gefühl, er kündigt die Verbindung zwischen uns auf, und es kam mir vor, als habe ich ihm mit der „treffenden“ Deutung Angst gemacht. Und Angst wird sofort zur realen Bedrohung.

Die Eltern erzählen im Elterngespräch, dass die Ängste, die sehr zurückgegangen waren, wieder stärker sind. Und der Vater ergänzt, in letzter Zeit habe er manchmal den Eindruck gehabt, Robert könne sich nicht von den Ängsten trennen. Manchmal wolle er nämlich spontan mit anderen Kindern mitziehen, bremse dann sozusagen nach dem Start plötzlich ab und kehre um, wolle dann doch nach Hause.

Während auch ich über die tiefsitzende Angst nachdenke, *zu früh* auf etwas einmal Erreichtes festgelegt zu werden und keine Möglichkeit notwendiger und auch heilsamer Regression mehr zu bekommen; während ich das Frühgeborene vor mir sehe und das Kind in der Wiederannäherungskrise, das im Fieberkrampf das mütterliche Objekt zu verlieren droht und wenig später die Erfahrung macht, dass die Brust, einmal abgelehnt, für immer versiegt ist – währenddessen also übt Robert für sich. Er kommt zu den Stunden zu früh, klingelt aber nicht, sondern liest vor der Tür, bis es Zeit ist. Er liest dann im Behandlungszimmer noch weiter, lässt *mich* sitzen und warten, bis *er* bereit ist. Auch das Ende der Stunden wird wieder brisant; es zeigt ja auch das Ende seiner Verfügungsgewalt über mich an. So bekommt die Uhr magische Anziehung, die ihm zwangsläufig jeden Spielraum nimmt. Robert kann den Blick nicht von ihr lassen, er kann aber auch nicht ertragen, hinzuschauen. Immer wieder hält er sich die Augen zu, und *ich* soll ihm sagen, wie spät es ist. Doch dann kann er dem Bann nicht widerstehen, rückt seinen Stuhl direkt vor die Uhr und verfolgt den Lauf der Zeiger, um schließlich *selber* sagen zu können: Die Zeit ist um!

In einer dieser Stunden, es ist nach drei Monaten in der 18. Stunde, spricht Robert zum ersten Mal über den Autounfall mit der Mutter. Er sagt, er habe immer nur dasselbe denken müssen: Dass nur die Mama nicht in Ohnmacht fällt! Ganz laut habe er gerufen: „Mama, nicht in Ohnmacht fallen!" Er assoziiert nach kurzer Pause dazu, sein Freund habe einen Onkel, der sei mal 15 Sekunden tot gewesen, richtig tot; und dann haben die Ärzte es doch hin gekriegt mit ihm. Sodann will Robert plötzlich auf der Stelle gehen, die Stunde solle um sein: „Die Uhr ist kaputt", sagt er. Ich komme nicht so schnell mit, sage nur: „Bei dem Unfall, da muss die Zeit irgendwie kaputt gewesen sein für Dich." Nach einer Weile füge ich meine Vorstellung hinzu: „Erst dieser blitzschnelle Schlag, dann die endlos lange Angst, die Mama könnte in Ohnmacht fallen – bis dann Leute zu Hilfe kamen ...!" Robert nickt still, signalisiert aber zugleich deutlich, nichts mehr davon hören zu wollen, und verbringt den Rest der Stunde damit, eine neue Art von Comicfiguren zu zeichnen, wie ein Mitschüler in der Klasse sie macht. Ich bleibe nach der Stunde mit einem schlechten Gefühl zurück, die Bedeutung des Traumas beim Thema der Unkontrollierbarkeit der Zeit bisher nicht deutlich genug erkannt zu haben und dem Kind nicht gerecht geworden zu sein.

In der folgenden Stunde passiert etwas ganz Ungewöhnliches. Nachdem Robert viel gemalt hat, mich dabei aber nicht an sich hat herankommen lassen, wirkt er erschöpft und müde, rutscht dann wie schon oft von seinem Stuhl unter den Tisch, und nach einer Weile merke ich, dass er fest eingeschlafen ist – sozusagen zu meinen Füßen. Ich schwanke mit meinen Gedanken hin und her: Muss er mich und die Erinnerung an das Trauma auf diese Weise abschütteln? Oder zeigt er mir eher ein großes Vertrauen, dass ich seinen Schlaf schon bewachen werde? Jedenfalls überlässt er es in dieser Stunde *mir,* die Uhr zu beobachten. Ich habe große Mühe, ihn zu wecken. Seinen Namen zu rufen, reicht nicht; ich muss aufstehen, mich zu ihm herunter knien und ihn an der Schulter berühren und bewegen. Das ist mir unangenehm und ich komme mir wie eine Einbrecherin vor. Als er endlich aus tiefem Schlaf aufwacht, habe ich den Eindruck, er schämt sich. Später wird er wiederholt damit kokettieren, am liebsten wieder einschlafen zu wollen, bis ich ihn wecke, da vergehe die Zeit am besten. Ich sehe dies eher als Abwehr, die die Unerträglichkeit von Scham unterstreicht.

Ich hatte zunächst das Gefühl, vorsichtiger mit dem Trauma umgehen, genauer auf Roberts eigenen Abwehr-Rhythmus achten zu müssen und den Bann, den das Trauma auch auf mich ausübt, besser beachten zu sollen, damit es nicht meine ganze Aufmerksamkeit absorbiert. Es folgte eine Stunde, in der wildes Herumschießen und müdes Am-Boden-liegen sich abwechselten und mich passiv und machtlos sein ließen, bis der Kampf um das Ende der Stunde die Verhältnisse wieder umkehrte. In der Stunde darauf kommt Robert aufgeregt und schweißgebadet die Treppe hoch gerannt und stürzt zur Uhr: „Gott sei Dank, geschafft!!“ Er habe solche Angst gehabt, zu spät zu sein! An der Ampel habe es so lange gedauert: erst seien die einen Autos gefahren, bis sie rot hatten; aber die aus der anderen Richtung seien immer noch gefahren. Er habe gar nicht mehr gewusst, ob er sich auf rot und grün verlassen kann! Ich sage, ich glaube, dass ihn das wahrscheinlich deswegen so durcheinander gebracht hat, weil er plötzlich die Erinnerung an den Schrecken und die Gefahr von Silvester im Kopf hatte, als ein Auto aus der anderen Richtung kam, an die der Papa nicht gedacht hatte. Ja, genau daran habe er immer denken müssen, sagt Robert und entspannt sich sichtbar. Jetzt können wir darüber sprechen, wie schlimm die Erinnerung an den Unfall ist, wenn sie ihn *innerlich* überfällt, und wie gut es dann ist zu erfahren, dass die Ampeln doch richtig gehen und er es *in Wirklichkeit* geschafft hat, ganz pünktlich bei mir zu sein. Wenn er Angst hat, sagt Robert, hat er immer Angst, dass es wirklich so ist, wie er denkt. – „Und wenn du etwas *willst*, zum Beispiel dass die Zeit zu Ende sein soll, dann *möchtest* du, dass es sofort wirklich wird“, fällt mir ein. „Genau“, sagt er, ignoriert aber die Uhr und spricht darüber, dass er letzte Stunde wollte, es sollten sofort Ferien sein; und heute sei es ganz anders: da wolle er am liebsten, dass sie gar nicht wegfahren.

Nach der Sommerpause geht die Therapie ihren Gang; Übertragung und Widerstand, Phantasien und Langeweile sind sozusagen im Fluss. Sexuelle Neugier, das Verhältnis zwischen Jungen und Mädchen, überhaupt die Gleichaltrigen gewinnen an Bedeutung. Robert ist in die dritte Klasse gekommen; es gibt jetzt Noten in der Schule. Rivalität und die Angst, doch nicht der Größte und Beste zu sein, bekommen eine andere, realere Qualität. Während es Robert psychisch besser geht, ist er körperlich kränklich, fast immer erkältet, immer wieder auch fiebrig. Manchmal sehe ich in seinem dünnhäutigen Gesicht plötzlich das Frühgeborene und denke, ich sollte ihn vielleicht besser mit Vitaminen und Nudeln päppeln. Gleichzeitig ist Robert selbständiger geworden; er kommt längst allein zu den Stunden, bewegt sich auch zu Hause ziemlich frei. Sogar die Katze wolle mehr raus als früher, sagen die Eltern, die ihrerseits die neu gewonnenen Spielräume zu genießen beginnen.

Das Unfall-Trauma taucht in einem in Abständen wiederholten Spiel auf: Wenn Robert sich mit geschlossenen Augen von seinem Stuhl unter den Tisch rutschen lässt, rutscht er entweder nach rechts in den imaginierten „Schlaf- oder Ohnmachtstunnel“ oder nach links in den „Todestunnel“. In beiden Fällen liegt er wie tot, von außen ist kein Unterschied festzustellen.

Die Zeitgrenze ist einige Monate kein Thema mehr. Robert kommt meist pünktlich, nicht mehr übermäßig genau auf die Sekunde; meist hat er eine Uhr dabei. Und wenn ihm die Stunde zu lang dauert, was häufig vorkommt, deutet er eher gespielt zähneknirschend an, er wisse schon … Dass etwas so ist, wie es ist, hat offenbar auch für ihn sein Gutes, stelle ich entlastet fest.

Aber Fortschritte haben ihren Preis: Ein altes Konfliktthema spitzt sich zu. Robert kann eben nicht unabhängig von der Mama mit seinen Freunden zusammen sein *und* gleichzeitig unter Kontrolle behalten, was die Mutter in der Zeit macht. In diesem Zusammenhang kehrt das Thema der Zeitgrenze zurück. Das kündigt sich in der 54. Stunde neun Monate nach Therapiebeginn an: Robert hat einen Gameboy mitgebracht, demonstriert mir, wie er sich für sich allein vergnügen kann und dass er mich nicht braucht. Er erzählt nebenbei, dass er nach der Stunde – zum ersten Mal! – nicht abgeholt wird, sondern allein zu seinem Freund geht. Die Uhr gerät in seinen Blick. Wieso muss er eigentlich bis zum Ende bleiben?! Wenn er keine Therapie mehr brauchte, dann würde er gehen, meint er. Dass er auf die Therapie angewiesen ist, es sich mit mir nicht verderben will und sich deshalb nach meiner Zeit richten muss, macht ihn so wütend, dass er am liebsten meinen Tisch voll kritzeln würde. Dann, so deute ich, wäre mein Tisch von ihm besetzt, auch wenn er weggegangen ist!

Dass der Trennungskonflikt eine ödipale Konnotation bekommen hat, bestätigt mir die nächste Stunde. Während Robert sehr animiert erzählt, er gehe heute wieder alleine zurück zum Hort, und gestern habe sein Freund bei ihm geschlafen, schneidet er sich an einer Papierkante. Der Finger blutet ein ganz kleines bisschen. Robert reibt und quetscht, offenbar im Bestreben, dass mehr Blut kommt. Er schmiert mit dem Finger Blut aufs Papier und stöhnt schließlich: „Aua, das brennt!“ Ich deute, er habe mir gezeigt, wie viel Spaß es ihm macht, endlich wieder etwas mit seinen Freunden machen zu können. Aber er müsse sich dann gleich mit aller Gewalt daran erinnern, dass es weh tun *muss*, wenn er nicht gleichzeitig bei den Eltern sein kann. Da holt er ein Puppenpaar aus dem Szenokasten (die Zwillinge) und spielt eine eskalierend heftige Urszene, die zwischen heißem Tanz und catchartig sadistischem Kampf hin und her pendelt. Dann muss er aufs Klo und kann anschließend das Ende der Stunde kaum abwarten.

Zu Hause führt Robert „gewerkschaftliche Verhandlungen“, wie die Eltern es nennen, darüber, ob er zum Ausgleich dafür, dass die Eltern abends nicht mehr bei ihm sitzen müssen, am Wochenende bei ihnen im Bett schlafen darf. Ich werde für Robert nun diejenige, die ihm zwar einerseits hilft und die Ängste mildert, die ihn andererseits aber auch des Krankheitsgewinns zu berauben droht. Mit mir ist, so seine Erfahrungen an der Zeitgrenze, *nicht* zu verhandeln; und so werde ich in seiner Wahrnehmung nicht zu Unrecht auch diejenige, die ihm seine Chancen bei den „gewerkschaftlichen Verhandlungen“ mit den Eltern verdirbt und in die Position des Vaters gerät. Er versucht nun, mich in den Stunden außer Gefecht zu setzen, indem er Sammelkarten und Spiele mitbringt, mit Hilfe derer er auf unauffällige Weise die Zeit um die Ecke bringen kann. Am Ende dieser Stunden tut er überrascht, dass gar keine Zeit mehr ist – scheint mir dabei aber ein ungutes Gefühl zu zeigen, das er mir auf meine Vermutung hin auch verschämt bestätigt.

Die Zeit – verdinglicht: die Uhr – wird zum ödipalen Dritten, dem der vernichtende Angriff gilt, und der doch das Überleben des Objekts garantiert – nicht nur, indem er die Vernichtungsimpulse auf sich zieht. Die Uhr sei sein schlimmster Feind, sagt Robert. Ich sage: „Du denkst, wenn du keine Macht über sie hast, dann arbeitet sie *gegen* dich." Er phantasiert, er könnte schon was tun, er könnte sie kaputtmachen, an die Wand schmeißen, drauf treten! Ich sage: „Aber was sollte das helfen; die Zeit gilt ja doch!" Robert lässt sich auf den Boden fallen und zuckt wild mit dem ganzen Körper. Ich bin völlig überrumpelt und irritiert; da erklärt er mir aus dem Off, er sei ein Roboter, der elektrisiert sei. Ich denke unwillkürlich an den Fieberkrampf und den Schlag beim Unfall und das taumelnde Gefühl im Schock und sage nach einer Weile: „Ich glaube, wenn du so schlimme Wut hast und am liebsten richtig brutal kaputtmachen willst, was du im Moment für deinen Feind hältst, dann musst du gleich denken, zur Strafe würde dich ein furchtbarer Schlag treffen."

In der folgenden Stunde nimmt diese Deutung Gestalt an. Es ist die 67. nach elf Monaten. Robert bringt zwei Plastikfiguren mit und lässt sie einen brutalen Krieg gegeneinander führen. Er ersetzt sie dann durch das Puppenpaar aus dem Szenokasten, das für die Urszene steht. Heute treten sie sich mit besonderer Lust gezielt in den Bauch, dass sie nur so durch die Luft fliegen, um dann wieder aufeinander los zu stürzen. Robert sieht blass aus, und ich habe den Eindruck, dass er seine zerreißende Hassliebe darstellt, die eigentlich mich treffen soll. Ich deute mit Blick auf sein Spiel schließlich, dass seine Wut auf die Therapiezeit deswegen so furchtbar ist und ihn manchmal innerlich fast zerreißt, weil die Therapie ihm eben auch so wichtig ist. Er spielt mit lauten Kampfgeräuschen, demonstriert, dass er gar nichts von mir hören will. Dann sagt er, er will, dass die Angst weg ist, dann muss er nicht mehr kommen. „Hm", sage ich, „und gleichzeitig willst du die Therapiezeit totschlagen, damit alles bleibt, wie es ist!" Am liebsten würde er alle Uhren auf der ganzen Welt verstellen, sagt er. Und er assoziiert: Abends habe er keine Angst mehr, aber neuerdings morgens, wenn der Wecker geklingelt hat und die Eltern runter gehen. Ich sage: „Dann läuft die Zeit und du musst alles Mögliche schnell machen, damit du pünktlich in die Schule kommst – und dagegen kannst du nichts machen. Aber warum dir das Angst macht ...? Hast du Angst, es nicht zu schaffen?" Die Puppen in Roberts Händen trudeln inzwischen verträumt herum, wie in Trance oder kurz vor der Ohnmacht. Mir drängt sich der Unfall auf, die Angst vor der Ohnmacht und das tatsächliche Ausgeliefertsein, Nichts-machen-Können. Ich spreche meine Gedanken aus, und Robert erzählt noch einmal den Hergang, diesmal mit einer anderen Gewichtung: Er habe alles genau kommen sehen, behauptet er, weil das Auto vor ihnen gebremst habe, und im Rückspiegel habe er den Bus ganz schnell auf sie zu rasen gesehen und nur gedacht: Bitte, bitte kein Unfall! Und: Peng! – Er wird ganz still, das Gesicht friert ein wie im Schock bei offenem Mund. Dann sinkt sein Kopf auf die Arme. Ich fühle intensiv mit, schwanke, ob ich nicht hätte schweigen sollen und spüre den Impuls, etwas Ablenkendes zu sagen. Aber Robert bleibt beim Thema, erzählt noch einmal detailliert von seiner Angst, dass die Mutter in Ohnmacht fällt, davon, wie lange es gedauert hat, bis Leute kamen und vom Krankenhaus, wo sie wieder so lange warten mussten. Dann, wie unter Druck, muss er noch vom Silvesterunfall erzählen, schildert, wie der Vater gerufen hat: Kannst gehen! – und wie plötzlich das Auto da war, er auf die Straße flog. „Weil der Papa nicht aufgepasst hat“, sagt er ganz sachlich. Die Zeit ist um – diesmal zu schnell für uns beide.

In der nun folgenden Phase entsteht ein beherrschendes Gegenübertragungsphänomen: Ich werde in den Stunden todmüde, brauche alle Energie, die Augen offen zu halten und wünsche nun meinerseits sehnlichst das Ende der Stunde herbei – wie zur Rettung. Zunächst habe ich Schuldgefühle, meine Aufmerksamkeit derart von Robert abzuziehen und ihn seinem Schicksal zu überlassen. Dann gehe ich eher meiner Wut darüber nach, dass Robert mich mit seinen Latenzjungen-Spielen langweilt, und ausschließt. Aber alles analytische Denken kommt gegen die triebhafte Todmüdigkeit nicht an. Es kommt mir vor, als agiere ich das mit, was Robert beim Unfall so sehr befürchtete, wenn er dachte: Mama, fall‘ nicht in Ohnmacht! Bloß: In der Übertragungsszene tut Robert nichts, mich von der „Ohnmacht“ abzuhalten, im Gegenteil: Er tut alles, dass es so kommen soll. Er malt stumm vor sich hin, spielt allein die zwei Parteien eines Wettspiels. Allerdings ereilt die Müdigkeit mich auch in bewegten Stunden, die mein Interesse zunächst durchaus geweckt haben. In einer Stunde spielt Robert ein Spiel, bei dem er zwei Figuren mit geschlossenen Augen über den Tisch wirft, um sie dann – „blind“ über den Boden robbend, oft nah an mir vorbei – zu suchen. Dabei lunst er immer wieder unter den Augenlidern, als könnten die Dinge verschwinden, nur weil er sie nicht im Blick hat. Er liegt gerade unter der Lampe, phantasiert, diese könnte auf sein Gesicht fallen, holt sich die Armbrust und beschießt mit zielendem Blick aus der Rückenlage die Lampe. Er genießt das Spiel sichtlich. Plötzlich springt er begierig auf, sagt, die Zeit reiche noch für sein Spiel mit den Puppen, holt sie aus dem Szenokasten und beginnt mit voller Kraft den endlosen Paarkampf, während mich eine eskalierende Müdigkeit überfällt. Was die triebhafte Intensität angeht, so passen Roberts Urszenendarstellung und meine Todmüdigkeit gut überein!

Wenige Stunden später hält Robert meine Begrüßungshand fest und zieht mich hinter sich her bis ins Behandlungszimmer. In angeregter Stimmung beginnt er seine üblichen Kampfszenen zu malen. Diesmal führt er eine neue Waffe ein: Kapseln mit „Schlafgas“. Und tatsächlich fange ich nach einiger Zeit an, mit dem Schlaf zu kämpfen. Robert spricht darüber, dass, wenn er wirklich Schlafgas hätte, er endlich bei seinem Freund schlafen könnte; denn er hätte ja nur Angst, dass er nicht einschlafen kann oder wieder wach wird und die Mama dann nicht da ist, und wenn er fest schliefe, würde er das nicht merken. So begann er, zunächst in spielerischer Tiefe, sich zu separieren und die Therapeutin überflüssig zu machen. Die festgefahrene Entwicklung war in Bewegung gekommen.

So weit aus der psychoanalytischen Behandlung eines achtjährigen Jungen: Im Trauma, im Schock, in der Erstarrung kurz vor der Ohnmacht waren Mutter und Sohn von tödlicher Trennung bedroht und zugleich auf exklusive Weise miteinander vereint und körperlich in einem schrecklich intensiven, magisch saugenden Blickkontakt miteinander verschmolzen. Robert wird im Rückspiegel nicht den Bus, sondern das Gesicht und den im Schock geweiteten Blick der Mutter gesehen haben, die den Bus tatsächlich kommen und Robert in Lebensgefahr sah. Todesphantasien im Gesicht der Mutter, die Trennung signalisierten und zugleich mit intensiver Hinwendung verbunden waren, spielten zweifellos auch beim Fieberkrampf und in der Zeit nach dem Tod des gleichaltrigen Kindes aus der Krabbelstube eine Rolle. Der Verschmelzung mit der Mutter im Schlaf und in der Ohnmacht gilt die *Sehnsucht*, und der gleichzeitigen Nähe zum Tod und dem Nie-mehr-Zurückkönnen gelten die *Angst* und die *Kontrollbedürfnisse*. So gesehen kann man nachvollziehen, wie das Trauma des Autounfalls nachträglich die ödipale Szene im Innern – mit den ihr zugrunde liegenden früheren Entwicklungsthemen – durchdrungen hat. Gefördert und intensiviert wurde diese Durchdringung meiner Vorstellung nach durch die zeitliche Aufeinanderfolge von Trauma und Urlaub im Wohnmobil mit der dort besonders dicht bereitliegenden ödipalen Konfliktsituation. Das innere Bild des Vaters mag hier gar in die Nähe des bedrohenden Busses geraten sein, der die Potenz hat, die Mutter ohnmächtig zu machen und Trennung vom Sohn grausam zu erzwingen. Und gleichzeitig eben hatte dieser Urlaub die kurzschließende Erinnerung an den Urlaub im Alter von fünf Jahren angeboten, an damals, als die infantile Neurose erstmals Angstsymptome erzeugt hatte.

Trauma und unverarbeitete Konflikte aus der frühkindlichen Entwicklung waren also eine Verschränkung eingegangen, die im Zuge des therapeutischen Prozesses erst wieder „zurechtgerückt“ werden mussten, damit Schlaf und Tod ihre unterschiedliche zeitliche Zuordnung erhalten und – bei all ihrer je komplexen Bedeutung im Inneren des Jungen – in der äußeren Realität als getrennt anerkannt werden konnten.

5.4 Brandstifter und Feuerwehrmann – Aggressive Kinder in der Psychotherapie (Rose Ahlheim)

5.4.1 Zur Psychodynamik kindlicher Aggression

Kinder, die wegen ihrer Aggressivität zur Psychotherapie geschickt werden, zeigen auf der phänomenologischen Ebene weitgehend ähnliche Verhaltensweisen. Sie greifen zum Beispiel andere Kinder an, vielfach unberechenbar und scheinbar tückisch, sie reagieren auf Kränkungen oder auf Interaktionen, die sie als Kränkung erleben, mit manchmal rasenden Wutausbrüchen, sie ordnen sich nicht in die Gruppe ein und widersetzen sich den geforderten Regeln mit verbalen und körperlichen Attacken, sie gefährden sich selbst und andere mit uneingegrenzter Suche nach dem Risiko und so fort. Bei näherem Hinsehen aber zeigt sich, dass kindliche Aggression auf sehr unterschiedlichen Strukturebenen angesiedelt sein kann und entsprechend unterschiedliche therapeutische Interventionen erfordert, oft auch innerhalb einer Therapie, ja einer einzelnen Therapiestunde.

Die Frage nach Wesen und Ursprung der Aggression – ob wir zum Beispiel einen Destruktionstrieb annehmen, von angeborenem Neid und Hass sprechen müssen – wird sich kaum endgültig klären lassen. Dennoch sei hier der (notwendig knappe und flüchtige) Versuch unternommen, nach einem geeigneten Konzept zu fragen, das die Funktion von Aggression und Destruktion im innerpsychischen Haushalt erklären könnte.

Nach der Beschreibung von Mahler, Pine und Bergman (1978) ist die gesamte Entwicklung des kleinen Kindes von einem vorgegeben, biologisch verankerten „Drang“ nach Individuation vorangetrieben, der zu seiner Verwirklichung aber notwendig des mütterlichen Beistands und der empathischen Anteilnahme bedarf. (Individuation im Mahlerschen Sinne ist nicht gleichbedeutend mit Separation, Individuation als Ergebnis integrierender innerer Prozesse im Kontext der Mutter-Kind-Interaktion führt zu einem sicheren Identitätserleben nicht in dem Sinn „*wer* ich bin“, sondern „*dass* ich bin“, ebd. S. 19.) Der kindliche „Drang nach Individuation“ zeigt sich unübersehbar etwa in der unermüdlichen Beharrlichkeit, mit der das Baby versucht, den Kopf zu heben oder sich aus der Bauchlage hochzustemmen, sich robbend voran zu bewegen, nach Dingen zu greifen usw. Man könnte in diesem von einer unglaublichen Energie vorangetriebenen Entwicklungsdrang die Manifestation eines förderlichen, nicht objektfeindlichen Narzissmus sehen, der zu seiner lustvollen Entfaltung unverzichtbar die Anteilnahme des Objekts braucht. Dies könnte, so kann man den Gedanken fortführen, als eine nicht-destruktive Form von Aggression im Sinne von „Herangehen“ (adgredi) gelten, als ein hartnäckiges und dranghaftes Etwas-Bewirken-Wollen. Aggression in diesem Sinne wäre nicht gleichzusetzen mit Destruktivität, ist auf interaktives Zusammenspiel angewiesen und kann gerade deswegen unlustvoll frustriert werden. Dann erst ist eine Verbindung zu destruktivem Hass hergestellt.

Feindselige Wutreaktionen treten, wie etwa Parens (1994/96) beschreibt, im Zusammenhang mit (in gewissem Maße unvermeidlichen) Unlust-, Schmerz- und Frustrationserlebnissen auf. Sie schaffen ein Potenzial von Hass gerade auf das Objekt, dessen Liebe so dringend gebraucht wird. Neutralisierung und Integration von reaktivem Hass besonders in den großen Ambivalenzkonflikten der kindlichen Entwicklung stellen demnach eine wesentliche Entwicklungsaufgabe dar. Einschränkung und Nicht-Anerkennung gerade der nicht-destruktiven dranghaften Aggressionsäußerungen (wie Erkundungswillen oder Ausweiten der Lokomotorik) können in einer so verstandenen Aggressionstheorie zu einer massiven Steigerung von destruktiver, feindseliger Aggression führen. Hier geht es um den Hass, der einem Objekt gilt und innerhalb einer Objektbeziehung eine Bedeutung hat. „Nico“, aus dessen Therapie weiter unten berichtet werden wird, erlebte seinen Hass über weite Strecken auf diesem Strukturniveau, gelegentliche Regression unter äußerem Druck ließ jedoch den Verlust des Objektbezugs erkennen.

Gravierender noch in ihrer Gefährlichkeit ist eine psychische Organisation, die ohne Objekt auskommen will, die – aus Angst vor Abhängigkeit von einem verletzenden und unzuverlässigen Objekt – den Anderen in seiner Bedeutsamkeit verleugnen, ausschalten, annihilieren will. Eine solche Abwehrorganisation von zerstörerischer Potenz begegnet bei Patienten, die vom Therapeuten nichts annehmen und der Therapie keine Bedeutung zuerkennen können. Eine derart negativistische Einstellung wird nach Kleinianischem Muster als Manifestation von Neid aufgefasst: Wie das Kind nach diesem Denkmodell der Mutter ehemals die Brust als Spenderin alles Guten neidete, weil die Mutter vermeintlich dieses Gute dem Kind böswillig vorenthielt, so neidet der Patient dem Therapeuten seine guten Fähigkeiten, zu fühlen, zu verstehen und zu geben. Im therapeutischen Umgang mit negativer therapeutischer Reaktion bewährt sich dieses Konzept.

In genetischer Hinsicht überzeugender ist aber die Annahme eines destruktiven Narzissmus, der dem Schutz des Selbst vor erneuter Verletzung dient, nachdem die frühen Objekte für seine Entwicklung nicht zur Verfügung standen, sondern das Kind mit eigenen Bedürfnissen überwältigt oder sein Verlangen nach Individuation, Anerkennung und Autonomie unterlaufen haben (vgl. Trimborn 2003). Identifikation mit einem feindlichen Objekt, grandiose Verleugnung der eigenen Abhängigkeit und illusionäre Omnipotenz verhindern früh in der Lebensgeschichte inneres Wachstum und die Loslösung von der Mutter und halten so das Subjekt paradoxerweise in dyadischer Verklammerung fest, so dass es in der Folge einerseits – aus Angst vor Intrusion – in jeder libidinösen Objektbeziehung eine Bedrohung erlebt und andererseits die ödipale triadische Beziehungsform nicht anerkennen kann. In dieser narzisstischen Figuration ist kein Platz für Empathie und Besorgnis, nicht selten führt sie zu realem Ausleben von destruktiver Gewalt.

„Maximilian", von dessen vorzeitig beendeter Therapie ich berichten werde, blockierte in einer Position narzisstischer Verleugnung seiner kindlichen Abhängigkeit und Bedürftigkeit jeden Versuch, ihm empathisch näher zu kommen. Verstanden zu werden, hieß für ihn, sich für intrusive Bemächtigung zu öffnen.

5.4.2 Zur Bedeutung der frühen Interaktionserfahrungen für die Ausbildung von Affektregulation und Empathie

Wie immer die Genese von Aggression und Destruktivität verstanden wird: Kein Mensch ist frei von Hass und destruktiven Impulsen. Entscheidend ist die Fähigkeit, diese Impulse im psychischen Binnenraum auszuhalten und blindes Ausagieren zu vermeiden, und diese wird wiederum in der Interaktion von frühester Zeit an erworben (vgl. Mayes, Fonagy und Target, 2007).

Mütter (und Väter) mit hinreichender Einfühlungsbereitschaft nehmen die affektiven und emotionalen Äußerungen ihrer Babys auf, spiegeln sie ihm mit Lautäußerungen, Mimik und Sprache zurück und versehen diese Rückspiegelung mit einer „Markierung" – einer übertriebenen Darstellung etwa oder einer erhöhten Stimmlage –, so dass das Kind erkennen kann, dass es nicht der innere Zustand der Mutter ist, den sie ihm präsentiert, sondern sein eigener. Dieses Zurückgeben der kindlichen Befindlichkeit, immer und immer wieder, erleichtert dem Kind die Wahrnehmung seiner eigenen inneren Zustände und führt allmählich zu inneren Repräsentationen seiner Affekte, Emotionen und Wünsche, dies wiederum erleichtert die Affektkontrolle und ermöglicht die Wahrnehmung, dass auch der andere eine Innenwelt mit Gefühlen, Wünschen und Absichten hat, die das Subjekt erschließen kann. Mentalisierung ist die Vorbedingung für symbolische Repräsentation und Verständigung. Sie ist auch eine nötige Voraussetzung für die Fähigkeit des Subjekts, sich selbst aus der Sicht des Dritten wahrzunehmen, um zwischen eigenem innerem Zustand und dem der Anderen unterscheiden zu können. „Die Welt ist so, wie ich mich fühle" – in diesem Muster, das man auch als exzessive projektive Identifizierung bezeichnen könnte, nimmt das Subjekt vor dem Erwerb mentalisierender Funktionen die Außenwelt wahr. „Dies ist mein innerer Zustand, und dort ist der Andere, der anders fühlt und denkt, dessen Inneres ich mir aber vorstellen kann" – so könnte man die Differenzierung von Innen und Außen auf einem reifen Funktionsniveau umschreiben.

Die Wichtigkeit einer sicheren Bindung für dauerhafte und befriedigende Objektbeziehungen liegt nach diesem Konzept darin, dass die Fähigkeit zur Mentalisierung (die Vorbedingung für dauerhafte Objektbeziehungen und für ein Verstehen des Anderen) in einer sicher gebundenen Beziehung am besten gefördert werden kann. Die inneren Repräsentanzen der psychischen Vorgänge im Selbst und im Objekt stellen nicht nur Erinnerungen an vergangene Interaktion dar, sondern ermöglichen die psychische Interpretation und emotionale Bewertung *neuer* Situationen – die so erworbenen Funktionen nennt Fonagy den „Interpersonalen Interpretationsmechanismus" (vgl. Fonagy, 2007).

Das Konzept von Affektspiegelung und Mentalisierung, besonders aber seine behandlungstechnischen Konsequenzen weisen, wiewohl von anderen Prämissen ausgehend, eine Ähnlichkeit mit dem Bionschen Modell „container-contained" auf (vgl. Bion 1963): Die Mutter nimmt nach dieser Vorstellung die noch überwältigenden, „unverdaulichen", der Symbolisierung nicht zugänglichen affektiven Regungen und Körperempfindungen ihres Kindes („Beta-Elemente") in sich auf, verarbeitet sie auf ihre erwachsene, symbolisierende Weise und gibt sie in metabolisierter („verdauter") Form als „Alpha-Elemente" an das Kind zurück. Mit Alpha-Elementen kann das Kind phantasieren und träumen und sein Denken entwickeln, wo aber die Alpha-Funktion der Mutter unzureichend war oder vom Kind nicht hinreichend genutzt werden konnte, bleiben nicht symbolfähige Sedimente zurück. Mit diesem Modell erweitert Bion das Konzept der projektiven Identifizierung von einer Beschreibung von Externalisierungsprozessen, die dem Herausschaffen unerträglicher Regungen aus dem Innern dienen, zu einer intersubjektiv gedachten Vorstellung von Austauschprozessen, die der inneren Entwicklung des Kindes hin zum Denken und Fühlen dienen.

Mentalisierungsprozesse bzw. ein zuverlässiges „containing" noch nicht integrierter Impulse und Affekte spielen in der Behandlung von Kindern, die durch aggressives und destruktives Agieren auffallen, eine besonders wichtige Rolle.

5.4.3 Aggression als Suche nach dem Objekt

Nico war mir als ein hochaggressives und unberechenbares Kind angekündigt worden, das mit seinen fünf Jahren die Erzieher im Kindergarten schachmatt setzen konnte und als der Schrecken der Nachbarschaft galt. Er fiel ohne erkennbaren Anlass über andere Kinder her, trat und schlug rücksichtslos um sich, er setzte sich gegen Versuche der Erwachsenen, ihn zu bremsen, mit aller Kraft gewaltsam zur Wehr, er zerstörte blindwütig Sachen, die ihm in seinen Wutzuständen in die Quere kamen.

Nico hatte es nicht leicht. Vater und Mutter waren in leidenschaftlichem Zorn auseinander gegangen; die Mutter war darauf in tiefe Depression versunken, der Vater tief gekränkt und unversöhnlich darauf bedacht, in den unvermeidlichen Trennungs-Auseinandersetzungen um Kinder und Besitz keine Handbreit nachzugeben. Nico als der Jüngste konnte beide Eltern nicht entbehren. Er versuchte den Vater zu versöhnen und die Mutter aus ihrer Traurigkeit herauszulocken und zu trösten – eine grandiose Rettungsphantasie, die ihm nicht wirklich gelingen konnte. Auch glaubte er insgeheim, an allem Elend schuld zu sein, weil er die Mutter für sich hatte haben wollen. Darüber hinaus aber machte ihm seine große Wut auf beide Eltern schreckliche Angst, denn von beiden glaubte er, dass sie nicht viel würden aushalten können – der Vater in seiner Gekränktheit, die Mutter in ihrer Traurigkeit.

Zu Beginn seiner Therapie war Nico kaum im Zimmer zu halten. Er lief aus dem Raum, tobte im Treppenhaus umher, versuchte auf dem Geländer zu rutschen, in die Etagentüren einzudringen, drehte den Wasserhahn in der Toilette auf, wollte in ungebremster Neugier alle Schubladen, Schrankfächer, Kisten und Kästen in Büro und Vorraum öffnen und nach Möglichkeit komplett ausleeren. Gelang es mir, ihn an all dem zu hindern, so war noch nicht viel gewonnen. Nico schrie aus Leibeskräften, sprang auf Tisch und Stuhl und wieder hinunter, nahm das Sofa auseinander, warf die Möbel um und schob und zerrte an ihnen, bis das Zimmer ein Bild völliger Verwüstung bot. Es änderte nicht viel, wenn ich ein ums andere Mal deutete: Er bringe all sein inneres Durcheinander aus sich heraus, lasse es mich sehen und fühlen, er wolle erreichen, dass ich aufgeregt, verwirrt und ratlos würde wie er selbst sich vielleicht fühle – Nico wütete weiter und fügte dem Chaos im Zimmer womöglich eine weitere Nuance hinzu, und ich blieb weiterhin aufgeregt, verwirrt und ratlos. Mich hielt nur die Beobachtung aufrecht, dass Nico nichts wirklich zerstörte, sondern nur einen Anschein von Zerstörung herstellte und mich damit gehörig in Atem hielt. Aber auch die Deutung, er wolle mich dazu bringen, mit aller Aufmerksamkeit bei ihm zu sein und mit den Gedanken bei ihm zu bleiben, hatte keine dauerhafte Wirkung. Bis ich eines Tages in all der Erregung einer solchen Stunde eine tiefe Traurigkeit in mir aufsteigen fühlte, eine Empfindung von Vergeblichkeit und Ausweglosigkeit. Ich fragte Nico, ob er vielleicht ein solches Durcheinander mache, damit ich nicht Zeit hätte, traurig zu werden. Da hielt er in seinem Tun ein und sah mich mit großen Augen stumm an. Ich fügte hinzu, auch er selber habe ja keine Zeit zum Traurigwerden, wenn er so herumwüte, und er wolle sicher nicht traurig sein. Er nickte. Und die Mama, fuhr ich fort, solle sicher auch nicht traurig sein. Auch für sie sorge er also für Durcheinander und Aufregung? „Wir lassen das Zimmer genau so und dann soll meine Mama es nachher angucken, und du sollst ihr sagen, was du mir gesagt hast", gab Nico zurück. Und so richteten wir uns inmitten des Chaos einen Platz zum Malen ein und beschäftigten uns ruhig, bis die Mutter zum Abholen klingelte. Nico führte sie ins Therapiezimmer und zeigte ihr sein chaotisches Werk, und ich erzählte ihr, dass Nico für Aufregung sorge und ein solches Durcheinander mache, damit niemand Zeit hätte zum Traurigwerden.

Künftig, so bestimmte Nico, solle die Mutter fünf Minuten früher kommen, damit sie sehen könnte, was er gemacht habe, und ich solle es ihr dann immer erklären. Wir hielten uns eine ganze Weile an diese Regelung, und Nico fand nun auch symbolische Spielszenen. Er baute eine Brücke auf, die überlastet war und mühsam gestützt werden musste, oder ein Schienennetz, dessen Strecken ins Nichts führten, eine Lok ohne Führerhaus, einen Zoo, dessen Tiere hinter hohe Mauern gepfercht werden mussten, weil sie zu gefährlich waren, einen Eisenbahnzug, der an einer Weiche in zwei Hälften geteilt war: Die vordere wollte nach links, die hintere nach rechts fahren. Oder er malte Bilder, in denen es um Trennung, Verlust, Wiederfinden oder Verlorengehen ging, aber auch um innere Bedrohung und Bodenlosigkeit. Bilder voller Falltüren, labyrintischer Fallgruben, Schiffe an unsicheren Ankerketten, ein verlorener Hund, der zurück nach Hause fand, und immer wieder Monster mit Klauen und Zähnen, Vulkanausbrüche, Autos, die mit bedrohlichen Waffen hochgerüstet waren – Nico nötigte die Mutter, all dies zur Kenntnis zu nehmen und eine Geschichte dazu zu hören, so dass in den Elterngesprächen nicht mehr ihr eigenes Elend im Mittelpunkt stand, sondern das seine uns beiden bildhaft vor Augen war.

Natürlich war aus dem kleinen Wüterich nicht mit einem Schlag ein ruhiges Kind geworden. Aber „Ich sorge für Aufregung und mache Durcheinander, damit niemand merkt, dass er traurig ist" (weder Nico selbst noch ich oder die Eltern sollten Zeit haben zum traurig sein) war ein Satz, der – einmal gefunden – immer wieder passte und Nicos Toben beruhigen konnte.

Nico war in der verfahrenen Familiensituation natürlich von Enttäuschung an den Eltern und von Wut auf sie erfüllt. Darüber hinaus aber versuchte er auf eine verquere Art für das Wohlergehen seiner todtraurigen Mutter zu sorgen, versuchte sie und sich selbst vor der Depression zu schützen.

5.4.4 Aggression als Maskierung von Depression

Gerade seine depressive Angst um das Liebesobjekt und deren Abwehr durch erregtes aggressives Agieren kann eine dramatische Szene illustrieren, die sich einige Monate später abspielte und uns den Zugang zu seinen unbewussten Phantasien bahnte. Auch sie will ich ihrer Prägnanz wegen hier schildern.

An diesem Tag hatte ich beim Öffnen der Tür Nico und seine Mutter ineinander verklammert angetroffen: Er versuchte mit aller Kraft ihr ans Schienbein zu treten und ihr in den Bauch zu boxen, sie versuchte ihn vergebens fest- und von sich fernzuhalten. Als Nico verbissen und zu allem entschlossen jeden Versuch einer Trennung mit erneutem Wüten beantwortete, schleppten wir ihn gemeinsam in das Therapiezimmer, wo ich ihn in sicherer Entfernung von der Mutter auf den Schoß nahm und festhielt, so lange er seine Angriffe auf sie nicht aufgeben wollte.

Ich wolle ihm nicht weh tun, sagte ich etwa, ich wüsste mir aber nicht anders zu helfen als ihn mit Gewalt festzuhalten, so lange er die Mama schlagen und treten wolle. Bestimmt mache es ihm Angst und Wut, wenn ich ihn mit meiner erwachsenen Kraft überwältigen wolle, aber ich wüsste, dass er erst recht Angst bekommen könnte, wenn er der Mama weh täte. Es könnte uns allen helfen, wenn wir verstehen könnten, was ihm heute das Herkommen so schwer gemacht habe.

Als Nico in seinem Wüten allmählich nachließ, hatte ich schon etliche blaue Flecken davongetragen. Schließlich begann er, inzwischen nass geschwitzt und erschöpft, still zu weinen und nickte, als ich ihn fragte, ob ich ihn jetzt loslassen könne. Er ließ sich schlaff von meinem Schoß gleiten und saß an meine Beine gelehnt auf dem Boden, als die Mutter nun erzählte: Gerade im Fortgehen habe Nico noch eines seiner Lego-Raumschiffe in die Hand genommen, ein Steinchen habe sich gelöst und sei unter ein Möbelstück gerutscht, und Nico habe es unbedingt noch suchen und herausfischen wollen. Das aber habe sie nicht eingesehen, weil die Zeit ohnehin schon knapp gewesen sei, und darüber sei ein Machtkampf ausgebrochen. „Mein Mutterschiff!“ weinte Nico auf, und Tränen liefen ihm über das schweißnasse Gesicht. Das „Mutterschiff“ kannte ich gut: das sichere Zentrum seiner Raumfahrt-Flotte, von dem aus er seine „Schiffe“ das Universum erkunden, auf Abenteuerfahrt gehen ließ, und zu dem sie zurückkehrten, um aufzutanken oder Reparaturen vornehmen zu lassen. Lange hatte er von dem „Mutterschiff“ phantasiert, bevor er einen passenden Bausatz geschenkt bekam, und er hatte es oftmals in die Stunden mitgebracht, wir teilten eine Reihe von Phantasiegeschichten darum und ich verstand das „Mutterschiff“ als ein Symbol für schützende und nährende Mutter-Qualitäten.

Jetzt war es möglich zu sprechen. Im Laufe der Stunde rutschte Nico allmählich von meinem Sessel fort auf die Mutter zu, um sich schließlich an sie anzulehnen. Ich fand mich bald auch auf dem Teppich wieder – ich wollte „auf Augenhöhe“ und nicht „von oben herab“ mit Nico sprechen. Er hatte große Angst gehabt, so stellten wir nun fest, sein „Mutterschiff“ beschädigt zu haben, so wie er auch oft fürchtete, er könnte die Mama verletzen oder beschädigen, gerade wenn eine solche Wut über ihn kam. Dann war es leichter, sich tiefer und tiefer in die Wut zu flüchten, zu toben und zu rasen, als eine solche Angst auszuhalten. Heute war es ihm so vorgekommen, als treibe ihn die (reale) Mama dazu, sein „Mutterschiff“ kaputt gehen zu lassen, als sie das Wiedergutmachen verhinderte – sie hatte nicht gewusst, wie wichtig ihm das fortgesprungene Bausteinchen war. Mir schien es so, als sei für ihn paradoxer Weise die leibhaftige Mutter zur Verfolgerin und

Zerstörerin der „inneren guten Mutter“ geworden und darüber sei Nico in ein verzweifeltes Dilemma geraten: Bei dem Versuch, die phantasiebesetzte Mutterstation zu retten, griff er die ohnehin so angreifbare und verletzliche leibhaftige Mutter an, projizierte seine Feindseligkeit auf sie und wusste nicht mehr ein noch aus.

Dieser zweite Fokus-Satz – „wenn ich tobe und wüte, muss ich nicht fühlen, dass ich Angst habe, die Mama zu verletzen“ – war schwerer zu finden und auszuhalten als anfangs der erste („ich sorge für Aufregung und mache Durcheinander, damit niemand merkt, dass er traurig ist“), denn schon das Wort „Angst“ kann Kindern Angst machen, wenn sie in konkretistischen Denken befangen sind, in Zuständen der Bedrängnis und Regression. Dann sind sie leicht der Meinung, schon das Aussprechen eines Wortes wie „Angst“ beschwöre das Gesagte herbei. In dieser Stunde waren wir uns nahe genug gekommen, dass ich es wagen konnte, Nico direkt auf seine depressive Angst anzusprechen. In anderen Situationen kann es hilfreicher für die Kinder sein, wenn man sagt „du fühlst dich sicherer, wenn du der Angreifer bist, damit dich nicht der Andere mit einem Angriff überrascht“ oder „es fühlt sich für dich viel besser an, wenn du der Mächtige bist, als wenn du dich ohnmächtig fühlen müsstest“ – ihr Dilemma ist ja gerade, dass sie Angst nicht aushalten können.

An Nicos Beispiel möchte ich zeigen, dass es oftmals zunächst nicht nur um ein Aushalten, sondern buchstäblich um ein Halten der Aggression gehen muss, um ein psychisches „holding“ im Sinne Winnicotts oder auch ein körperliches Festhalten, bevor ihr Sinn dem Verstehen zugänglich wird und eine Verständigung möglich ist. Die Therapeutin muss zuweilen die ganze Ratlosigkeit und Verzweiflung ihres Patienten selbst spüren und erfahren, bevor eine gemeinsame Sprache gefunden werden kann. Ihr kann etwas wie eine Übersetzungsarbeit zufallen, und Nico, ein begabter Junge, wusste sehr wohl, dass auch seine Mutter einer Dolmetscherin bedurfte.

Die beiden Funktionen der Aggressivität, die bisher deutlich geworden sind, sind bei Kindern häufig anzutreffen: Destruktives Agieren zur Abwehr von Angst und von Ohnmachtgefühlen und Aggression als Maskierung einer kindlichen Depression.

5.4.5 Aggressives Agieren als Abwehr von Über-Ich-Angst – Destruktivität nach Zusammenbruch der Symbolfunktion

Nun war Nico noch klein genug, um der Lebenssituation, die die Eltern für ihn herstellten, wenig Eigenes entgegensetzen zu können. Als die Eltern – insbesondere der Vater, der eine gravierende Empathiestörung erkennen ließ – keinen Weg aus ihrer Verstrickung in Hass und Unversöhnlichkeit zeigten, geriet er derart in Angst, dass es zu einer Dekompensation kam. Ich will nun schildern, auf welche Weise ich davon erfuhr.

Kaum hatte ich auf ein drängendes Klingeln hin dem inzwischen Sechsjährigen die Tür geöffnet, da schrak ich zurück: Ein langer Stock fuhr mir bedrohlich ins Gesicht und nötigte mich zu einem Sprung nach hinten. Da stand Nico in Kampfhaltung, mit unbewegter entschlossener Miene, schlug mit seinem Stock peitschend und lärmend um sich, dann witschte er seitwärts zur Treppe, trampelte eilig hinauf und schlug die Zimmertür hinter sich zu. Noch hatte er mich nicht angeblickt. Als ich dann, noch zögernd, vor der Tür stand, hörte ich ihn drinnen rumoren – offenbar versuchte er, einen Stuhl unter die Türklinke zu klemmen, um mich gewaltsam auszuschließen. Ein starkes Unbehagen, auch ein Befremden ließ mich intervenieren, bevor ich endgültig ausgeschlossen war, mit aller Kraft drückte ich die Zimmertür auf: Der Stuhl fiel um, Nico hatte sich rasch in einen Winkel zurückgezogen und hielt seinen Stock wie ein Bajonett auf mich gerichtet – „mit dem Rücken zur Wand“ und einem Gesicht, als sei er zu seiner Verteidigung finster entschlossen. Ich setzte mich in die entfernteste Ecke und sagte, er sei anscheinend auf seinen Schutz bedacht, so als wäre ich ein Feind. Er blieb stumm stehen, ich blieb stumm sitzen – ratlos waren wir wohl beide. Nach einer Weile versuchte ich es erneut, etwa mit den Worten: „Du scheinst zu denken, dass ich dich irgendwie angreifen will, damit bist du wohl schon hergekommen, und dann wolltest du lieber der Erste sein, der angreift. Dann fühlt man sich sicherer.“ Keine Reaktion. Nach einer Weile wachsenden Unbehagens schob ich nach: „Als müsstest du mich in Schach halten. Ich verstehe noch nicht, was da los ist.“

Nicos Drohgebärde schien mir ein Ausdruck einer ebenso bedrohlichen Angst zu sein, die ihn bedrängte. Die Sprachlosigkeit und die Flucht in die Pose eines furcht- und bedenkenlosen Angreifers hatte Nico in unseren Stunden eigentlich schon seit Längerem hinter sich gelassen, wir hatten uns über seine innere Not symbolisch verständigen können: Aber Nico war ein kleiner Junge, und die Eltern blieben in ihren festgefahrenen Positionen unbeweglich. Wie sollte Nico für sich allein aus seinem Dilemma herausfinden?

„Nico, ich glaube, du bist ganz verzweifelt“, sagte ich schließlich, „und du kannst nicht recht sagen, warum.“ Statt einer Antwort fuchtelte er mit seinem Stock herum, so dass die Tischlampe umfiel und ein Bilderrahmen verrutschte, was ihn zu nur noch heftigerem Herumstochern veranlasste. Nun hielt ich es auf meinem entfernten Sitz nicht mehr aus, ich erhob mich und machte einen Schritt auf ihn zu, um den Stock festzuhalten, aber Nico war schneller und schleuderte mir seine Waffe entgegen, der Stock zischte knapp an mir vorbei und hinterließ eine tiefe Delle in der Tapete. Diesmal war *ich* schneller, sicherte mir das Geschoss und erinnerte Nico daran, dass „Wehtun und Sachen kaputtmachen verboten“ sei. Mit der professionellen Ruhe war es aus, ich musste mich zwingen, mich wieder zu setzen und nicht allzu aufgeregt zu sprechen. Seines Stockes beraubt, schlenderte Nico nun betont gleichgültig durch den Raum und fegte mit lässiger Handbewegung alles, was lose dastand oder lag, zu Boden. Meine Unruhe wuchs, obwohl nichts wirklich zu Bruch ging, die stumme, verbissene Beziehungsverweigerung war gar zu befremdlich. „Ich soll aufgeregt sein und vor dir erschrecken“, sagte ich, „vielleicht hat dich auch etwas erschreckt oder aufgeregt“. Mehrere solcher Versuche, ihn zum Reden zu bewegen, gingen ins Leere. Mit einem Tritt brachte Nico, ohne mich eines

Blickes zu würdigen, das Puppenhaus zum Erzittern. Dann begann er auch hier das gesamte Inventar, nunmehr systematisch und betont langsam, aus den Etagen zu wischen, so dass sich auf dem Boden Puppen, Möbel und winziger Hausrat in wildem Durcheinander häuften. Seine Erregung schien einer kalten, triumphierenden Unerreichbarkeit gewichen zu sein, dafür stiegen in mir Verwirrung und angstvolle Erregung an, so wie auch der wirre Spielzeughügel vor dem Puppenhaus wuchs. Mir fiel die Phantasie eines anderen, wohl schwerer gestörten Kindes ein, das gesagt hatte: „Ich will alle deine Sachen rausreißen und einen großen Sachenhaufen machen und mich obendrauf stellen!" Eine grandiose Einsamkeit, die keine Objekte braucht, keine Rücksicht kennt und in ihrer zerstörerischen Macht triumphiert.

„Du machst Durcheinander, aber mit mir willst du nichts zu tun haben", sagte ich, um überhaupt etwas zu sagen und ohne Hoffnung auf eine Antwort. Es kam auch keine, wie Nico überhaupt noch kein Wort gesprochen hatte, ich blieb tief beunruhigt und ratlos. Mit einem Schritt rückwärts zertrat er scheinbar absichtslos ein kleines Möbelstück. „Jetzt ist es genug!" sagte ich entschieden, und Nico wandte sich dem Tisch zu, bekritzelte, mit dem Rücken zu mir stehend, wahllos einige Zeichenblätter, zerknüllte sie achtlos und warf sie zu den anderen Sachen auf dem Boden. Ich fragte ihn noch einmal, was denn geschehen sei, es müsse ihn doch etwas so durcheinander gebracht haben. Keine Antwort.

Die Stunde ging dem Ende zu, ich fragte Nico, ob er mit mir aufräumen wolle. Das wollte er offenbar nicht. Ich entschied mich, ihn ein wenig früher fortzuschicken, weil ich nicht unter seinen Siegerblicken dienstbare Arbeit tun wollte, auch rechnete ich damit, dass er meine Tätigkeit alsbald mit neuen Störmanövern unterlaufen würde. Als ich ihm das erklärte, zog er einen Zettel aus der Tasche: „Da, von der Mama, du sollst es gleich lesen!" und lief wie befreit aus dem Zimmer.

Die Scheidungsstreitigkeiten mir ihrem Mann hätten katastrophale Ausmaße angenommen, schrieb die Mutter. Und Nico nehme das wohl sehr mit, er habe am Wochenende (vor der beschriebenen Montags-Stunde) im Hause des Vaters unbemerkt ein Sofa angezündet, sein älterer Bruder habe ihn entdeckt, wie er reglos auf dem qualmenden Sofa saß, ringsum habe der Teppich bereits gebrannt. Gemeinsam hätten Vater und großer Sohn den Brand eben noch löschen können. Nico aber habe anscheinend von dem Feuer, das er selbst gelegt haben müsse, nichts bemerkt.

In einem eilig anberaumten Gespräch erzählte die Mutter noch unter anderen Einzelheiten, Nico habe dort in der alten gelben Regenjacke des Vaters gesessen – der Himmel wisse, was er sich dabei gedacht habe.

Zur nächsten Stunde erschien Nico verlegen und widerwillig. Ich sagte ihm, dass ich nun wüsste, was ihn so durcheinander gebracht habe. Sicher habe er Angst gehabt, dass ich ihn für einen bösen Brandstifter halten und nun meinerseits böse behandeln würde, und sicher habe er auch vor sich selbst einen großen Schrecken bekommen. Auch ich hätte einen Schreck bekommen, als ich von der Geschichte hörte, denn es sei ja gefährlich gewesen, besonders für ihn selbst. Ob er vielleicht gedacht hätte, Papas gelbe Jacke sei ein Schutz gegen das Feuer? „Ich war ein Feuerwehrmann", sagte

Nico sehr leise. „Du hast gespielt, du wärst ein Feuerwehrmann, der andere rettet und schützt?" „Ja". „Dann muss es dich gerade schlimm erschreckt haben, als du gemerkt hast, dass es in Wirklichkeit ein echtes Feuer und sehr gefährlich war." „Mein Bruder hat auf mich aufgepasst." „Ja, zum Glück. Du hättest dir gewünscht, dass der Papa auf dich aufpasst, oder?" „Mein Papa hat gar nichts bemerkt!"

An dieser kleinen Geschichte lässt sich Vieles über kindliche Aggression zeigen. Um mit der berichteten Stunde zu beginnen: Nico war auf einen Angriff vorbereitet und wollte ihm mit einem Gegenangriff zuvorkommen, so wie er vor der Tür stand. Er verweigerte die ganze Stunde über das Gespräch, griff mich mit seinem geschleuderten Stock ernsthaft an, als er glaubte, ich wolle ihm zu nahe kommen. Was war seine Angst, gegen die er entschlossen ankämpfte? Er hatte nach dem Feuerspiel und der aufgeregten Löschaktion – aus dem narzisstischen Rückzug in seinen Feuerwehr-Tagtraum zurückgeholt– die Gefährlichkeit seines „Spiels" realisiert, mehr aus den entsetzten Reaktionen der Anderen als aus realistischem Nachdenken. Ein Brandstifter und potenzieller Mörder sei er, gefährlich und unberechenbar, so glaubte er, und so sagte es ihm sein Über-Ich. In der Vorerwartung der Therapiestunde hatte er mich zur Verkörperung dieses vernichtenden Urteils gemacht, von mir befürchtete er aufgrund dieser Projektion Verurteilung und Strafe. In meinem ahnungslosen Nachforschen, was denn geschehen sei, und Deuten, was er gerade jetzt mit mir machen wolle, war ich dieser unbewussten Erwartung unbemerkt entgegengekommen. Aus diesem Blickwinkel war sein aggressives Agieren als Versuch der Bewältigung seiner Angst vor Verurteilung und Strafe zu verstehen, als Schutz also gegen die Bedrohung durch ein verfolgendes Über-Ich, die zu fühlen das Kind noch nicht aushalten konnte – auch dies eine Dynamik, die kindlicher Aggression oftmals zugrunde liegt.

Weil in der Stunde der Angstpegel in Nico eher stieg, als ich ihn wegen meiner Unkenntnis der Wochenendereignisse nicht beruhigen konnte, steigerte er sich schließlich in die grandiose Pose dessen hinein, dem alles egal ist und der mit Verachtung vom Tisch wischt, was ihm nicht wichtig ist. Die Phantasie grandioser Unabhängigkeit – „ich brauche dich nicht, mir ist egal, was du von mir hältst oder ob du mich magst; und bevor du mich kaputt machst, mach ich dich kaputt" – ist ein weiteres Merkmal, das kindliche Aggression begleiten kann. In Nicos Fall wohl eher als passagere Strukturregression zu werten, wird es uns weiter unten in anderen Zusammenhängen noch beschäftigen. Was bei Nico wie ein vorübergehender Verlust von sonst verfügbaren Ich-Funktionen wirkt, kann in anderen Fällen dauerhaft als narzisstische Abwehrformation gegen unerträgliche Abhängigkeits- und Vernichtungsängste aufgerichtet sein.

In der Brandstiftung selbst ist natürlich ein hochdestruktives Potenzial enthalten. Die Wut auf einen Vater, der von Nicos Not seit längerem schon „gar nichts bemerkte" und sich unbeirrbar ständig im Recht glaubte, verschob Nico auf dessen Haus, auf die Wohnstatt, in die der Papa sich aus der Familie zurückgezogen hatte. Auch war Nico bereit, sich selbst zu vernichten, die ganze bedrohliche Szene kann ja als erweiterter Suizid des Sechsjährigen aufgefasst werden. Und doch war der unbewusste Rache- und Selbstmordimpuls überlagert von der kindlichen Rettungsphantasie, als Feuerwehrmann im Brandschutzanzug sei Nico zum Löschen der Flammen angerückt, so wie er an sich selbst seit langem den grandiosen Anspruch stellte, das Glück der Familie zu retten. Das eigentlich Gefährliche war der Verlust der Realitätskritik, die Verleugnung realer Ohnmacht und Gefährdung zugunsten einer grandiosen Allmachtsphantasie. An die Stelle symbolischer Spielhandlung war konkretes Handeln getreten. Diese Regression, der Verlust der Symbolisierungsfähigkeit und der Realitätskontrolle, musste als ein Anzeichen äußerster Angst und Verzweiflung gelten. Man kann in einem solchen Zertrennen von Denkzusammenhängen ein Überborden der nicht integrierten unbewussten Hassimpulse sehen (Bion, 1963) oder einen Zusammenbruch der Integrationsfähigkeit des kindlichen Ich unter dem Druck unaushaltbarer Gefühle.

Freilich hatte sich Nico damit auf eine Ebene begeben, auf der sein Vater zugänglich war – in die Gefühle anderer Menschen konnte dieser sich kaum hineinversetzen, ihre psychische Gefährdung galt ihm nichts, aber die konkrete Wahnsinnstat des Kindes schreckte ihn auf, er verstand auch den Appell an seine väterliche Sorge, der darin lag. Fortan war er eher zu Kompromissen bereit und der festgefahrene Scheidungskonflikt der Eltern verlor an zerstörerischer Brisanz.

Retten, das Feuer löschen, war Nicos verborgenes Motiv, das wegen seiner Aussichtslosigkeit in destruktives und suizidales Handeln mündete. Die Sorge um die gefährdeten geliebten und gehassten Objekte machte Nico Angst, es ging für ihn seiner heftigen Gefühle wegen um Vernichten oder Retten derer, von denen er abhängig war und auf die er eine solche Wut hatte. Damit ist eine depressive Verfassung beschrieben, Nico versucht depressive Angst abzuwehren mit seiner Flucht in destruktives Agieren und gleichzeitig in omnipotentes Phantasieren von der Rettungstat.

Alles Sprechen, Denken und gemeinsame Verstehen kann vergeblich sein, wenn der innerpsychische Raum, in dem dies stattfindet, gefährdet ist. So war es in Nicos Geschichte an dem Punkt, als Vater und Mutter aus ihrem unversöhnlichen Hass nicht mehr herausfanden und die Sorge um ihr Kind ihnen ganz verloren gegangen war, seine Symbolisierungsfähigkeit zusammenbrach und eine Realitätsverleugnung einsetzte. Die konkret inszenierte Geschichte vom Brandstifter, der eigentlich ein Feuerwehrmann sein wollte – oder vom Feuerwehrmann, der in Wahrheit ein Brandstifter war – ging nur um Haaresbreite gut aus, aber sie wurde für die Eltern glücklicherweise zu einem Wendepunkt, an dem sie ihre erwachsene Verantwortung wiederfanden. Nach dieser Episode fand Nico zurück zu symbolischem Phantasieren und Spielen und zu seiner Bereitschaft, sich mit mir über seine innere Welt zu verständigen.

5.4.6 Aggressives Agieren bei strukturell unzureichender Symbolisierungsfähigkeit – als Abwehr von Abhängigkeitswünschen und Verlustangst

Anders sieht es bei Kindern aus, deren innerpsychischer Raum, in dem Phantasien und Gefühle „gehalten“ werden können, von vornherein unzureichend oder beschädigt ist. Kinder, denen die containende oder mentalisierende mütterliche Funktion der frühen Betreuungspersonen nicht zur Verfügung stand, die mit anderen Worten keinen „Container“ für schwer erträgliche Affekte fanden, erleben ihre Angst und ihre aggressiven Gefühlsstürme als überwältigend, können sie nicht integrieren und nicht aushalten, versuchen solche unguten Empfindungen durch Projektion in ihr Gegenüber loszuwerden – der Andere ist der Böse – oder durch blindes Ausagieren.

Es mag sein Bedürfnis nach einem „Container“ gewesen sein, der all seine unverdauten und unerträglichen Hassgefühle in sich hätte bewahren können, das den zwölfjährigen Maximilian sagen ließ: „Es müsste in der Therapie so was wie ein leeres Schwimmbecken geben, aus Beton und nicht kaputtzukriegen, wo man leere Flaschen und so was einfach reinschmettern könnte, dass es kracht und Scherben gibt, aber aus so einem tiefen Becken würden keine Splitter herausspritzen und jemanden verletzen können“.

Einige Jahre zuvor war ich mit meinen Versuchen, Maximilians aggressives Getriebensein zu „containen“, gescheitert. In seiner Familie hatte der Vater die Kinderbetreuung und Haushaltführung übernommen, nachdem er eine Karriere als Architekt bis auf gelegentliche Hilfsdienste in einem befreundeten Büro aufgegeben hatte. Die Mutter indessen war ehrgeizig mit ihrer Berufskarriere beschäftigt. Die Eltern waren durch eine Art von sadomasochistischer Beziehung miteinander verbunden, die, wie sie offen erklärten, eigentlich nur auf der körperlichen Ebene funktioniere, sonst aber für beide „eine reine Katastrophe“ sei. Entsprechend war das Zusammenleben durch eine ständige Folge von Trennungs- und halbherzigen Versöhnungsversuchen gekennzeichnet, und Maximilian konnte seit seiner Babyzeit nie sicher sein, wann die Mutter wieder aus- bzw. einziehen würde, wann der Vater emotional für die Kinder verfügbar bzw. im leidenschaftlichen Clinch mit der Mutter für alles andere blind sein würde. War sie aber in der Familie, so zog die Mutter den kleinen Sohn auf verführerische Weise in ihre Nähe, nahm ihn zum Beispiel in die Sauna mit und zog ihn in Bekleidungsfragen zu Rate. Zu Beginn der Kindertherapie – Maximilian war sieben Jahre alt – hatten die Eltern indessen versichert, die Mutter werde in einer weit entfernten Stadt eine interessante Stelle übernehmen, die ihrem Ehrgeiz entsprach, und mit dem hochambivalenten und qualvollen Hin und Her werde es damit ein Ende haben.

Maximilian brachte damals in Schule und Kinderhort jeden gegen sich auf, ließ sich von niemandem etwas sagen und geriet vor Wut außer sich, trat, biss und spuckte, wenn er gegen seinen Willen zu etwas genötigt werden sollte. Mit seinem einzigen Freund spielte er, wie mir berichtet wurde, ausschließlich Kampfszenen, die mit viel Bewegung und Herumtoben verbunden waren und in denen der Freund sich bereitwillig als der Unterlegene behandeln ließ. In seinen Therapiestunden ähnlich ausufernd wie es Nico zu Beginn unserer Arbeit gewesen war, konnte Maximilian sich viel weniger als jener auf ein gemeinsames Suchen nach dem Sinn seiner aggressiven Aktionen einlassen. Er versetzte mich in permanente Unruhe und Aufregung, indem er unverhofft etwa Gegenstände (auch massive und schwere) aus dem Fenster warf, selbst auf die Fensterbank sprang und sich weit hinauslehnte, Spielsachen zertrat oder zerbrach, das Waschbecken überlaufen ließ, Glühbirnen herausdrehte und so fort. Wollte ich ihn festhalten, weil sein Treiben mir gefährlich schien, so machte er ein sexualisiertes Handgemenge daraus, deshalb musste ich bald auf diese Nothilfe verzichten. In den Therapiestunden gelang uns nur ein einziges Rollenspiel, das Maximilian gelegentlich einschob: „Wir sitzen in der Bar und blicken auf Manhattan". Dann hatte ich weiter nichts zu tun als mit einer Zigarettenattrappe im Mundwinkel mit ihm am Tisch zu sitzen und blasiert ins Leere zu schauen, und zweifellos war Maximilian in seiner Phantasie dann ein Gangsterboss und Weiberheld, von seinem Gefolge umgeben. Aber auf ein Gespräch über unser Tun ließ er sich auch dann nicht ein. Denn er hatte es sich zur Regel gemacht, mir laut ins Wort zu fallen, zu singen oder zu grölen, sobald ich etwas sagen wollte. So hörte er meistens nicht, wenn ich zu sagen versuchte: Er müsse mich anscheinend „ganz echt" aufregen, so wie er vielleicht glaube, seine Mutter mit Erregung füllen zu müssen – er fürchte, nicht für voll genommen zu werden, wenn er nicht ganz groß und mächtig sei – er strenge sich so sehr an, stark und furchtlos zu sein, weil Kleinsein ihm gar nichts wert scheine oder ähnlich. Oder: Er habe so große Wut, dass er gar nicht wisse wohin damit, ob er vielleicht denke, dass er sich immer wehren müsse, dass niemand ihn gelten lassen wolle oder niemand ihn lieb habe (hier ertönte hämisches Gelächter). Meine Versuche, in welche Richtung sie auch gingen, gingen unter in dem Lärm, mit dem Maximilian mich übertönte. Im Übrigen hetzte ich hinter ihm her, um den nächsten Übergriff zu verhindern, oder saß mit Herzklopfen auf dem Sprung, jederzeit mit einer neuen Attacke auf meinen Raum und meine Arbeitsfähigkeit rechnend. Mein Gefühl von Hilflosigkeit wuchs, wenn er mich höhnisch auslachte, weil ich vergeblich versuchte, ihn einzugrenzen. Gelang es mir, hörbar einen Satz zu äußern, so gab Maximilian höchsten ein „ist doch mir egal" zu Antwort.

Schließlich musste ich mir eingestehen, dass Maximilian über mich triumphierte, jeden Satz, den ich zu sagen versuchte, erfolgreich blockierte und die Stunden bei mir völlig beherrschte – wobei auch sein höhnisches Lachen weit entfernt von Freude war. Von den Eltern erfuhr ich, dass die Mutter wieder in die Nähe gezogen war und die Eltern das alte Spiel von Anziehen und Abstoßen wieder aufgenommen hatten. Maximilian als Mutters kleiner Galan blieb eingespannt in die destruktive Dynamik des Elternpaars und vermutlich in die Phantasie einer destruktiven Urszene, und es war mir nicht möglich, diese Verklammerung zu lockern. In dieser Situation warf ich das Handtuch, ich sagte dem Kind, dass ich ihm offensichtlich nicht helfen könne, in solcher Weise nicht weiter mit ihm arbeiten wolle, weil es ihm keinen Nutzen bringe, und dass wir zu den nächsten Ferien aufhören müssten. Das war ihm „egal“, die Eltern schienen sogar erleichtert zu sein, die lästigen Gespräche bei mir beenden zu können. Sie ließen das Gefühl von Versagen auf mir lasten, da es mir ja nicht gelungen sei, einen Zugang zu ihrem Kind zu finden. Maximilian zählte die Stunden, bis es endlich vorbei sein würde, und verbrachte sie mit unsteten Beschäftigungsversuchen, unruhigem Herumspringen und „Sitzen in der Bar“. Wir kamen uns auch in diesen Wochen nicht spürbar näher, und doch brachte Maximilian mir seine „Sammlung“ mit – einen großen Karton, in dem Hunderte von Kronkorken rappelten – und bat mich, sie für ihn aufzuheben, für unbestimmte Zeit.

Mit zwölf Jahren rief Maximilian mich überraschend an, ob ich seine Sammlung noch hätte und ob er mich besuchen könne, um sie abzuholen. So hatten wir Gelegenheit, noch einmal (oder erstmals) miteinander zu sprechen. Maximilian sagte, er würde es vielleicht noch einmal mit einer Therapie versuchen, wenn auch auf keinen Fall jetzt gleich ... vielleicht, wenn er ein Jugendlicher sei. Er wünsche sich (wie gesagt) etwas wie ein leeres Schwimmbecken zum Flaschenzerschmettern. Er sei bisher so leidlich mit Schule und Hort zurechtgekommen, derzeit gehe es besser. Die Mutter habe schon seit längerem einen neuen Partner.

Die unzureichende Fähigkeit des Siebenjährigen, Gefühle oder Phantasien in Sprache auszudrücken oder in symbolischen Spielhandlungen darzustellen, war die eine Schwierigkeit in dieser vorzeitig beendeten Kindertherapie. Die Kronkorkensammlung dann war eine Art von konkretem Protosymbol: Solange Maximilian dieses Unterpfand bei mir wusste, blieb für ihn anscheinend eine Verbindung zwischen uns bestehen, später konnte er diese konkrete Restbeziehung ersetzen durch den Gedanken an eine immer noch mögliche Therapie. So lange er aber zu mir in seine Stunden kam, gab es zwischen uns nur Handeln, Angriff und Verteidigung, und ich hatte stets das Gefühl, den Kürzeren zu ziehen. Es wäre nun die Aufgabe der Therapie gewesen, das Ausagieren in symbolisches Handeln zu transformieren. Das hätte gelingen können durch ein geduldiges „containen“, ein Aushalten, Halten, Verstehen und „Verdauen“ der unintegrierten destruktiven Impulse. Dem stand – neben den fortbestehenden familiären Bedingungen – Maximilians zweite Schwierigkeit im Wege, nämlich sein Beharren auf der grandiosen Idee, niemanden zu brauchen, von keinem Liebesobjekt abhängig zu sein. Er wollte um keinen Preis verstanden werden. Hätte er sein Bedürfnis nach kindlicher Abhängigkeit und Hilfsbedürftigkeit zugelassen, so wäre er bei jeder neuerlichen Trennung der Eltern, und auch bei jeder verführerischen Annäherung seiner Mutter, allzu verletzbar und verlassen gewesen. Deshalb verleugnete er seine Anlehnungswünsche und sein Kleinsein und versuchte den Anderen (seinen Vater mit eingeschlossen, während er der Mutter gegenüber den grandiosen Charmeur zu spielen suchte und ihren Spott erntete) zum Unterlegenen und Schwächeren zu machen. Dass ihm das auch in der Therapie gelang und keine Änderung möglich schien, war für mich der Grund, am Nutzen dieser Therapie zu zweifeln.

Vielleicht habe ich es versäumt, aus dem „Schatz“, den Maximilian dann bei mir ließ, diesem versteckten Wunsch nach einem Fortbestehen der Beziehung, noch etwas zu machen.

Judith Jackson beschreibt in einem unveröffentlichten Papier die Analyse eines hochaggressiven achtjährigen Jungen, Michael, dessen Agieren noch deutlich destruktiver war als Maximilians. Er attackierte seine Therapeutin körperlich, hatte nichts als Hasstiraden oder triefenden Hohn und Spott für sie und benahm sich so abstoßend und gemein wie nur möglich. Michael verkörperte ein Kind, das sich ausschließlich gehasst glaubte, das überzeugt war, nichts anderes als Hass bewirken zu können, und das um einer illusionären Unverletzlichkeit willen alles Weiche und Zugewandte bekämpfte, bevor es seinen Panzer durchdringen konnte. Auch seine Analytikerin sah, identifiziert mit seiner Verzweiflung, schließlich keinen anderen Weg als die Beendigung der Analyse. Gerade dies aber brachte eine Wendung: Als habe er eine konkrete Handlung gebraucht anstelle der ständigen verbalen Versuche, ihn zu erreichen, als habe er nur auf diese Weise die Ausweglosigkeit wahrnehmen können, in der sich auch die Therapeutin befand und in der er den eigenen inneren Zustand gespiegelt sah, brachte er ihr nun einige Träume mit in die Stunden. Gemeinsam konnten sie die angstvollen Traumbilder als Hinweise darauf entziffern, dass der Junge sehr wohl spürte, dass die Therapie seine einzige Chance sei. Jackson schließt daraus, dass ein Kind, das zu symbolischer Verständigung nicht in der Lage ist, möglicherweise bei Gelegenheit etwas Reales, Konkretes brauche, wenn man es erreichen will. Entscheidend ist bei einem derart verstörten Kind die Bereitschaft der Therapeutin, etwas von seiner Angst, Wut und Verzweiflung aufzunehmen und auszuhalten – auch bis hin zu ihrem Eingeständnis, nicht mehr weiter zu wissen. Dann lässt sich möglicherweise ein Weg zu finden, ihm von diesen Affekten etwas auf eine Weise zurückzuspiegeln, dass es sich verstanden fühlen kann, ohne in Angst vor einem intrusiven Unterlaufen seiner Abwehr zu geraten.

Ähnlich argumentiert Anne Hurry (1998), die ihrem Patienten Paul einen Becher Wasser und einen Keks zu geben pflegte, nachdem dieser sie immer wieder heftig beschimpft und beschuldigt hatte, sie lasse ihn kaltherzig hungern und dürsten. Kein Deuten hatte etwas an den wütenden und verzweifelten Anklagen des Jungen, an seinem Löwenhunger geändert, aber die konkrete Geste geriet in der therapeutischen Interaktion zu einem Symbol, dessen Bedeutung für Paul im Gespräch zugänglich werden konnte. Auch diese Therapie war über weite Strecken geprägt von schier unaushaltbaren Attacken des Kindes auf seine Therapeutin, seinem Wunsch, sie zum tatsächlichen Weinen zu bringen (weil die Als-ob-Ebene ihm nicht zugänglich war). Eine weitere konkrete Geste war Hurrys Mitteilung an Paul, sie werde seinen unflätigen Beschimpfungen nicht weiterhin duldend zuhören, sondern sich mit ihrem Strickzeug beschäftigen, so lange er sie auf diese Weise angreife. Erst der von realer Handlung begleitete Entschluss, sich von destruktiven Angriffen nicht beeinträchtigen zu lassen, habe Entspannung in die hoch aufgeladenen Stunden gebracht, so wie in Jacksons Fall die Ankündigung, dass die Therapeutin eher die Analyse beenden als sich zerstören lassen würde.

Auch im Falle des kleinen Paul ging ein Unvermögen zu symbolischer Verständigung Hand in Hand mit der massiv in Szene gesetzten Entschlossenheit, jede Annäherung, jede Andeutung von Zuneigung, die in die Richtung auf Abhängigkeit von einem Liebesobjekt hätte führen können, auszuradieren und zu verleugnen.

Zweifellos böte das Setting einer Kinderanalyse mit vier oder fünf Stunden in der Woche, wie es die eben kurz zusammengefassten Behandlungen kennzeichnete, gerade für derart gestörte kindliche Patienten sehr viel mehr Sicherheit und Halt als die hierzulande wegen der Krankenkassenregelungen üblichen zweistündigen Therapien. In einer derart dichten Frequenz wäre es viel eher möglich, das aggressive und destruktive Potenzial des Patienten in die Stunden zu bringen und es mit ihm auszuhalten, ohne dass für das Kind die Angst vor den eigenen Abgründen unerträglich würde. Prognose und Indikation einer zweistündigen Therapie hängen mindestens ebenso stark von der anzunehmenden Fähigkeit und Bereitschaft der Eltern ab, das Kind aus ihrer eigenen destruktiven Dynamik zu entlassen, wie vom Störungsgrad der kindlichen Patienten.

6 Zusammenfassende Überlegungen

Welchen Beitrag kann die Psychoanalyse als Wissenschaft des Unbewussten zur Analyse früher Entwicklungsprozesse im Spannungsfeld genetisch-biologischer Determinanten einerseits und frühen familiären und gesellschaftlichen Einflussgrößen andererseits leisten? Bedeutet frühe Kindheit tatsächlich ein mehr oder weniger feststehendes Schicksal, das kaum durch präventive oder therapeutisch intervenierende Angebote zu ändern ist? Diese waren einige der zentralen Fragen, die in diesem Buch aus verschiedenen Perspektiven beleuchtet wurden: aus der Perspektive narrativer Zusammenfassungen klinisch-psychoanalytischer Beobachtungen, unterschiedlicher konzeptueller Annäherungen an frühe Entwicklungsprozesse, empirischer Studien sowie interdisziplinärer Diskurse. Vor einer kurzen inhaltlichen Zusammenfassung unserer Überlegungen möchte ich diese unterschiedlichen Perspektiven in die Forschungslandschaft der heutigen Psychoanalyse kurz einzuordnen und dies mit einigen knappen wissenschaftstheoretischen und methodischen Anmerkungen verbinden. Diese Überlegungen mögen vor allem für jene Leser von Interesse sein, die an Forschung interessiert sind bzw. kritisch prüfen möchten, auf welcher Art von „Wissenschaftlichkeit“ sich die in diesem Band vertretenen Positionen abstützen.

6.1 Wissenschaftstheoretische und methodische Anmerkungen: Psychoanalytisch Forschen im Bereich der Frühentwicklung

Mit der ausführlichen Falldarstellung in Kapitel 2 dieses Bandes wollte ich zuerst einmal veranschaulichen, auf welchen Daten und Beobachtungen die psychoanalytischen Konzepte beruhen, die wir in den interdisziplinären Dialog einbringen: Die minutiöse, oft jahrelange Zusammenarbeit mit einzelnen Patienten ist für mich auch heute noch eine einzigartige Form der Feldforschung, die zu spezifischen Einsichten in das komplexe Zusammenwirken unbewusster und bewusster Determinanten psychischen und psychosozialen Verhaltens führt. Sie findet im Rahmen von psychoanalytischen Behandlungen statt und verbindet „Forschen“ und „Heilen“ in einzigartiger Weise. Freud (1927) charakterisierte diese sog. „Junktimforschung“ u. a. wie folgt:

„In der Psychoanalyse bestand von Anfang an ein Junktim zwischen Heilen und Forschen, die Erkenntnis brachte den Erfolg, man konnte nicht behandeln, ohne etwas Neues zu erfahren, man gewann keine Aufklärung, ohne ihre wohltätige Wirkung zu erleben. Unser Verfahren ist das einzige, bei dem dies kostbare Zusammentreffen gewahrt bleibt. Nur wenn wir analytische Seelsorge betreiben, vertiefen wir unsere eben aufdämmernde Einsicht in das menschliche Seeleleben. Diese Aussicht auf wissenschaftlichen Gewinn war der vornehmste, erfreulichste Zug der analytischen Arbeit“ (Freud, 1927, S. 293 f.)

Dieser sog. „Junktimforschung“ der Psychoanalyse[1] wurden inzwischen viele andere Formen der psychoanalytischen Forschung gegenübergestellt, wie wir in anderen Arbeiten ausführlich diskutiert haben. Die folgende Graphik, die wir schon in Kapitel 2 kurz aufgeführt haben, vermittelt einen Überblick über die verschiedenen Formen psychoanalytischer Forschung und mag sich als hilfreich erweisen, sowohl die klinischen Fallstudien (vgl. Kapitel 2 und 5) und die zusammengefassten psychoanalytischen Theorien (Kapitel 3) als auch die empirischen Studien im Bereich der Frühprävention (Kapitel 4) in diesem Spektrum eingliedern zu können.[2]. Zuerst geht es vor allem um Argumente für die klinisch-psychoanalytische Forschung als eigenständige Disziplin, danach um das Verhältnis zwischen klinischer und extraklinischer Forschung[3].

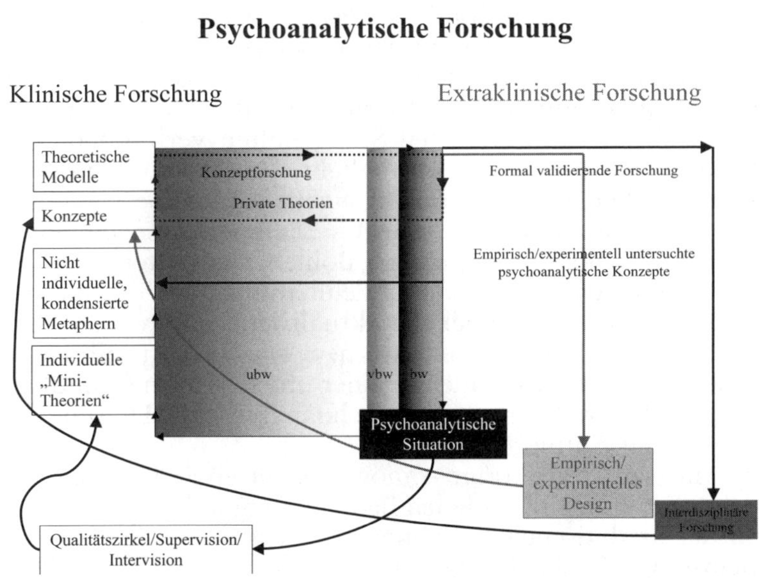

Abb. 6.1: Verschiedene Formen der psychoanalytischen Forschung

[1] Diese Junktimforschung war Anlass zu wichtigen und heftigen wissenschaftstheoretischen Kontroversen innerhalb der Psychoanalyse (vgl. dazu u. a. Thomä und Kächele, 1985, 368 ff.)

[2] Wir haben die verschiedenen Formen psychoanalytischer Forschung in anderen Arbeiten ausführlich diskutiert (z. B. Leuzinger-Bohleber und Fischmann, 2006, Leuzinger-Bohleber, 2007)

[3] Moser (1992) sprach von „online“- und „offline“-Forschung.

Klinische Forschung
Auf der rechten Seite ist die *klinische Forschung* der Psychoanalyse dargestellt – für mich persönlich nach wie vor das Kernstück genuin psychoanalytischer Forschung. Sie hat eine spezifische Forschungsmethode entwickelt, unbewusste Phantasien und Konflikte in der psychoanalytischen Situation zu untersuchen und die „Wahrheit“ der gewonnenen Erkenntnisse zusammen mit dem Analysanden zu überprüfen. Eine spezifische Qualitätskontrolle dieser Art der Forschung findet in Supervisions- und Intervisionsgruppen[4] bzw. „Qualitätszirkeln“ statt, in denen Psychoanalytiker möglichst nahe an der klinischen Praxis ihre subjektiven Beobachtungen und Konzepte auf *„Intersubjektivität“* zu überprüfen versuchen (vgl. Rückkoppelungspfeil). Klinische Forschung wird in der Graphik als ein zirkulärer Erkenntnisprozess konzeptualisiert, der in der klinisch-psychoanalytischen Situation in der Interaktion mit einem Analysanden stattfindet. Dazu kurz einige Erläuterungen (vgl. dazu auch Leuzinger-Bohleber, 2007, S. 975 ff.):

- Das psychoanalytische Setting ermöglichte einen einmaligen, individuellen, sukzessiven Erkenntnisprozess zu Manifestationen von unbewussten Phantasien und Konflikten in der Übertragungssituation zum Analytiker. Sie richtet sich auf das Verstehen persönlicher und biographischer Einmaligkeit, wie sie sich in einer aktuellen (auch gesellschaftlich determinierten) Situation entfaltet. Sie ist immer mit einer Suche nach unbewussten Sinngehalten verbunden. Die Professionalität des Analytiker ermöglicht ihm in einer Haltung der freischwebenden Aufmerksamkeit eigene Gegenübertragungsreaktionen, szenische Beobachtungen des „embodied Enactments“ des Analysanden (siehe u. a. Leuzinger-Bohleber und Pfeifer, 2002, 2007), auftretende Fehlleistungen und Fehlhandlungen, Träume etc. zur Hypothesengenerierung über die aktualisierte unbewusste Psychodynamik des Analysanden zu gewinnen. Dies gelingt ihm umso besser, je eher er dem Analysanden in einer „forschenden Grundhaltung“ begegnet, d. h. mit der typisch psychoanalytischen Haltung der gleichschwebenden Aufmerksamkeit.
- Der Analysand seinerseits trägt – möglichst in einer Haltung der freien Assoziation – zu einer offenen Beobachtung unbewusster Phänomene in der analytischen Beziehung bei. Mit dieser Schilderung einer gemeinsamen Beobachtung auf Seiten des Analytikers ist keineswegs die ursprünglich „objektive, sachliche“ Beobachterposition des Freud’schen Chirurgen gemeint, sondern die Nutzung des feinen psychoanalytischen Forschungsinstrumentariums, besonders auch die Analyse eigener affektiver und körperlicher Reaktionen als Hinweise auf aktuelle Übertragungs-/Gegenübertragungsphänomene.
- Durch das sorgfältige Tasten nach dem Verständnis unbewusster Dimensionen des Verhaltens des Analysanden in der analytischen

[4] Bekanntlich gibt es kaum eine andere Berufsgruppe, die sich so intensiv in Super- und Intervisionsgruppen weiterbildet.

Situation bilden sich sowohl beim Analysanden als auch beim Analytiker sog. „Minimodelle" heraus, d. h. Symbolisierungsversuche der beobachteten, vor allem affektiven und embodied Reaktionen, die einen Schlüssel zu der unbewussten Phantasiewelt, der spezifischen „Mikrowelt" des Analysanden bieten. Schließlich werden gemeinsam Metaphern gefunden, um diese unbewussten Prozesse und Phänomene zu beschreiben, Wie viele Autoren beschrieben haben, eignen sich Metaphern besonders gut, primärprozesshafte Beobachtungen in Sprache zu fassen. Bekanntlich entwickeln wir mit jedem Analysanden eine teilweise eigene Sprache zur Verständigung über sein Unbewusstes (vgl. dazu Moser, 1991; Leuzinger-Bohleber, 1995, 2002, 2007; Bohleber, 2007; Buchholz, 2006; Wurmser, 1981).

- In einem weiteren Prozess der Abstraktion werden solche Metaphern vom Analytiker mit seinen psychoanalytischen Konzepten und schließlich mit Modellen und Theorien in Verbindung gebracht. Auch bei diesem Prozess ist entscheidend, wie gut es dem Analytiker gelingt, eine forschende Grundhaltung einzunehmen. Falls er z. B. durch eigene Gegenübertragungsprobleme in seinem kreativen Erkenntnisprozess gestört wird, wendet er vermutlich vorwiegend alt bekannte Konzepte auf das neue klinische Material an, oder greift sogar im Extremfall auf Clichés, Sprachhüllen und damit auf eine Pseudoverständigung zurück. Gelingt es ihm stattdessen eine psychoanalytische Haltung der Offenheit und Neugier zu entfalten, wird er in seinem Reflexionsprozess aus dem Reichtum der pluralistischen Psychoanalyse tentativ jene Konzepte beiziehen, die ihm intuitiv als passend erscheinen und einen spezifischen Erklärungsgehalt für die betreffenden Phänomene anbieten. Sorgfältig und selbstkritisch wird er daraufhin z. B. verschiedene Konzepte einander gegenüberstellen, versuchen, sie miteinander zu vergleichen und die unterschiedlichen Erklärungsgehalte abzuwägen (vgl. Kapitel 3 dieses Bandes). Dies sind wichtige Schritte bei jeder Konzeptualisierung und Interpretation von Beobachtungen, die beide – der klinische und der extraklinische Forscher – durchlaufen.
- Auf der höchsten Abstraktionsstufe befinden sich schließlich die Modelle des Klinikers, Modelle wie die psychoanalytische Abwehrlehre, psychoanalytische Gedächtnis- und Erinnerungstheorien, psychopathologische Modelle z. B. zur Depression, narzisstischer Persönlichkeitsstörung, Psychose etc. Die einzelnen Abstraktionsschritte sind selbstverständlich nicht rigide voneinander abgetrennt: Der klinische Forschungs- und Erkenntnisprozess verläuft dynamisch und beinhaltet immer ein Pendeln zwischen regressiven und progressiven Prozessen im intermediären Raum (vgl. Winnicott, 1971).
- Diese konzeptuellen und theoretischen Erkenntnisprozesse werden – selbstverständlich – die Wahrnehmung der nächsten klinischen Situation beeinflussen: Eine vollständige Trennung zwischen Theorie und Beobachtung, wie sie der logische Empirismus und ein positivistisches Wissenschaftsverständnis postulierten, gibt es nicht. Unsere Wahrnehmungen sind immer unbewusst von den Theorien in unserem Hinterkopf

beeinflusst. Die oft zitierte Haltung des „no memory, no desire“ von Bion wurde zuweilen in dem Sinne naiv missverstanden, als ob eine „reine“, von Theorien unbeeinflusste klinische Wahrnehmung möglich und einzunehmen sei – eine Auffassung, die nicht nur wissenschaftstheoretisch naiv war, sondern oft mit einer verheerenden Verachtung für Theorien in der Psychoanalyse verkoppelt war. Die Frage ist nicht, ob wir „theoriefrei“ oder „theoriegebunden“ klinisch wahrnehmen, sondern welche Qualität und welcher konzeptuelle Reichtum uns beim klinischen Handeln zur Verfügung steht. Benutzt ein klinisch-psychoanalytischer Forscher nur zwei oder drei Konzepte, die er (vielleicht bedingt durch eine aktuelle „theoretische Modeströmung“) auf alle seine klinischen Situationen mit den unterschiedlichsten Patienten anwendet, wird sowohl seine klinische Wahrnehmung und das Repertoire seiner affektiven Reaktionen, seine Phantasien und schließlich auch sein Verstehen des spezifischen Patienten, sein „Forschen“, äußerst beschränkt sein. Ein „differenzierter, variationsreicher, theoretischer Hinterkopf“ dagegen wird ihn dazu befähigen, den heutigen Reichtum psychoanalytischer Konzepte zu nutzen, um sich an eine unverwechselbare klinische Situation mit einem ganz spezifischen Patienten tastend anzunähern und eventuell – zusammen mit dem Analysanden – Neues zu entdecken. Je sicherer sich der Analytiker bei diesem abtastenden Prozess fühlt, je professioneller er arbeiten kann, desto eher gelingt es ihm, mit einer „forschenden Grundhaltung“ in die neue psychoanalytische Sitzung zu gehen und eine Haltung der frei schwebenden Aufmerksamkeit einzunehmen.

- Wie anderenorts diskutiert, verläuft der große Teil dieser Forschungs- und Erkenntnisprozesse unbewusst und vorbewusst. Daher gehört bekanntlich ein durchlässiger Dialog mit dem eigenen Unbewussten ebenfalls zu den Schlüsselqualifikationen unseres Berufs. Sandler und Sandler (1985) haben zudem darauf verwiesen, dass in unseren öffentlichen Diskursen nur ein Teil unser Theorien, eben die öffentlichen, zur Diskussion gestellt werden. Wie Bohleber (2007) berichtet, sind es aber vor allem die privaten Theorien des Analytikers, die seinen Erkenntnis- und Forschungsprozess wesentlich prägen. Die klinische Forschung unterscheidet sich von der extraklinischen der Psychoanalyse u. a. dadurch, dass der Erkenntnisprozess vorwiegend auf das Verstehen der idiosynkratischen unbewussten Phantasie- und Konfliktwelt eines einzelnen Analysanden ausgerichtet ist (vgl. Leuzinger-Bohleber und Fischmann, 2006). Dient der zirkuläre Erkenntnisprozess daher eher einem „therapeutischen“ als einem „erforschenden“ Anliegen?

Folgende Argumente sprechen meiner Einschätzung nach dafür, von einem *typischen sowie genuinen Forschungsprozess in der Psychoanalyse* zu sprechen:

a) Zum einen beruhen fast alle unserer psychoanalytischen Erkenntnisse auf dieser Art der psychoanalytischen Forschung und gehen weit über die Weitergabe von professionellen Fertigkeiten hinaus, die z. B. Buchholz

(2006) als „Professionalisierungswissen" beschreibt. Der Reichtum von Einsichten in unbewusste Psychodynamiken, seelische Mechanismen, zur Genese und Bedeutung von psychopathologischen Symptomen sowie zur Behandlungstechnik ist das Produkt klinisch-psychoanalytischer Forschung. Überschauen wir dagegen die bisherigen Ergebnisse der extraklinisch-psychoanalytischen Forschung, haben diese weit weniger zum Wissenskorpus unserer Disziplin beigetragen. Dieser Wissenskorpus besteht nur zu einem kleinen Teil aus „Professionalisierungswissen": Die heutige Psychoanalyse zeichnet sich durch eine Fülle von Konzepten und Theorien zur Erklärung unbewusster seelischer Mechanismen aus. Diese Fülle an Erkenntnissen abzuwerten und einer Profession wie einem Bäcker, Gärtner oder Seelsorger gleichzusetzen, erscheint mir nicht nur als eine narzisstische Kränkung für die klinisch praktizierenden Psychoanalytiker, sondern auch wissenschaftspolitisch als ausgesprochen destruktiv.

b) Nicht jeder Kliniker ist automatisch ein Forscher, wie dies Peter Fonagy einmal ironisch feststellte. Doch möchte ich dieser Aussage entgegenhalten, dass jeder kreative und klinisch erfolgreiche Psychoanalytiker auch ein klinischer Forscher in dem Sinne ist, dass es ihm – dank seiner forschenden Grundhaltung – gelungen ist, den Patienten bei seiner Erforschung des Unbewussten hilfreich zu begleiten. Scheitert der Therapeut daran, wird auch seine Behandlung wenig nachhaltigen Erfolg zeigen. Dadurch unterscheidet er sich von einem Chirurgen, der professionell eine Operation durchführt, ohne deswegen gleichzeitig ein Forscher in seinem Fachgebiet sein zu müssen. Im Gegensatz zum Psychoanalytiker wird dieser nicht das Ziel verfolgen, den Patienten – dank einer aktiven Teilhabe am Forschungsstand der Chirurgie (den auch der praktische Chirurg kennen muss) – durch die Operation in die Lage zu versetzen, sich beim nächsten Unfall selbst operieren zu können! Um noch eine andere Facette von Fonagys Äußerung aufzunehmen: Auch nicht jeder, der eine empirische Studie durchführt, ist automatisch ein empirischer Forscher, der diese Bezeichnung wirklich verdient. Wie Holzkamp (1972) schon vor langer Zeit feststellte, ist bekanntlich immer wieder erschreckend, wie erkenntnisarm und langweilig methodisch korrekt durchgeführte, empirische Studien oft sind. Auch im Bereich der empirischen Forschung sind die Studien, die das Prädikat „Forschung" wirklich verdienen, dünn gesät. Daher stellt sich die Frage nach der *Qualität von Forschung gleichermaßen bei allen verschiedenen Formen psychoanalytischer Forschung, der klinischen gleichermaßen wir der extraklinischen.*

c) Um dies etwas plakativ auszudrücken: Ein wesentliches Ziel einer Psychoanalyse oder auch einer psychoanalytischen Therapie besteht darin, eine Umstrukturierung der inneren Welt des Patienten durch eine Identifikation mit einem „guten Objekt" sowie der „analytischen Methode" zu erreichen, einen Selbsterforschungsprozess des Analysanden zu initiieren. Der Analysand soll eine „forschende Grundhaltung" entwickeln, ein Aushalten von „Nicht-Wissen", von Komplexität und Ohnmacht in vielen Situationen der conditio humana. Die psychoanalytische Behandlung soll ihm dazu verhelfen, ein „klinischer Erforscher seiner unbewussten Mikrowelt" zu werden. In diesem Sinne betreibt ein psychoanalytischer Praktiker „klinische Forschung", einmal ganz abgesehen davon, ob er die Ergebnisse seines Forschungsprozesses der wissenschaftlichen Community mitteilt oder nicht.

d) Selbstverständlich existieren auch für die klinische Forschung spezifische Qualitätskriterien, die wir andernorts ausführlich beschrieben haben (vgl. Leuzinger-Bohleber und Fischmann, 2006). Es geht dabei um Kriterien, die sich stark von jenen der konzeptuellen oder extraklinischen (empirisch/interdisziplinären) Forschung unterscheiden. Dass es solche Qualitätskriterien gibt, die in einer Evaluation von Psychoanalytikern und Nichtpsychoanalytikern verwendet werden können, belegt, dass in der klinisch-psychoanalytischen Forschung durchaus eine „wissenschaftliche Beweisführung" möglich ist. Diese Kriterien sind u. a.:

- Fruchtbarkeit der Erkenntnisse für die klinische Anwendung sowie deren
- Nähe zum klinischen Material.
- Innovation, Originalität und die Fähigkeit, die Phantasien des Klinikers anzuregen und ihn zu ermuntern, sich bedrohlichen, schwierigen klinischen Situationen anzunähern und geschlossene theoretische Systeme aufzubrechen („cracking up"), um Neues im klinischen Material zu entdecken.
- Fähigkeit, vorschnelle Überzeugungen und „unstimmige Gefühle von Sicherheit" aufzuspüren und in Frage zu stellen.
- Präzision und Genauigkeit von klinischen und theoretischen Überlegungen .
- Transparenz des präsentierten klinischen Materials und Plausibilität der Interpretationsschritte sowie der Konzeptualisierung.
- Klinische Expertenvalidierung oder andere Formen der Kontrolle der klinischen Forschung durch Qualitätszirkel, Supervisionen etc. (siehe Feedback-Schleife in der Graphik oben).

Extraklinische Forschung

Extraklinische Forschung unterscheidet sich von der klinischen vor allem dadurch, dass sie nicht in der psychoanalytischen Situation selbst stattfindet und ihre Erkenntnisse auch nicht direkt wieder in die Begegnung mit einem bestimmten Patienten einfließen, sondern „nachträglich", nach-denkend klinische Beobachtungen konzeptualisiert oder bereits existierende Konzepte weiter erforscht, z. B. in Form der *Konzeptforschung*[5]. Dreher (2004, S.

[5] Anna Ursula Dreher (2003, S. 109/110) hat sich – zusammen mit Joseph Sandler – seit Jahren mit Konzeptforschung beschäftigt. Sie definiert Konzeptforschung u. a. wie folgt: „Conceptual research defines itself by its subject matter – namely, psychoanalytic concepts, those tools of language by which we attempt to theoretically grasp empirical phenomena, especially clinical phenomena. As a working definition I would put it this way: conceptual research is concerned with the systematic

126) versteht Konzeptforschung als kontinuierliches Forschungsprogramm, „als ein immer wieder neu zu bestimmenden Auftrag, wichtige und in den Fokus des Interesses wie der Kritik geratene Konzepte und Konzeptfelder zu untersuchen“. In diesem Sinne kann die Gegenüberstellung der unterschiedlichen Konzeptualisierungen der Frühentwicklung, wie sie in Kapitel 3 dieses Bandes vorgelegt wurde, als eine systematische Ausleuchtung eines Konzeptfeldes und daher als Teil einer psychoanalytischen Konzeptforschung verstanden werden, allerdings in einem relativ breiten Sinn. Wie wir diskutiert haben, wird die Qualität von Konzeptforschung mit anderen Kriterien eingeschätzt als die klinische, die empirisch-experimentelle oder die interdisziplinäre Forschung in der Psychoanalyse (vgl. dazu Leuzinger-Bohleber und Fischmann, 2006). Solche Kriterien sind z. B.

- Originalität und Innovation der vorgelegten Konzepte.
- Integratives Erklärungspotenzial der diskutierten Konzepte.
- Fähigkeit, die Motivation klinisch tätiger Psychoanalytiker anzuregen, sich auf einen Reflexionsprozess über psychoanalytische Konzepte einzulassen, über deren Anwendung in der Praxis nachzudenken und sich für neue Konzeptentwicklungen zu interessieren.
- Fähigkeit, geschlossene („tote“) theoretische Systeme aufzubrechen.
- Fruchtbarkeit der Erkenntnisse für die klinische Anwendung sowie deren
- Präzision und Schärfe der Logik der Argumentation und der Begrifflichkeit.
- Transparenz benutzter Daten und der Argumente sowie die Plausibilität einzelner Integrationsschritte und neuer Konzepten.
- Expertenvalidierung der vorgelegten Konzeptforschung.
- Klinische, empirische oder interdisziplinäre Validierung der vorlegten Konzepte.
- Ästhetik der Konzepte.

Das bekannteste Feld extraklinischer Forschung ist *empirisch-experimentelle Forschung*. Sie untersucht entweder psychoanalytische Fragestellungen anhand von Materialien aus psychoanalytischen Behandlungen mit verschiedenen methodischen Zugangsweisen oder gewinnt dafür entsprechende Daten aus Experimenten oder empirischen Designs. Um lediglich ein

investigation of the meanings and uses of psychoanalytic concepts, including their changes; and in relation to both clinical and extra-clinical contexts. Now one might ask: what could possibly be so problematic about concepts that it is of interest to make them even the subject of research.“ – Zusammen mit dem Kolleginnen und Kollegen des Research Subcommittees for Conceptual Research haben wir kürzlich eine Arbeit zur genaueren Abgrenzung von Konzeptforschung von anderen Formen der Forschung, zu spezifischen Qualitätskriterien von Konzeptforschung sowie zu sieben verschiedenen Untertypen von Konzeptforschung vorgelegt (vgl. Leuzinger-Bohleber und Fischmann, 2006). Daher möchten wir in diesem Rahmen auf diese Arbeit verweisen.

Beispiel zu erwähnen: In *Experimenten* etwa im Schlaflabor können z. B. psychoanalytische Hypothesen zur Traumentstehung systematisch überprüft werden (vgl. dazu u. a. Leuschner, 2004). Eric Kandel (2008) hat kürzlich erneut die Auffassung vehement vertreten, dass die Effektivität psychoanalytischer Behandlungen, etwa im Vergleich zu kognitiv-behavioralen oder pharmakologischen Therapien, auch durch neurobiologische Marker, etwa Veränderungen im FmRI oder EEG von Patienten vor und nach der Behandlung nachgewiesen werden muss. Die Bremer Neuropsychoanalyse-Studie verfolgt genau dieses Ziel (Buchheim u. a., 2008), ebenso weitere zurzeit laufende Studien an der Universitätsklinik Zürich (vgl. u. a. Böker, 2008) oder am Sigmund-Freud-Institut (vgl. www.sigmund-freud-institut.de). *Empirische Studien* reichen von systematischen, qualitativen (aggregierten) Einzelfallstudien, über naturalistische Therapieergebnisstudien bis hin zu den sog. randomisierten, kontrollierten Therapievergleichsstudien, in denen etwa, wie in der aktuellen LAC-Depressionsstudie, therapeutische Prozesse und deren Ergebnisse von psychoanalytischen Langzeitbehandlungen mit jenen von kognitiv-behavioralen Therapien bei chronisch Depressiven verglichen werden. Für die hier diskutierten frühen Entwicklungsprozesse sind die vielen Studien im Bereich der empirischen Säuglingsforschung oder der Bindungsforschung zu nennen, die unser Verständnis der Frühentwicklung bzw. ihre Konzeptualisierung enorm erweitert haben, wie wir in Kapitel 3 dieses Buchs skizzierten. Die Kriterien empirisch-experimenteller Forschung sind z. B. in Lehrbüchern der akademischen Psychologie präzise beschrieben worden. Um sie hier nur kurz aufzuführen:

- Validität (Gültigkeit der Ergebnisse für den erforschten Gegenstand),
- Reliabilität (Zuverlässigkeit der Ergebnisse),
- Objektivität (bzw. Intersubjektivität) der erzielten Ergebnisse,
- Methodische Stringenz,
- Präzision und Relevanz der erzielten Ergebnisse,
- Innovation und Inspiration der Studie,
- Klarheit und Originalität der theoretischen Grundlage,
- Plausibilität und Transparenz der Interpretation der Daten etc.

Schließlich werden eine Vielzahl von *interdisziplinären Studien* in sehr unterschiedlichen Kooperationen von Psychoanalytikern durchgeführt, z. B. mit Erziehungswissenschaftlern, Ethnopsychoanalytikern, vergleichenden Literatur- und Bildwissenschaftlern, Kultur- und Sozialwissenschaftlern, Philosophen, Juristen und, heute besonders en vogue, mit Neurowissenschaftlern (vgl. Abschnitte 1.4 und 3.7.2). Auch bezogen auf interdisziplinäre Forschung haben wir einige Qualitätskriterien diskutiert, z. B.:

- Methodische und wissenschaftliche Sorgfalt z. B. in der Verwendung disziplinärer Begriffe und Konzepte im interdisziplinären Dialog,
- Begriffliche Klarheit,
- Vorsicht und Toleranz für die „Fremdheit" der anderen Disziplin,
- Kein Vortäuschen einer „schnellen Verständigung", sondern sorgfältige

und selbstkritische Diskussion von Konvergenzen und Divergenzen in Termini, Konzeptualisierungen, Daten, Gültigkeitsbereichen von Interpretationen, Anwendungsfeldern etc.
- Diskurs auf „gleicher Augenhöhe" und mit gegenseitigem Respekt für die Unabhängigkeit der beteiligten Disziplinen.

Da wir uns an anderer Stelle eingehend mit den verschieden Formen von extraklinischen Forschungen in der Psychoanalyse beschäftigt haben (vgl. Leuzinger-Bohleber und Bürgin, 2003; Leuzinger-Bohleber u. a., 2004; Leuzinger-Bohleber und Fischmann, 2006), möchte ich mich in diesem Rahmen darauf beschränken, zusammenfassend festzustellen, dass wir heute über ein blühendes Forschungsfeld in der Psychoanalyse verfügen. Meiner Einsicht nach birgt die Vielfalt der psychoanalytischen Forschung viele Chancen in sich, wie ich in diesem Band im Bereich der Frühprävention zu illustrieren versuchte. Die angeführten Fallbeispiele weisen auch auf eine fruchtbare, klinisch innovative Forschung hin, die durch keine andere Form der Forschung ersetzt werden kann. Doch ist, so hoffe ich, auch deutlich geworden, dass der Pluralismus der heutigen Psychoanalyse auf einer differenzierten und animierenden Konzeptforschung beruht, die eine Annäherung an komplexe Phänomene wie die Frühprävention ermöglicht. Schließlich können wir, wie anhand der empirischen Studien zur Frühprävention exemplarisch deutlich werden sollte, nicht auf die extraklinische Forschung mit ihrer Aufgabe verzichten, die Psychoanalyse nicht nur in der Welt der medizinischen Versorgung, sondern in der wissenschaftlichen und breiteren, kulturellen Öffentlichkeit ganz allgemein zu vertreten. Zudem haben wir, wenn auch nur fragmentarisch, aufgezeigt, wie fruchtbar sich interdisziplinäre Studien (etwa aus dem Dialog der Psychoanalyse und der Neurowissenschaften) für das Feld der Frühprävention erweisen können: Alle diese verschiedenen Formen von Forschung sind unverzichtbar und können sich gegenseitig fruchtbar ergänzen und unterstützen. Alle tragen dazu bei, die Chancen und Risiken früher Entwicklungsprozesse differenzierter zu verstehen und daraus Möglichkeiten der Frühprävention abzuleiten.

Zwar sind alle oben genannten Formen psychoanalytischer Forschung sorgfältig z. B. bezüglich ihrer Methoden und Qualitätskriterien zu unterscheiden, doch verbindet sie eine entscheidende Gemeinsamkeit: Jede Form von Forschung ist mit einer Grundhaltung der Offenheit, Neugierde und Selbstkritik verbunden, die schon Freud (1919) als charakteristisch für die Psychoanalyse beschrieb:

> „Sie wissen, wir waren nie stolz auf die Vollständigkeit und Abgeschlossenheit unseres Wissens und Könnens; wir sind, wie früher, so auch jetzt, immer bereit, die Unvollkommenheit unserer Erkenntnisse zuzugeben, Neues dazuzulernen und an unserem Vorgehen abzuändern, was sich durch Besseres ersetzen lässt." (Freud, 1919a, S. 183)

6.2 Frühe Kindheit als Schicksal? Eine kurze inhaltliche Zusammenfassung

Ist die frühe Kindheit ein Schicksal, dem unter gewissen Umständen nicht zu entrinnen ist? Diese Frage zieht sich wie ein roter Faden durch dieses Buch. So sollte der Einblick in eine Psychoanalyse mit einem jungen Erwachsenen (Kapitel 2) einleitend veranschaulichen, wie prägend in der Tat die frühen und frühesten Beziehungserfahrungen für die weitere Entwicklung sind, und wie schwer und aufwändig es im Erwachsenenalter ist, eingeschliffene Fehlverhalten, die das Denken, Fühlen und Handeln in inadäquater Weise bestimmen, therapeutisch zu verändern. In jener Behandlung tauchte oft die Frage auf, wie das Leben von Herrn A. verlaufen wäre, wenn schon in der frühen Kindheit die enorme seelische Not des kleinen Jungen, seine Einsamkeit und Überforderung erkannt und ihm die entsprechende therapeutische oder pädagogische Unterstützung gegeben worden wäre. Und hätten die gravierende Fehlentwicklung seiner Geschwister, die Drogenabhängigkeit und die Kriminalität seiner Brüder und die Adipositas seiner Schwester durch eine solche Frühprävention verhindert werden können?

Schon in der Einleitung des Buches wurde auf die faszinierende Parallelität der psychoanalytischen Erkenntnisse zur Frühprävention und neueren Ergebnissen der neurobiologischen Hirnforschung hingewiesen: Sowohl die Seele als auch das Gehirn des Kleinkindes sind noch derart plastisch, dass sie frühen, korrigierenden emotionalen Erfahrungen relativ gut zugänglich sind. Daher können auch schwere und schwerste Traumatisierungen im Vorschulalter mit erstaunlichem Erfolg therapeutisch behandelt werden, wie einige Fallbeispiele der Frankfurter Präventionsstudie zeigen konnten. Sowohl psychoanalytisch-klinische Erfahrungen als auch das Konzept des Embodiments und neuere Studien zur Neuroplastizität des Gehirns legen nahe, dass frühe Präventionen negative oder sogar traumatische Erfahrungen mit den ersten Bezugspersonen zwar nicht löschen, aber doch weitgehend durch neue, bessere Erfahrungen in ihrem negativen Einfluss auf die aktuelle psychische und psychosoziale Situation der Kindes unterbrechen bzw. abmildern oder im besten Falle sogar kompensatorisch ausgleichen können. Daher bietet Frühprävention – sowohl nach Auffassung von Forschern aus dem Gebiet der Embodied Cognitive Science, der neurobiologisch orientierten Hirnforschung als auch der Psychoanalyse und der empirischen Säuglings- und Bindungsforschung – enorme Chancen, die sowohl individuell als auch institutionell und gesellschaftlich genutzt werden sollten.

Im umfangreichsten Teil des Buches wurde versucht, den Blick für die prägenden, frühen Beziehungserfahrungen und dadurch geförderte oder erschwerte Entwicklungsprozesse zu schärfen (Kapitel 3). Je nach der Einstellung des ‚theoretischen Kaleidoskop' der heutigen, pluralen Psychoanalyse wurden unterschiedliche Informationsgestalten in der Frühentwicklung und deren Chancen und Grenzen zur Prävention und Intervention sichtbar.

Wie in der Zusammenfassung von Kapitel 3 festgehalten wurde, vermag die oft als veraltet geltende Ich- und Triebtheorie auch heute noch innerpsychische Konflikte und Konflikte zwischen Innen und Außen scharf zu beleuchten. Sie verfügt über einen wertvollen Erklärungsgehalt, z. B. wenn es um die Analyse der Unvereinbarkeit von biologisch angelegten Triebbedürfnissen und kulturellen Anforderungen geht.

Psychoanalytische Objektbeziehungstheorien fokussieren die Internalisierungsprozesse frühester und früher Beziehungserfahrungen und vermögen daher oft in einmaliger Weise die Welt der „inneren Objekte“ zu entschlüsseln. Die Kleinianische Objektbeziehungstheorie schärft die Wahrnehmung für die archaische Phantasiewelt des Kleinkindes. Wie kaum ein anderer psychoanalytischer Ansatz sensibilisiert sie für die Gefahr archaischer Destruktivität, von Hass und Neid, falls ein paranoid-schizoides Denken und Erleben beim Einzelnen, in Gruppen, Institutionen oder Gesellschaften eine Dominanz gewinnen.

Die Objektbeziehungstheorien der „unabhängigen, Britischen Schule“ eignen sich auch heute noch, die Frühentwicklung von Selbst und Identität konzeptuell präzise zu fassen und für Phänomene wie den Übergangsraum oder das Übergangsobjekt für präventive Ansätze zu nutzen.

Die systematische Integration von verschiedensten theoretischen Strömungen in der Objektbeziehungstheorie von Otto Kernberg erklärt in besonders plausibler Weise die Introjektion guter haltender und containender Objekte, als Voraussetzung für eine sukzessive Integration der Spitzenaffekte und ein Überwinden früher Spaltungsprozesse.

Selbstpsychologische Autoren haben eindringlich auf die Bedeutung der narzisstischen Selbstwertregulation und ihre Relevanz für die Prävention von Gewalt und Destruktion hingewiesen. Ihre Konzeption der Selbstobjekte vermag besonders gut hervorzuheben, wie wichtig es für die Frühentwicklung ist, dass sich Primärobjekte für die narzisstischen Phantasien des Kindes empathisch zur Verfügung stellen, um durch adäquate, gut dosierte Frustrationen eine psychische Integration der archaischen Phantasien eines grandiosen Selbst und einer omnipotenten Elternimago in reifere narzisstische Selbstregulationen sukzessiv zu integrieren.

Schließlich haben die empirische Säuglings- und Bindungsforschung die kunstvollen Dialoge zwischen Mutter (Vater) und Kind der direkten Beobachtung erschlossen und die frühen Stadien der Selbstentwicklung genau beschrieben. Die Bedeutung „innerer Arbeitsmodelle“ für die Entwicklung relativ stabiler Bindungsmuster im ersten Lebensjahr wurde durch eine Vielzahl origineller empirischer Studien belegt. Sie bilden ein relativ zuverlässiges, wenn auch etwas grobes Raster für Studien im Bereich der Frühprävention. Analoges gilt für die faszinierenden neueren Ansätze zur Entwicklung der Mentalisierung. Wie die begeisterte Aufnahme dieses Konzeptes zeigt, finden sich viele Anwendungen in der Frühpädagogik, der Entwicklungspsychologie und anderer an die Psychoanalyse angrenzende Wissenschaften. Dabei habe ich die Gefahr erwähnt, dass durch eine uniforme, ausschließliche Einstellung des „Kaleidoskops“ auf die Mentalisierungstheorie etwas vom Reichtum der Erkenntnisse der pluralen Psychoanalyse eingeschränkt wird, wie

z. B. das Wissen um die Irrationalität und Grenzenlosigkeit sexueller und destruktiver Impulse und Phantasien bei extremen regressiven Prozessen besonders in Gruppen und Massen. Auf diese Gefahr weisen viele französischen Psychoanalytiker hin, die sich der Freud'schen Tradition besonders eng verbunden fühlen und sich in ihrer klinischen Arbeit eher von Literatur und Kunst als von empirischer oder interdisziplinärer Forschung anregen lassen.

Eine Möglichkeit, die vielen verschiedenen psychoanalytischen Theorien auf den wissenschaftlichen Prüfstein zu legen, besteht im Vergleich ihrer „externalen Kohärenz“ mit dem Wissensstand anderer Diszplinen. Ich bin kurz auf den aktuellen Dialog zwischen der Psychoanalyse und den Neurowissenschaften eingegangen und haben vor allem bezogen auf das Konzept des „Embodiments“ zu illustrieren versucht, welche neuen Dimensionen des Verstehens und Erinnerns früher Entwicklungsprozesse dabei gewonnen werden können. Oft ist es nur der Niederschlag frühester traumatischer Erfahrungen im Körper, der ein Fenster zu vorsprachlichen Erlebnissen öffnet. Das Entschlüsseln solcher „embodied memories“ an die traumatisierende Stuation ist, wie ebenfalls in einem ausführlichen klinischen Beispiel aufgezeigt wurde, die Voraussetzung für eine nachhaltige Verhaltensänderung.

Doch nicht nur für psychoanalytische Behandlungen, sondern auch für präventive Ansätze, kann der Dialog zwischen der Psychoanalyse und den Neurowissenschaften anregend und motivierend sein, wie dies in Kapitel 4 anhand der Frankfurter Präventionsstudie aufgezeigt wurde. Das intensive, aus verschiedenen Bausteinen bestehende psychoanalytische Präventionsprogramm, das aufgrund interdisziplinärer Überlegungen konzeptualisiert worden war, erwies sich als wirkungsvoll: Sowohl die Aggressivität als auch die Ängstlichkeit der Kinder der Interventionsgruppe nahm, verglichen mit den Kindern der Kontrollgruppe, statistisch signifikant ab. Interessanterweise war der Rückgang der Hyperaktivität nur bei den Mädchen statistisch signifikant. Doch nicht nur mit diesen ermutigenden Ergebnissen der Fragebogenstudie, sondern wiederum mit vielen Fallbeispielen konnte veranschaulicht werden, dass sich Frühprävention im Kindergartenalter lohnt. Allerdings wurde auch darauf hingewiesen, dass in dieser Studie nur etwa die Hälfte der Kinder, die nach unserer Einschätzung und der Einschätzung der Kindergartenteams dringend psychotherapeutische Hilfe benötigten, diese Unterstützung auch wirklich erhalten konnten. Oft sind es gerade jene Familien und ihre Kinder, die am dringendsten professionelle Unterstützung bräuchten, die am schwersten zu erreichen sind. Dies ist und bleibt eine traurige Tatsache, die alle professionellen Gruppen, aber auch die politisch Verantwortlichen nicht vergessen, sondern zu immer wieder neuen Versuchen der Hilfestellung anregen sollten. Ich konnte in diesem Rahmen nicht auf die erstaunlich vielen Initiativen eingehen, die sich zurzeit in Frankfurt/Main diesem Anliegen widmen und die wir in einer Vorstudie zu dem Pilotprojekt „ERSTE SCHRITTE“ systematisch erfasst haben. Dieses Projekt, in Anlehnung an das belgische Projekt

„FIRST STEPS“, widmet sich vor allem der Integration von Kindern aus Migrantenfamilien, einer gesellschaftlichen Aufgabe, die u. a. durch die PISA-Studien vermehrt ins öffentliche Bewusstsein gerückt ist. In beiden Projekten wird versucht, die Sehnsucht nach Zugehörigkeit zur Kultur des Gastlandes, die besonders stark nach der Geburt eines Kindes erlebt wird, für die Integration zu nutzen und gleichzeitig durch die Wertschätzung der Ursprungskultur der Migrantenfamilien mögliche Loyalitätskonflikte zu mildern.

Schließlich vermitteln die detaillierten Zusammenfassungen von zwei analytischen Kindertherapien durch Angelika Wolff und Rosa Ahlheim nochmals in eindringlicher Weise die paradoxe Wahrheit, wie sehr einerseits die frühe Kindheit die weitere Entwicklung der individuellen Entwicklung bestimmt, andererseits aber vermeintliche Schicksale – auf der Grundlage psychoanalytischer Therapien oder mithilfe anderer, intensiver positiver emotionaler Erfahrungen – durchaus in hellere Bahnen gelenkt werden können. Ohne dieses Wissen ließe sich – angesichts von wachsender sozialer Desintegration, der Zunahme von Gewalt, Bindungslosigkeit und Entsolidarisierung – wohl kaum der pädagogische oder therapeutische Eros so vieler Psychologen, Pädagogen, Sozialarbeiter und Ärzte immer wieder neu entfachen.

Literatur

Abraham, N., Torok, M. (1978): The shell and the kernel: Renewals of psychoanalysis. Chicago/London: The University of Chicago Press, 1994.

Abraham, N., Torok, M. (1979): Kryptonymie. Das Verbarium des Wolfsmanns. Frankfurt/Berlin/Wien: Ullstein.

Abrams, M.S. (1999): Intergenerational transmission of trauma. American Journal of Psychotherapy 53: 225–231.

Ainsworth, M., Blehar, M., Waters, E., Wall, S. (1978): Patterns of attachment. A psychological study of the strange situation. Hillsdale: Lawrence Erlbaum.

Arlow, J.A., Brenner C. (1965): Grundbegriffe der Psychoanalyse. Die Entwicklung von der topographischen zur strukturellen Theorie der psychischen Systeme. Reinbek bei Hamburg: Rowohlt Taschenbuch Verlag, 1976.

Amft, H. (2006): ADHS: Hirnstoffwechselstörungen und/oder Symptom einer kranken Gesellschaft? Psychopharmaka als Mittel einer gelingenden Naturbeherrschung am Menschen. In: Leuzinger-Bohleber, M., Brandl, Y., Hüther, G. (Hg.): ADHS – Frühprävention statt Medikalisierung. Theorie, Forschung, Kontroversen. Göttingen: Vandenhoeck & Ruprecht, 70–90.

Amft, H., Gerspach, M., Mattner, D. (2004): Kinder mit gestörter Aufmerksamkeit. ADS als Herausforderung für Pädagogik und Therapie. 2. Aufl. Stuttgart: Kohlhammer.

Atkinson, R.C., Shiffrin, R.M. (1968): Human memory. In: Spence, K.W. (ed.): The psychology of learning and motivation, Vol. 2. New York: Academic Press, 89–195.

Auchter, T. (1978): Die Suche nach dem Vorgestern. Psyche 32: 52–77.

Auchter, T. (1994): Aggression als Zeichen der Hoffnung oder: der entgleiste Dialog. Wege zum Menschen 46: 53–72.

Bacal, H.A., Newman, K.M. (1990): Theories of object relationships: Bridges to self psychology. New York: Columbia University Press. Dt.: Objektbeziehungstheorien – Brücken zur Selbstpsychologie. Bad Cannstadt: Frommann-Holzboog, 1994.

Baddeley, A. (1990): Human memory: Theory and practice (rev. ed.). Hove: Psychology Press, 1997.

Balint, M. (1968): Therapeutische Aspekte der Regression. Die Theorie der Grundstörung. Stuttgart : Klett, 1970.

Bänninger-Huber, E. (1996): Mimik – Übertragung – Interaktion. Die Untersuchung affektiver Prozesse in der Psychotherapie. Bern: Huber.

Barkley, R. (1997): ADHD and the nature of self-control. New York: Guilford Press.

Bartlett, F.C. (1932): Remembering: A study of experimental and social psychology. Cambridge: Cambridge University Press.

Bateman, A., Fonagy, P. (2004): Psychotherapy of borderline personality disorder: Mentalization-based treatment. Oxford: Oxford University Press.

Beebe, B. (2006): „Mother-Infant Communication Disturbances. Research and Implications for Infant and Adult Treatment“, Frankfurt, International Conference, 20./21.5.2006.

Beebe, B., Lachman, F.M. (2002): Infant research and adult treatment: Co-constructing interactions. Hillsdale/London: The Analytic Press. Dt.: Säuglingsforschung und die Psychotherapie Erwachsener. Wie interaktive Prozesse entstehen und zu Veränderungen führen. Stuttgart: Klett-Cotta, 2004.

Beebe, B., Lachmann F., Jaffe J. (1997): Mother-Infant Interaction: Structures and presymbolic self- and object representations. Psychoanalytic Dialogues 7: 133–182.

Beeghly, M., Cicchetti, D. (1994): Child maltreatment, attachment, and the self system: Emergence of an internal state lexicon in toddlers at high social risk. Development and Psychopathology 6: 5–30.

Beiser, M., Hou, F., Hyman, I., Tousignant, M. (2002): Poverty and mental health among immigrant and non-immigrant children. American Journal of Public Health 92: 220–227.

De Bellis, M. D., Thomas, D. A. (2003): Biologic Findings of Post-traumatic Stress Disorder and Child Maltreatment. Current Psychiatry Report, 108–117.

Benjamin, J. (1988): Die Fesseln der Liebe. Psychoanalyse, Feminismus und das Problem der Macht. Basel/Frankfurt am Main: Stroemfeld/Roter Stern, 1990.

Biederman, J., Newcorn, J., Sprich, S. (1991): Comorbidity of attention deficit hyperactivity disorder with conduct, depressive, anxiety, and other disorders. American Journal of Psychiatry 148: 564–577.

Bion, W.R. (1963): Elemente der Psychoanalyse. Frankfurt a.M.: Suhrkamp, 1992.

Blos, P. (1979): The adolescent passage: Developmental issues. New York: International Universities Press.

Böker, H. (2008): Zum Stand der Zürcher Depressionsstudie. Vortrag am Sigmund-Freud-Institut, April 2008.

Bohleber, W. (1992): Das Phantasma der Nation. Nationalismus, Fremdenhaß und Antisemitismus. Psychoanalytische Überlegungen. Psyche 46: 689–710.

Bohleber, W. (Hg.) (1996): Adoleszenz und Identität. Stuttgart: Verlag Internationale Psychoanalyse.

Bohleber, W. (2000a): Editorial. Psyche – Z Psychoanal 54:795–796.

Bohleber, W. (2000b): Die Entwicklung der Traumatheorie in der Psychoanalyse. Psyche – Z Psychoanal 54: 797–839.

Bohleber, W. (2007a): Erinnerung, Trauma und kollektives Gedächtnis – Der Kampf um die Erinnerung in der Psychoanalyse. Psyche – Z Psychoanal 61: 293–321.

Bohleber, W. (2007b): Der Gebrauch von offiziellen und von privaten impliziten Theorien in der klinischen Situation. Psyche - Z Psychoanal 61: 995–1016.

Bohleber, W., Drews, S. (Hg.) (2001): Die Gegenwart der Psychoanalyse – die Psychoanalyse der Gegenwart. Stuttgart: Klett-Cotta.

Bokanowski, T. (2005): Variations on the concept of traumatism: Traumatism, traumatic, trauma. International Journal of Psychoanalysis 86: 251–265.

Bollas, C. (1989): Forces of destiny: Psychoanalysis and human idiom. London: Free Association Books.

Bowlby, J. (1951): Maternal care and mental health: A report prepared on behalf of the World Health Organization as a contribution to the United Nations programme for the welfare of homeless children. 9th impr. Geneva: World Health Organization, 1960.

Brentano, F. (1874): Psychology from an empirical standpoint. London: Routledge and Kegan Paul, 1973
Bretherton, I. (1985): Attachment theory: Retrospect and prospect. In: Bretherton, I., Waters, F. (eds.): Growing points of attachment theory and research. Monographs of the Society for Research in Child Development 50 (1–2, Serial No. 209): 3–35.
Britton, R., Feldman, M., Steiner, J. (1997): Groll und Rache in der ödipalen Situation. Beiträge zur Westlodge-Konferenz, 1996. Tübingen: Edition diskord.
Brom, D., Cohen, M., Dasberg, H. (2001): Child survivors of the Holocaust. Israel Journal of Psychiatry 38: 27–35.
Brooks, R.A. (1991): Intelligence without representation. Artificial Intelligence 47: 139–160.
Brothers, L. (2002): The trouble with neurobiological explanations of mind. Psychoanalytic Inquiry 22: 857–870.
Buchheim, A., Kächele, H., Cierpka, M., Müntes, T.F., Kessler, H., Wiswede, D., Taubner, S., Bruns, G., Roth, G. (2008): Psychoanalyse und Neurowissenschaften. Neurobiologische Veränderungsprozesse bei psychoanalytischen Behandlungen von depressiven Patienten. Nervenheilkunde 5: 441–445.
Bürgin, D. (1998): Triangulierung. Der Übergang zur Elternschaft. Stuttgart: Schattauer.
Bürgin, D. (2005): Presentation, Panel „Attention deficit hyperactivity disorder and trauma“, 44th Congress of the IPA, Rio de Janeiro, Brazil, 28 July 2005.
Burlingham, D., Freud, A. (1949): Kriegskinder. London: Imago.
Burkhardt-Mussmann, C. (2007): Ergebnisse der systematischen Recherche der Frankfurter Angebote für Müttern/Eltern mit Kindern der Altersgruppe 0–3 mit Migrationshintergrund. Bericht an die Hertie Stiftung.

Canestri, J. (ed.) (2006): Psychoanalysis: From Practice to Theory. Chichester : Whurr.
Canestri, J. , Bohleber, W., Denis, P. Fonagy, P. (2006): The map of private (implicit, preconscious)theories in clinical practice. In: Canestri, J. (ed): Psychoanalysis: From practice to theory. Chichester : Whurr Publication, 29–43.
Carlson, E.A. (1998): A prospective longitudinal study of attachment disorganization/disorientation. Child Development 69: 1107–1128.
Carney, J.K. (2002): Prologue. Psychoanalytic Inquiry 22: 299–307.
Chaitin, J. (2002): Issues and interpersonal values among three generations in families of Holocaust survivors. Journal of Social and Personal Relationships 19: 379–402.
Clancey, W.J. (1993): The biology of consciousness: Comparative review of Israel Rosenfield, The strange, familiar, and forgotten: An anatomy of consciousness and Gerald M. Edelman, Bright air, brilliant fire: On the matter of the mind. Artificial Intelligence 60: 313–356.
Clancey, W.J. (1997): Situated cognition: On Human knowledge and computer representations. Cambridge: Cambridge University Press.
Cohen, J. (1985): Trauma and repression. Psychoanalytic Inquiry 5: 163–189.
Cohen, N.J., Muir, E., Parker, C.J., Brown, M., Lojkasek, M., Muir, R., Barwick, M. (1999): Watch, wait and wonder: Testing the effectivieness of a new approach to mother-infant psychotherapy. Infant Mental Health Journal 20: 429–451.

Cooper, A. (1986): Toward a limited definition of psychic trauma. In: Rothstein, A. (ed.): The reconstruction of trauma. Madison: International Universities Press, 41–56.
Cooper, A. (1991): Evaluation of the 37th IPA Congress, Buenos Aires. 2 August, 1991.
Cournut, J. (1988): Ein Rest, der verbindet. Das unbewußte Schuldgefühl, das Entlehnte betreffend. Jahrbuch der Psychoanalyse 22: 67–99.
Crittenden, P.M. (1990): Internal representational models of attachment relationships. Infant Mental Health Journal 11: 259–277.

Dahmer, H. (1990): Derealisierung und Wiederholung. Psyche 44: 133–144.
Damasio, A.R. (1994): Descartes' Irrtum. Fühlen, Denken und das menschliche Gehirn. München: Deutscher Taschenbuch Verlag, 1997.
Damasio, A.R. (1999): Ich fühle, also bin ich. Die Entschlüsselung des Bewusstseins. München: Ullstein, 2002.
Damasio, A.R. (2006): Das Empfinden von Gefühlen und das Selbst. In: Leuzinger-Bohleber, M., Haubl, R., Brumlik, M. (Hg.): Bindung, Trauma und soziale Gewalt. Psychoanalyse, Sozial- und Neurowissenschaften im Dialog. Göttingen: Vandenhoeck und Ruprecht, 2006, 41–52.
Dammasch, F. (2000): Die innere Erlebniswelt von Kindern alleinerziehender Mütter. Eine Studie über Vaterlosigkeit anhand einer psychoanalytischen Interpretation zweier Erstinterviews. Frankfurt a.M.: Brandes & Apsel.
Dasberg, H. et al. (2001): Narrative group therapy with aging child survivors of the Holocaust. Israel Journal of Psychiatry and Related Sciences 38: 27–35.
Dennett, D.C. (1987): The intentional stance. Cambridge: MIT Press.
Deserno, H. (1998): Wie wird Übertragung erfasst? Psychotherapie, Psychosomatik, medizinische Psychologie 48: 308–313.
Döll-Hentschker, S. (2008): Die Veränderung von Träumen in psychoanalytischen Behandlungen: Affekttheorie, Affektregulierung und Traumkodierung. Frankfurt am Main: Brandes & Apsel.
Doidge, N. (2007): The brain that changes itself: Stories of personal triumph from the frontiers of brain science. New York: Viking.
Döpfner, M. et al. (1993): Verhaltensbeurteilungsbogen für Vorschulkinder, VBV 3–6. Weinheim: Beltz.
Döpfner, M., Plück, J., Berner, W., Fegert, J.M., Huss, M., Lenz, K., Schmeck, K., Lehmkuhl, U., Poustka, F., Lehmkuhl, G. (2000): Covariation and comorbidity of empirically based syndroms in matched clinical and general population samples. Paper submitted for publication.
Dornes, M. (1993): Der kompetente Säugling. Frankfurt a.M.: Fischer.
DSM-IV (1998): Diagnostisches und Statistisches Manual Psychischer Störungen. Übersetzt nach der vierten Auflage des Diagnostic and Statistical Manual of Mental Disorders der American Psychiatric Association. Deutsche Bearbeitung: Henning Saß, Hans-Ulrich Wittchen und Michael Zaudig. 2., verb. Aufl. Göttingen u.a.: Hogrefe.

Eckstaedt, A. (1989): Nationalsozialismus in der "zweiten Generation". Psychoanalyse von Hörigkeitsverhältnissen. Frankfurt a.M.: Suhrkamp.
Edelman, G.M. (1987): Neural Darwinism: The theory of neural group selection. New York: Basic Books.

Edelman, G.M. (1989): The remembered present: A biological theory of consciousness. New York: Basic Books.
Edelman, G. (1992): Göttliche Luft, vernichtendes Feuer. Wie der Geist im Gehirn entsteht – die revolutionäre Vision des Medizin-Nobelpreisträgers Gerald M. Edelman. München/Zürich: Piper, 1995.
Eglé, U., Hoffmann, S., Joraschky, P. (Hg.) (1997): Sexueller Missbrauch, Misshandlung, Vernachlässigung. Stuttgart: Schattauer.
Eitinger, L. (1990): KZ-Haft und psychische Traumatisierung. Psyche 44: 118–133.
Ekman, P., Friesen, W.V., Tomkins, S.S. (1971): Facial affect scoring technique: A first validity study. Semiotica 3: 37–58.
Elliott, J. (1995): Psychoanalysis and the seductions of postmodernity: Reflections on reflexive thinking and scanning in self-identity. Psychoanalysis and Contemporary Thought 18: 319–361.
Emde, R.N., Fonagy, P. (1997): An emerging culture for psychoanalytic research? International Journal of Psychoanalysis 78: 643–651.
Emde, R.N., Robinson, J.A. (2000): Guiding principles for a theory of early intervention: A developmental-psychoanalytic perspective. In: Meisels, S.J., Shonkoff, J.P. (eds.): Handbook of early childhood intervention. 2. ed. New York: Cambridge University Press.
Erdheim, M. (1983): Die gesellschaftliche Produktion von Unbewußtheit. Eine Einführung in den ethnopsychoanalytischen Prozeß. 2. Aufl. Frankfurt am Main: Suhrkamp.
Erikson, E.H. (1957): Kindheit und Gesellschaft. Zürich: Pan-Verlag, 1971.

Faimberg, H. (1987): Das Ineinanderrücken der Generationen. Zur Genealogie gewisser Identifizierungen. Jahrbuch der Psychoanalyse 20: 114–143.
Fairbairn, W.R.D. (1952): An object-relations theory of personality. New York: Basic Books.
Farber, E.A., Egeland, B. (1987): Invulnerability among abused and neglected children. In: Anthony, E.J., Cohler, B.J. (eds.): The vulnerable child. New York: Guilford Press.
Faye, E. (2001): Missing the „real" trace of trauma. American Imago 58: 525–544.
Ferenczi, S. (1913): Entwicklungsstufen des Wirklichkeitssinns. In: Ferenczi, S.: Bausteine der Psychoanalyse, Bd. 1. Bern: Huber , 1964, 62–83.
Fingerle, M., Julius, H., Freytag, A. (1997): Emotionale Regulationsmechanismen, Bindungsmodelle und die Widerstandsfähigkeit gegenüber ungünstigen Entwicklungsbedingungen - Offene Fragen der Resilienzforschung. Sonderpädagogik 27: 202–211.
Fischer, G., Riedesser, P. (1998): Lehrbuch der Psychotraumatologie. München/Basel: Reinhardt.
Fischer, G., Riedesser, P. (2006): Psychotraumatologie und Psychoanalyse. Forum der Psychoanalyse 22: 103–106.
Fonagy, P. (2007): Violent attachment. Unpublished paper given at the Conference „In Gewalt verstrickt. Interdisziplinäre Erkundungen", Kassel, März 2007
Fonagy, P. (2008): Psychoanalyse und Bindungstrauma unterneurobiologischen Aspekten. In: Leuzinger-Bohleber, M., Roth, G., Buchheim, A. (Hg.): Psychoanalyse, Neurobiologie, Trauma. Stuttgart: Schattauer, 132–148.

Fonagy, P., Target, M. (1997): The recovered memory debate. In: Sandler, J., Fonagy, P. (eds.): Recovered memories of abuse. True or false? London: Karnac Books, 183–217.

Fonagy, P., Target, M. (2003): Psychoanalytic theories - Perspectives from developmental psychopathology. Dt.: Psychoanalyse und die Psychopathologie der Entwicklung. Stuttgart. Klett-Cotta, 2006.

Fonagy, P., Steele, H., Moran, G., Steele, M., Higgitt, A. (1991): The capacity for understanding mental states: the reflective self in parent and child and its significance for security of attachment. Infant Mental Health Journal 13: 200–217.

Fonagy, P., Steele, H., Steele, M. (1991): Maternal representations of attachment during pregnancy predict the organization of infant-mother attachment at one year of age. Child Development 62: 891–905.

Fonagy, P. Target, M., Cittrell, D., Phillips, J., Kurtz, Z. (2002): What works for whom? A critical review of treatments for children and adolescents. New York: Guilford Press.

Fonagy, P., Krause, R., Leuzinger-Bohleber, M. (eds.) (2006): Identity, gender and sexuality. 150 years after Freud. (Controversies in psychoanalysis series, 1). London: International Psychoanalytical Association.

Forte, D. (1999): Das Haus auf meinen Schultern. Romantrilogie. Stuttgart: Fischer.

Freud, S. (1896): Zur Ätiologie der Hysterie. GW 1, 425–459.

Freud, S. (1915). Zeitgemäßes über Krieg und Tod. GW 10, 324–355.

Freud, S. (1916–17): Metapsychologische Ergänzungen zur Traumlehre. GW 10, 412–426.

Freud, S. (1926): Hemmung, Symptom und Angst. GW 14, 111–205.

Freud, S. (1950): Entwurf einer Psychologie. GW Nachtr., 387–477.

Freud, A. (1936): Das Ich und die Abwehrmechanismen. London: Imago, 1939.

Freyberg, T. v., Wolff, A. (2004): Individuelle und institutionelle Konfliktgeschichten nicht beschulbarer Jugendlicher. In: Leuzinger-Bohleber, M., Deserno, H., Hau, S. (Hg.): Psychoanalyse als Profession und Wissenschaft. Stuttgart: Kohlhammer, 235–249.

Garlichs, A., Leuzinger-Bohleber, M. (1999): Identität und Bindung. München: Juventa Verlag.

Garmezy, N. (1985): Stress-resistant children: The search for protective factors. In: Stevenson, J.E. (ed.): Recent research in developmental psychopathology. Oxford: Pergamon Press, 213–233.

Gerspach, M. (2006): Zum Verstehen von Kindern mit Aufmerksamkeitsstörungen. In: Leuzinger-Bohleber, M., Brandl, Y., Hüther, G. (Hg.): ADHS - Frühprävention statt Medikalisierung. Theorie, Forschung, Kontroversen. Göttingen: Vandenhoeck & Ruprecht, 91–110.

Gilmore, K. (2000): A psychoanalytic perspective on attention-deficit/hyperactivity disorder. Journal of the American Psychoanalytic Association 48: 1258–1293.

Glenberg, A.M. (1997): What memory is for. Behavrioral and Brain Sciences 20: 1–56.

Goldberg, A. (1978): Self psychology: A casebook. New York: International Universities Press.

Göppel, R. (1999): Bildung als Chance. In: Opp, G., Fingerle, M., Freytag, A. (Hg.): Was Kinder stärkt: Erziehung zwischen Risikon und Resilienz. München: Ernst Reinhardt, 170–190.
Green, A. (1986): The dead mother. In: Green, A.: On private madness. London: The Hogarth Press, 222–253.
Greenberg, J.R., Mitchell, S.A. (1983): Object relations in psychoanalytic theory. Cambridge: Havard Unviersity Press.
Grosskurth, P. (1993): Melanie Klein. Ihre Welt und ihr Werk. Stuttgart: Verlag Internationale Psychoanalyse.
Grossmann, K.E., Grossmann, K. (1995): Frühkindliche Bindung und Entwicklung individueller Psychodynamik über den Lebenslauf. Familiendynamik 20, 171–192.
Grossmann, K.E. (1987): Die natürlichen Grundlagen zwischenmenschlicher Bindungen. Anthropologische und biologische Überlegungen. In: Niemitz, C. (Hg.): Erbe und Umwelt. Frankfurt a.M.: Suhrkamp, 200–236.
Grossmann, K.E., August, P., Fremmer-Brombik, E., Freidl, A., Grossmann, K., Scheuerer-Englisch, H., Spangler, G., Stephan, C., Suess, G. (1989): Die Bindungstheorie: Modell und entwicklungspsychologische Forschung. In: Keller, H. (Hg.): Handbuch der Kleinkindforschung. Berlin u.a.: Springer, 31–55.
Gullestad, S. (2008): Die Dynamik der Dissoziation am Beispiel der Multiplen Persönlichkeitsstörung. In: Leuzinger-Bohleber, M., Roth, G., Buchheim, A. (Hg.): Psychoanalyse, Neurobiologie, Trauma. Stuttgart: Schattauer, 55–66.
Guntrip, H. (1961): Personality structure and human interaction. New York: Intnernational Unviersities Press.

Habermas, J. (1968): Erkenntnis und Interesse. Frankfurt a.M.: Suhrkamp.
Hagner, M. (2004): Geniale Gehirne. Zur Geschichte der Elitegehirnforschung. Göttingen: Wallstein.
Hampe, M. (2003): Pluralität der Wissenschaften und Einheit der Vernunft – Einige philosophische Anmerkungen zur Psychoanalyse. In: Leuzinger-Bohleber, M., Deserno, H., Hau, S. (Hg.): Psychoanalyse als Profession und Wissenschaft. Stuttgart: Kohlhammer, 17–32.
Hanly, C. (2008): Logic, meaning and truth in psychoanalytic research, Frankfurt, Joseph Sandler Research Conference, 2 March, 2008.
Hartkamp, N. (2001): Ich-Psychologie. In: Mertens, W., Waldvogel, B.(Hg): Handbuch psychoanalytischer Grundbegriffe. Stuttgart: Kohlhammer.
Hartke, R. (2005): The basic traumatic situation in the analytic relationship. International Journal of Psychoanalysis 86: 267–290.
Hartmann, H. (1950): Comments on the psychoanalytic theory of the ego. New York: International Universities Press, 1964.
Haubl, R., Leuzinger-Bohleber, M. (2007): Hilfe für kleine Störenfriede: Frühprävention statt Psychopharmaka. Vom kritischen Umgang mit der Diagnose „Aufmerksamkeits- und Hyperaktivitätsstudie“. Forschung Frankfurt. Das Wissenschaftsmagazin der Universität Frankfurt, Heft 3: 52–55
Haubl, R., Dammasch, F. (Hg.) (im Druck): Kinder oder Kindheit. Göttingen: Vandenhoeck & Ruprecht.
Hauser, S.T., Allen, J.P., Golden, E. (2006): Out of the woods. Tales of resilient teens. London: Harvard University Press.
Häußler, G., Hopf, H. (2002): Psychoanalytische Theorien. In: Bovensiepen, G.,

Hopf, H., Molitor, G. (Hg.): Unruhige und unaufmerksame Kinder. Psychoanalyse des hyperkinetischen Syndroms. Frankfurt a.M.: Brandes & Apsel, 20–42.

Heinicke, C.M., Westheimer, I.J. (1966): Brief separations. New York: International Universities Press.

Heinz, J. (2002): Nervosität der Moderne. In: Bovensiepen, G., Hopf, H., Molitor, G. (Hg.): Unruhige und unaufmerksame Kinder. Psychoanalyse des hyperkinetischen Syndroms. Frankfurt a.M.: Brandes & Apsel, 315–340.

Herzka, S., Schumacher, A. v., Tyrangiel, S. (1989): Die Kinder der Verfolgten. Göttingen: Verlag für Medizinische Psychologie im Verlag Vandenhoeck & Ruprecht.

Herzog, J.M. (2001): Father hunger. Explorations with adults and children. Hillsdale/London: The Analytic Press.

Hinshaw, S.P. (2002): The years of silence are past. Cambridge: Cambridge University Press.

Hinshelwood, R.D. (1991): A dictionary of Kleinian thought. (2nd ed.). London: Free Association Books.

Hinshelwood, R.D: (1997): Therapy or coercion? London: Karnac Books.

Hopkins, J. (1992): Psychoanalysis, interpretation, and science. In: Hopkins, J., Saville, A. (eds.): Psychoanalysis, mind and art: Perspectives on Richard Wolheim. Oxford: Blackwell, 3–34.

Hoppe, K.D. (1962): Verfolgung, Aggression und Depression. Psyche 16: 521–537.

Hüther, G. (2006): Die nutzungsabhängige Herausbildung hirnorganischer Veränderungen bei Hyperaktivität und Aurmerksamkeitsstörungen. Einfluss präventiver Maßnahmen und therapeutischer Internventionen. In: Leuzinger-Bohleber, M., Brandl, Y., Hüther, G. (Hg.): ADHS - Frühprävention statt Medikalisierung. Theorie, Forschung, Kontroversen. Göttingen: Vandenhoeck & Ruprecht, 222–237.

Hurry, A. (Hg.) (1998): Psychoanalyse und Entwicklungsförderung von Kindern. Frankfurt a.M.: Brandes u. Apsel, 2002.

ICD–10-SGBV (2000): Internationale Klassifikation der Krankheiten und verwandter Gesundheitsprobleme. 10. Revision, Stand: Juli 1999. Grünwald: Börm Bruckmeier Verlag.

Jensen, P.S., Shervette, R.E., Xenakis, S.N., Richters, J. (1993): Anciety and depressive disorders in attention deficit disorder with hyperactivity: New findings. American Journal of Psychiatry 150: 1203–1209.

Jensen, P.S., Martin, D., Cantwell, D.P. (1997): Comorbidity in ADHD: Implications for research, practice, and DSM-V. Journal of the American Academy of Child and Adolescent Psychiatry 36: 1065–1079.

Kapfhammer, H.P. (1995): Entwicklung der Emotionalität. Stuttgart: Kohlhammer.

Kandel, E.R. (2005): Psychiatrie, Psychoanalyse und die neue Biologie des Geistes. Frankfurt a.M: Suhrkamp, 2006.

Kaplan-Solms, K., Solms, M. (2000): Clinical studies in neuro-psychoanalysis. London: Karnac Books.

Keilson, H. (1979a): Das Leben geht weiter. Frankfurt a.M.: Fischer.
Keilson, H. (1979b): Sequentielle Traumatisierung bei Kindern. Stuttgart: Enke.
Kellermann, N. (1999): Diagnosis of Holocaust survivors and their children. Israel Journal of Psychiatry and Related Sciences 36: 55–64.
Kellermann, N. (2001): The long-term psychological effects and treatment of Holocaust trauma. Journal of Loss and Trauma 6: 197–218.
Kernberg, O. (1976): Objektbeziehungen und Praxis der Psychoanalyse. Stuttgart: Klett Verlag, 1981.
Kernberg, O.F. (2001): Object relations, affects, and drives. Psychoanalytic Inquiry 21: 604–619.
Kestenberg, J.S., Brenner, I. (1986): Children who survived the Holocaust. International Journal of Psycho-Analysis 67: 309–316.
Khan, M.M.R. (1963): Das kumulative Trauma. In: Khan, M.M.R.: Selbsterfahrung in der Therapie. München: Kindler, 1977, 50–70.
Klein, M. (1975): The psycho-analysis of children. Rev. ed. London : The Hogarth Press.
Klitzing, K. v. (2002): Früher Entwicklung im Längsschnitt: Von der Beziehungswelt der Eltern zur Vorstellungswelt des Kindes. Psyche – Z Psychoanal 56: 863–887.
Koch-Kneidl, L., Wiesse, J. (Hg.) (2003): Entwicklung nach früher Traumatisierung. Göttingen: Vandenhoeck & Ruprecht.
Kogan, I. (2002): "Enactment" in the lives and treatment of Holocaust survivors' offspring. Psychoanalytic Quarterly 71: 251–272.
Köhler, L. (1990): Neuere Ergebnisse der Kleinkindforschung. Ihre Bedeutung für die Psychoanalyse. Forum der Psychoanalyse 6: 32–51.
Kohut, H. (1971): Narzissmus. Frankfurt a.M.: Suhrkamp, 1973.
Kohut, H. (1973): Überlegungen zum Narzißmus und zur narzißtischen Wut. Psyche 27: 513–544.
Kohut, H., Wolf, E.S. (1978): Die Störungen des Selbst und ihre Behandlung. In: Die Psychologie des 20. Jahrhunderts, Bd.10. München: Kindler, 1980, 667–682.
Koukkou, M., Leuzinger-Bohleber, M., Mertens, W. (1998): Erinnerung von Wirklichkeiten. Psychoanalyse und Neurowissenschaften im Dialog, Bd. 1: Bestandsaufnahme. Stuttgart: Verlag für Internationale Psychoanalyse.
Krause, R. (1998): Allgemeine Psychoanalytische Krankheitslehre, Bd.2.: Modelle. Stuttgart/Berlin/Köln: Kohlhammer.
Krause, R. (2005): Drive and affect in perverse actions. In: Fonagy, P., Krause, R., Leuzinger-Bohleber, M. (eds.): Identity, gender, and sexuality. London: International Psychoanalytical Association, 161–175.
Krystal, H. (ed.) (1968): Massive psychic trauma. New York: International Universities Press.

Laub, D., Peskin, H., Auerhahn, N.C. (1995): Der zweite Holocaust: Das Leben ist bedrohlich. Psyche 49: 18–40.
Laufer, M. (1976): The central masturbation fantasy, the final sexual organization, and adolescence. Psychoanalytic Study of the Child 31: 297–316.
Lauterbach, K. (2007): Der Zweiklassenstaat. Berlin: Rowohlt.

Lethonen, J., Purhonen, M., Valkonen-Korhonen, M. (2008): Des Traumas frühe Wurzeln. In: Leuzinger-Bohleber, M., Roth, G., Buchheim, A. (Hg.): Psychoanalyse, Neurobiologie, Trauma. Stuttgart: Schattauer, 149–154.

Lindsay, P. H., Norman, D. A. (1977): Einführung in die Psychologie. Informationsaufnahme und -verarbeitung beim Menschen. Berlin u.a.: Springer, 1981

Leuzinger, M. (1980): Kognitive Prozesse bei der Indikation psychotherapeutischer Verfahren. Dissertation an der Philosophischen Fakultät der Universität Zürich

Leuzinger-Bohleber, M. (1984a): Psychotherapeutische Denkprozesse. Ulm: PSZ Verlag (Springer)

Leuzinger-Bohleber, M. (1984b): Nora: Die Analyse einer Zwölfjährigen. Arbeitshefte Kinderpsychoanalyse, Nr. 4: 29–90

Leuzinger-Bohleber, M. (1984c): Transvestitische Symptombildung. Klinischer Beitrag zur Ätiologie, Psychodynamik und Analysierbarkeit transvestitischer Patienten. Psyche 38: 817–848

Leuzinger-Bohleber, M. (1987): Veränderung kognitiver Prozesse in Psychoanalysen, Bd. 1: Eine hypothesengenerierende Einzelfallstudie. Ulm: PSZ Verlag (Springer).

Leuzinger-Bohleber, M. (1989): Veränderung kognitiver Prozesse in Psychoanalysen, Bd. 2: Fünf aggregierte Einzelfallstudien. Ulm: PSZ Verlag (Springer).

Leuzinger-Bohleber, M., Schneider, H., Pfeifer, R. (eds.) (1992): „Two butterflies on my head ..." Psychoanalysis in the Interdisciplinary Scientific Dialogue. New York u.a.: Springer.

Leuzinger-Bohleber, M., Mahler, E. (Hg.) (1993): Phantasie und Realität in der Spätadoleszenz. Gesellschaftliche Veränderungen und Entwicklungsprozesse bei Studierenden. Opladen: Westdeutscher Verlag.

Leuzinger-Bohleber, M., Garlichs, A. (1993): Früherziehung West-Ost. Zukunftserwartungen, Autonomieentwicklung und Beziehungsfähigkeit von Kindern und Jugendlichen. München: Juventa-Verlag.

Leuzinger-Bohleber, M. (1995): Die Einzelfallstudie als psychoanalytisches Forschungsinstrument. Psyche 49: 434–481.

Leuzinger-Bohleber, M. (1998): Ödipus und die "endlose", adoleszente Sehnsucht nach der "Abschaffung des Dunkels" (Peter Hoeg). Kinderanalyse 6: 142–171.

Leuzinger-Bohleber, M. (2002): Quelques remarques critiques illustrées par un suivi représentatif de psychoanalyses et thérapies psychoanalytiques de lungues durée. Bulletin de la Societé Psychoanalytiques de Paris, No. 63: 157–175.

Leuzinger-Bohleber, M. (2002): Traumforschung. Zum interdisziplinären Dialog zwischen Neurowissenschaften und Psychoanalyse. In: Zwiebel, R., Leuzinger-Bohleber, M. (Hg.): Träume, Spielräume I: Aktuelle Traumforschung. Göttingen: Vandenhoeck und Ruprecht, 41–71.

Leuzinger-Bohleber, M. (2002): Traum und Gedächtnis - Psychoanalyse und Cognitive Science im Dialog. In: Hau, S.; Leuschner, W.; Deserno, H. (Hg.): Traum-Expeditionen. (Psychoanalytische Beiträge aus dem Sigmund-Freud-Institut, 8). Tübingen: Edition diskord, 165–182.

Leuzinger-Bohleber, M. (2007): Forschende Grundhaltung als abgewehrter „common ground" von psychoanalytischen Praktikern und Forschern? Psyche – Z Psychoanal 61: 966–994.

Leuzinger-Bohleber, M., Pfeifer, R. (2002): Embodied Cognitive Science und Psychoanalyse. Ein interdisziplinärer Dialog zum Gedächtnis. In: Giampieri-Deutsch, P. (Hg.): Psychoanalyse im Dialog der Wissenschaften. Stuttgart: Kohlhammer, 242–271.

Leuzinger-Bohleber, M., Pfeifer, R. (2002): Remembering a depressive primary object? Memory in the dialogue between psychoanalysis and cognitive science. The International Journal of Psychoanalysis 83: 3–33.

Leuzinger-Bohleber, M., Schmied-Kowarzik, W. (Hg.) (2001): "Gedenk und vergiß - im Abschaum der Geschichte" - Trauma und Erinnern. Hans Keilson zu Ehren. Tübingen: Edition diskord.

Leuzinger-Bohleber, M., Target, M. (eds.) (2002): Outcomes of psychoanalytic treatment. Perspectives for therapists and researchers. London/Philadelphia: Whurr Publishers.

Leuzinger-Bohleber, M., Zeppelin, I. v. (Hg.) (2005): Moser, U.: Psychische Mikrowelten. Neuere Aufsätze. (Schriften des Sigmund-Freud-Instituts). Göttingen: Vandenhoeck und Ruprecht.

Leuzinger-Bohleber, M., Zwiebel, R. (Hg.) (2003): Trauma, Beziehung und soziale Realität. (Psychoanalytische Beiträge aus dem Sigmund-Freud-Institut, 9). Tübingen: Edition diskord.

Leuzinger-Bohleber, M., Mertens, W., Koukkou, M. (Hg.) (1998): Erinnerung von Wirklichkeiten. Psychoanalyse und Neurowissenschaften im Dialog, B.d 2: Folgerungen für die psychoanalytische Praxis. Stuttgart: Verlag Internationale Psychoanalyse.

Leuzinger-Bohleber, M., Pfeifer, R., Röckerrath, K. (1998): Wo bleibt das Gedächtnis? Psychoanalyse und Embodied Cognitive Science im Dialog. In: Koukkou, M., Leuzinger-Bohleber, M., Mertens, W. (Hg.): Erinnerung von Wirklichkeiten. Psychoanalyse und Neurowissenschaften im Dialog. Band 1: Bestandsaufnahme. Stuttgart: Verlag Internationale Psychoanalyse, 517–589.

Leuzinger-Bohleber, M., Rüger, B., Stuhr, U., Beutel, M. (2002): "Forschen und Heilen" in der Psychoanalyse. Ergebnisse und Berichte aus Forschung und Praxis. Stuttgart: Kohlhammer.

Leuzinger-Bohleber, M., Stuhr, U., Rüger, B., Beutel, M. (2003): How to study the 'quality of psychoanalytic treatments' and their long-term effects on patient's well-being. A representative, multi-perspective follow-up study. The International Journal of Psychoanalysis 84: 263–290.

Leuzinger-Bohleber, M., Dreher, A.U., Canestri, J. (eds.) (2003): Pluralism and unity? Methods of research in psychoanalysis. (The international psychoanalysis library). London: International Psychoanalytical Association.

Leuzinger-Bohleber, M., Deserno, H., Hau, S. (Hg.) (2004): Psychoanalyse als Profession und Wissenschaft. Die psychoanalytische Methode in Zeiten wissenschaftlicher Pluralität. Stuttgart: Kohlhammer.

Leuzinger-Bohleber, M., Hau, S., Deserno, H. (Hg.) (2005): Depression – Pluralismus in Praxis und Forschung. (Schriften des Sigmund-Freud-Instituts; Reihe 1: Klinische Psychoanalyse: Depression, Bd. 1). Göttingen: Vandenhoeck und Ruprecht.

Leuzinger-Bohleber, M., Haubl, R., Brumlik, M. (Hg.) (2006): Bindung, Trauma und soziale Gewalt. Psychoanalyse, Sozial- und Neurowissenschaften im Dialog. (Schriften des Sigmund-Freud-Instituts; Reihe 2: Psychoanalyse im interdisziplinären Dialog, Band 3). Göttingen: Vandenhoeck und Ruprecht.

Leuzinger-Bohleber, M., Brandl, Y., Hüther, G. (Hg.) (2006): ADHS – Frühprävention statt Medikalisierung. Theorie, Forschung, Kontroversen. (Schriften des Sigmund-Freud-Instituts; Reihe 2: Psychoanalyse im interdisziplinären Dialog, Band 4). Göttingen: Vandenhoeck und Ruprecht.

Leuzinger-Bohleber, M., Fischmann, T. in cooperation with the Research Subcommittee for Conceptual Research of the IPA (2006): What is conceptual research in psychoanalysis? International Journal of Psychoanalysis 87: 1355–1386.

Leuzinger-Bohleber, M., Staufenberg, A., Fischmann, T. (2007): ADHS – Indikation für psychoanalytische Behandlungen? Einige klinische, konzeptuelle und empirische Überlegungen ausgehend von der Frankfurter Präventionsstudie. Praxis der Kinderpsychologie und Kinderpsychiatrie 56: 356–385.

Leuzinger-Bohleber, M., Roth, G., Buchheim, A. (2008) (Hg.): Psychoanalyse, Neurobiologie, Trauma. Stuttgart: Schattauer.

Leuzinger-Bohleber, M., Henningsen, P., Pfeifer, R. (2008): Die psychoanalytische Konzeptforschung zum Trauma und die Gedächtnisforschung der Embodied Cognitive Science. In: Leuzinger-Bohleber, M., Roth, G., Buchheim, A. (Hg.) (2008): Psychoanalyse, Neurobiologie, Trauma. Stuttgart: Schattauer, 157–171.

Leuzinger-Bohleber, M., Fischmann, T., Goeppel, G., Läzer, L., Waldung, C. (2008): Störungen der frühen Affektregulation: Klinische und empirische Annäherungen an ADHS. Psyche – 2 Psychoanal 62, 621–53

Leuzinger-Bohleber, M., Fischmann, T., Vogel, J. (im Druck): „Weißt Du, manchmal möchte ich nicht mehr leben…“

Frühprävention als Stärkung der Resilienz gefährdeter Kinder? Beobachtungen und Ergebnisse aus der Frankfurter Präventionsstudie· Erscheint in Haubl, R. Dammasch, F.(Hrsg) : Kinder ohne Kindheit. Göttingen: Vandenhoeck & Ruprecht.

Leuzinger-Bohleber, M. (im Druck): Biographical truth and their clinical consequences: Understanding 'embodied memories' in a third psychoanalysis with a traumatized patient recovered from severe poliomyelitis. Will be published in the Int J Psychoanal (2008)

Levin, F.M. (1997): Discussion of Mark Solms' „Why consciousnes?“. Journal of the American Psychoanalytic Association 45: 732–739.

Lewin, K. (1952): Field theory in social science: Selected theoretical papers. New York: Harper and Brothers.

Lichtenberg, J.B. (1983): Psychoanalysis and Infant Research. London: The Analytic Press.

Lindsay, P.H., Norman, D.A. (1981): Einführung in die Psychologie. Informationsaufnahme und -verarbeitung beim Menschen. Berlin: Springer.

Liotti, G. (1992): Disorganized/disoriented attachment in the etiology of the dissociative disorders. Dissociation 4: 196–204.

Loewald, H.W. (1986): Psychoanalyse. Aufsätze aus den Jahren 1951–1979. Stuttgart: Klett Cotta.

Lorenzer, A. (2002): Die Sprache, der Sinn, das Unbewusste. Stuttgart: Klett-Cotta.

Lowenfeld, H., Lowenfeld, Y. (1970): Die permissive Gesellschaft und das Über-Ich. Freuds Gedanken zur Kulturentwicklung, vom Standpunkt der Gegenwart betrachtet. Psyche 24: 706–720.

Lüpke, H. v. (2004): Hyperaktivität zwischen „Stoffwechselstörung“ und Psychodynamik. In: Passolt, M. (Hg.): Hyperaktivität zwischen Psychoanalyse, Neurobiologie und Systemtheorie. 2. Aufl. München/Basel: Reinhardt, 99–116.
Lüpke, H. v. (2006): Der Dialog in Bewegung und der entgleiste Dialog. Beiträge aus Säuglingsforschung und Neurobiologie. In: Leuzinger-Bohleber, M., Brandl, Y., Hüther, G. (Hg.): ADHS - Frühprävention statt Medikalisierung. Theorie, Forschung, Kontroversen. Göttingen: Vandenhoeck & Ruprecht, 169–188.
Luthar, S.S., Cicchetti, D. (2000): The construct of resilience: Implications for interventions and social policies. Development and Psychopathology 12: 857–885.

Macfie, J., Cicchetti, D., Toth, S.L. (2001): The development of dissociation in maltreated preschool-aged children. Development and Psychopathology 13: 233–254.
Mahler, M.S., Pine, F., Bergman, A. (1978): Die psychische Geburt des Menschen. Symbiose und Individuation. Frankfurt a.M.: Fischer.
Main, M., Kaplan, N., Cassidy, J. (1985): Security in infancy, childhood, and adulthood: A move to the level of representation. Monographs of the Society for Research in Child Development 50 (1–2): 66–104.
Malinowski, B. (1929): Das Geschlechtsleben der Wilden in Nordwest-Melanesien. Frankfurt: Unikat, 1979.
Mancia, M. (ed.) (2006): Psychoanalysis and neuroscience. Milan [u.a.]: Springer, 2006.
Markowitsch, H.J., Kessler, J., Weber-Luxenburger, G., Van der Ven, Ch., Albers, M., Heiss, W.-D. (2000): Neuroimaging and behavioral correlates of recovery from mnestic block syndrome and other cognitive deteriorations. Neuropsychiatry, Neuropsychology, & Behavioral Neurology 13: 60–66.
Massie, H., Szajnberg, N. (2006): My life is a longing: Child abuse and its adult sequelae. International Journal of Psychoanalysis 87: 471–496.
Masten, A.S., Coatsworth, J.D. (1998): The development of competence in favorable and unfavorable environments: Lessons from research on successful children. American Psychologist 53: 205–220.
Masten, A.S., Best, K.M., Garmezy, N. (1990): Resilience and development: Contributions from the study of children who overcome adversity. Development and Psychopathology 2: 425–444.
Masterson, J.E. (1972): Treatment of the borderline adolescent: A developmental approach. New York: Wiley Interscience.
Mattner, D. (2006): ADS – die Biologisierung abweichenden Verhaltens. In: Leuzinger-Bohleber, M., Brandl, Y., Hüther, G. (Hg.): ADHS - Frühprävention statt Medikalisierung. Theorie, Forschung, Kontroversen. Göttingen: Vandenhoeck & Ruprecht, 51–69.
Mayes, L., Fonagy, P., Target, M. (eds.) (2007). Developmental science and psychoanalysis: Integration and innovation. London: Karnac.
McDougall, J. (1995): Die Couch ist kein Prokrustesbett. Zur Psychoanalyse der menschlichen Sexualität. Stuttgart : Verlag Internationale Psychoanalyse, 1997.
Mengert, S. (1992): Die Bedeutung der neuen Säuglingsforschung für die Autonomieentwicklung des Kindes. Diplomarbeit an der Universität Kassel.
Mertens, W. (1992/1996): Entwicklung der Psychosexualität und der Geschlechtsidentität, Bd.1.2. Stuttgart/Berlin/Köln: Kohlhammer.

Mertens, W., Waldvogel, B. (Hg.) (2000): Handbuch psychoanalytischer Grundbegriffe. Stuttgart: Kohlhammer.
Mezernich, M.M., Kaas, J.H., Wall, J.T., Sur, M., Nelson, R.J., Fellemann, D. (1983): Progression of change following median nerve section in the cortical representation of the hand in areas 3b and 1 in adult owl and squirrel monkeys. Neuroscience 10: 639–65.
Metzger, H.-G. (2000): Zwischen Dyade und Triade. Psychoanalytische Familienbeobachtungen zur Bedeutung des Vaters im Triangulierungsprozeß. Tübingen: Edition diskord.
Meurs, P., Jullian, G., Vliegen, N. (2006): Culture sensitive developmental guidance for immigrant families with pre-school children: Pathways to resilience within The First Steps prevention programme. In: Foblets, M.C., Vrielink, J., Billiet, J. (eds.): Multiculturalisme ontleed. Een staalkaart van onderzoek aan de K.U.Leuven. Reeks Studia Anthropologica. Leuven: Universitaire Pers.: 253–284.
Meyer, A.-E. (1993): Nieder mit der Novelle als Psychoanalysedarstellung - Hoch lebe die Interaktionsgeschichte. In: Stuhr, U., Deneke, F.W. (Hrsg): Die Fallgeschichte. Beiträge zu ihrer Bedeutung als Forschungsinstrument. Heidelberg: Asanger, 61–84.
Milner, B., Squire, L.R., Kandel, E.R. (1998): Cognitive neuroscience and the study of memory. Neuron 20: 445–468.
Mitscherlich, A. (1963): Auf dem Weg zur vaterlosen Gesellschaft: Ideen zur Sozialpsychologie. München : Piper
Mitscherlich, A. (1965): Die Unwirtlichkeit unserer Städte. Anstiftung zum Unfrieden. Frankfurt a. M.: Suhrkamp.
Mitscherlich, A. (1968): Die Idee des Friedens und die menschliche Aggressivität. Vier Versuche. Frankfurt a.M.: Suhrkamp, 1969.
Mitscherlich, A., Mitscherlich, M. (1967): Die Unfähigkeit zu trauern. Grundlagen kollektiven Verhaltens. München: Piper
Modell, A.H. (1984): Psychoanalysis in a new context. New York: International Universities Press.
Moehringer, J.R. (2007): Tender Bar. Roman. Frankfurt a.M.: S. Fischer.
Moll, G.H., Mehnert, C., Wicker, M. et al. (2000): Age-associated changes in the densities of presynaptic monoamine transporters in different regions of the rat brain from early juvenile life to adulthood. Developmental Brain Research 119: 251–257.
Mollon, P. (2001): Releasing the self: The healing legacy of Heinz Kohut. London: Whurr.
Moser, U., Zeppelin, I. v. (1969): Computer simulation of a model of neurotic defense process. International Journal of Psycho-Analysis 50: 53–64.

Nadig, M. (1986): Die verborgene Kultur der Frau. Ethnopsychoanalytische Gespräche mit Bäuerinnen in Mexiko. Subjektivität und Gesellschaft im Alltag von Otomi-Frauen. Frankfurt am Main: Fischer Taschenbuch Verlag.
Nelson, K., Greundel, J.M. (1981): Generalized event representations. In: Lamb, M.E., Brown, A.L. (eds.): Advances in developmental psychology, Vol.1. Hillsdale: Erlbaum.
Newell, A., Simon, H.A. (1976): Computer science as empirical inquiry: Symbols and search. Communication of ACM 19: 113–126.

Niederland, W.M. (1980): Folgen der Verfolgung. Das Überlebenden-Syndrom. Frankfurt a.M: Suhrkamp.
Norman, D.A. (1981): Perspective on Cognitive Science. Norwood: Ablex.
Nydad, I. (1987): Mündliche Mitteilung, Rolf Pfeifer, Zürich.

Ogawa, J.R., Sroufe, L.A. Weinfeld, N.S., Carlson, E.A., Egeland, B. (1997): Development and the fragmented self: Longitudinal stdy of dissociative symtomatology in a nonclinical sample. Development and Psychopathology 9: 855–879.

Panksepp, J. (1998): Affective Neuroscience: The Foundation of Human and Animal Emotions. New York: Oxford University Press.
Panksepp, J. (1999): Emotions as viewed by psychoanalysis and neuroscience: An exercise in consilience. Neuro-Psychoanalysis, 1: 15–38.
Panksepp, J. (2001): The long-term psychobiological consequences of infant emotions. Neuro-Psychoanalysis 3: 149–179.
Parens, H. (1994): The development of aggression in early childhood. 1. softcover ed. Northvale/London: Aronson. (deutsche Übersetzung 1996)
Parens, H. (2007): Heilen nach dem Holocaust. Erinnerungen eines Psychoanalytikers. Basel: Beltz Verlag
Parin, P., Morgenthaler, F., Parin-Mattéy, G. (1963): Die Weißen denken zu viel. Zürich: Atlantis.
Parin, P., Morgenthaler, F., Parin-Matthéy, G. (1971): Fürchte deinen Nächsten wie dich selbst. Psychoanalyse und Gesellschaft am Modell der Agni in Westafrika. Frankfurt a.M.: Suhrkamp.
Parsons, A. (1964): Besitzt der Ödipuskomplex universelle Gültigkeit? Eine kritische Stellungnahme zur Jones.Malinowski-Kontroverse sowie die Darstellung eines süditalienischen kernkomplexes. In: Muensterberger, W. (Hg.: Der Mensch und seine Kultur. Psychoanalytische Ethnologie nach „Totem und Tabu“. München: Kindler, 1974, 207–259.
Pfeifer, R., Bongard, J. (2006): How the body shapes the way we think: A new view of intelligence. Cambridge: MIT Press.
Pfeifer, R., Leuzinger-Bohleber, M. (1986): Applications of cognitive science methods to psychoanalysis. A case study and some theory. International Review of Psycho-Analysis 13: 221–240.
Pfeifer, R., Leuzinger-Bohleber, M. (1992): A dynamic view of emotion with an application to the classification of emotional disorders. In: Leuzinger-Bohleber, M., Schneider, H., Pfeifer, R. (eds.): „Two butterflies on my head ...“ Psychoanalysis in the interdisciplinary scientific dialogue. Berlin: Springer, 215–245.
Pfeifer, R., Leuzinger-Bohleber, M. (1986): Applications of cognitive science methods to psychoanalysis. A case study and some theory. International Review of Psycho-Analysis 13: 221–240.
Pfeifer, R., Scheier, Ch. (1999): Understanding intelligence. Cambridge: MIT Press.
Pfeiffer, C. (1999). Vgl. „Die letzte Bastion der DDR“. Berliner Zeitung vom 12.3.1999
Piacentini, J., Shaffer, D., Fisher, P., Schwab-Stone, M., Davies, M., Gioia, P. (1993): The diagnostic interview schedule for children - revised version (DISC-R). III: concurrent criterion validity. Journal of the American Academy of Child and Adolescent Psychiatry 32: 658–665.

PISA 2000 - Die Länder der Bundesrepublik Deutschland im Vergleich . Hg.: Deutsches PISA-Konsortium. Wiesbaden: VS Verlag, 2002.
PISA 2003 - Der Bildungsstand der Jugendlichen in Deutschland. Ergebnisse des zweiten internationalen Vergleichs. Hg. v. M. Prenzel, J. Baumert, W. Blum u. a. Münster: Waxmann, 2004.
PISA '06 - Die Ergebnisse der dritten internationalen Vergleichsstudie. Hg. v. M. Prenzel, C. Artelt, J. Baumert u.a. Münster: Waxmann, 2007.
Plänkers, T. (2008): Die Verbindung von Trauma und Konflikt: das Konzept der intrusiven Identifizierung, Vortrag am Karl-Abraham-Institut, Berlin, 25.1.2008
Pollack, S., Cicchetti, D., Klorman, R. (1998): Stress, memory, and emotion: Developmental considerations from the study of child maltreatment. Development and Psychopathology 10: 811–828.

Quinodoz, D. (2004): Worte, die berühren: eine Psychoanalytikerin lernt sprechen. Tübingen : Edition discord.

Radebold, H. (2000): Abwesende Väter. Folgen der Kriegskindheit in Psychoanalysen. Göttingen: Vandenhoeck & Ruprecht.
Radebold, H., Heuft, G., Fooken, I. (Hg.) (2006): Kindheiten im Zweiten Weltkrieg. Kriegserfahrungen und deren Folgen aus psychohistorischer Perspektive. Weinheim/München: Juventa Verlag.
Rapaport, D. (1951): The autonomy of the ego. Bulletin of the Menninger Clinic 15: 113–123.
Rapaport, D. (1958): The theory of ego autonomy: A generalization. Bulletin of the Menninger Clinic 22: 13–53
Rayner, E. (1991): The independent mind in British psychoanalysis. London: Free Association Books.
Reichmayr, J. (1995): Einführung in die Ethnopsychoanalyse. Geschichte, Theorien und Methoden. Frankfurt a.M.: Fischer Taschenbuch Verlag.
Resch, F. (1999): Entwicklungspsychopathologie des Kindes- und Jugendalters. Weinheim: Psychologie Verlags Union.
Resch, F., Brunner, R. (2004): Dissoziative Mechanismen und Persönlichkeitsentwicklung. In: Eckhardt-Henn, A., Hoffmann, S.O. (Hg.): Dissoziative Bewusstseinsstörungen: Theorie, Symptomatik, Therapie. Stuttgart: Schattauer, 74–93.
Richters, J.E., Arnold, L.E., Jensen, P.S., Abikoff, H., Conners, C.K., Greenhill, L.L., Hechtman, L., Hinshaw, S.P., Pelham, W.E., Swanson, J.M. (1995): NIMH Collaborative multisite multimodal treatment study of children with ADHD: I. Background and rationale. Journal of the American Academy of Child and Adolescent Psychiatry 34: 987–1000.
Roediger, H.L. (1980): Memory metaphors in cognitive psychology. Memory & Cognition 8: 231–246.
Rosenfeld, H. (1964): Zur Psychopathologie des Narzißmus – Ein klinischer Beitrag. In: Rosenfeld, H.: Zur Psychoanalyse psychotischer Zustände. Frankfurt a.M.: Suhrkamp, 196–208.
Rosenfield, I. (1988): The intervention of memory: A new view of the brain. New York: Basic Books.
Rosenfield, I. (1992). The strange, familiar, and forgotten: An anatomy of consciousness. New York: Knopf.

Roth, G. (2006): Vorwort zur deutschen Ausgabe. Geist, Seele, Gehirn. In: Kandel, E.R.: Psychiatrie, Psychoanalyse und die neue Biologie des Geistes. Frankfurt a.M: Suhrkamp, 9–17.

Rothstein, A. (2002): Plea for a balanced conception of AD/HD and its diagnosis and treatment. Psychoanalytic Inquiry 22: 391- 412.

Rupprecht-Schampera, U. (1996): „Hysterie" – eine klassische psychoanalytische Theorie? In: Seidler, G.H. (Hg.): Hysterie heute. Metamorphosen eines Paradiesvogels. Stuttgart: Enke, 56–74.

Rusch, G. (1987): Erinnerungen aus der Gegenwart. In: Schmidt, S.J. (Hg.): Gedächtnis. Probleme und Perspektiven der interdisziplinären Gedächtnisforschung. Frankfurt a.M.: Suhrkamp, S. 267–292.

Sachsse, U., Venzlaff, U., Dulz, B. (1997): 100 Jahre Traumaätiologie. Persönlichkeitsstörungen 1: 4–14.

Sachsse, U., Roth, G. (2008): Die Integration neurobiologischer und psychoanalytischer Ergebnisse in der Behandlung Traumatisierter. In: Leuzinger-Bohleber, M., Roth, G., Buchheim, A. (Hg.): Psychoanalyse, Neurobiologie, Trauma. Stuttgart: Schattauer, 69–99.

Salomonsson, B. (2004): Some psychoanalytic viewpoints on neuropsychiatric disorders in children. International Journal of Psychoanalysis 85: 117–136.

Sandler, J. (1964): Zum Begriff des Überichs. Psyche 18, Teil I: 721–743, Teil II: 813–827.

Sandler, J., Sandler, A.M. (1985): Vergangenheits-Unbewußtes, Gegenwart-Unbewußtes und die Deutung der Übertragung. Psyche 39: 800–830.

Schank, D.C. (1982): Dynamic memory: A theory of reminding and learning in computers and people. Cambridge: Cambridge University Press.

Schnabel, U., Sentker, A. (1998): Wie kommt die Welt in den Kopf? Reise durch die Werkstätten der Bewusstseinsforscher. Reinbek bei Hamburg: Rowohlt.

Schneider, M. (2007): Marilyns letzte Sitzung. Roman. München: btb.

Schwab-Stone, M., Fisher, P., Piacentini, J., Shaffer, D., Davies, M., Briggs, M. (1993): The diagnostic interview schedule for children - revised version (DISC-R). II: test-retest reliability. Journal of the American Academy of Child and Adolescent Psychiatry 32: 651–657.

Scroufe, L.A. (1996): Emotional development: The organization of emotional life in the early years. New York: Cambridge University Press.

Segal, H. (1957): Notes on symbol formation. International Journal of Psycho-Analysis 38: 391–397.

Segal, H. (1975): A psycho-analytic approach to the treatment of schizophrenia. In: Lader, M. (ed.): Studies of schizophrenia. Ashford: Headley Bros., 94–97.

Segal, H. (1988): Silence is the real crime. In: Levine, H.B., Jacobs, D., Rubin, L.J. (eds.): Psychoanalysis and the nuclear threat. Hillsdale: The Analytic Press, 35–59.

Shevrin, J. (1999): Jaak Panksepp's Response: Commentary by Howard Shevrin. Neuro-Psychoanalysis 1: 247–250.

Spezzano, C. (1993): Affect in psychoanalysis. Hillsdale/London: The Analytic Press.

Spitz, R. A. (1965): Vom Säugling zum Kleinkind. Naturgeschichte der Mutter-Kind-Beziehungen im ersten Lebensjahr. Stuttgart: Klett, 1967.

Steiner, J. (1993): Psychic retreat. London: Routledge.

Stern, D. (1985): Die Lebenserfahrung des Säuglings. Stuttgart: Klett-Cotta, 1992.
Stern, D. (1990): Tagebuch eines Babys. Was ein Kind sieht, spürt, fühlt und denkt. 2. Aufl. München: Piper, 1991.
Stern, D. (1995): Die Mutterschaftskonstellation. Eine vergleichende Darstellung verschiedener Formen der Mutter-Kind-Psychotherapie. Stuttgart: Klett-Cotta, 1998.
Stern, D. (1998): Geburt einer Mutter. Die Erfahrung, die das Leben einer Frau für immer verändert. München: Piper, 2000.
Storch, M., Cantieni, B., Hüther, G. (2007): Embodiment. Die Wechselwirkung von Körper und Psyche verstehen und nutzen. Bern: Huber.
Strauß, B., Buchheim, A., Kächele, H. (Hg.) (2002): Klinische Bindungsforschung. Theorien – Methoden – Ergebnisse. Stuttgart/New York: Schattauer.
Strenger, C. (1991): Between hermeneutics and science. An essay on the epistemiology of psychoanalysis. New York: International Universities Press.
Sugar, M. (ed.) (1999): Trauma and adolescence. Madison: International Universities Press.
Stuhr, U., Leuzinger-Bohleber, M., Beutel, M. (Hg.) (2001): Langzeit-Psychotherapie. Perspektiven für Therapeuten und Wissenschaftler. Stuttgart: Kohlhammer.
Sugarman, A. (Reporter) (2006): Attention deficit hyperactivity disorder and trauma. International Journal of Psychoanalysis 87: 237–241.

Target, M. (2007): Vortrag beim IPA-Kongreß, Berlin, 2007.
Thomä, H., Kächele, H. (1985): Lehrbuch der psychoanalytischen Therapie, Bd. 1: Grundlagen. Heidelberg: Springer.
Trimborn, W. (2002): Report on the analytic psychotherapy of a young girl. In: Leuzinger-Bohleber, M., Target, M. (eds.): Outcomes of psychoanalytic treatment. London: Whurr, 68–92.
Tuckett, D. (1993): Some thoughts on the presentation and discussion of the clinical material of psychoanalysis. International Journal of Psycho-Analysis 74: 1175–1189.

van der Kolk, B., McFarlane, A.C., Weisaeth, L. (1996)(eds.): Traumatic stress: The effects of overwhelming experience on mind, body, and society. New York: Guilford Press.
Venzlaff, U. (1958): Die psychoreaktiven Störungen nach entschädigungspflichtigen Ereignissen. Berlin: Springer.

Weike, K. (2004): Adoleszenzkonflikte in der Schule. Eine empirische Studie mit Überlegungen zu Schule als „potential space". Hamburg : Kovac.
Weiss, M., Weiss, S. (2000): Second generation to Holocaust survivors. American Journal of Psychotherapy 54: 372–385.
Werner, E.E., Smith, R.S. (1982): Vulnerable but invincible: A study of resilient children. New York: McGraw-Hill.
Werner, E.E., Smith, R.S. (1992): Overcoming the odds: High risk children from birth to adulthood. Ithaca: Cornell University Press.
Werner, E.E., Smith, R.S. (2001): Journeys from childhood to midlife: Risk, resilience, and recovery. Ithaca: Cornell University Press.

Westen, D. (1989): Are „primitive“ object relations really preoedipal? American Journal of Orthopsychiatry 59: 331–345.
Winnicott, D.W. (1958): Über die Fähigkeit, allein zu sein. Psyche 12: 344–352
Winnicott, D.W. (1960): Ich-Verzerrung in Form des wahren und des falschen Selbst. In: Winnicott, D.W.: Reifungsprozesse und fördernde Umwelt. Frankfurt a.M.: Fischer Taschenbuch Verlag, 1984, 182–199.
Winnicott, D.W. (1965): The maturational processes and the facilitating environment. New York: International Universities Press.
Winnicott, D.W. (1970): Der Ort der Monarchie. In: Winnicott, D.W.: Der Anfang ist unsere Heimat. Zur gesellschaftlichen Entwicklung des Individuums. Stuttgart: Klett-Cotta, 1990, S. 290–299.
Winnicott, D.W. (1971): Vom Spiel zur Kreativität. Stuttgart: Klett, 1973.
Wolf, E.S. (1988): Theorie und Praxis der psychoanalytischen Selbstpsychologie. Frankfurt a.M.: Suhrkamp, 1996.
Wollheim, R. (1995): The mind and its depths. Cambridge: Harvard University Press.
Wurmser, L. (1981): Die Maske der Scham. Die Psychoanalyse von Schamaffekten und Schamkonflikten. Berlin [u.a.]: Springer, 1990.
Wustmann, C. (2004): Resilienz. Widerstandsfähigkeit von Kindern in Tageseinrichtungen fördern. Weinheim: Beltz.

Zabarenko LM (2002): AD/HD, psychoanalysis and neuroscience: A survey of recent findings and their applications. Psychoanalytic Inquiry 22: 412–432.